实用中医常见病诊治与合理用药

主 编 李 峰 蒋鸿耀 朱晓东 蒲元航
　　　郭洪燕 时淑芳 覃 梅 刘 蕾

U0190244

中国海洋大学出版社
·青岛·

图书在版编目(CIP)数据

实用中医常见病诊治与合理用药 / 李峰等主编. —
青岛:中国海洋大学出版社,2019.12
ISBN 978-7-5670-2154-9

Ⅰ.①实… Ⅱ.①李… Ⅲ.①中医内科—常见病—诊
疗②中医内科—常见病—用药法 Ⅳ.①R25

中国版本图书馆 CIP 数据核字(2020)第 007322 号

出版发行	中国海洋大学出版社			
社　　址	青岛市香港东路 23 号	邮政编码	266071	
出 版 人	杨立敏			
网　　址	http://pub.ouc.edu.cn			
电子信箱	369839221@qq.com			
订购电话	0532—82032573(传真)			
策划编辑	韩玉堂			
责任编辑	赵 冲 矫 燕	电　话	0532—85902349	
印　　制	北京虎彩文化传播有限公司			
版　　次	2020 年 1 月第 1 版			
印　　次	2020 年 1 月第 1 次印刷			
成品尺寸	185 mm×260 mm			
印　　张	19			
字　　数	466 千			
印　　数	1～1000			
定　　价	128.00 元			

发现印装质量问题,请致电 18600843040,由印刷厂负责调换。

《实用中医常见病诊治与合理用药》编委会

前　言

　　中医学对于疾病的认识有着独特的理论体系和辨证论治规律，几千年来有效地指导着临床实践。为了更好地继承和发扬中医学术，我们在临床实践的基础上编写了此书。

　　本书内容包括消化系病症、脑系病症的中西医结合治疗，肛肠病症、风湿免疫病症、妇科病证、小儿病症、眼科病症以及老年病症的中医治疗、常见针灸疗法、中医体检内容。内容简明扼要，紧密结合临床实际，不失为一本独具特色的中医临床工具书，可供临床医师随身携带、随时查阅之用。本书是从诊治疾病与如何用药入手，详细阐述一些疾病的诊断、治疗方面的相关知识。本书内容丰富，资料翔实，深入浅出，明了易懂。衷心希望本书能对各位同仁在实际的工作中提供一定的帮助。本书适用于相关教学人员和科研人员参阅。

　　本书编写过程中参阅了大量的医学文献资料，在此对相关作者表达真诚的谢意。由于编者水平有限，书中不足之处在所难免，敬请专家和读者批评指正，我们会虚心接受，并表示感谢。

编者

2019 年 10 月

目 录

第一章　中药药剂学发展 ································· (1)

　第一节　概　述 ······································· (1)

　第二节　中药药剂学的研究进展与方向 ··············· (3)

　第三节　中药的应用 ································· (8)

第二章　中药方剂 ································· (13)

　第一节　方剂与治法 ································· (13)

　第二节　方剂的组成与变化 ····················· (14)

　第三节　方剂的用法 ································· (16)

　第四节　临床常用方剂 ··························· (17)

第三章　脑系病症的中西医结合治疗 ··············· (52)

　第一节　中　风 ··································· (52)

　第二节　眩　晕 ··································· (60)

　第三节　老年性痴呆 ····························· (65)

　第四节　短暂性脑缺血发作 ····················· (74)

　第五节　帕金森病 ······························· (81)

　第六节　脑出血 ································· (90)

　第七节　蛛网膜下隙出血 ······················· (100)

第四章　消化系病症的中西医结合治疗 ··········· (108)

　第一节　胃食管反流病 ························· (108)

　第二节　慢性胃炎 ······························· (115)

　第三节　消化性溃疡 ··························· (122)

第五章　肛肠病症的中医治疗 ····················· (131)

　第一节　痔 ····································· (131)

　第二节　大肠癌 ································· (132)

第六章　风湿免疫病症的中医治疗 ··············· (135)

　第一节　风湿病概述 ··························· (135)

　第二节　中医治疗风湿病的独特优势 ··········· (138)

　第三节　类风湿关节炎 ························· (142)

第四节 骨性关节炎 …………………………………………………… (148)

第五节 成人斯蒂尔病 ………………………………………………… (153)

第六节 强直性脊柱炎 ………………………………………………… (158)

第七节 银屑病性关节炎 ……………………………………………… (165)

第七章 妇科病证的中医治疗 ………………………………………… (169)

第一节 不孕症 ………………………………………………………… (169)

第二节 月经过多 ……………………………………………………… (177)

第三节 月经过少 ……………………………………………………… (180)

第四节 闭　经 ………………………………………………………… (184)

第五节 崩　漏 ………………………………………………………… (189)

第八章 小儿病症的中医治疗 ………………………………………… (196)

第一节 汗　证 ………………………………………………………… (196)

第二节 痿　证 ………………………………………………………… (199)

第九章 眼科病症的中医治疗 ………………………………………… (203)

第一节 眼底病证治述要 ……………………………………………… (203)

第二节 中心性浆液性脉络膜视网膜病变 …………………………… (204)

第三节 渗出性视网膜病变 …………………………………………… (206)

第四节 视网膜色素变性 ……………………………………………… (206)

第五节 球后视神经炎 ………………………………………………… (207)

第六节 小儿皮质盲 …………………………………………………… (209)

第七节 视神经萎缩 …………………………………………………… (210)

第十章 老年病症的中医治疗 ………………………………………… (212)

第一节 老年生理与病理特点 ………………………………………… (212)

第二节 老年病用药特点 ……………………………………………… (218)

第三节 老年性白内障 ………………………………………………… (220)

第四节 老年性痴呆 …………………………………………………… (224)

第五节 老年期抑郁 …………………………………………………… (225)

第六节 老年慢性腰腿痛 ……………………………………………… (238)

第七节 老年性退行性心脏瓣膜病 …………………………………… (242)

第十一章 中医体检 …………………………………………………… (245)

第一节 全身望诊 ……………………………………………………… (245)

第二节 局部望诊 ……………………………………………………… (248)

第三节 闻　诊 ………………………………………………………… (252)

第四节 问　诊 ………………………………………………………… (253)

第五节 切　诊 ………………………………………………………… (258)

第十二章　中医针灸 ………………………………………………………………（264）

　　第一节　须发病证 ……………………………………………………………（264）

　　第二节　形体病证 ……………………………………………………………（267）

　　第三节　了解针灸的概念和原理 ……………………………………………（278）

　　第四节　针灸治疗原则 ………………………………………………………（280）

　　第五节　针灸治疗优势 ………………………………………………………（283）

　　第六节　面瘫的预防与调护 …………………………………………………（287）

　　第七节　治疗面瘫的针刺手法 ………………………………………………（288）

　　第八节　顽固性面瘫的中医治疗方法 ………………………………………（291）

　　第九节　喉头疾患 ……………………………………………………………（293）

　　第十节　气管及支气管疾患 …………………………………………………（295）

　　第十一节　肺脏疾患 …………………………………………………………（297）

参考文献 ……………………………………………………………………………（299）

第一章 中药药剂学发展

第一节 概 述

在漫长的中医药发展进程中，中药药剂的剂型理论、加工技术，以及临床应用等中药药剂学理论，伴随着古今成方及剂型的演变而形成和发展，同时随着社会的进步，科学技术的发展和医药水平的提高，中药药剂学的制备理论与工艺技术不断发展和完善。

中药药剂的起源可追溯至夏禹时代（公元前 2140 年），那时已经能酿酒，并有多种药物浸制而成的药酒。酿酒同时又发现了曲（酵母），曲剂具有健脾胃、助消化、消积导滞的功效，是一种早期应用的复合酶制剂，至今仍在应用。

商汤时期（公元前 1766 年），伊尹首创汤剂，并总结了《汤液经》，为我国最早的方剂与制药技术专著，汤剂至今仍是中医用药的常用剂型。药酒、汤剂是中药重要剂型，可见中药药剂的创用远在希波克拉底（前 460—前 377 年）及格林（131—201 年）之前。

战国时期（公元前 221 年以前），我国现存的第一部医药经典著作《黄帝内经》中提出了"君、臣、佐、使"的组方原则，同时还在《汤液醪醴论》中论述了汤液醪醴的制法和作用，并记载了汤、丸、散、膏、药酒等不同剂型及其制法。

秦、汉时代（公元前 221 年—219 年），是我国药剂学理论与技术显著发展的时期。马王堆汉墓出土文物《五十二病方》中用药除外敷和内服外，尚有药浴法、烟熏或蒸气熏法、药物熨法等记载，药物剂型最常用的是丸剂，其制法及应用有：以酒制丸，内服；以油脂制丸；以醋制丸，外用于熨法；制成丸后，粉碎入酒吞服等记载。

东汉时期成书的《神农本草经》是现存最早的本草专著。该书论及了制药理论和制备法则，序例指出："药性有宜丸者，宜散者，宜水煎者，宜酒渍者，宜煎膏者，亦有一物兼宜者，亦有不可入汤酒者，并随药性，不得违越。"强调根据药物性质需要选择剂型。

东汉末年，张仲景的《伤寒论》和《金匮要略》，记载了煎剂、丸剂、散剂、浸膏剂、软膏剂、酒剂、栓剂、脏器制剂等十余种剂型及其制备方法。

晋代葛洪著《肘后备急方》八卷，记载了铅硬膏、蜡丸、锭剂、条剂、药膏剂、灸剂、熨剂、饼剂、尿道栓剂等多种剂型。并首次提出"成药剂"的概念，主张批量生产储备，供急需之用。

梁代陶弘景《本草经集注》中提出以治病的需要来确定剂型，指出"疾有宜服丸者，宜服散者，宜服汤者，宜服酒者，宜服膏煎者"；在序例中附有"合药分剂料理法则"，指出药物的产地和采制方法对其疗效有影响；书中考证了古今度量衡，并规定了汤、丸、散、膏、药酒的制作常规，实为近代制剂工艺规程的雏形。

唐代显庆四年（659 年）由政府组织编纂并颁布了《新修本草》，它是我国最早的一部药典。

唐代孙思邈《备急千金要方》和《千金翼方》分别收载成方 5 300 首和 2 000 首，有汤剂、丸剂、散剂、膏剂、丹剂、灸剂等剂型。其中著名的成药有磁朱丸、紫雪、定志丸等，至今沿用不衰。《备急千金要方》并设有制药总论专章，叙述了制药理论、工艺和质量问题，促进了中药药剂学的发展。王焘所著《外台秘要》收方 6 000 余首,在每个病名的门下都附有处方、制备方法等。

宋、元时期(960—1367 年),中药成方制剂得到巨大发展,中药制剂初具规模。公元 1080 年由太医院颁布、陈师文等校正的《太平惠民和剂局方》,共收载中药制剂 788 种,卷首有 "和剂局方指南总论",文中对"处方""合药""服饵""服药食忌"和"药石炮制"等均作专章讨论, 为我国历史上由官方颁发的第一部制剂规范,也是世界上最早的具有药典性质的药剂方典。 书中收载的很多方剂和制法至今仍为传统中成药制备与应用时所沿用,该书可视为中药药剂 发展史上的第一个里程碑。

此外,民间方书《小儿药证直诀》《金匮要略方论》《济生方》《普济本事方》亦收载了很多疗 效确切的中药制剂,如抱龙丸、七味白术散、六味地黄丸等。

明、清时期(1369—1911 年),中药成方及其剂型也有相应的充实和提高。例如,《普济方》 对外用的膏药、丹药及药酒列专篇介绍。明代李时珍《本草纲目》中载药 1 892 种,附方剂 13 000 余首,剂型近 40 种,附图 1 100 多幅。该书是对我国 16 世纪以前本草学的全面总结, 论述范围广泛,内容丰富,对方剂学、药剂学等学科都有重大贡献。有多种文字的译本,成为国 内外公认的药学巨著。清代赵学敏《本草纲目拾遗》对民间草药做了广泛收集与整理,全书共 载药物 921 种,新增的就有 716 种之多,大大丰富了我国药学宝库。另外,《证治准绳》中的二 至丸、水陆二仙丹,《外科正宗》中的冰硼散、如意金黄散等一直沿用至今。《理瀹骈文》系统论 述了中药外用膏剂的制备与应用。但鸦片战争后的百年间,由于外敌入侵,大量洋药、伪药流 入我国,严重地摧残了国内制药工业,束缚了中医药学的发展。

中华人民共和国成立后,政府制定了一系列卫生工作方针与政策,特别是中医政策的逐步 贯彻,使中医药事业的发展有了转机。1958 年以来,全国各地掀起学习中医、研究中药剂型的 高潮,中药片剂、注射剂、颗粒剂(冲剂)、涂膜剂和气雾剂等开始成功地应用于临床。不少高校 设置了中药专业,建立了中药研究机构。对"作坊"式的中药生产厂进行了调整、改造和扩建。 1962 年出版了《全国中药成药处方集》,收载成方 6 000 余首,中成药 2 700 余种,是继宋代《太 平惠民和剂局方》后又一次中成药的大汇集,起到了承前启后的重要作用。

20 世纪 70 年代后期至 80 年代中期,中药研究在全国范围内又一次蓬勃发展,出现了多 学科综合研究的可喜局面,发现了大批有效中草药(如穿心莲、毛冬青、四季青、满山红等)、有 效部位和有效成分(如青蒿素、川芎嗪、喜树碱、穿心莲内酯、靛玉红、人参总皂苷等);研制开发 出很多新剂型、新制剂,其中抗疟药青蒿素的研究处于国际领先地位,现已有青蒿素栓、青蒿琥 珀酯片和注射用青蒿琥珀酯等制剂,对脑型疟疾及各种危重疟疾的抢救有特效,已得到世界卫 生组织的认可和推广;中药制药机械与技术也得了飞速发展,如采用多能罐提取、微孔薄膜滤 过、超滤、真空浓缩、薄膜浓缩、喷雾干燥、沸腾干燥、一步制粒、悬浮包衣等新技术。制剂的检 验方法和质量标准也有了较大的改进和提高,特别是充分利用高效液相色谱法、气相色谱法、 薄层扫描法、薄层色谱-分光光度法、紫外分光光度法等现代分析仪器测定中药制剂中有效成 分或指标成分的含量,以评价其内在质量,保证了制剂的质量,提高了产品在市场上的竞争力。

1983 年,出版《中药制剂汇编》,重点收载中药提取制剂达 4 000 种,剂型 30 余种; 1986 年,出版高等中医药院校中药专业试用教材《中药药剂学》;1997 年,出版普通高等教育中 医药类规划教材《中药药剂学》;2002 年,又出版了高等中医药类规划教材《中药药剂学》教与 学参考丛书等,均对中药药剂学的发展起到积极的推进作用。

随着全球人类"回归自然"浪潮的掀起,各种替代医学和传统医学越来越受到人们的青睐。

具有中国传统文化特色和独特优势的中药,面临着前所未有的发展机遇和挑战。我国政府为了鼓励研究创制新药,对新药管理在法律上做出明确规定,陆续颁布实施了《中华人民共和国药品管理法》《新药审批办法》《中药材生产质量管理规范》(简称 GAP)、《药品生产质量管理规范》(简称 GMP)、《药品非临床研究质量管理规范》(简称 GLP)、《药品临床试验质量管理规范》(简称 GCP)和《药品经营质量管理规范》(简称 GSP),使我国中药新药的研究开发、中药制剂生产和中药营销有了正式法规,逐步走上了规范化、法制化和标准化的轨道,进入了一个新的发展时期。但是,中药新药开发和生产管理欲达到真正完善和规范还有一段距离,需要付出很大的努力。

第二节　中药药剂学的研究进展与方向

现代科学技术的发展推动了中医药事业的不断进步。中药研究在过去的发掘、整理、提高的基础上,正向系统化、科学化和现代化方向探索发展。中药药剂学作为中药现代化研究的1 个主干学科,围绕着如何把药物制成适宜的剂型这一基本任务,吸引了多学科医药工作者的研究兴趣,采用多种方法和手段,开展了新技术、新剂型、新辅料、新设备,以及制剂稳定性和生物有效性等方面的实验研究,取得了令人瞩目的成绩,为中药实现现代化,参与国际竞争,奠定了基础。

一、新技术的研究

(一)超细粉碎技术

对超细粉碎技术的系统研究,国外起始于 20 世纪 60 年代,而我国则开始于 20 世纪80 年代后期。中药的超细粉碎是对原生药材进行细胞级粉碎。将原生药材粉碎成中位粒径5～10 μm 的超细粉末,细胞破壁率≥95％,使细胞内的活性成分等直接暴露出来,活性成分的溶出不经过浸提过程,而是溶解、胶溶或洗脱过程;对于无细胞结构的药材、矿物类药材、某些难溶性化学药物经超细或超微粉碎处理,提高药物细度,增大其比表面积,则溶解速率和吸附性增大,生物利用度提高。但值得注意的是,药物粒度并不是越细越好,对一些有刺激性的药物来说,增加细度虽可以增加吸收,但刺激性也增强;药物微细化后生物利用度提高,使用剂量、特别是含毒性药材的制剂怎样调整其用量,也需研究确定。

(二)浸提技术

中药制剂与西药制剂最大的差别是制剂的原料,前者是中药材,后者是单一化合物。因此,中药制剂的基础研究,除与西药制剂一样,包括制剂成型理论和技术、质量控制、合理应用等内容外,还包括对中药或方剂药效物质的提取、精制、浓缩、干燥等内容,其中关键问题是"提取与精制"。

多学科互相渗透,对浸提原理及过程进行深入思考与研究,产生了半仿生提取法、超临界流体萃取法、超声波提取法等。这些新方法、新技术逐步得到推广应用,将会对中药制剂现代化起到很大的促进作用。

1. 半仿生提取法（semi-bionic extraction method，SBE 法）

半仿生提取法是 20 世纪 90 年代提出的一种既符合药物经胃肠道转运过程，适合工业化生产，体现中医治病综合成分作用的特点，又是有利于用单体成分控制制剂质量的一种比常规提取方法更优的中药和方剂的药效物质提取新技术。它有可能替代"WE 法（水提取法）"；"SBAE 法（半仿生提取醇沉淀法）"有可能替代"WAE 法（水提取醇沉淀法）"。这是中药和方剂药效物质提取工艺的一项重大革新，具有广泛的推广应用前景。

2. 超临界流体萃取法（supercritical fluid extraction method，SFE 法）

超临界流体萃取法是 20 世纪 80 年代发展应用的一种集萃取、分离于一体的分离技术。以 CO_2 为超临界流体的称超临界二氧化碳流体萃取（SFE-CO_2）。该法效率高、速度快、选择性好、无残留溶剂，且适用于热敏物质。SFE-CO_2 提取对单味中草药进行了大量的实验研究和具生产规模的软件研究与开发。但对中药复方提取工业化生产的报道尚未见到，这是因为还涉及中医药基础理论及中药制药自身特色等诸多问题的缘故。随着人们对中药现代化内涵的正确理解，高压技术的发展和加入携带剂的 SFE-CO_2 技术的深入研究，SFE 技术在中药制剂生产中将有较大的推广应用前景。

3. 超声波提取法

超声波提取法是利用超声波的空化作用、机械作用、热效应等增大物质分子运动频率和速度，增加溶剂穿透力，从而提高药物有效成分浸出率的方法。它具有省时、节能、提取效率高等优点，是一种快速、高效的提取新方法。但目前尚无适应大生产的设备。

（三）分离纯化技术

分离纯化技术是改变传统中药制剂"粗、大、黑"的关键。20 世纪 60 年代以来出现了一些新的分离纯化技术，如膜分离技术、絮凝技术、大孔树脂吸附技术、高速离心技术等。

1. 膜分离法

膜分离法是根据体系中分子的大小与形状，通过膜孔的筛分作用进行分离的技术。可分为微滤（MF）、超滤（UF）、反渗透（RO）、纳滤（NF）、电渗析（ED）、气体膜分离（GS）、渗透汽化（PVAP）等膜技术。膜技术在制药工业中主要用于净化制药用水，制备无菌、无热原水，细胞收集，发酵液澄清，酶和蛋白质等大分子物质的浓缩与精制，低分子量发酵产物的分离与浓缩，血液制品的分离。对中药注射液及口服液等进行超滤法处理，能除去杂质、微粒，提高药液澄清度，保留有效成分，保持中药方剂的配伍特点，提高产品质量和生产效率。

2. 絮凝沉降法

絮凝沉降法是在中药水提液或浓缩液中加入絮凝剂，通过架桥吸附与电中和方式使药液中蛋白质、果胶、黏液质等与其产生凝聚体而沉降除去，以达到澄清药液的一种精制技术。絮凝剂的种类很多，目前用于中药液体絮凝澄清处理的主要有壳聚糖、101 果汁澄清剂（主要是变性淀粉）、ZTC 天然澄清剂等。絮凝剂的应用技术，包括品种、用量、pH、温度、搅拌效率等因素，目前尚无有效的理论指导，而且中药提取液中所含的杂质很复杂，需要通过试验加以确定。

3. 大孔树脂吸附法

大孔树脂是一类新型的高分子吸附剂，自 20 世纪 60 年代问世以来，在废水处理、化工、医药工业、药物分析、临床治疗等领域中都已取得了显著的成绩。20 世纪 70 年代末开始用于中草药成分的提取分离，已有不少单味药材提取液用大孔树脂分离纯化的研究报道，但对中药复方的分离纯化报道很少。目前对其吸附纯化效果、评价标准、安全性等问题尚存在争议，有待于深入研究。

4.高速离心法

高速离心法是通过离心机的高速运转，使离心加速度超过重力加速度的成百上千倍，使药液中杂质加速沉降，得到澄清药液的一种方法。更适用于难于沉降滤过的微粒或絮状物的悬浮液的分离，具有省时、省力、药液澄清度好、有效成分损失少等优点。

(四)浓缩干燥技术

中药提取液的浓缩是许多中成药制剂的首要环节，关系到产品的内在质量、经济效益及GMP的实施。目前主要采用夹层式浓缩锅、外循环式蒸发器、组合式中药液真空浓缩锅等。中药浸出液制成流浸膏广泛使用夹层式浓缩锅，其设备简单，清洗方便，但传热系数较低。外循环式蒸发器的效率较高，在浓缩相对密度 $1.12\sim1.20$ 的流浸膏时的传热系数为 $1\,000\sim1\,100\,\text{W}/(\text{m}^2\cdot\text{℃})$；且消泡好，不易结垢，操作简便；但不能制得相对密度1.4的中药浸膏。组合式中药液浓缩锅是外循环式蒸发器和夹层浓缩锅的组合体，由外循环式蒸发器改进而成，是目前实行一次浓缩工艺最好的中药液浓缩设备，也可做二次浓缩工艺中流浸膏浓缩设备。其适应性强，可做大批量水浸液的减压浓缩，醇浸液的常压、减压浓缩，也可做流浸膏醇沉后小量醇浸液的浓缩；清洗方便，符合GMP要求；浸膏损耗少。

近年来，喷雾干燥法在微胶囊、中药胶剂等新制剂方面的开发应用正受到人们的注目。干燥装置的发展趋势是设备的多功能化、集成化。多采用至少一种非干燥操作与干燥操作相结合的方式开发新的设备。如一步制粒机，就简化了搅拌、制粒、整粒的工艺流程。

20世纪90年代多功能化、小型化、节能高效、融合先进技术于一体的新型干燥机不断问世，如旋转闪蒸干燥机、热喷射气流干燥机、惰性载体干燥机等，它们都适合干燥热敏性物料和膏状物料，具有粉碎、分散、干燥等多种功能，在中药制药行业中有广阔的应用前景。

(五)中药制粒技术

挤出制粒法是目前普遍采用的一种制粒技术。除此之外，还有快速搅拌制粒、沸腾制粒、喷雾干燥制粒等制粒新技术。

1.快速搅拌制粒

快速搅拌制粒系将固体辅料或药物细粉与稠膏置于快速搅拌制粒机的盛器内，通过调整搅拌桨叶和制粒刀的转速，将物料混匀并切割成带一定棱角的小块，小块间互相摩擦形成球状颗粒。

2.沸腾制粒

沸腾制粒又称流化喷雾制粒、流化床一步制粒。系将制粒用 $40\sim60$ 目的辅料置于流化喷雾制粒设备的流化室内，通入滤净的加热空气，使粉末预热干燥并处于沸腾状态。再将一定密度的浓缩药液以雾状间歇喷入，使粉末被润湿而凝结成多孔状颗粒，继续流化干燥至适宜含水量即得。

3.喷雾干燥制粒

喷雾干燥制粒系将经适当处理后的药材浸提液或药物、辅料的混合浆，经喷雾干燥直接制得干燥球状粒子或再经滚转制粒。该法多用于中药全浸膏浓缩液直接制粒。

(六)中药包衣技术

随着高分子科学技术的进步，包衣物料、包衣方法和设备有了很大的发展。特别是薄膜包衣技术的应用克服了传统中药片剂、丸剂、颗粒剂等吸潮性强、易霉变等缺点。新的 pH 敏感包衣材料的问世,使大肠和结肠定位给药成为可能。通过选择包衣材料和设计包衣处方,可使形成的包衣膜在一定的 pH 范围内溶解或崩解,也可以控制膜的渗透性,使包衣的药物在体内逐步释放出来,达到恒释、缓释、速释的目的,或者将药物制成定位靶向制剂。

(七)固体分散技术

固体分散技术是指制备制剂时,对固体药物,特别是难溶性药物的一种分散技术。用水溶性或亲水性很强的物质作为固态分散物载体,以增加难溶性药物的溶解度和溶解速率,提高口服后的生物利用度。用某些水不溶性或难溶性材料作为药物的载体,阻止药物的释放,以达到缓释或控释的目的。药物在载体中以低共熔混合物、固溶体、偏晶体、玻璃态固溶体、分子复合物等分散状态存在。可用熔融法、溶剂法、熔融-溶剂法、表面分散法等技术制备。苏冰滴丸、复方丹参滴丸、香连滴丸、华山参滴丸等皆是采用熔融法进行固体分散制得的制剂。

(八)包合技术

包合技术主要有环糊精包合技术与微型包囊技术。

1.β-环糊精包合

β-环糊精包合物是一种超微型药物载体。其原料是环糊精(cyclodextrin,简称 CD),药物分子被包合或嵌入环糊精的筒状结构内形成超微粒分散物。包合药物能增加药物溶解度、提高稳定性、防止挥发性成分逸散、掩盖不良气味、使液体成分固态化。在中药制剂制备中,常用于包合挥发性成分或油状液体。

2.微型包囊

微囊系指利用天然的或合成的高分子材料(囊材)将固体或液体药物(囊心物)包裹而成的直径为 $1\sim5\,000\,\mu m$ 的微小胶囊。我国微囊化药物研究始于 20 世纪 70 年代,研究的微囊粒径是毫米级;20 世纪 80 年代研究的微囊技术达到了微米级和纳米级。微囊的第三代产品是 20 世纪 90 年代的毫微囊(毫微粒),可定向给药,并在囊材和载体材料研究上有了很大的创新发展。药物经微囊化以后,可延长疗效,提高稳定性,掩盖不良气味,降低对胃肠道等的不良反应,减少复方配伍禁忌,改进流动性、可压性,可将液体药物制成固体制剂。

二、新剂型的研究

现代药剂学在经历了物理药剂学、生物药剂学和临床药剂学 3 个阶段后,逐渐吸收了系统工程理论的思想,于 20 世纪末进入了药物传递系统(drug delivery system,简称 DDS)的新时代,药剂学的发展打破了化学结构是唯一决定药物疗效的传统观念,证明了剂型因素同样制约着药物的作用效果。药物剂型的发展进程可分为 4 个时代,即常规剂型时代、长效和缓释剂型时代、控释剂型时代、靶向剂型时代。其中后 3 个剂型又属于药物的传输系统。

在我国中药工业生产发展的同时,对中成药传统剂型及其产品的科学化、新型化、方便化、高效化等方面进行了许多有益的探索,取得了一定的成绩。除对有确切疗效的传统中药成方制剂进行革新改进外,还创制出许多新剂型,为丰富临床用药,充分发挥药物疗效,方便药物应用等做出了贡献。如天花粉粉针剂、康莱特静脉注射乳剂、鸦胆子油静脉注射乳剂、喜树碱静脉注射混悬剂、牡荆油微囊片、复方丹参膜剂、复方大黄止血海绵、宽胸气雾剂、小儿解热镇痛栓剂等。此外,清开灵注射液、参附注射液、双黄连粉针、速效救心丸、麝香保心丸及复方丹参滴丸等 37 个品种被国家中医药管理局定为 1995 年中医医院急诊必备中成药。

未来中药剂型工艺的研究必将在提高常规剂型质量的基础上,充分运用现代药剂学的最新研究成果,不断研制发展中药制剂的药物传输系统。其包括口服缓释和控释给药系统、经皮给药系统和靶向给药系统。如复方丹参缓释片剂的研制开发、壳聚糖-绞股蓝总皂苷缓释微球的研制等是对中药缓释技术研究的有益尝试。经皮给药促渗技术(如离子导入技术、电致孔技术、超声波和激光技术),以及研究开发的薄荷脑、冰片等天然渗透促进剂,极大地推动了经皮给药制剂的发展。仿照国外经皮给药系统(transdermal drug delivery systems,简称 TDDS,或 transdermal therapeutic systems,简称 TTS)研制的复方洋金花止咳平喘膏,其释药时间可持续 72 h;雷公藤贴剂、抗癌止痛膏等中药贴膏剂的研究与开发也具有启示作用。运用靶向给药制剂的新技术,开发具有抗肿瘤活性的天然药物靶向制剂,也是未来中药制剂研究的重要内容之一。例如,人参皂苷脂质体增强了药物的靶向性和生物利用度;汉防己甲素经脂质体包封后,其细胞毒性减轻。将中药散结化瘀颗粒剂(冲剂)的浸膏与 5-氟尿嘧啶混合制成磁性微球,这是中西药制剂靶向性研究的尝试。

三、新辅料的研究

药剂辅料不仅是原料药物制剂成型的物质基础,而且与制剂工艺过程的难易、药品的质量、稳定性与安全性、给药途径、作用方式与释药速度、临床疗效,以及新剂型、新药品的开发密切相关。药剂辅料与制剂理论和技术、制剂设备是构成药剂学不可缺少的组成部分。中药制剂使用辅料有两个特点：一是"药辅合一";二是将辅料作为处方的一味药使用。在选用辅料时,注重"辅料与药效相结合"。

目前,天然大分子物质、纤维素衍生物、淀粉衍生物、合成半合成油脂、磷脂、合成表面活性剂、乙烯聚合物、丙烯酸聚合物、可生物降解聚合物的应用,为中药各类给药系统的研究,以及各类缓释、控释、靶向制剂的研究提供了必备的物质基础。

四、制剂的稳定性研究

药物制剂的稳定与否是其质量优劣的一个重要标志,也是临床用药有效和安全的重要保障。近年来,随着科学技术的进步,中药制剂质量新的分析测试方法不断出现,为中药制剂稳定性研究创造了条件。运用化学动力学的基本理论研究药物化学反应速度,测算制剂的有效期,防止和延缓制剂中有效成分的降解,已成为中药新药研究的重要内容。这方面的研究报道也日益增多。

五、制剂的生物药剂学研究和药物动力学研究

中药药剂学不仅要研究中药制剂的制备工艺、生产技术、质量控制及制剂稳定性等问题,还要深入研究其应用于机体后,影响制剂中生物活性物质体内过程乃至药效的各种生物因素、药物因素及剂型因素,研究制剂中生物活性物质吸收、分布、代谢、排泄乃至药效的量变过程,从而为阐明中医药理论、优选剂型、改进工艺、正确评价制剂质量、正确评价用药的合理性、确保用药有效安全提供依据。为了阐明中药有效成分或有效部位的分布特点、被机体利用的程度和速度、量-效或量-时关系及其与药效或毒副作用间的关系等,通常要用生物利用度和溶出度对中药制剂的生物有效性进行评价。

(一)生物利用度研究

若生物利用度与溶出度间具有良好相关性,可用后者代替前者进行生物有效性评价。

　　溶出度测定是以实验为基础,以溶解为理论,并用数学分析手段处理溶出试验数据的一种科学方法。它已逐步取代了常用的崩解度测定。原辅料来源、生产工艺、设备及操作等因素均可影响药物的溶出度。溶出度测定研究多用于相同药物的不同剂型、不同厂家或不同批号的同品种、同规格制剂质量评价,也可作为筛选处方、选择剂型和制订工艺的依据。如以穿心莲内酯为指标,检测了 7 个药厂共 8 个批号的清火栀麦片的溶出速率,结果 T_{50}、T_{90} 有明显差异;以芦丁为指标,检测了某药厂 4 个不同批号柴酮片,结果 T_{50} 相对最快与最慢相差 1.70 倍,T_{90} 相差 3.35 倍。

(二)药物动力学研究

　　用某种化学成分的体内量变规律常常难以反映中药制剂及其疗效的时间变化过程,难以体现中医药理论体系的整体观念。对中药制剂的药效、特别是对有效成分不明确的中药制剂的药效进行药物动力学研究,只用化学药物常用的血药浓度法或尿药浓度法,是不能反映复方中多种药物、多种成分的综合疗效与协同效应的。近年来,以药理效应法、药物累积法和生物指标法等对中药复方制剂进行体内药物动力学研究,更能反映制剂的体内动态过程,体现中医理论体系的特点,在设计思路与方法上有所突破。如以解热、发汗、抗感染等药理效应法探讨麻黄汤、桂枝汤、银翘散、桑菊饮的药物动力学;以效量半衰期法测定青蒿素的药物动力学参数;以动物急性病死率法估测连翘、大青叶、北豆根药物动力学参数;以药物累积法考察九分散和疏风定痛丸的药物动力学参数;以止血效应对山大黄消炎止血胶囊等进行药物动力学研究;以毒理效应和药理效应法对小活络丸进行药物动力学研究和生物利用度研究;以毒理效应和药理效应法对四逆汤、四物汤、生脉饮等进行药物动力学研究。

第三节　中药的应用

　　中药的应用知识,内容丰富,包括配伍宜忌、用药禁忌、剂量、服用法等,这些都是中药应用中的一些基本规律,也是中医的用药法度。

　　中药的应用,是以中医基本理论为指导,以中药性能为依据,结合辨证论治的原则而具体运用的。因此,除了系统掌握本章主要内容外,还应紧密结合中医基本理论和临床的具体情况,才能达到正确应用的目的。

一、配伍

　　根据病情的需要和药物的性能特点,按照中医的用药法度,将两种以上的药物配合在一起应用,叫作配伍。

　　配伍是中药应用的基本方式,也是中药应用的一大特点。早期的药物治病,多以单味取效。随着医药实践的发展,用药经验不断积累,药物品种不断增多,药物的应用也由单味逐步发展为复方。这样更能适应病情的需要,提高治疗效果。从单味应用发展为复方应用,无疑是药物应用方式的进步。

　　疾病的表现有的较为单纯,有的甚为复杂。病情单纯者,选用一种针对性较强的药物即可取效,如单用黄芩为散,称为清金散,用治肺热咯血。民间很多单方都只用一味药物取效。但疾病的临床表现往往是复杂的,单用一种药物难以全面兼顾,常须两种以上药物同用,这就要求通过配伍来解决。

药物通过配伍,不仅能更全面适应病情的需要,而且通过药物之间取长补短,可以提高疗效,减低和消除毒性,保证用药安全。有的通过配伍,还能获得新的功效,扩大药物的应用范围。因此,学习和掌握配伍的有关知识,对指导临床用药具有重要意义。

药物通过配伍以后,单味药物的作用得到了综合,其性能功效就会发生变化,前人把单味药物的应用同药与药之间的配伍关系总结为七个方面,称之为药物的"七情"。在"七情"中,除单行外,其余六个方面都是谈药物的配伍关系。现将药物的"七情"分述如下。

1. 单行

单行就是单用一味药物治疗疾病。如治疗大出血引起元气虚脱的危重急症,用一味人参蒸汤顿服,谓之独参汤。其他如用青蒿治疗疟疾;仙鹤草根芽驱绦虫;矮地茶治咳嗽等,都是以单味药物取效的例子。

2. 相须

相须即性能功效相类似的药物配合应用,可以增强其原有疗效。如荆芥与防风配合使用,能增强发散风寒的作用;石膏与知母同用,能明显地增强清热泻火的治疗效果;知母与黄柏同用,可增强其滋阴降火的功效;银花与连翘配合,增强其清热解毒的功效;黄芪与党参配伍,增强其补中益气的功效。

3. 相使

相使是两种在性能功效方面有某种共性的药物配合使用,而以一种药物为主,另一种药物为辅,辅药可以提高主药的疗效。如黄芪与茯苓配伍,用治脾虚水肿,其中茯苓的利水健脾作用可以提高黄芪益气利水的治疗效果;又如清热泻火的黄芩与攻下泻热的大黄配台,大黄能够增强黄芩清热泻火的治疗效果。

4. 相畏

相畏就是一种药物的毒性反应或不良反应,能被另一种药物减轻或消除。如生姜可以减轻或消除生半夏的毒性反应,所以生半夏畏生姜;又如黄连可解巴豆中毒,故巴豆畏黄连。

5. 相杀

相杀就是一种药物能够减轻或消除另一种药物的毒性反应或不良反应,如生半夏的毒不良反应能被生姜减轻或消防,因此生姜能杀生半夏之毒。其他如黄连可解巴豆毒;防风可解砒霜毒,即谓黄连杀巴豆,防风杀砒霜。由上可见,相畏、相杀,实际上是同一配伍关系的两种提法,即制毒者为相杀,被制者为相畏。

6. 相恶

相恶即两种药物合用,能互相牵制而致某些功效降低甚至药效丧失。如生姜恶黄芩,即生姜可以降低黄芩的寒性,黄芩也能降低生姜的温性;又如人参恶莱菔子,莱菔子能削弱人参的补气作用。

7. 相反

相反就是两种药物同用,能产生毒性反应或强烈的不良反应。如"十八反""十九畏"中的若干药物。

上述七情,除单行外,其他六个方面的配伍关系可以概括为四种类型。

（1）相须、相使可以起到协同作用，能提高临床疗效，是临床常用的配伍方法。

（2）相恶的药物配用后，由于相互作用，可产生拮抗作用，能抵消或削弱某些原有功效，用药时应加以注意。

（3）相畏、相杀同用，能够减轻或消除原有药物的毒性或不良反应，以保证用药安全，是使用毒不良反应较强的药物的配伍方法。

（4）相反是一些本来单用无害的药物或某些具有一定毒性的药物合用后，会产生强烈的毒性反应和不良反应，属于配伍禁忌，原则上应避免配用。

除上述七情所总结的配伍规律外，还有两药合用后，产生与原有药物不同功效的情况，这是配伍理论的新发展。

综上所述，中药由单味用药到配伍应用，是通过反复实践与认识的过程，逐渐丰富起来的。药物按一定法度加以组合，并确定一定的分量比例，制成适当的剂型，即为方剂。方剂是药物配伍应用的发展，也是药物配伍应用更为普遍、更为高级的形式。

二、用药禁忌

为了保证用药安全，提高药物疗效，防止毒不良反应，必须掌握用药禁忌。中药用药禁忌主要内容有配伍禁忌、妊娠禁忌、服药时的饮食禁忌等。

1.配伍禁忌

中药应用以复方为主，但在复方配伍中，有些药物不宜配合应用，以避免降低和破坏药物疗效，或产生不应有的毒不良反应，这就是前面所讲的"相恶"、"相反"。前人对《神农本草经》中的365种药物进行了统计，其中相恶的有60种，相反的18种。后世又有所增减。自金元以来，把这些内容概括为"十九畏"和"十八反"，并且编成歌括，以便于初学者记诵。现将歌括及其内容简介如下：十八反歌括（《儒门事亲》）：本草明言十八反，半蒌贝蔹芨攻乌，藻戟遂芫俱战草，诸参辛芍叛藜芦。

其具体药物为：半夏、贝母、白蔹、白及、栝蒌反乌头，海藻、大戟、甘遂、芫花反甘草，人参、沙参、丹参、玄参（亦作紫参）、细辛、芍药反藜芦。

2.十九畏歌括（《医经小学》）

硫磺原是火中精，朴硝一见便相争。水银莫与砒霜见，狼毒最怕密陀僧。巴豆性烈最为上，偏于牵牛不顺情。丁香莫与郁金见，牙硝难合京三棱。川乌、草乌不顺犀，人参最怕五灵脂。官桂善能调冷气，若逢石脂便相欺。大凡修合看顺逆，炮爁灸煿莫相依。

其具体药物为：硫黄畏朴硝，水银畏砒霜，狼毒畏密陀僧，巴豆畏牵牛，丁香畏郁金，川乌、草乌畏犀角，牙硝畏三棱，官桂畏石脂，人参畏五灵脂。

明、清的一些本草文献，略有出入，但不如十八反、十九畏歌括被普遍认可和传播习诵。

对于十八反、十九畏中的药物能否同用，历代医家论说不一。一般强调不能同用，如十八反，在《中华人民共和国药典》一部中，亦做了规定。但实际应用中，部分药物仍然有合用的记载。如感应丸中巴豆与牵牛同用；甘遂半夏汤中甘草与甘遂同用；散肿消坚汤、海藻玉壶汤等中甘草与海藻合用；十香返魂丹中丁香与郁金同用等。现代对于这方面的实验研究工作做得不多，尤其对十九畏中的药物实验工作做得更少。有的由于方法不一，所得结果也不一致。有些实验研究表明，当甘草、甘遂两药合用时，毒性的大小，主要取决于甘草用量的比例，甘草的剂量若相等或大于甘遂，毒性较大；又如贝母与半夏分别与乌头配伍，未见明显增强毒性。而细辛配藜芦,则可导致实验动物中毒死亡。有人对人参与五灵脂,乌头与犀角的配伍应用进行了观察,也未发现毒性作用。

由此可见,无论是文献记载、临床应用、实验研究,目前尚无统一的定论,说明十八反、十九畏还有待进一步做深入的实验和临床研究,以阐明其机制。因此,在未获得一致认识之前,对古人总结的这些经验教训,还应采取审慎的态度。一般来说,对于这些药物,若无充分的依据和应用经验,应尽量避免盲目配合使用。

3.妊娠用药禁忌

某些药物具有损害胎元以致堕胎的不良反应,所以在妇女妊娠期间不宜应用,这些药物称为妊娠禁忌药。根据药物对胎元损害的程度不同,一般把它们分为禁用与慎用两类。禁用的药物大多毒性较强,或药性猛烈,如巴豆、牵牛子、大戟、商陆、麝香、三棱、莪术、水蛭、虻虫、斑蝥、雄黄、砒霜等;慎用的包括通经祛瘀,行气破滞,以及辛热滑利的药物,如桃仁、红花、牛膝、大黄、枳实、附子、肉桂、干姜、木通、冬葵子、瞿麦等。

凡禁用的药物,绝对不能使用;慎用的药物,则可根据孕妇患病的情况,酌情使用。但非特殊必要时一般应尽量避免施用这些妊娠禁忌药,以防发生事故。

4.服药的饮食禁忌

简称食忌。是指服药期间对某些食物的禁忌,也就是通常所说的忌口。饮食禁忌分一般与特殊两种情况。一般的饮食禁忌,指服用任何药物时都应注意的禁忌。由于疾病的关系,在服药期间,凡属生冷、黏腻、腥臭等不易消化,以及辛辣有刺激性的食物,都应根据病情予以避免。特殊的饮食禁忌,指服用某些药物时需要禁食某种食物。据文献记载有几十种,如服用甘草、黄连、桔梗、乌梅时须忌食猪肉,薄荷忌鳖肉,丹参、茯苓忌醋,地黄、何首乌忌葱、蒜、萝卜,常山忌葱,鳖甲忌苋菜,以及蜜反生葱等。这些方面是使用药物时应该注意的。此外,还有如服用热性药物时忌食酸寒食品,服用寒性药物时忌食辛热食品等。

三、剂量

1.概述

即药剂的用药量,一般是指单味药的成人内服一日用量。也有指在方剂中药与药之间的比较分量,即相对剂量。

剂量(Dose)系指一次给药后产生药物治疗作用的数量。单位重量以千克(kg)、克(g)、毫克(mg)、微克(μg)等四级重量计量单位表示;容量以升(L)、毫升(mL)两级计量单位表示。它们之间的关系是恒定的,叙述如下。

1 千克(kg)=1 000 克(g);

1 克(g)=1 000 毫克(mg);

1 毫克(mg)=1 000 微克(μg);

1 升(L)=1 000 毫升(mL)。

在中医药中的剂量含义:剂量是指临床应用的分量。它主要指明了每味药的成人一日量(按:每味药物标明的用量,除特别注明以外,都是指干燥后生药,在汤剂中成人1日内用量)。

中药的剂量单位,历代相异,古今有别。明清以来,普遍采用16位进制,即1斤=16两=160钱。现今我国对中药生药剂量采用公制,即1 kg=1 000 g。为了方便处方和配药,特别是古方剂量的换算,通常按规定以近似值进行换算,即1两(16位制)=30 g,1钱=3 g,

1 分＝0.3 g,1 厘＝0.03 g。

2.确定剂量的依据

(1)药物的性质性能:①药材质量:质优力强者,用量宜小些;质次力不足者,用量可大些;②药材质地:花叶类质轻之品用量宜轻,金石、贝壳类质重之品用量宜重;干品用量宜轻,鲜品用量宜重;③药物的气味:气味平淡作用缓和的药,用量宜重;气味浓厚作用峻猛的药,用量宜轻;④有毒无毒:有毒药,应严格控制剂量,不得超过安全范围;无毒药,剂量变化幅度较大,可适当增加用量。

(2)用药方法:①方药配伍:单味应用时剂量宜大,复方应用时剂量宜小;在方中作主药时用量宜稍大,而作辅药时则用量宜小些;②剂型:入汤剂时用量宜大,入丸散剂时用量宜小;③使用目的:某些药因用量不同可出现不同作用,故可据不同使用目的增减用量。如以槟榔行气消积用 6～15 g 即可,而驱绦虫则需用 60～120 g。

(3)患者情况:①体质:在以祛邪为主时,体强者用量宜重,体弱者用量宜轻。以补虚为主时,脾胃强健者,用量宜稍大;脾胃虚弱者,用量宜轻小;②年龄:小儿发育未全,老人气血渐衰,对药物耐受力均较弱,故用量宜减少;而青壮年气血旺盛,对药物耐受力较强,故用量宜大些。小儿 5 岁以下通常用成人量的 1/4,5 岁以上可按成人量减半用;③性别:一般说男女用量差别不大,但在妇女月经期、妊娠期,投用活血化淤药则宜减量;④病程:新病正气损伤较轻,用量可稍重;久病正气损伤较重,用量宜轻些;⑤病势:病急病重者用量宜重,病缓病轻者用量宜轻;⑥生活习惯与职业:如以辛热药疗疾,平时不喜食辛辣热物或常处高温作业的人用量宜轻,反之则用量宜重。

(4)因时、因地制宜:依据气候的冷暖和地域的干燥或潮湿增减用量等。

四、用法

中药的用法,即中药的应用方法。当仿临床用药,仍以汤剂为主,其他剂型,也有一定的发展。本节主要介绍场剂煎煮的注意事项以及各种药剂的服用方洗。

1.汤剂煎煮方法

汤剂是一种古老而最常用的剂型。汤剂的煎煮对于煎药器具、水、火候,以及煎煮操作都有一定的要求。煎药器具以沙锅、瓦罐为好,也可用搪瓷罐,但忌用铜、铁锅煎药以免药性变化,降低药效。煎药用水,必须水质洁净,古时强调用长流水、泉水、井水、雨水等煎药,现在,可用清澈的泉水、河水、自来水等,若用井水则必须选择水质较好的。

煎药时,应先将药物用水浸泡在容器内 30～60 min,水量以淹没或稍高于药面为度。一般先用武火,待药汁沸后数分钟,再用文火,滤取药汁,再加水如前法煎煮一次,取药汁。一副药物煎煮两次,合并两次药汁,分次服用。煎煮的火候与时间,应根据药物的性质而定。通常发散药及其他芳香药物都不宜久煎,应当用武火迅速煮沸,数分钟后,再用文火略煮即可,以免香气挥发,药性散失。补益药则宜文火慢煎,时间宜长,煮沸后再煎 30～60 min,使药性充分放出,药效完全。

有些药物因为质地不同,煎法比较特殊,应在处方上加上注明。

2.服药法

中药的服用方法,必须根据药物的性质和患者的体质及病情来决定。

第二章 中药方剂

方剂是药物治疗的丰富、发展和升华,是以中医基本理论为指导,按照组方配伍原则,有目的有法度运用药物防治疾病的主要工具。方剂学是研究和阐明治法与方剂的理论及其临床运用的一门学科,是中医"理、法、方、药"的重要组成部分。因此,认真学习方剂学的立法组方配伍理论和临床运用知识,掌握中医处方的基本技能,熟记最具代表性的常用方剂,对今后深入学习中医药知识,正确运用成方或组织新方防治疾病,都是必不可少的。

第一节 方剂与治法

治法和方剂都是中医学理、法、方、药体系的重要组成部分,是在中医辨证的基础上,对病证确定恰当的治疗方法,并在治法的指导下选用适宜的药物组成方剂,即治法是指导组方的依据,方剂是治法的具体体现。历代医家鉴于具体治法的丰富内容,而又归属不同治法体系的特点,经过多次分类归纳逐渐形成体系。我们现在常引用的"八法",就是清代医家程钟龄从高层次治疗大法的角度,根据历代医家对治法的归类总结而来的。简要介绍如下。

一、汗法

汗法是通过开泄腠理、调畅营卫、宣发肺气等作用,使在表的外感六淫之邪随汗而解的一种治法。适用于外感表证及麻疹、疮疹、水肿初起兼有表证者。

二、吐法

吐法是通过涌吐的方法,使停留在咽喉、胸膈、胃脘的痰涎、宿食或毒物从口中吐出的一种治法。多用于病位较高,病势急迫者。

三、下法

下法是通过泻下、荡涤、攻逐等作用,使停留于胃肠的宿食、燥屎、冷积、瘀血、结痰、停水等从下窍而出,以祛邪除病的一种治法。

四、和法

和法是通过和解或调和的方法,使半表半里之邪,或脏腑、阴阳、表里失和之证得以解除的一种治法。适用于邪犯少阳、肝脾不和、肠寒胃热、气血营卫失和等证。其特点是作用缓和,照顾全面,应用广泛,既能祛除病邪,又能调整脏腑功能。

五、温法

温法是通过温里祛寒、回阳通脉等的作用,以消除脏腑经络的沉寒阴冷,使寒邪去、阳气复的一种治法。多用于中焦虚寒、亡阳厥冷、经脉寒凝等病证。

六、清法

清法是通过清热、泻火、解毒、凉血等作用,以清除里热之邪的一种治法。适用于里热证、火证、热毒证以及虚热证等里热病证。

七、消法

消法是通过消食导滞、行气活血、化痰利水、驱虫等方法,使气、血、痰、食、水、虫等渐积形成的有形之邪渐消缓散的一种治法。适用于饮食停滞、气滞血瘀、癥瘕积聚、水湿内停、痰饮不化、疳积虫积,以及疮疡痈肿等病证。消法与下法虽同是治疗内蓄有形实邪的方法,但在适应病证上有所不同。下法所治病证,大抵病势急迫,形症俱实,邪在肠胃,必须速除,而且是可以从下窍而出者。消法所治,主要是病在脏腑、经络、肌肉之间,邪坚病固而来势较缓,属渐积形成,且多虚实夹杂,尤其是气血积聚而成之癥瘕痞块、痰核瘰疬等,不可能迅即消除,必须渐消缓散。

八、补法

补法是通过补益人体气血阴阳,以主治各种虚弱证候的一种治法。适用于气虚、血虚、阴虚、阳虚、气血两虚、阴阳两虚。上述八种治法,适用于表里、寒热、虚实等不同的证候。对多数疾病而言,病情往往复杂,非单一治法所能解决,常需数种治法配合,灵活运用,使之切合病情,方能收到满意疗效。所以虽为八法,配合运用之后则变化多端,正如程钟龄在《医学心悟》中所说:"一法之中,八法备焉,八法之中,百法备焉。"

第二节 方剂的组成与变化

一、方剂的组成原则

方剂是中医运用中药防治疾病的处方。虽以药成,但不是随意地选择药物和简单的药物相加,而是通过合理的配伍,调其偏性,制其毒性,发挥其相辅相成或相反相成的综合作用,从而达到治疗作用。

方剂通常由君药、臣药、佐药、使药四部分组成。

1. 君药

君药在处方中药力较强,用量较大,药味较少,针对主病或主证起主要治疗作用,是方中必不可少的药物。

2. 臣药

臣药是帮助君药加强治疗作用的药物,在方中,一是辅助君药加强治疗主病或主证的药物;二是对兼病或兼证起主要治疗作用的药物。

3. 佐药

佐药是辅佐君臣药、加强治疗作用的药物。在方中,一是佐助药,即助君、臣药加强治疗作用,或直接治疗次要兼证的药物;二是佐制药,用以消除或减弱君、臣药的毒性,或能制约君、臣药峻烈之性的药物;三是反佐药,即与君药药性相反而又能在治疗中起相成作用的药物。

4.使药

使药药力与药量与佐药相似,在方中,一是引经药,引导方中药物直达病所;二是调和药,调和方中诸药性能或起到矫味作用的药物。

为进一步说明君、臣、佐、使理论的具体运用,以麻黄汤为例分析如下。

麻黄汤出自《伤寒论》,主治外感风寒表实证,症见恶寒发热、头痛身疼、无汗而喘、舌苔薄白、脉象浮紧等症状。其病机为外感风寒,卫阳被遏,营阴郁滞,肺气不宣。治宜辛温发汗,宣肺平喘。故其组方结构为以下几种。

(1)君药——麻黄:辛温,发汗解表以散风寒;宣发肺气以平喘逆。

(2)臣药——桂枝:辛甘温,解肌发表,助麻黄发汗散寒;温通经脉,解头身之疼痛。

(3)佐药——杏仁:苦平,降肺气助麻黄平喘(佐助药)。

(4)使药——炙甘草:甘温,调和诸药。

通过对麻黄汤的分析,可知遣药组方时既要针对病机考虑配伍用药的合理性,又要按照组方的基本结构要求将方药组合成为一个主次分明、全面兼顾的有机整体,使之更好地发挥整体效果,这就需要以中医药理论为指导,进行周密设计。

只有正确把握上述"以法统方"和"君臣佐使"的基本理论和技能,加之熟练的用药配伍技巧,才能组织好理想的有效方剂。

二、方剂的组成变化

临证不依病机、治法选用成方,谓之"有方无法";不据病情加减而墨守成方,又谓"有方无药。"因此在临证运用成方时,我们应根据患者体质状况、年龄长幼、四时气候、地土差异,以及病情变化而灵活加减,做到"师其法而不泥其方,师其方而不泥其药。"方剂的运用变化主要有以下形式。

1.药味加减的变化

药味加减的变化是指原方在主证、主病不变的情况下,随着兼证、兼病的不同,加上或减去某些药物,以适应新的病情需要,即我们常说的"随证加减"。但在对成方加减时,不可减去君药,否则就不能说是某方加减,而是另组新方了。

2.药量增减的变化

药量增减的变化是指在方剂中的药物组成不变,根据病情需要,将方中的药量进行增减,改变原方功效的强弱,乃至改变原方功效与主治的一种形式。

3.剂型更换的变化

剂型更换的变化是指同一方剂,用药、用量不变,因治疗需要,将剂型加以改变,其作用亦异。这种变化主要表现为药力的强、弱、峻、缓和所治证候的轻、重、缓、急的不同。

上述药味、药量、剂型等的变化形式,可以单独应用,也可以相互结合使用,有时很难截然分开。但通过这些变化,能充分体现出方剂在临床中的具体运用特点,只有掌握这些特点,才能制裁随心,以应万变之病情,从而达到预期的治疗目的。

第三节 方剂的用法

一、剂型

方剂组成以后,还要根据病情与药物的特点制成一定的形态,称为剂型。方剂的剂型历史悠久,有着丰富的理论和宝贵的实践经验。中医传统剂型主要有汤、丸、散、膏、酒、丹等。

1.汤剂

汤剂古称汤液,是将药物饮片加水或酒浸泡后,再煎煮一定时间,去渣取汁,制成的液体剂型。汤剂的特点是吸收快、药效发挥迅速,而且可以根据病情的变化随证加减,能较全面、灵活地照顾到每个患者或各具体病变阶段的特殊性,适用于病证较重或病情不稳定的患者。汤剂的不足之处是服用量大,某些药的有效成分不易煎出或易挥发散失,不适于大生产,亦不便于携带。

2.散剂

散剂是将药物粉碎,混合均匀,制成粉末状制剂。其特点是制作简便,吸收较快,节省药材,分为内服和外用两种。内服散剂,直接研成细粉服之为散末,制成粗末以水煎取汁服者称为煮散;外用散剂多匀撒于疮面或患处,用于生肌、调敷肿伤、吹喉、点眼等。

3.丸剂

丸剂是将药物研成细粉或药材提取物,加适宜的黏合剂制成球形的固体剂型。丸剂与汤剂相比,吸收较慢,药效持久,节省药材,便于服用与携带,适用于慢性、虚弱性疾病,如六味地黄丸等。但也有丸剂药性比较峻猛,多为芳香类药物与剧毒药物,不宜做汤剂煎服,如安宫牛黄丸、苏合香丸等。

4.膏剂

膏剂是将药物用水或植物油煎熬去渣而制成的剂型,有内服和外用两种。内服膏剂是加糖或炼蜜制成的半液体剂型,具有滋润补益作用,用于慢性虚弱性患者,如十全大补膏。外用又有软膏和硬膏两种,软膏又称药膏,具有一定黏稠性,多用于外科疮疡疖肿、烧烫伤;硬膏又称膏药,可用于疮疡肿毒、跌打损伤、风湿痹证及腰痛腹痛等。

5.酒剂

酒剂又称药酒。它是将药物用白酒或黄酒浸泡,具有活血通络,易于发散和助长药效的特性,分内服、外用两种。内服多用于风湿痹证及体虚者,如风湿药酒、参茸药酒;外用多用于跌打损伤,可活血消肿止痛。

二、方剂的服法

方剂的服法是否恰当,对疗效有一定影响。清·徐灵胎于《医学源流论》中说:"病之愈不愈,不但方必中病,方虽中病,而服之不得法,则非特无功,而反有害,此不可不知也。"方剂的服法包括服药时间和服药方法。

1.服药时间

一般药物宜在饭前 1 h。也可根据病位高下、病情轻重、药物类型及病证特点来决定服药时间。一般来说,病在上焦,宜在饭后服药;病在下焦,宜在饭前服药。急性重病不拘时服,慢性疾病应定时服药。补益药与泻下药,宜空腹服;安神类药物,宜睡前服;对胃肠道有刺激的药物,宜饭后服;治疟疾的药物,宜在发作前 2 h 服。个别方剂,古人对服药时间有特殊要求,如鸡鸣散在天明前空腹冷服效果较好,可资参考。

2.服药方法

运用汤剂,通常是 1 日 1 剂,将头煎、二煎兑合,分 2 次或 3 次温服。但特殊情况下,亦可1 日连服 2 剂,以增强药力。病情轻缓者可分早晚服,病情急重者可隔 4 h 服 1 次,使药力持续。病在上部者,宜少量多次分服;病在下部者,宜 1 次顿服。咽喉疾患宜慢慢频服;服泻下剂时应泻下即停服。

针对不同情况,前人还总结出一些汤剂的经验服法。如服发汗解表药,宜趁热服,药后还须温覆避风,使遍身絷絷微似有汗。热证用寒药可冷服以助其清,寒证用热药可热服以助其温。但有时寒热偏盛、阴阳离决、相互格拒,出现服药后呕吐的情况,如系真寒假热证候则宜热药冷服,系真热假寒证候则宜寒药热服。若见服药呕吐者,宜先服少许姜汁,或用鲜生姜擦舌,或嚼少许陈皮,然后再服汤药;或采用冷服、少量频饮的方法。对于昏迷患者及吞咽困难者,现多用鼻饲法给药。使用峻烈药或毒性药,应审慎从事,宜先进小量,而后逐渐增大,至有效止,不可过量,以免发生中毒。总之,在治疗过程中,应根据病情和药物的性能来决定不同的服法。

第四节 临床常用方剂

一、解表剂

凡用解表药为主组成,具有发汗、解肌、透疹等作用,治疗表证的方剂,统称解表剂。属"八法"中的"汗法"。

解表剂主要用于六淫之邪侵袭肌表、肺卫所致的表证,此时邪气轻浅,及时使用解表剂,使邪从外解,达到早期治愈,防止病邪深入。麻疹、疮疡、水肿、疟疾、痢疾等初起之时,大都可见到恶寒、发热、头痛、身疼、苔白或黄、脉浮等表证,当此之时,都可以用解表剂治疗。

根据功效不同,解表剂可分为辛温解表、辛凉解表和扶正解表三类。

使用解表剂时应注意:①解表剂多用辛散轻扬之品,不宜久煎,否则药性耗散,作用减弱;②凡用解表剂,宜保暖取汗;解表取汗,以遍身微汗为佳,不可大汗伤正;③表邪未尽,又现里证宜先表后里或表里双解;④表邪已入里,如麻疹已透,疮疡已溃,虚证水肿,吐泻失水等均不宜用。

(一)麻黄汤《伤寒论》

1.组成

麻黄 9 g,桂枝、杏仁各 6 g,炙甘草 3 g。

2.用法

麻黄先煎去沫,再与余药同煎,去渣温服,一日两次,覆取微汗。

3.功用

发汗解表,宣肺平喘。

4.主治

外感风寒表实证。恶寒发热,头身疼痛,无汗而喘,舌苔薄白,脉浮紧。

5.方解

本方证为外感风寒,肺气失宣所致。治当发汗解表,宣肺平喘。方中麻黄苦辛性温,善开腠发汗,祛在表之风寒;宣肺平喘,开闭郁之肺气,为君药。臣以桂枝,解肌发表,温通经脉,既助麻黄解表,使发汗之力倍增;又畅行营阴,使疼痛之症得解。二药相须为用,是辛温发汗的常用组合。杏仁降利肺气,与麻黄相伍,一宣一降,以恢复肺气之宣降,加强宣肺平喘之功,是为宣降肺气的常用组合,为佐药。炙甘草既能调和麻、杏之宣降,又能缓和麻、桂相合之峻烈,使汗出不致过猛而耗伤正气,是使药而兼佐药之用。四药配伍,表寒得散,营卫得通,肺气得宣,则诸证可愈。

6.运用

(1)证治要点:本方是治疗外感风寒表实证的主方。临床应用以恶寒发热,无汗而喘,脉浮紧为辨证要点。

(2)现代运用:本方常用于感冒、流行性感冒、急性支气管炎、支气管哮喘等属风寒表实证者。

(二)桂枝汤《伤寒论》

1.组成

桂枝、芍药、生姜各9 g,炙甘草6 g,大枣4枚。

2.用法

水煎分两次温服,服后即时啜热稀粥或少量热开水,冬季并盖被保温,以助药力,令取微汗。若服后汗出病瘥,不必尽剂;若不汗,照前法再服。病重者,可昼夜给药。禁食生冷、油腻、五辛、酒醪、臭恶等物。

3.功用

解肌发表,调和营卫。

4.主治

外感风寒表虚证。恶风发热,汗出头痛,鼻鸣干呕,苔白不渴,脉浮缓或浮弱。

5.方解

本方证为外感风寒,营卫不和所致。风寒在表,应辛温发散以解表,但本方证属表虚,腠理不固,故当解肌发表,调和营卫,即祛邪调正兼顾为治。方中桂枝为君,助卫阳,通经络,解肌发表而祛在表之风邪。芍药为臣,益阴敛营,敛固外泄之营阴。桂芍合用,一散一收,散收结合,以达调和营卫之功。生姜辛温,既助桂枝辛散表邪,又兼和胃止呕;大枣甘平,既能益气补中,且可滋脾生津,共为佐药。炙甘草调和药性,合桂枝辛甘化阳以实卫,合芍药酸甘化阴以和营,功兼佐使之用。本方药虽五味,但结构严谨,发中有补,散中有收,邪正兼顾,阴阳并调。故前人赞桂枝汤"为仲景群方之冠,乃滋阴和阳,调和营卫,解肌发汗之总方也。"

6.运用

(1)证治要点:本方为治疗外感风寒表虚证的常用方,又是调和营卫、调和阴阳治法的代表方。临床应用以恶风、发热、汗出、脉浮缓为辨证要点。

(2)现代运用:本方常用于感冒、流行性感冒、原因不明的低热、产后及病后的低热、妊娠呕吐、多形红斑、冻疮、荨麻疹等属营卫不和者。

（三）银翘散《温病条辨》

1.组成

金银花、连翘各 15 g,薄荷、桔梗、牛蒡子各 6 g,竹叶、荆芥穗各 4 g,淡豆豉、生甘草各 5 g。

2.用法

共为粗末,每次用 18 g,以鲜苇根煎汤代水煎服,一日 2～3 次。现多做汤剂,加鲜葛根 15～30 g 水煎服,用量按原方比例酌减。

3.功用

辛凉透表,清热解毒。

4.主治

温病初起。发热,微恶风寒,无汗或有汗不畅,头痛口渴,咳嗽咽痛,舌尖红,苔薄白或薄黄,脉浮数。

5.方解

本方证为温热袭表,卫气被郁,肺气失宣所致。治宜辛凉透表,清热解毒。方中金银花、连翘气味芳香,既能疏散风热,清热解毒,又可辟秽化浊,在透散卫分表邪的同时,兼顾了温热病邪易蕴结成毒及多夹秽浊之气的特点,故重用为君药。薄荷、牛蒡子辛凉,疏散风热,清利头目,且可解毒利咽;荆芥穗、淡豆豉辛而微温,解表散邪,此二者虽属辛温,但辛而不烈,温而不燥,配入辛凉解表方中,增强辛散透表之力,是为去性取用之法,以上四药俱为臣药。芦根、竹叶清热生津;桔梗开宣肺气而止咳利咽,同为佐药。甘草既可调和药性,护胃安中,又合桔梗利咽止咳,为佐使之用。本方所用药物均系清轻之品,加之用法强调"香气大出,即取服,勿过煎",体现了吴塘"治上焦如羽,非轻莫举"的用药原则。

6.运用

(1)证治要点:《温病条辨》称本方为"辛凉平剂",是治疗外感风热表证的常用方。临床应用以发热、微恶寒、咽痛、口渴、脉浮数为辨证要点。

(2)现代运用:本方广泛用于急性发热性疾病的初起阶段,如感冒、流行性感冒、急性扁桃体炎、肺炎、麻疹、流行性脑膜炎、乙型脑炎、腮腺炎等辨证属温病初起,邪郁肺卫者。皮肤病如风疹、荨麻疹、疮痈疖肿,亦多用之。

（四）麻黄杏仁甘草石膏汤《伤寒论》

1.组成

石膏 18 g,麻黄、杏仁各 9 g,炙甘草 6 g。

2.用法

水煎温服,一日两次。

3.功用

辛凉疏表,清肺平喘。

4.主治

外感风邪,邪热壅肺证。身热不解,咳逆气急,甚则鼻煽,口渴,有汗或无汗,舌苔薄白或黄,脉浮而数者。

5.方解

本方证是表邪入里化热,壅遏于肺,肺失宣降所致。治当辛凉透邪,清热平喘。方中麻黄辛温,开宣肺气以平喘,开腠解表以散邪;石膏辛甘大寒,清泄肺热以生津,辛散解肌以透邪。

二药一辛温,一辛寒;一以宣肺为主,一以清肺为主,且俱能透邪于外,合用则相反之中寓有相辅之意,既消除致病之因,又调理肺的宣发功能,共用为君。石膏倍于麻黄,使本方不失为辛凉之剂。麻黄得石膏,宣肺平喘而不助热;石膏得麻黄,清解肺热而不凉遏,又是相制为用。杏仁味苦,降利肺气而平喘咳,与麻黄相配则宣降相因,与石膏相伍则清肃协同,是为臣药。炙甘草既能益气和中,又与石膏相合而生津止渴,更能调和于寒温宣降之间,为佐使药。四药合用,解表与清肺并用,以清为主;宣肺与降气结合,以宣为主。

6.运用

(1)证治要点:本方为治疗表邪未解,邪热壅肺之喘咳的基础方。因石膏倍麻黄,其功用重在清宣肺热,不在发汗,所以临床应用以发热、喘咳、苔薄黄、脉数为辨证要点。

(2)现代运用:本方常用于上呼吸道感染、急性支气管炎、支气管肺炎、大叶性肺炎、支气管哮喘、麻疹合并肺炎等属表证未尽、热邪壅肺者。

二、泻下剂

凡以泻下药为主组成,具有通导大便、排除肠胃积滞、荡涤实热、攻逐水饮寒积等作用,以治里实证的方剂,统称泻下剂,属“八法”中的“下法”。

泻下剂主要用于里实证,经过适当配伍,还可用于食积不化、顽痰老痰、瘀血停聚,以及虫积等证,运用范围十分广泛。

根据功用,泻下剂可分为寒下、温下、润下、攻补兼施和逐水五类。使用泻下剂应注意如下。

(1)凡表邪未解,里实未成者不宜使用泻下剂;若表邪未解,里实已具者,要配合解表剂运用,宜先解表,后治里,或表里双解。

(2)泻下剂除润下剂较为和缓外,其余均属峻烈,对年老体弱、病后体虚者,即使有可下之症,也应避免使用峻烈的泻下剂。

(3)凡孕妇、产后、月经期、年老体弱、病后津伤、亡血者应慎用;有下窍出血史之人勿用峻泻,即使是润下剂也不宜长期服用。

(4)泻下剂易伤胃气,得效即止,慎勿过剂。

(5)注意饮食,对油腻及不易消化的食物,不宜早进,以防重伤胃气。

(一)大承气汤《伤寒论》

1.组成

大黄、枳实各 12 g,厚朴 24 g,芒硝 6 g。

2.用法

水煎,先煎厚朴、枳实,后下大黄,芒硝溶服。

3.功用

峻下热结。

4.主治

(1)阳明腑实证:大便不通,频转矢气,脘腹痞满,腹痛拒按,按之则硬,甚或潮热谵语,手足溅然汗出,舌苔黄燥起刺,或焦黑燥裂,脉沉实。

(2)热结旁流证:下利清水,色纯青,其气臭秽,脐腹疼痛,按之坚硬有块,口舌干燥,脉滑实。

（3）里热实证：之热厥、痉病或发狂等。

5.方解

本方为治阳明腑实证的主方。前人将本方证的证候特点归纳为"痞、满、燥、实"四字。所谓"痞"，即自觉胸脘闷塞不通，有压重感；"满"，是脘腹胀满，按之有抵抗感；"燥"，是肠中燥屎干结不下；"实"，是实热内结，腹痛拒按，大便不通，或下利清水而腹痛不减，以及潮热谵语，脉实等。至于"热结旁流"证，乃燥屎坚结于里，胃肠欲排不能，逼迫津液从燥屎之旁流下所致。热厥、痉病、发狂等，皆因实热内结，或气机阻滞，阳气受遏，不能外达于四肢；或热盛伤津劫液，筋脉失养而挛急；或胃肠浊热上扰心神，神明昏乱等所造成。证候表现虽然各异，然其病机则同，皆是里热结实之重证，法当峻下热结，急下存阴，釜底抽薪。方中大黄苦寒通降，泻热通便，荡涤胃肠实热积滞，是为君药。芒硝咸寒润降，泻热通便，软坚润燥，以除燥坚，用以为臣。硝、黄配合，相须为用，泻下热结之功益峻。实热内阻，腑气不行，故佐以厚朴下气除满、枳实行气消痞，合而用之，既能消痞除满，又使胃肠气机通降下行以助泻下通便。四药相合，共奏峻下热结之功。本方峻下热结，承顺胃气之下行，故名"大承气。

6.运用

（1）证治要点：本方为治疗阳明腑实证的主方，又是寒下法的代表方。临床应用以痞、满、燥、实四症，及舌红苔黄，脉沉实为辨证要点。

（2）现代运用：本方常用于急性单纯性肠梗阻、粘连性肠梗阻、蛔虫性肠梗阻、急性胆囊炎、急性胰腺炎、幽门梗阻，以及某些热性病过程中出现高热、神昏谵语、惊厥、发狂而见大便不通、苔黄脉实者。

（二）温脾汤《备急千金要方》

1.组成

大黄15 g，当归、干姜各9 g，附子、人参、芒硝、甘草各6 g。

2.用法

水煎服。

3.功用

攻下冷积，温补脾阳。

4.主治

阳虚寒积证。腹痛便秘，或久痢赤白脐下绞结，绕脐不止，手足欠温，苔白不渴，脉沉弦而迟。

5.方解

本方证因脾阳不足，阴寒内盛，寒积中阻所致。若纯用攻下，必更伤中阳；单用温补，则寒积难去，唯攻逐寒积与温补脾阳并用，方为两全之策。方中附子配大黄为君，用附子之大辛大热温壮脾阳，解散寒凝，配大黄泻下已成之冷积。芒硝润肠软坚，助大黄泻下攻积；干姜温中助阳，助附子温中散寒，均为臣药。人参、当归益气养血，使下不伤正为佐。甘草既助人参益气，又可调和诸药为使。诸药协力，使寒邪去，积滞行，脾阳复。综观本方，温通、泻下与补益三法兼备，寓温补于攻下之中，具有温阳以祛寒、攻下不伤正之特点。

6.运用

（1）证治要点：本方为治疗阳虚寒积证的常用方。临床应用以腹痛便秘或久痢赤白，手足欠温，苔白，脉沉弦为辨证要点。

(2)现代运用:本方常用于消化道溃疡、慢性肾功能不全、尿毒症、急性单纯性肠梗阻或不全梗阻等属中阳虚寒、冷积内阻者。

三、和解剂

凡是采用调和的方法,以解除少阳半表半里之邪,肝脾功能失调,上下寒热互结者,表里同病者,统称和解剂,属于"八法"中的"和"法。

和解剂原为治疗足少阳胆经病证而设。然而,胆附于肝,表里关系至为密切,无论肝胆受邪,或本身功能失调,常相互影响,并往往累及脾胃,故肝脾之间失调,上下寒热互结而气机升降失常者,皆可用和解剂治疗。此外,前人以"疟不离少阳",多将治疟方剂列入和解剂中。

本节方剂可分为和解少阳、调和肝脾、调和寒热及表里双解四类。使用和解剂应注意如下。

(1)凡外感疾病,表邪未解,或邪已入里,阳明热甚者,不宜使用和解剂。

(2)凡由劳倦内伤,饮食停滞,气血不足而见寒热者,不宜使用。

(一)小柴胡汤《伤寒论》

1.组成

柴胡 24 g,黄芩、人参、半夏、炙甘草、生姜各 9 g,大枣 4 枚。

2.用法

水煎服。

3.功用

和解少阳。

4.主治

(1)伤寒少阳证:往来寒热,胸胁苦满,默默不欲饮食,心烦喜呕,口苦,咽干,目眩,舌苔薄白,脉弦者。

(2)热入血室证:妇人伤寒,经水适断,寒热发作有时。

(3)黄疸、疟疾,以及内伤杂病而见少阳证者。

5.方解

本方为和解少阳的代表方剂。邪在表者,当从汗解;邪入里者,则当吐下。今邪既不在表,又不在里,而在表里之间,则非汗、吐、下所宜,唯宜和解之法。方中柴胡苦平,入肝胆经,透泄少阳之邪,并能疏泄气机之郁滞,使少阳半表之邪得以疏散,为君药。黄芩苦寒,清泄少阳半里之热,为臣药。柴胡之升散,得黄芩之降泄,两者配伍,是和解少阳的基本结构。胆气犯胃,胃失和降,佐以半夏、生姜和胃降逆止呕;邪从太阳传入少阳,缘于正气本虚,故又佐以人参、大枣益气健脾,扶正以祛邪、御邪内传。炙甘草助参、枣扶正,且能调和诸药,为使药。诸药合用,以和解少阳为主,兼补胃气,使邪气得解,枢机得利,胃气调和,则诸证自除。

6.运用

(1)证治要点:本方为治疗伤寒少阳证的基础方,又是和解少阳法的代表方。临床应用以往来寒热,胸胁苦满,默默不欲饮食,心烦喜呕,口苦,咽干,苔白,脉弦为辨证要点。临床上只要抓住前四者中的一二主证,便可用本方治疗,不必待其证候悉具。

(2)现代运用:本方常用于感冒、流行性感冒、疟疾、慢性肝炎、肝硬化、急慢性胆囊炎、胆结石、急性胰腺炎、胸膜炎、中耳炎、产褥热、急性乳腺炎、睾丸炎、胆汁反流性胃炎、胃溃疡等属邪踞少阳,胆胃不和者。

(二)逍遥散《太平惠民和剂局方》

1.组成

柴胡、当归、白芍、白术、茯苓各 9 g,甘草 5 g。

2.用法

共为细末,加煨生姜、薄荷少许,煎汤温服,每次服 6 g,不拘时。亦可作为丸剂,每次 6~9 g,一日 2~3 次,温开水送服。或做汤剂,水煎服,用量按原方比例酌定。

3.功用

疏肝解郁,健脾养血。

4.主治

肝郁脾虚血弱证。两肋作痛,头痛目眩,口燥咽干,神疲食少,或往来寒热,或月经不调,乳房胀痛,舌淡红,脉弦而虚。

5.方解

本方证为肝郁血虚,脾失健运所致。治宜疏肝解郁,健脾养血。方中柴胡疏肝解郁,使肝气条达,气机舒畅,为君药。当归、白芍养血柔肝,使肝得血养而不横逆,以健其疏泄之功,为臣药。白术、茯苓、甘草健脾益气,实土以御木乘,为佐药。甘草缓肝之急,调和诸药,又为使药。煎煮加少许煨生姜和薄荷,乃煨姜温胃和中,与归、芍相合,能调畅气血;薄荷辛凉,助柴胡疏肝解郁,疏散郁热。诸药合用,使肝郁得解,血虚得养,脾虚得补,则诸证自愈。

6.运用

(1)证治要点:本方为调和肝脾的代表方,又是妇科调经的常用方。以两肋胀痛,神疲食少,舌淡红,脉弦而虚为辨证要点。

(2)现代运用:本方常用于慢性肝炎、肝硬化、胃及十二指肠溃疡、慢性胃炎、胃肠神经官能症、急慢性乳腺炎、乳腺小叶增生、更年期综合征、经前期紧张症等属肝脾不和者。

(三)半夏泻心汤《伤寒论》

1.组成

半夏 12 g,黄芩、干姜、人参、炙甘草各 9 g,黄连 3 g,大枣 4 枚。

2.用法

水煎服。

3.功用

寒热平调,消痞散结。

4.主治

寒热错杂之痞证。心下痞,但满而不痛,或呕吐,肠鸣下利,舌苔腻而微黄。

5.方解

本方证病机较为复杂,既有寒热错杂,又有虚实相兼,以致中焦失和,升降失常。治当调其寒热,益气和胃,散结除痞。方中以辛温之半夏为君,散结除痞,又善降逆止呕。臣以干姜之辛热以温中散寒;黄芩、黄连之苦寒以泄热开痞。以上四味相伍,具有寒热平调,辛开苦降之用。然寒热错杂,又缘于中虚失运,故方中又以人参、大枣甘温益气,以补脾虚,为佐药。使以甘草补脾和中而调诸药。

综合全方,寒热互用以和其阴阳,苦辛并进以调其升降,补泻兼施以顾其虚实,是为本方的配伍特点。寒去热清,升降复常,则痞满可除、呕利自愈。

6.运用

(1)证治要点:本方为治疗中气虚弱,寒热错杂,升降失常而致肠胃不和的常用方;又是体现调和寒热,辛开苦降治法的代表方。临床应用以心下痞满,呕吐泻痢,苔腻微黄为辨证要点。

(2)现代运用:本方常用于急慢性胃肠炎、慢性结肠炎、慢性肝炎、早期肝硬化等属中气虚弱,寒热互结者。

四、清热剂

凡以清热药为主组成,具有清热、泻火、凉血、解毒等作用,用以治疗里热证的方剂,统称清热剂。属于"八法"中的"清法"。

清热剂主要用于里热证,其成因不外内生与外感两端。一为外感六淫入里化热;二是五志过极,脏腑偏胜化火而致里热证。

本节方剂可分为清气分热、清营凉血、清热解毒、清脏腑热、清热祛暑和清虚热六类。使用清热剂应注意如下。

(1)辨清热的性质和"热证"的真假。

(2)注意病者体质,阴虚之人当清中护阴,阳虚之人清法不可太过。

(3)权衡病之轻重,不可"杯水车薪",又不可诛伐无辜。

(4)热为阳邪,热盛易伤津液,注意救阴存津。

(5)清法皆用寒凉之药,易败胃伤阳,须注意保护脾胃功能。

(6)热邪炽盛,服清热药入口即吐者,可于清热剂中少佐辛温之姜汁,或采取凉药热服的方法。

(一)白虎汤《伤寒论》

1.组成

石膏 50 g,知母 18 g,炙甘草 6 g,粳米 9 g。

2.用法

先煎石膏,再入余三味同煎,煎至米熟汤成,去渣温服,一日 3 次。

3.功用

清热生津。

4.主治

气分热盛证。壮热面赤,烦渴引饮,汗出恶热,脉洪大有力。

5.方解

本方原为治阳明经证的主方,后世温病学家作为治气分热盛的代表方剂。气分热盛,但未致阳明腑实,故不宜攻下;热盛津伤,又不能苦寒直折。唯以清热生津法最宜。方中君药生石膏,辛甘大寒,入肺胃二经,功善清解,透热出表,以除阳明气分之热。臣药知母,苦寒质润,一以助石膏清肺胃之热,一以滋阴润燥救已伤之阴津。石膏与知母相须为用,可增强清热生津之功。佐以粳米、炙甘草益胃生津,亦可防止大寒伤中之弊。炙甘草兼以调和诸药为使。四药相配,共奏清热生津,止渴除烦之功,使其热清津复诸证自解。

6.运用

(1)证治要点:本方为治阳明气分热盛证的基础方。临床应用以身大热,汗大出,口大渴,脉洪大为辨证要点。

（2）现代运用：本方常用于感染性疾病，如大叶性肺炎、流行性乙型脑炎、流行性出血热、牙龈炎，以及小儿夏季热、糖尿病、风湿性关节炎等属气分热盛者。

（二）黄连解毒汤《外台秘要》

1.组成

黄连、栀子各 9 g，黄芩、黄柏各 6 g。

2.用法

水煎服。

3.功用

泻火解毒。

4.主治

三焦火毒证。大热烦躁，口燥咽干，错语不眠；或热病吐血、鼻出血；或热甚发斑或身热下利，或湿热黄疸；或外科痈疡疔毒，小便黄赤，舌红苔黄，脉数有力。

5.方解

本方证乃火毒充斥三焦所致。以上诸证，皆为实热火毒为患，治宜泻火解毒。方中以大苦大寒之黄连清泻心火为君，兼泻中焦之火。臣以黄芩清上焦之火。佐以黄柏泻下焦之火；栀子清泻三焦之火，导热下行，引邪热从小便而出。四药合用，苦寒直折，三焦之火邪去而热毒解，诸证可愈。

6.运用

（1）证治要点：本方为苦寒直折，清热解毒的基础方。临床应用以大热烦躁，口燥咽干，舌红苔黄，脉数有力为辨证要点。

（2）现代运用：本方常用于败血症、脓毒血症、痢疾、肺炎、泌尿系感染、流行性脑脊髓膜炎、乙型脑炎以及感染性炎症等属热毒为患者。

（三）导赤散《小儿药证直诀》

1.组成

生地黄、木通、生甘草梢各 6 g，竹叶 3 g。

2.用法

水煎服。

3.功用

清心利水养阴。

4.主治

心经火热证。心胸烦热，口渴面赤，意欲饮冷，以及口舌生疮；或心热移于小肠，小便赤涩刺痛，舌红，脉数。

5.方解

本方证乃心经热盛或移于小肠所致。心火上炎而又阴液不足，故治法不宜苦寒直折，而宜清心与养阴兼顾，利水以导热下行，使蕴热从小便而泄。方中生地黄甘寒而润，入心肾经，凉血滋阴以制心火；木通苦寒，入心与小肠经，上清心经之火，下导小肠之热，两药相配，滋阴制火而不恋邪，利水通淋而不伤阴，共为君药。竹叶甘淡，清心除烦，淡渗利窍，导心火下行，为臣药。生甘草梢清热解毒，尚可直达茎中而止痛，并能调和诸药，还可防木通、生地黄之寒凉伤胃，为方中佐使。四药合用,共收清热利水养阴之效。

6.运用

(1)证治要点:本方为治心经火热证的常用方,又是体现清热利水养阴治法的基础方。临床应用以心胸烦热,口渴,口舌生疮或小便赤涩,舌红脉数为辨证要点。

(2)现代运用:本方常用于口腔炎、鹅口疮、小儿夜啼等属心经有热者;急性泌尿系感染属下焦湿热者,亦可加减治之。

(四)龙胆泻肝汤《医方集解》

1.组成

龙胆草、柴胡、木通、生甘草各 6 g,黄芩、栀子、车前子、生地黄、泽泻各 9 g。

2.用法

水煎服。

3.功用

清泻肝胆实火,清利肝经湿热。

4.主治

(1)肝胆实火上炎证:头痛目赤,胁痛,口苦,耳聋,耳肿,舌红苔黄,脉弦数有力。

(2)肝经湿热下注证:阴肿,阴痒,筋痿,阴汗,小便淋浊,或妇女带下黄臭等,舌红苔黄腻,脉弦数有力。

5.方解

本方证是由肝胆实火上炎或肝胆湿热循经下注所致。治宜清泻肝胆实火,清利肝经湿热。方中龙胆草大苦大寒,既能泻肝胆实火,又能利肝经湿热,泻火除湿,两擅其功,切中病机,故为君药。

黄芩、栀子苦寒泻火、燥湿清热,加强君药泻火除湿之力,用以为臣。湿热之邪当利导下行,从膀胱渗泄,故又用渗湿泄热之泽泻、木通、车前子,导湿热从水道而去;肝乃藏血之脏,若为实火所伤,阴血亦随之消耗,且方中诸药以苦燥渗利伤阴之品居多,故用当归、生地黄养血滋阴,使邪去而阴血不伤,以上皆为佐药。

肝体阴用阳,性喜疏泄条达而恶抑郁,火邪内郁,肝胆之气不舒,骤用大剂苦寒降泄之品,既恐肝胆之气被抑,又虑损伤肝胆生发之机,故又用柴胡疏畅肝胆之气,并能引诸药归于肝胆之经;甘草调和诸药,护胃安中。二药并兼佐使之用。本方的配伍特点是泻中有补,利中有滋,降中寓升,祛邪而不伤正,泻火而不伐胃,使火降热清,湿浊得利,循经所发诸证皆可相应而愈。

6.运用

(1)证治要点:本方为治肝胆实火上炎,湿热下注的常用方。临床应用以口苦溺赤,舌红苔黄,脉弦数有力为辨证要点。

(2)现代运用:本方常用于治疗顽固性偏头痛、头部湿疹、高血压、急性结膜炎、虹膜睫状体炎、外耳道疖肿、鼻炎、急性黄疸型肝炎、急性胆囊炎,以及泌尿生殖系炎症、急性肾盂肾炎、急性膀胱炎、尿道炎、外阴炎、睾丸炎、腹股沟淋巴结炎、急性盆腔炎、带状疱疹等病属肝经实火、湿热者。

(五)葛根黄芩黄连汤《伤寒论》

1.组成

葛根 15 g,甘草 6 g,黄芩、黄连各 9 g。

2.用法

水煎服。

3.功用

解表清里。

4.主治

湿热下痢证。身热下痢,胸脘烦热,口干作渴,喘而汗出,舌红苔黄,脉数或促。

5.方解

本方证是因伤寒表证未解,邪陷阳明所致。表未解而里热炽,治宜外解肌表之邪,内清肠胃之热。方中重用葛根为君,甘辛而凉,入脾胃经,既能解表退热,又能升发脾胃清阳之气而治下利。以苦寒之黄连、黄芩为臣,清热燥湿,厚肠止利。甘草甘缓和中,调和诸药,为本方佐使。四药合用,外疏内清,表里同治,使表解里和,热痢自愈。

6.运用

(1)证治要点:本方简称葛根芩连汤,是治疗热泻、热痢的常用方。临床应用以身热下痢,苔黄脉数为辨证要点。

(2)现代运用:本方常用于急性肠炎、细菌性痢疾、肠伤寒、胃肠型感冒等属表证未解,里热甚者。

五、温里剂

凡以温热药为主组成,具有温里助阳,散寒通脉等作用,用于治疗里寒证的方剂,统称温里剂,属于"八法"中的"温法"。温里剂主要用于里寒证,其因多由外寒入里或寒从中生两方面。本节方剂主要分为温中祛寒、回阳救逆和温经散寒三大类。使用温里剂应注意如下。

(1)辨别寒证所在部位,属于何脏腑,才能有的放矢。

(2)辨明寒热真假,勿被假象迷惑。

(3)要注意因人、因地、因时制宜。

(一)理中丸《伤寒论》

1.组成

人参、干姜、炙甘草、白术各9 g。

2.用法

上药共研细末,炼蜜为丸(9克/丸),每次1丸,温开水送服,每日2~3次;或做汤剂,水煎服,用量按原方比例酌定。

3.功用

温中祛寒,补气健脾。

4.主治

(1)脾胃虚寒证:脘腹绵绵作痛,喜温喜按,呕吐,大便稀溏,脘痞食少,畏寒肢冷,口不渴,舌淡苔白润,脉沉细或沉迟无力。

(2)阳虚失血证:便血、吐血、鼻出血或崩漏等,血色暗淡,质清稀。

(3)脾胃虚寒所致的胸痹;或病后多涎唾;或小儿慢惊等。

5.方解

本方所治以上诸证皆由脾胃虚寒所致。治宜温中祛寒,益气健脾。方中干姜为君,大辛大热,温脾阳,祛寒邪,扶阳抑阴。人参为臣,性味甘温,补气健脾。君臣相配,温中健脾。脾为湿土,虚则易生湿浊,故用甘温苦燥之白术为佐,健脾燥湿。甘草益气健脾,调和诸药为使。全方温补并用,以温为主,温中阳、益脾气、助运化,故曰"理中"。

6.运用

(1)证治要点:本方是治疗中焦脾胃虚寒证的基础方。临床应用以脘腹绵绵作痛,呕吐便溏,畏寒肢冷,舌淡,苔白,脉沉细为辨证要点。

(2)现代运用:本方常用于急慢性胃肠炎、胃及十二指肠溃疡、胃痉挛、胃下垂、胃扩张、慢性结肠炎等属脾胃虚寒者。

(二)四逆汤《伤寒论》

1.组成

附子 15 g,干姜 9 g,炙甘草 6 g。

2.用法

水煎服。

3.功用

回阳救逆。

4.主治

心肾阳衰寒厥证。四肢厥逆,恶寒蜷卧,神衰欲寐,面色苍白,腹痛下痢,呕吐不渴,舌苔白滑,脉微细。

5.方解

本方证乃因心肾阳衰,阴寒内盛所致。此阳衰寒盛之证,非纯阳大辛大热之品,不足以破阴寒,回阳气,救厥逆。故方中以大辛大热之生附子为君,入心、脾、肾经,温壮元阳,破散阴寒,回阳救逆。臣以辛热之干姜,温中散寒,助阳通脉。附子与干姜相须为用,相得益彰,温里回阳之力大增,是回阳救逆的最佳组合。再伍炙甘草,一则益气补中,使全方温补结合,以治虚寒之本;二则缓和姜、附峻烈之性,使其破阴回阳而无暴散之虞;三则调和药性,使药力持久,是为佐药而兼使药之用。本方药简力专,使阳复厥回,故名"四逆汤"。

6.运用

(1)证治要点:本方是回阳救逆的基础方。临床应用以四肢厥逆,神衰欲寐,面色苍白,脉微细为辨证要点。

(2)现代运用:本方常用于心肌梗死、心力衰竭、急性胃肠炎吐泻过多,或某些急证大汗而见休克属阳衰阴盛者。

(三)当归四逆汤《伤寒论》

1.组成

当归 12 g,桂枝、白芍各 9 g,细辛 3 g,炙甘草、通草各 6 g,大枣 8 枚。

2.用法

水煎服。

3.功用

温经散寒,养血通脉。

4.主治

血虚寒厥证。手足厥寒,或腰、股、腿、足、肩臂疼痛,口不渴,舌淡苔白,脉沉细或细而欲绝。

5. 方解

本方证由营血虚弱,寒凝经脉,血行不利所致。本方以桂枝汤去生姜,倍大枣,加当归、通草、细辛组成。方中当归甘温,养血和血;桂枝辛温,温经散寒,温通血脉,为君药。细辛温经散寒,助桂枝温通血脉;白芍养血和营,助当归补益营血,共为臣药。通草通经脉,以畅血行;大枣、甘草,益气健脾养血,共为佐药。重用大枣,既合归、芍以补营血,又防桂枝、细辛燥烈太过,伤及阴血。

甘草兼调药性而为使药。全方共奏温经散寒,养血通脉之效。本方的配伍特点是温阳与散寒并用,养血与通脉兼施,温而不燥,补而不滞。

6. 运用

(1)证治要点:本方是养血温经散寒的常用方。临床应用以手足厥寒,舌淡苔白,脉细欲绝为辨证要点。

(2)现代运用:本方常用于血栓闭塞性脉管炎、无脉症、雷诺病、小儿麻痹、冻疮、妇女痛经、肩周炎、风湿性关节炎等属血虚寒凝者。

六、补益剂

凡以补益药为主组成,具有补养人体气、血、阴、阳等作用,主治各种虚证的方剂,统称补益剂。属于"八法"中的"补法"。

补益剂适用于人体气血阴阳不足之病证。故补益剂相应分为补气、补血、气血双补、补阴、补阳和阴阳双补六大类。使用补益剂应注意如下。

(1)"有胃气则生,无胃气则死",在脾胃功能不足时,应配以理气健脾,和胃消化的药物,以资运化。

(2)应辨别虚实的真假。

(3)正气已伤而余邪未尽,则应扶正祛邪。

(4)煎煮时间宜长,空腹或饭前服用。

(一)四君子汤《太平惠民和剂局方》

1. 组成

人参、白术、茯苓各 9 g,炙甘草 6 g。

2. 用法

水煎服。

3. 功用

益气健脾。

4. 主治

脾胃气虚证。面色萎白,语声低微,气短乏力,食少便溏,舌淡苔白,脉虚弱。

5. 方解

本方证由脾胃气虚,运化乏力所致。治宜补益脾胃之气,以复其运化受纳之功。方中人参为君,甘温益气,健脾养胃。臣以苦温之白术,健脾燥湿,加强益气助运之力;佐以甘淡茯苓,健脾渗湿,苓、术相配,则健脾祛湿之功益著。使以炙甘草,益气和中,调和诸药。四药配伍,共奏益气健脾之功。

6.运用

(1)证治要点:本方为治疗脾胃气虚证的基础方,后世众多补脾益气方剂多从此方衍化而来。临床应用以面白食少,气短乏力,舌淡苔白,脉虚弱为辨证要点。

(2)现代运用:本方常用于慢性胃炎、胃及十二指肠溃疡等属脾气虚者。

(二)补中益气汤《内外伤辨惑论》

1.组成

黄芪18 g,白术、炙甘草各9 g,人参、橘皮、升麻、柴胡各6 g,当归3 g。

2.用法

水煎服。或做丸剂,每服10～15 g,2～3次/日,温开水或姜枣汤送服。

3.功用

补中益气,升阳举陷。

4.主治

(1)脾虚气陷证:饮食减少,体倦肢软,少气懒言,面色萎黄,大便稀溏,舌淡脉虚;以及脱肛、子宫脱垂、久泻久痢、崩漏等。

(2)气虚发热证:身热自汗,渴喜热饮,气短乏力,舌淡,脉虚大无力。

5.方解

本方证系因饮食劳倦,损伤脾胃,以致脾胃气虚、清阳下陷所致。治宜补益脾胃中气,升阳举陷。方中重用黄芪补中益气,升阳固表,为君药。配伍人参、炙甘草、白术补气健脾为臣,与黄芪合用,以增强其补益中气之功。血为气之母,气虚时久,营血亦亏,故用当归养血和营,协人参、黄芪以补气养血;陈皮理气和胃,使诸药补而不滞,共为佐药。并以少量升麻、柴胡升阳举陷,协助君药以升提下陷之中气,共为佐使。炙甘草调和诸药,亦为使药。诸药合用,使气虚得补,气陷得升则诸证自愈。气虚发热者,亦借甘温益气而除之。

6.运用

(1)证治要点:本方为补气升阳,甘温除热的代表方。临床应用以体倦乏力,少气懒言,面色萎黄,脉虚软无力为辨证要点。

(2)现代运用:本方常用于内脏下垂、久泻、久痢、脱肛、重症肌无力、乳糜尿、慢性肝炎等;妇科之子宫脱垂、妊娠及产后癃闭、胎动不安、月经过多;眼科之眼睑下垂、麻痹性斜视等属脾胃气虚或中气下陷者。

(三)生脉散《医学启源》

1.组成

人参、麦冬各9 g,五味子6 g。

2.用法

水煎服。

3.功用

益气生津,敛阴止汗。

4.主治

(1)温热、暑热,耗气伤阴证:汗多神疲,体倦乏力,气短懒言,咽干口渴,舌干红少苔,脉虚数。

(2)久咳伤肺,气阴两虚证:干咳少痰,短气自汗,口干舌燥,脉虚细。

5.方解

本方所治为温热、暑热之邪,耗气伤阴,或久咳伤肺,气阴两虚之证。治宜益气养阴生津。方中人参甘温,益元气,补肺气,生津液,是为君药。麦冬甘寒养阴清热,润肺生津,用以为臣。人参、麦冬合用,则益气养阴之功益彰。五味子酸温,敛肺止汗,生津止渴,为佐药。三药合用,一补一润一敛,益气养阴,生津止渴,敛阴止汗,使气复津生,汗止阴存,气充脉复,故名"生脉"。

6.运用

(1)证治要点:本方是治疗气阴两虚证的常用方。临床应用以体倦,气短,咽干,舌红,脉虚为辨证要点。

(2)现代运用:本方常用于肺结核、慢性支气管炎、神经衰弱所致咳嗽和心烦失眠,以及心脏病心律不齐属气阴两虚者。

(四)四物汤《仙授理伤续断秘方》

1.组成

当归9 g,川芎6 g,白芍9 g,熟地黄12 g。

2.用法

水煎服。

3.功用

补血调血。

4.主治

营血虚滞证。头晕目眩,心悸失眠,面色无华,妇人月经不调,量少或经闭不行,脐腹作痛,甚或瘕块硬结,舌淡,唇甲色淡,脉细弦或细涩。

5.方解

本方从《金匮要略》中的芎归胶艾汤减去阿胶、艾叶、甘草而成。本方证由营血亏虚,血行不畅,冲任虚损所致。治宜补养营血为主,辅以调畅血脉。方中熟地黄甘温味厚质润,长于滋养阴血,补肾填精,为补血要药,故为君药。当归为补血良药,兼具活血作用,且为养血调经要药,用为臣药。佐以白芍养血益阴;川芎活血行气。四药配伍,共奏补血调血之功。

6.运用

(1)证治要点:本方是补血调经的基础方。临床应用以面色无华,唇甲色淡,舌淡,脉细为辨证要点。

(2)现代运用:本方常用于妇女月经不调、胎产疾病、荨麻疹,以及过敏性紫癜等属营血虚滞者。

(五)归脾汤《正体类要》

1.组成

白术、当归、茯苓、黄芪、远志、龙眼肉、酸枣仁各3 g,人参3 g,木香1.5 g,炙甘草1 g。

2.用法

加生姜5片,大枣1枚,水煎服。

3.功用

益气补血,健脾养心。

4.主治

(1)心脾气血两虚证:心悸怔忡,健忘失眠,盗汗,体倦食少,面色萎黄,舌淡,苔薄白,脉细弱。

(2)脾不统血证:便血,皮下紫癜,妇女崩漏,月经超前,量多色淡,或淋漓不止,舌淡,脉细弱。

5.方解

本方证因思虑过度,劳伤心脾,气血亏虚所致。脾为营卫气血生化之源,故方中以参、芪、术、草大量甘温之品补脾益气以生血,使气血旺而血生;当归、龙眼肉甘温补血养心;茯苓、酸枣仁、远志宁心安神;木香辛香而散,理气醒脾,与大量益气健脾药配伍、枣调和脾胃,以资化源。全方共奏益气补血,健脾养心之功,为治疗思虑过度,劳伤心脾,气血两虚之良方。

本方的配伍特点:一是心脾同治,重点在脾,使脾旺则气血生化有源,方名归脾,意在于此;二是气血并补,但重在补气,意即气为血之帅,气旺则血自生,血足则心有所养;三是补气养血药中佐以木香理气醒脾,补而不滞。

6.运用

(1)证治要点:本方是治疗心脾气血两虚证的常用方。临床应用以心悸失眠,体倦食少,便血或崩漏,舌淡,脉细弱为辨证要点。

(2)现代运用:本方常用于胃及十二指肠溃疡出血、功能性子宫出血、再生障碍性贫血、血小板减少性紫癜、神经衰弱、心脏病等属心脾气血两虚及脾不统血者。

(六)炙甘草汤《伤寒论》

1.组成

炙甘草 12 g,生姜、桂枝各 9 g,人参、阿胶各 6 g,生地黄 50 g,麦冬、麻仁各 10 g,大枣10 枚。

2.用法

水煎服,阿胶烊化,冲服。

3.功用

益气滋阴,通阳复脉。

4.主治

(1)阴血阳气虚弱,心脉失养证:脉结代,心动悸,虚羸少气,舌光少苔,或质干而瘦小者。

(2)虚劳肺痿:干咳无痰,或咳吐涎沫,量少,形瘦短气,虚烦不眠,自汗盗汗,咽干舌燥,大便干结,脉虚数。

5.方解

本方是《伤寒论》治疗心动悸、脉结代的名方。其证是由伤寒汗、吐、下或失血后,或杂病阴血不足,阳气不振所致。治宜滋心阴,养心血,益心气,温心阳,以复脉定悸。方中重用生地黄滋阴养血为君,配伍炙甘草、人参、大枣益心气,补脾气,以资气血生化之源;阿胶、麦冬、麻仁滋心阴,养心血,充血脉,共为臣药。佐以桂枝、生姜辛行温通,温心阳,通血脉,诸厚味滋腻之品得姜、桂则滋而不腻。用法中加清酒煎服,以清酒辛热,可温通血脉,以行药力,是为使药。诸药合用,滋而不腻,温而不燥,使气血充足,阴阳调和,则心动悸、脉结代,皆得其平;虚劳肺痿属气阴两伤者,使用本方,是用其益气滋阴而补肺,但对阴伤肺燥较甚者,方中姜、桂、酒应减少用量或不用,以免耗伤阴液之弊。

6.运用

(1)证治要点:本方为阴阳气血并补之剂。临床应用以脉结代,心动悸,虚羸少气,舌光色淡少苔为辨证要点。

（2）现代运用：本方常用于功能性心律不齐、期外收缩、冠心病、风湿性心脏病、病毒性心肌炎、甲状腺功能亢进等而有心悸、气短、脉结代等属阴血不足、阳气虚弱者。

（七）六味地黄丸《小儿药证直诀》

1.组成

熟地黄 24 g，山萸肉、山药各 12 g，泽泻、牡丹皮、茯苓各 9 g。

2.用法

上为末，炼蜜为丸，如梧桐子大，空心温水化下 3 丸，日两次。亦可做汤剂水煎服。

3.功用

滋补肝肾。

4.主治

肝肾阴虚证。腰膝酸软，头晕目眩，耳鸣耳聋，盗汗，遗精，消渴，骨蒸潮热，手足心热，口燥咽干，牙齿动摇，足跟作痛，小便淋沥，以及小儿囟门不合，舌红少苔，脉沉细数。

5.方解

本方证为肾阴亏虚，虚火上炎所致。精不足者，补之以味。方中重用熟地黄滋阴补肾，填精益髓，为君药。山萸黄补养肝肾，并能涩精；山药补益脾阴，亦能固肾，共为臣药。三药配合，肾肝脾三阴并补，是为"三补"，但熟地黄用量是山萸黄与山药之和，故仍以补肾为主。泽泻利湿而泄肾浊，并能减熟地黄之滋腻；茯苓淡渗脾湿，并助山药之健运，与泽泻共泻肾浊，助真阴得复其位；牡丹皮清泄虚热，并制山萸黄之温涩。三药称为"三泻"，均为佐药。六味合用，三补三泻，其中补药用量重于"泻药"，是以补为主；肝、脾、肾三阴并补，以补肾阴为主，这是本方的配伍特点。

6.运用

（1）证治要点：本方是治疗肝肾阴虚证的基础方。临床应用以腰膝酸软，头晕目眩，口燥咽干，舌红少苔，脉沉细数为辨证要点。

（2）现代运用：本方常用于慢性肾炎、原发性高血压、糖尿病、肺结核、肾结核、甲状腺功能亢进、中心性视网膜炎及无排卵性功能性子宫出血、更年期综合征等属肾阴虚弱为主者。

（八）肾气丸《金匮要略》

1.组成

干地黄 24 g，山药、山萸黄各 12 g，泽泻、茯苓、牡丹皮各 9 g，桂枝、附子各 3 g。

2.用法

共为细末，炼蜜为丸，如梧桐子大，酒下十五丸（6 g），日 2 次。亦可做汤剂，水煎服，用量酌减。

3.功用

补肾助阳。

4.主治

肾阳不足证。腰痛脚软，身半以下常有冷感，少腹拘急，小便不利，或小便反多，入夜尤甚，阳痿早泄，舌淡而胖，脉虚弱，尺部沉细，以及痰饮，水肿，消渴，脚气，转胞等。

5.方解

本方证皆由肾阳不足所致。上述病证虽多，病机均为肾阳亏虚，所以异病同治，治宜补肾助阳为法。方中附子大辛大热,为温阳诸药之首;桂枝辛甘而温,乃温通阳气要药;二药相合,补肾阳之虚,助气化之复,共为君药。然肾为水火之脏,内寓元阴元阳,正如张介宾说:"善补阳者,必于阴中求阳,则阳得阴助,而生化无穷",故重用干地黄滋阴补肾;配伍山茱萸、山药补肝脾而益精血,共为臣药。君臣相伍,补肾填精,温肾助阳,不仅可借阴中求阳而增补阳之力,而且阳药得阴药之柔润则温而不燥,阴药得阳药之温通则滋而不腻,二者相得益彰。方中补阳之品药少量轻而滋阴之品药多量重,可见其立方之旨,并非峻补元阳,乃在微微生火,鼓舞肾气,即取"少火生气"之义。再以泽泻、茯苓利水渗湿,配桂枝又善温化痰饮;牡丹皮苦辛而寒,擅入血分,合桂枝则可调血分之滞,三药寓泻于补,俾邪去而补药得力,为制诸阴药可能助湿碍邪之虞。诸药合用,助阳之弱以化水,滋阴之虚以生气,使肾阳振奋,气化复常,则诸证自除。由于本方功用主要在于温补肾气,且做丸内服,故名"肾气丸。

6.运用

(1)证治要点:本方为补肾助阳的常用方。临床应用以腰痛脚软,小便不利或反多,舌淡而胖,脉虚弱而尺部沉细为辨证要点。

(2)现代运用:本方常用于慢性肾炎、糖尿病、醛固酮增多症、甲状腺功能低下、神经衰弱、肾上腺皮质功能减退、慢性支气管哮喘、更年期综合征等属肾阳不足者。

七、固涩剂

凡以固涩药物为主组成,具有收敛固涩作用,用以治疗气、血、精、津液耗散滑脱之证的方剂,统称为固涩剂。

固涩剂适应于耗散滑脱之证。由于病因及发病部位的不同,常见有自汗、盗汗、久咳不止、久泻不止、遗精滑泄、小便失禁、崩漏带下等。

根据功用固涩剂分为固表止汗、敛肺止咳、涩肠固脱、涩精止遗、固崩止带五类。使用固涩剂应注意如下。

(1)本剂为正气内虚、耗散滑脱之证而设,运用时还应根据患者气、血、精液耗伤程度的不同,配伍相应的补益药,使之标本兼顾。

(2)若是元气大虚,亡阳欲脱所致的大汗淋漓、小便失禁或崩中不止,急当回阳固脱,非单纯固涩所能治疗。

(3)本剂为正虚无邪者设,故凡外邪未去,误用固涩,则有"闭门留寇"之弊,转生他变。

(4)对于由实邪所致的热病多汗,火扰遗泄,热痢初起,食滞泄泻等则非本剂所宜。

固涩汤以真人养脏汤《太平惠民和剂局方》做介绍。

1.组成

人参、白术各9g,肉豆蔻6g,当归、炙甘草各6g,肉桂3g,白芍15g,木香4.5g,诃子12g,罂粟壳15g。

2.用法

共为粗末,每服6g,水煎饭前温服。亦可做汤剂,用量按原方比例酌定。

3.功用

涩肠固脱,温补脾肾。

4.主治

久泻久痢,脾肾虚寒证。泻痢无度,滑脱不禁,甚至脱肛坠下,脐腹疼痛,喜温喜按,倦怠食少,舌淡苔白,脉迟细。

5.方解

久泻久痢,积滞虽去,但脾肾虚寒、肠失固摄,以致大便滑脱不禁,甚至中气下陷,治当涩肠固脱治标为主,温补脾肾治本为辅。方中重用罂粟壳涩肠止泻,为君药。臣以肉豆蔻温中涩肠;诃子苦酸温涩,功专涩肠止泻。君臣相须为用,体现"急则治标""滑者涩之"之法。然固涩之品仅能治标塞流,不能治本,故佐以肉桂温肾暖脾,人参、白术补气健脾,三药合用温补脾肾以治本。泻痢日久,每伤阴血,甘温固涩之品,易壅滞气机,故又佐以当归、白芍养血和血,木香调气醒脾,共成调气和血,既治下痢腹痛后重,又使全方涩补不滞。甘草益气和中,调和诸药,且合参、术补中益气,合白芍缓急止痛,为佐使药。综观全方,具有标本兼治,重在治标;脾肾兼顾,补脾为主;涩中寓通,补而不滞等配伍特点。

6.运用

(1)证治要点:本方为治泻痢日久,脾肾虚寒的常用方。临床应用以大便滑脱不禁,腹痛喜温喜按,食少神疲,舌淡苔白,脉迟细为辨证要点。

(2)现代运用:本方常用于慢性肠炎、慢性结肠炎、肠结核、慢性痢疾、痢疾综合征等日久不愈属脾肾虚寒者。

八、安神剂

凡以安神药为主组成,具有安神定志作用,治疗神志不安疾患的方剂,称为安神剂。神志不宁之证,又有虚实之分。实证多由外受惊恐,或肝郁化火,内扰心神所致,治宜重镇安神;虚证多由思虑太过,心肝血虚、心神失养,或阴血不足,虚火内扰所致,治宜滋养安神。

安神剂主要包括两类:重镇安神和养心安神。使用安神剂应注意如下。

(1)重镇药多属金石类,碍胃,中病即止,注意脾胃功能。

(2)某些安神药,如朱砂等具有一定毒性,久服会引起慢性中毒,亦应注意。

(一)朱砂安神丸《内外伤辨惑论》

1.组成

朱砂 15 g,黄连 18 g,炙甘草 16 g,生地黄 4.5 g,当归 7.5 g。

2.用法

上药研末,炼蜜为丸,每次 6～9 g,临睡前温开水送服。亦可做汤剂,用量按原方比例酌减,朱砂研细末水飞,以药汤送服。

3.功用

镇心安神,清热养血。

4.主治

心火亢盛,阴血不足证。失眠多梦,惊悸怔忡,心烦神乱;或胸中懊侬,舌尖红,脉细数。

5.方解

本方证因心火亢盛,灼伤阴血所致。治当泻其亢盛之火,补其阴血之虚而安神。方中朱砂甘寒质重,专入心经,寒能清热,重可镇怯,既能重镇安神,又可清心火,治标之中兼能治本,是为君药。黄连苦寒,入心经,清心泻火,以除烦热为臣。君、臣相伍,重镇以安神,清心以除烦,以收泻火安神之功。佐以生地黄之甘苦寒,以滋阴清热;当归之辛甘温润,以补血,合生地黄滋补阴血以养心。使以炙甘草调药和中,以防黄连之苦寒、朱砂之质重碍胃。合而用之,标本兼治,清中有养,使心火得清,阴血得充,心神得养,则神志安定,是以"安神"名之。

6.运用

(1)证治要点:本方是治疗心火亢盛,阴血不足而致神志不安的常用方。临床应用以失眠、惊悸,舌红,脉细数为辨证要点。

(2)现代运用:本方常用于神经衰弱所致的失眠、心悸、健忘,精神忧郁症引起的神志恍惚,以及心脏期前收缩所致的心悸、怔忡等属于心火亢盛,阴血不足者。

(二)天王补心丹《校注妇人良方》

1.组成

人参、茯苓、玄参、丹参、桔梗、远志各 15 g,当归、五味子、麦冬、天冬、柏子仁、酸枣仁各 30 g,生地黄 120 g。

2.用法

上药共为细末,炼蜜为小丸,用朱砂水飞 9～15 g 为衣,每服 6～9 g,温开水送下,或用桂圆肉煎汤送服。亦可做汤剂,水煎服,用量按原方比例酌减。

3.功用

滋阴清热,养血安神。

4.主治

阴虚血少,神智不安证。心悸怔忡,虚烦失眠,神疲健忘,或梦遗,手足心热,口舌生疮,大便干结,舌红少苔,脉细数。

5.方解

本方证多由忧愁思虑太过,暗耗阴血,使心肾两亏,阴虚血少,虚火内扰所致。治当滋阴清热,养血安神。方中重用甘寒之生地黄,入心能养血,入肾能滋阴,故能滋阴养血,壮水以制虚火,为君药。天冬、麦冬滋阴清热,酸枣仁、柏子仁养心安神,当归补血润燥,共助生地黄滋阴补血,并养心安神,俱为臣药。玄参滋阴降火;茯苓、远志养心安神;人参补气以生血,并能安神益智;五味子之酸以敛心气,安心神;丹参清心活血,合补血药使补而不滞,则心血易生;朱砂镇心安神,以治其标,以上共为佐药。桔梗为舟楫,载药上行以使药力缓留于上部心经,为使药。本方配伍,滋阴补血以治本,养心安神以治标,标本兼治,心肾两顾,但以补心治本为主,共奏滋阴养血、补心安神之功。

6.运用

(1)证治要点:本方为治疗心肾阴血亏虚所致神志不安的常用方。临床应用以心悸失眠,手足心热,舌红少苔,脉细数为辨证要点。

(2)现代运用:本方常用于神经衰弱、冠心病、精神分裂症、甲状腺功能亢进等所致的失眠、心悸,以及复发性口疮等属于心肾阴虚血少者。

九、理气剂

凡以理气药为主组成,具有行气或降气的作用,以治气滞、气逆病证的方剂,统称理气剂。

气滞,以肝气郁结与脾胃气滞为主,当行气以解郁散结。气逆,以胃气上逆与肺气上逆为主,当降逆平冲。即理气剂分为行气和降气两类。使用理气剂应注意如下。

(1)要辨清虚实,勿犯虚虚实实之戒。若气滞实证,误用补气,则其滞愈增;若气虚证,误用行气,则更伤其气。

（2）气滞兼气逆者,宜行气与降气并用;若兼气虚者,需配伍补气之品,以虚实兼顾。

（3）理气剂多属芳香辛燥之品,易伤津耗气,应适可而止,慎勿过剂,尤其对年老体弱者或阴虚火旺者以及孕妇等,均当慎用。

（一）越鞠丸《丹溪心法》

1.组成

香附、川芎、苍术、栀子、神曲各 6 g。

2.用法

水丸,每服 6～9 g,温开水送服。亦可做汤剂,用量按原方比例酌定。

3.功用

行气解郁。

4.主治

六郁证。胸膈痞闷,脘腹胀痛,嗳腐吞酸,恶心呕吐,饮食不消。

5.方解

本方证因喜怒无常、忧思过度,或饮食失节、寒温不适所致气、血、痰、火、湿、食六郁之证。六郁之中以气郁为主,气郁又可因血、痰、火、湿、食诸郁导致或加重,故宜行气解郁为主,使气行则血行,气行则痰、火、湿、食诸郁自解。方中香附辛香入肝,行气解郁为君药,以治气郁;川芎辛温入肝胆,为血中气药,既可活血祛瘀治血郁,又可助香附行气解郁;栀子苦寒清热泻火,以治火郁;苍术辛苦性温,燥湿运脾,以治湿郁;神曲味甘性温入脾胃,消食导滞,以治食郁,四药共为臣佐。因痰郁乃气滞湿聚而成,若气行湿化,则痰郁随之而解,故方中不另用治痰之品,此亦治病求本之意。

6.运用

（1）证治要点:本方是主治气血痰火湿食"六郁"的代表方。临床应用以胸膈痞闷,脘腹胀痛,饮食不消等为辨证要点。

（2）现代运用:本方常用于胃神经官能症、胃及十二指肠溃疡、慢性胃炎、胆石症、胆囊炎、肝炎、肋间神经痛、痛经、月经不调等辨证属"六郁"者。

（二）苏子降气汤《太平惠民和剂局方》

1.组成

紫苏子、半夏各 9 g,当归、炙甘草、前胡、厚朴各 6 g,肉桂 3 g。

2.用法

加生姜 2 片,大枣 1 枚,苏叶 2 g,水煎服。

3.功用

降气平喘,祛痰止咳。

4.主治

上实下虚喘咳证。痰涎壅盛,胸膈满闷,喘咳短气,呼多吸少,或腰疼脚弱,肢体倦怠,或肢体水肿,舌苔白滑或白腻,脉弦滑。

5.方解

本方证由痰涎壅肺,肾阳不足所致。其病机特点是"上实下虚","上实"是指痰涎上壅于肺,"下虚"是指肾阳虚衰于下。本方证虽属上实下虚,但以上实为主。治以降气平喘,祛痰止咳为重,兼顾下元。方中紫苏子降气平喘,祛痰止咳,为君药。半夏燥湿化痰降逆,厚朴下气宽胸除满,前胡下气祛痰止咳,三药助紫苏子降气祛痰平喘之功,共为臣药。君臣相配,以治上实。肉桂温补下元,纳气平喘,以治下虚;当归既治咳逆上气,又养血补肝润燥,同肉桂以增温补下虚之效;略加生姜、苏叶以散寒宣肺,共为佐药。甘草、大枣和中调药,是为使药。诸药合用,标本兼顾,上下并治,而以治上为主,使气降痰消,则喘咳自平。

6. 运用

(1) 证治要点:本方为治疗痰涎壅盛,上实下虚之喘咳的常用方。临床应用以胸膈满闷,痰多稀白,苔白滑或白腻为辨证要点。

(2) 现代运用:本方常用于慢性支气管炎、肺气肿、支气管哮喘等属"上实下虚"者。

十、理血剂

凡以理血药为主组成,具有活血化瘀或止血作用,治疗瘀血和出血证的方剂,统称理血剂。

理血剂主要适用于血分病变。血病概括起来,不外乎血虚、血瘀、出血三个方面。使用理血剂应注意如下。

(1) 运用活血化瘀剂时,应适当配伍理气药,以增强行血化瘀之效。

(2) 化瘀之剂易伤血、动血,不可久用,对体虚者,应配养血之品以护血,或配益气之品以扶正;对有出血宿疾者,或妇女月经过多,孕妇等,均宜慎用。

(3) 运用止血剂,要避免止血留瘀之弊,故可于止血方中酌配既能化瘀又能止血之药。

(4) 急性出血,宜止血为先,急治其标;慢性失血,宜着重治本或标本兼顾。

(一)血府逐瘀汤《医林改错》

1. 组成

桃仁 12 g,红花、当归、生地黄、牛膝各 9 g,川芎、桔梗各 5 g,赤芍、枳壳各 6 g,柴胡、甘草各 3 g。

2. 用法

水煎服。

3. 功用

活血化瘀,行气止痛。

4. 主治

胸中血瘀证。胸痛,头痛,日久不愈,痛如针刺而有定处,或呃逆日久不止,或饮水即呛,干呕,或内热瞀闷,或心悸怔忡,失眠多梦,急躁易怒,入暮潮热,唇暗或两目暗黑,舌质暗红,或舌有瘀斑、瘀点,脉涩或弦紧。

5. 方解

本方主治诸证皆为瘀血内阻胸部,气机郁滞所致。治宜活血化瘀,兼以行气止痛。方中桃仁破血行滞而润燥,红花活血祛瘀以止痛,共为君药。赤芍、川芎助君药活血祛瘀;牛膝活血通经,祛瘀止痛,引血下行,共为臣药。生地黄、当归养血益阴,清热活血;桔梗、枳壳,一升一降,宽胸行气;柴胡疏肝解郁,升达清阳,与桔梗、枳壳同用,尤善理气行滞,使气行则血行,以上均为佐药。桔梗并能载药上行,兼有使药之用;甘草调和诸药,亦为使药。全方配伍,特点有三:一为活血与行气相伍,既行血分瘀滞,又解气分郁结;二是祛瘀与养血同施,则活血而无耗血之虑,行气又无伤阴之弊;三为升降兼顾,既能升达清阳,又可降泄下行,使气血和调。合而用之,使血活瘀化气行,则诸证可愈,为治胸中血瘀证之良方。

6.运用

(1)证治要点:本方广泛用于因胸中瘀血而引起的多种病证。临床应用以胸痛、头痛,痛有定处,舌暗红或有瘀斑,脉涩或弦紧为辨证要点。

(2)现代应用:本方常用于冠心病心绞痛、风湿性心脏病、胸部挫伤及肋软骨炎之胸痛,以及脑血栓形成、原发性高血压、高脂血症、血栓闭塞性脉管炎、神经官能症、脑震荡后遗症之头痛、头晕等属瘀阻气滞者。

(二)补阳还五汤《医林改错》

1.组成

黄芪120 g,赤芍5 g,当归尾、地龙、川芎、红花、桃仁各3 g。

2.用法

水煎服。

3.功用

补气,活血,通络。

4.主治

气虚血瘀之卒中(中风)后遗症。半身不遂,口眼歪斜,语言謇涩,口角流涎,小便频数或遗尿失禁,舌暗淡,苔白,脉缓无力。

5.方解

本方证由中风之后,正气亏虚,气虚血滞,脉络瘀阻所致。以气虚为本,血瘀为标,即王清任所谓"因虚致瘀"。治当以补气为主,活血通络为辅。

本方重用生黄芪,补益元气,意在气旺则血行,瘀去络通,为君药。当归尾活血通络而不伤血,为臣药。赤芍、川芎、桃仁、红花协同当归尾以活血祛瘀;地龙通经活络,力专善走,周行全身,以行药力,亦为佐药。合而用之,则气旺、瘀消、络通,诸证向愈。全方的配伍特点是:重用补气药与少量活血药相伍,使气旺血行以治本,祛瘀通络以治标,标本兼顾;且补气而不壅滞,活血又不伤正。

6.运用

(1)证治要点:本方既是益气活血法的代表方,又是治疗中风后遗症的常用方。临床应用以半身不遂,口眼歪斜,舌暗淡,苔白,脉缓无力为辨证要点。

(2)现代运用:本方常用于脑血管意外后遗症、冠心病、小儿麻痹后遗症,以及其他原因引起的偏瘫、截瘫,或单侧上肢或下肢痿软等属气虚血瘀者。

(三)十灰散《十药神书》

1.组成

大蓟、小蓟、荷叶、侧柏叶、白茅根、茜草、山栀、大黄、牡丹皮、棕榈皮各9g。

2.用法

上药各烧炭存性,为末,藕汁或萝卜汁磨京墨适量调服,每次15 g,食后服下。亦可做汤剂,水煎服,用量按原方比例酌定。

3.功用

凉血止血。

4.主治

血热妄行之上部出血证。呕血、吐血、咯血、嗽血、鼻出血等,血色鲜红,来势急暴,舌红,脉数。

5.方解

本方主治上部出血诸证乃火热炽盛,气火上冲,损伤血络,离经妄行所致。治宜凉血止血。方中大蓟、小蓟性味甘凉,长于凉血止血,且能祛瘀,是为君药。荷叶、侧柏叶、白茅根、茜草皆能凉血止血,棕榈皮收涩止血,与君药相配,既能增强澄本清源之力,又有塞流止血之功,皆为臣药。血之所以上溢,是由于气盛火旺,故用栀子、大黄清热泻火,使邪热从大小便而去,使气火降而助血止,是为佐药;重用凉降涩止之品,恐致留瘀,故以牡丹皮配大黄凉血祛瘀,使止血而不留瘀,亦为佐药。用法中用藕汁和萝卜汁磨京墨调服,藕汁能清热凉血散瘀、萝卜汁降气清热以助止血、京墨有收涩止血之功,皆属佐药之用。诸药炒炭存性,亦可加强收敛止血之力。全方集凉血、止血、清降、祛瘀诸法于一方,但以凉血止血为主,使血热清,气火降,则出血自止。突乃急救止血良方。

6.运用

(1)证治要点:本方为主治血热妄行所致的各种上部出血证的常用方。临床应用以血色鲜红,舌红苔黄,脉数为辨证要点。

(2)现代运用:本方常用于上消化道出血、支气管扩张及肺结核咯血等属血热妄行者。

十一、治风剂

凡是由辛散祛风或熄风止痉等药物为主组成,具有疏散外风或平熄内风等作用,以治疗风证的方剂,统称治风剂。

风病范围比较广泛,根据风的来源,可概括为外风、内风两大类。外风是风从外入,留于人体头面、肌表、经络、筋骨、关节等处,治宜疏散外风;内风是脏腑功能失调,风从内生所致,治宜平熄内风。故,本节方剂可相应分为疏散外风和平熄内风两类。使用治风剂应注意如下。

(1)清外风、内风,而分别选用疏散外风或平熄内风法。

(2)辨明外风是否引动内风,内风是否兼挟外风。

(3)风邪不能独伤人,多挟寒热湿燥痰,故当灵活加减。

(4)疏风药多温燥,易伤津动火。

(一)川芎茶调散《太平惠民和剂局方》

1.组成

薄荷 24 g,川芎、荆芥各 12 g,细辛 3 g,防风 5 g,白芷、羌活、炙甘草各 6 g。

2.用法

共为细末,每次 6 g,饭后清茶调服。亦可做汤剂,用量按原方比例酌定。

3.功用

疏风止痛。

4.主治

外感风邪头痛。偏正头痛,或巅顶作痛,目眩鼻塞,或恶风发热,舌苔薄白,脉浮。

5.方解

本方所治头痛,为外感风邪所致。外风宜散,故当疏散风邪以止头痛。方中川芎辛温香窜,为血中气药,上行头目,为治诸经头痛之要药,善于祛风活血而止头痛,长于治少阳、厥阴经头痛(头顶或两侧头痛),为君药。薄荷、荆芥辛散上行,以助君药疏风止痛,共为臣药。其中薄荷用量独重,以其之凉,可制诸风药之温燥,又能兼顾风为阳邪,易于化热化燥之特点。羌活、白芷疏风止痛,其中羌活长于治太阳经头痛(后脑连项痛),白芷长于治阳明经头痛(前额及眉棱骨痛);细辛祛风止痛,善治少阴经头痛(脑痛连齿),并能宣通鼻窍;防风辛散上部风邪。上述诸药,协助君、臣药以增强疏风止痛之功,共为方中佐药。甘草益气和中,调和诸药为使。服时以茶清调下,取其苦凉轻清,清上降下,既可清利头目,又能制诸风药之过于温燥与升散,使升中有降,亦为佐药之用。综观本方,集众多辛散疏风药于一方,升散中寓有清降,具有疏风止痛而不温燥的特点。

6.运用

(1)证治要点:本方是治疗外感风邪头痛之常用方。临床应用以头痛,鼻塞,舌苔薄白,脉浮为辨证要点。

(2)现代运用:本方常用于感冒头痛、偏头痛、血管神经性头痛、慢性鼻炎头痛等属于风邪所致者。

(二)镇肝熄风汤《医学衷中参西录》

1.组成

怀牛膝、生赭石各 30 g,生龙骨、生牡蛎、生龟板、白芍、玄参、天冬各 15 g,川楝子、生麦芽、茵陈各 6 g,甘草 4.5 g。

2.用法

水煎服。

3.功用

镇肝熄风,滋阴潜阳。

4.主治

类中风。头目眩晕,目胀耳鸣,脑部热痛,面色如醉,心中烦热,或时常噫气,或肢体渐觉不利,口眼渐形歪斜;甚或眩晕颠仆,昏不知人,移时始醒,或醒后不能复原,脉弦长有力。

5.方解

本方所治之类中风,以肝肾阴虚为本,肝阳上亢,气血逆乱为标,但以标实为主。治以镇肝熄风为主,佐以滋养肝肾。方中怀牛膝归肝肾经,入血分,性善下行,故重用以引血下行,并有补益肝肾之效为君。代赭石之质重沉降,镇肝降逆,合牛膝以引气血下行,急治其标;龙骨、牡蛎、龟板、白芍益阴潜阳,镇肝熄风,共为臣药。玄参、天冬下走肾经,滋阴清热,合龟板、白芍滋水以涵木,滋阴以柔肝;肝为刚脏,性喜条达而恶抑郁,过用重镇之品,势必影响其条达之性,故又以茵陈、川楝子、生麦芽清泄肝热,疏肝理气,以遂其性,以上俱为佐药。甘草调和诸药,合生麦芽能和胃安中,以防金石、介类药物碍胃为使。全方重用潜镇诸药,配伍滋阴、疏肝之品,共成标本兼治,而以治标为主的良方。

6.运用

(1)证治要点:本方是治疗类中风之常用方。无论是中风之前,还是中风之时,抑或中风之后,皆可运用。临床应用以头目眩晕,脑部热痛,面色如醉,脉弦长有力为辨证要点。

(2)现代运用:本方常用于高血压、脑血栓形成、脑出血、血管神经性头痛等属于肝肾阴虚,肝风内动者。

十二、治燥剂

凡以轻宣辛散或甘凉滋润的药物为主组成,具有轻宣外燥或滋阴润燥等作用以治疗燥证的方剂,统称治燥剂。

燥证有外燥与内燥之分,外燥是感受秋令燥邪所致的病证,治宜轻宣;内燥是由脏腑津液亏耗所致的病证,治宜滋润。

本方剂相应轻宣外燥和滋润内燥两类。

使用治燥剂,尤其是甘寒滋润之剂,性偏寒凉,易碍脾胃运化,故凡脾胃虚寒,或者痰湿阻滞中焦,脘闷纳差者,均不宜使用。

(一)清燥救肺汤《医门法律》

1. 组成

霜桑叶 9 g,煅石膏 8 g,麦冬 4 g,甘草、胡麻仁、阿胶、炙枇杷叶各 3 g,人参、杏仁各 2 g。

2. 用法

水煎,频频热服。

3. 功用

清燥润肺,养阴益气。

4. 主治

温燥伤肺,气阴两伤证。身热头痛,干咳无痰,气逆而喘,咽喉干燥,鼻燥,心烦口渴,胸满胁痛,舌干少苔,脉虚大而数。

5. 主治

本方所治乃温燥伤肺之重证。治当清宣润肺与养阴益气兼顾,忌用辛香、苦寒之品,以免更加伤阴耗气。方中重用桑叶质轻性寒,轻宣肺燥,透邪外出,为君药。温燥犯肺,温者属热宜清,燥胜则干宜润,故臣以石膏辛甘而寒,清泄肺热;麦冬甘寒,养阴润肺。石膏虽沉寒,但用量轻于桑叶,则不碍君药之轻宣;麦冬虽滋润,但用量不及桑叶之半,不妨君药之外散。君臣相伍,宣中有清,清中有润。而土为金之母,故用人参益气生津,合甘草以培土生金;胡麻仁、阿胶助麦冬养阴润肺,肺得滋润,则治节有权;用少量杏仁、枇杷叶苦降肺气,以上均为佐药。甘草兼能调和诸药,是为使药。全方宣、清、润、降四法并用,气阴双补,且宣散不耗气,清热不伤中,滋润不腻膈,是为本方配伍特点。

6. 运用

(1)证治要点:本方为治疗温燥伤肺重证的常用方。临床应用以身热,干咳无痰,气逆而喘,舌红少苔,脉虚大而数为辨证要点。

(2)现代运用:本方常用于肺炎、支气管哮喘、急慢性支气管炎、支气管扩张、肺癌等属燥热犯肺,气阴两伤者。

(二)增液汤《温病条辨》

1. 组成

玄参 30 g,麦冬、生地黄各 24 g。

2. 用法

水煎服。

3. 功用

增液润燥。

4. 主治

阳明温病,津亏便秘证。大便秘结,口渴,舌干红,脉细数或沉而无力。

5.方解

阳明温病不大便,不外热结、液干两端。若阳邪炽盛之热结实证,则用承气汤急下存阴;若热病阴亏液涸,当增水行舟。本方所治大便秘结为热病耗损津液,阴亏液涸,不能濡润大肠,"无水舟停"所致。治宜增液润燥。

方中重用玄参,苦咸而凉,滋阴润燥,壮水制火,启肾水以滋肠燥,为君药。生地黄甘苦而寒,清热养阴,壮水生津,以增玄参滋阴润燥之力;又肺与大肠相表里,故用甘寒之麦冬,滋养肺胃阴津以润肠燥,共为臣药。三药合用,养阴增液,以补药之体为泻药之用,使肠燥得润、大便得下,故名之曰"增液汤"。

6.运用

(1)证治要点:本方为治疗津亏肠燥所致大便秘结之常用方,又是治疗多种内伤阴虚液亏病证的基础方。临床应用以便秘,口渴,舌干红,脉细数或沉而无力为辨证要点。

(2)现代运用:本方常用于温热病津亏肠燥便秘,以及习惯性便秘、慢性咽喉炎、复发性口腔溃疡、糖尿病、皮肤干燥综合征、肛裂、慢性牙周炎等证属阴津不足者。

(三)麦门冬汤《金匮要略》

1.组成

麦冬 70 g,半夏 10 g,人参 6 g,甘草、粳米各 5 g,大枣 4 枚。

2.用法

水煎服。

3.功用

清养肺胃,降逆下气。

4.主治

(1)虚热肺痿:咳嗽气喘,咽喉不利,咳痰不爽,或咳唾涎沫,口干咽燥,手足心热,舌红少苔,脉虚数。

(2)胃阴不足证:呕吐,纳少,呃逆,口渴咽干,舌红少苔,脉虚数。

5.方解

本方证乃肺胃阴虚,气火上逆所致。治宜清养肺胃,降逆下气。方中重用麦冬为君,甘寒清润,既养肺胃之阴,又清肺胃虚热。人参益气生津为臣。佐以甘草、粳米、大枣益气养胃,合人参益胃生津,胃津充足,自能上归于肺,此正"培土生金"之法。肺胃阴虚,虚火上炎,不仅气机逆上,而且进一步灼津为涎,故又佐以半夏降逆下气,化其痰涎,虽属温燥之品,但用量轻,与大剂麦冬配伍,则其燥性减而降逆之用存,且能开胃行津以润肺,又使麦冬滋而不腻,相反相成。甘草并能润肺利咽,调和诸药,兼做使药。

6.运用

(1)证治要点:本方为治疗肺胃阴虚,气机上逆所致咳嗽或呕吐之常用方。临床应用以咳唾涎沫,短气喘促,或口干呕逆,舌干红少苔,脉虚数为辨证要点。

(2)现代运用:本方常用于慢性支气管炎、支气管扩张、慢性咽喉炎、矽肺、肺结核等属肺胃阴虚,气火上逆者。亦治胃及十二指肠溃疡、慢性萎缩性胃炎、妊娠呕吐等属胃阴不足,气逆呕吐者。

十三、祛湿剂

凡以祛湿药为主组成,具有化湿利水,通淋泄浊作用,治疗湿邪为病的方剂,统称祛湿剂。

湿邪致病有外湿、内湿之分。外湿多由邪从外侵,病在上焦,多与肺相关;内湿多因湿自内生,病在中、下焦,多与脾、肾有关。湿邪在外在上者,可辛散以解之;在内在中者,可芳香苦燥以化之;在内在下者,可甘淡渗利以除之。祛湿剂可分为化湿和胃、清热祛湿、利水渗湿、温化水湿和祛湿化浊五类。使用祛湿剂应注意:本剂多属辛香温燥,或甘淡渗利之品,易耗伤阴津。对素体阴虚、病后体弱,以及孕妇等,均应慎用。

(一)藿香正气散《太平惠民和剂局方》

1.组成

大腹皮、白芷、紫苏、茯苓各 5 g,半夏、白术、陈皮、厚朴、桔梗各 10 g,藿香 15 g,炙甘草12 g。

2.用法

上为细末,每服 6 g,生姜、大枣煎汤送服。或做汤剂,加生姜、大枣,水煎服,用量按原方比例酌定。

3.功用

解表化湿,理气和中。

4.主治

外感风寒,内伤湿滞证。恶寒发热,头痛,胸膈满闷,脘腹疼痛,恶心呕吐,肠鸣泄泻,舌苔白腻,以及山岚瘴疟等。

5.方解

本方证为外感风寒,内伤湿滞,升降失常所致。治宜外散风寒,内化湿浊,兼以理气和中之法。方中藿香为君,既以其辛温之性而解在表之风寒,又取其芳香之气而化在里之湿浊,且可辟秽和中而止呕,为治霍乱吐泻之要药。半夏曲、陈皮理气燥湿,和胃降逆以止呕;白术、茯苓健脾运湿以止泻,共助藿香内化湿浊而止吐泻,俱为臣药。湿浊中阻,气机不畅,故佐以大腹皮、厚朴行气化湿,畅中行滞,且寓气行则湿化之义;紫苏、白芷辛温发散,助藿香外散风寒,紫苏尚可醒脾宽中,行气止呕,白芷兼能燥湿化浊;桔梗宣肺利膈,既益解表,又助化湿;煎用生姜、大枣,内调脾胃,外和营卫。使以甘草调和药性,并协姜、枣以和中。诸药合用,外散风寒与内化湿滞相伍,健脾利湿与理气和胃共施,使风寒外散,湿浊内化,气机通畅,脾胃调和,清升浊降。

感受山岚瘴气及水土不服者,亦可以本方辟秽化浊,和中悦脾而治之。

6.运用

(1)证治要点:本方是治疗外感风寒,内伤湿滞的常用方。临床应用以恶寒发热,上吐下泻,脘腹胀痛舌苔白腻为辨证要点。

(2)现代运用:本方常用于夏秋之季急性胃肠炎或四时感冒属湿滞脾胃,外感风寒者。

(二)茵陈蒿汤《伤寒论》

1.组成

茵陈 18 g,栀子 9 g,大黄 6 g。

2.用法

水煎服。

3.功用

清热,利湿,退黄。

4.主治

湿热黄疸。一身面目俱黄,黄色鲜明,发热,无汗或但头汗出,口渴欲饮,恶心呕吐,腹微满,小便短赤,大便不爽或秘结,舌红苔黄腻,脉沉数或滑数有力。

5.方解

本方证为湿邪与瘀热蕴结肝胆所致。治宜清热利湿退黄。方中重用茵陈为君药,本品苦泄下降,清热利湿,为治黄疸要药。臣以栀子清热降火,通利三焦,助茵陈引湿热从小便而去。佐以大黄泻热逐瘀,通利大便,导瘀热从大便而下。三药合用,利湿与泄热并进,通利二便,前后分消,湿邪得除,瘀热得去,黄疸自退。

6.运用

(1)证治要点:本方为治疗湿热黄疸之常用方,其证属湿热并重。临床应用以一身面目俱黄,黄色鲜明,舌苔黄腻,脉沉数或滑数有力为辨证要点。

(2)现代运用:本方常用于急性黄疸型传染性肝炎、胆囊炎、胆石症、钩端螺旋体病等所引起的黄疸,证属湿热内蕴者。

(三)八正散《太平惠民和剂局方》

1.组成

车前子、瞿麦、萹蓄、滑石、栀子、甘草、木通、大黄各9 g。

2.用法

上为散剂,每服6 g,灯芯煎汤送服。亦可做汤剂,加灯芯,水煎服,用量根据病情酌定。

3.功用

清热泻火,利水通淋。

4.主治

湿热淋证。尿频尿急,溺时涩痛,淋沥不畅,尿色浑赤,甚则癃闭不通,小腹急满,口燥咽干,舌苔黄腻,脉滑数。

5.方解

本方证因湿热下注膀胱所致。治宜清热利水通淋。方中以滑石、木通为君药。滑石善滑利窍道,清热渗湿,利水通淋;木通上清心火,下利湿热,使湿热之邪从小便而去。萹蓄、瞿麦、车前子为臣,三者均为清热利水通淋之常用品。佐以栀子清泄三焦,通利水道,以增强君、臣药清热利水通淋之功;大黄荡涤邪热,并能使湿热从大便而去。甘草调和诸药,兼能清热、缓急止痛,是为佐使之用。煎加灯心以增利水通淋之力。

6.运用

(1)证治要点:本方为主治湿热淋证之常用方。临床应用以尿频尿急,溺时涩痛,舌苔黄腻,脉滑数为辨证要点。

(2)现代运用:常用于膀胱炎、尿道炎、急性前列腺炎、泌尿系结石、肾盂肾炎、术后或产后尿潴留等属湿热下注者。

(四)五苓散《伤寒论》

1.组成

泽泻15 g,白术、猪苓、茯苓各9 g,桂枝6 g。

2.用法

散剂,每服6~10 g;或做汤剂,水煎服,用量按原方比例酌定。

3.功用

利水渗湿,温阳化气。

4.主治

膀胱气化不利之蓄水证。小便不利,头痛微热,烦渴欲饮,甚则水入即吐;或脐下动悸,吐涎沫而头目眩晕;或短气而咳;或水肿、泄泻。舌苔白,脉浮或浮数。

5.方解

本方主治病证虽多,但其病机均为水湿内盛,膀胱气化不利所致。治宜利水渗湿为主,兼以温阳化气之法。方中重用泽泻为君,以其甘淡,直达肾与膀胱,利水渗湿。臣以茯苓、猪苓之淡渗,增强其利水渗湿之力。佐以白术、茯苓健脾以运化水湿。又佐以桂枝温阳化气以助利水,解表散邪以祛表邪。

诸药相伍,甘淡渗利为主,佐以温阳化气,使水湿之邪从小便而去。

6.运用

(1)证治要点:本方为利水化气之基础方。临床应用以小便不利,舌苔白,脉浮或缓为辨证要点。

(2)现代运用:本方常用于急慢性肾炎、水肿、肝硬化腹腔积液、心源性水肿、急性肠炎、尿潴留、脑积水等属水湿内停者。

(五)真武汤《伤寒论》

1.组成

茯苓、白芍各 9 g,白术 6 g,生姜、附子各 9 g。

2.用法

水煎服。

3.功用

温阳利水。

4.主治

阳虚水泛证。畏寒肢厥,小便不利,心下悸动不宁,头目眩晕,身体筋肉惕动,站立不稳,四肢沉重疼痛,水肿,腰以下为甚;或腹痛,泄泻;或咳喘呕逆。舌质淡胖,边有齿痕,舌苔白滑,脉沉细。

5.方解

本方证为脾肾阳虚,水湿不化,水气上下泛溢所致。治宜温阳和水。方用大辛大热附子为君,温肾暖脾,助阳以行水;臣以白术、茯苓健脾渗湿,以利水邪;佐以生姜之温散,既助附子温阳散寒,又合苓、术宣散水湿。

白芍亦为佐药,其义有四:一者利小便以行水气;二者柔肝缓急以止腹痛;三者敛阴舒筋以解筋肉动;四者可防止附子燥热伤阴,以利于久服缓治。如此组方,温脾肾以助阳气,利小便以祛水邪。

6.运用

(1)证治要点:本方为温阳利水之基础方。临床应用以小便不利,肢体沉重或水肿,舌质淡胖,苔白脉沉为辨证要点。

(2)现代运用:本方常用于慢性肾小球肾炎、心源性水肿、甲状腺功能低下、慢性支气管炎、慢性肠炎、肠结核等属脾肾阳虚,水湿内停者。

（六）独活寄生汤《备急千金要方》

1．组成

独活 9 g，桑寄生、杜仲、牛膝、细辛、秦艽、茯苓、肉桂、防风、川芎、人参、甘草、当归、白芍、干地黄各 6 g。

2．用法

水煎服。

3．功用

祛风湿，止痹痛，益肝肾，补气血。

4．主治

痹证日久，肝肾两虚，气血不足证。腰膝疼痛、痿软，肢节屈伸不利，或麻木不仁，畏寒喜温，心悸气短，舌淡苔白，脉细弱。

5．方解

本方证为风寒湿痹日久不愈，损伤肝肾，气血两亏。治宜扶正与祛邪兼顾，既应祛散风寒湿邪，又当补益肝肾气血。方中重用独活为君，辛苦微温，善治伏风，除久痹，且性善下行，以祛下焦与筋骨间的风寒湿邪。臣以细辛、防风、秦艽、桂心，细辛入少阴肾经，长于搜剔阴经之风寒湿邪，又除经络留湿；秦艽祛风湿，舒筋络而利关节；桂心温经散寒，通利血脉；防风祛风胜湿，君臣相伍，共祛风寒湿邪。本证因痹证日久而见肝肾两虚，气血不足，遂佐入桑寄生、杜仲、牛膝以补益肝肾而强壮筋骨，且桑寄生兼可祛风湿，牛膝尚能活血以通利肢节筋脉；当归、川芎、地黄、白芍养血和血，人参、茯苓、甘草健脾益气，诸药合用补肝肾、益气血。综观全方，以祛风寒湿邪为主，辅以补肝肾、益气血之品，邪正兼顾，祛邪不伤正，扶正不留邪。

6．运用

（1）证治要点：本方为治疗久痹而致肝肾两虚，气血不足证之常用方。临床应用以腰膝冷痛，肢节屈伸不利，舌淡苔白，脉细弱为辨证要点。

（2）现代运用：本方常用于慢性关节炎、类风湿性关节炎、风湿性坐骨神经痛。腰肌劳损、骨质增生症、小儿麻痹等属风寒湿痹日久，正气不足者。

十四、祛痰剂

凡以祛痰药为主组成，具有消除痰饮作用，治疗各种痰病的方剂，统称为祛痰剂。

痰病成因很多，范围比较广泛，脏腑经络皆可有之，如咳嗽喘急、咳吐痰涎、恶心呕吐、心悸眩晕、痰核瘰疬、卒中、癫狂、痫证等皆可用之。

祛痰剂可分为燥湿化痰、清热化痰、润燥化痰、温化寒痰和化痰熄风五类。使用祛痰剂应注意如下。

（1）脾虚生湿，湿聚生痰，故治疗痰证应注意配伍健脾渗湿药，以杜绝生痰之源。

（2）痰随气机升降，气壅则痰聚，气顺则痰消，故治痰应注意与理气药同用。

（一）二陈汤《太平惠民和剂局方》

1．组成

半夏、橘红各 15 g，茯苓 9 g，炙甘草 4.5 g。

2．用法

加生姜 7 片，乌梅 1 个，水煎温服。

3.功用

燥湿化痰,理气和中。

4.主治

湿痰证。咳嗽痰多,色白易咳,恶心呕吐,胸膈痞闷,肢体困重,或头眩心悸,舌苔白滑或腻,脉滑。

5.方解

本方证多由脾失健运,湿无以化,湿聚成痰,郁积而成。治宜燥湿化痰,理气和中。方中半夏辛温性燥,善能燥湿化痰,且又和胃降逆,为君药。橘红为臣,既可理气行滞,又能燥湿化痰,体现治痰先理气,气顺则痰消之意。半夏、橘红皆以陈久者良,而无过燥之弊,故方名"二陈"。此为本方燥湿化痰的基本结构。佐以茯苓健脾渗湿,煎加生姜协助半夏化痰降逆、和胃止呕;复用少许乌梅,收敛肺气,与半夏、橘红相伍,散中兼收,防其燥散伤正。甘草健脾和中,调和诸药。本方结构严谨,散收相合,标本兼顾,燥湿理气祛已生之痰,健脾渗湿杜生痰之源,共奏燥湿化痰,理气和中之功。

6.运用

(1)证治要点:本方为燥湿化痰的基础方。临床应用以咳嗽,呕恶,痰多色白易咳,舌苔白腻,脉滑为辨证要点。

(2)现代运用:本方常用于慢性支气管炎、慢性胃炎、梅尼埃病、神经性呕吐等属湿痰者。

(二)温胆汤《三因极——病证方论》

1.组成

半夏、竹茹、枳实各 6 g,陈皮 9 g,茯苓 4.5 g,甘草 3 g。

2.用法

加生姜 3 片,大枣 1 枚,水煎服。

3.功用

理气化痰,和胃利胆。

4.主治

胆郁痰扰证。胆怯易惊,头眩心悸,心烦不眠,夜多异梦;或呕恶呃逆,眩晕,癫痫。苔白腻,脉弦滑。

5.方解

本方证多因素体胆气不足,复由情志不遂,胆失疏泄,气郁生痰,痰浊内扰,胆胃不和所致。治宜理气化痰,和胃利胆。方中半夏辛温,燥湿化痰,和胃止呕,为君药。臣以竹茹,取其甘而微寒,清热化痰,除烦止呕。半夏与竹茹相伍,一温一凉,化痰和胃,止呕除烦之功备;陈皮辛苦温,理气行滞,燥湿化痰;枳实辛苦微寒,降气导滞,消痰除痞。陈皮与枳实相合,亦为一温一凉,而理气化痰之力增。佐以茯苓,健脾渗湿,以杜生痰之源;煎加生姜、大枣调和脾胃。以甘草为使,调和诸药。综合全方,半夏、陈皮、生姜偏温,竹茹、枳实偏凉,温凉兼进,令全方不寒不燥,理气化痰以和胃,胃气和降则胆郁得舒,痰浊得去则胆无邪扰,如是则复其宁谧,诸证自愈。

6.运用

(1)证治要点:本方为治疗胆郁痰扰所致不眠、惊悸、呕吐,以及眩晕、癫痫证的常用方。临床应用以心烦不寐,眩悸呕恶,苔白腻微黄,脉弦滑为辨证要点。

(2)现代运用:本方常用于神经官能症、急慢性胃炎、消化性溃疡、慢性支气管炎、梅尼埃病、更年期综合征、癫痫等属胆郁痰扰者。

(三)清气化痰丸《医方考》

1.组成

陈皮、杏仁、枳实、黄芩、瓜蒌仁、茯苓各 6 g,胆南星、制半夏各 9 g。

2.用法

姜汁为丸,每服 6 g,温开水送下。亦可做汤剂,加生姜水煎服,用量按原方比例酌减。

3.功用

清热化痰,理气止咳。

4.主治

痰热咳嗽。咳嗽气喘,咳痰黄稠,胸膈痞闷,甚则气急呕恶,烦躁不宁,舌质红,苔黄腻,脉滑数。

5.方解

本方证因痰阻气滞,气郁化火,痰热互结所致。治宜清热化痰,理气止咳。方中胆南星苦凉、瓜蒌仁甘寒,均长于清热化痰,瓜蒌仁尚能导痰热从大便而下,二者共为君药。制半夏虽属辛温之品,但与苦寒之黄芩相配,一化痰散结,一清热降火,既相辅相成,又相制相成,共为臣药。治痰者当须降其火,治火者必须顺其气,故佐以杏仁降利肺气以宣上,陈皮理气化痰以畅中,枳实破气化痰以宽胸,并佐茯苓健脾渗湿以杜生痰之源。使以姜汁为丸,用为开痰之先导。诸药合用,化痰与清热、理气并进,脾气顺则火降,火清则痰消,痰消则火无所附,诸证悉除。

6.运用

(1)证治要点:本方为治疗痰热咳嗽的常用方。临床应用以咳痰黄稠,胸膈痞闷,舌红苔黄腻,脉滑数为辨证要点。

(2)现代运用:本方常用于肺炎、急性支气管炎、慢性支气管炎急性发作等属痰热内结者。

十五、消食剂

凡以消导药为主组成,具有消食导滞、化积消癥作用,治疗食积痞块、癥瘕积聚的方剂,统称消导化积剂,属于"八法"中的"消法"。

消导剂与泻下剂均有消除有形实邪的作用。二者有所区别,泻下剂适用于病势较急的实证;消导剂用于饮食停滞与逐渐形成的痞块积聚,适用于病势较缓,病程较长者。使用消食剂应注意如下。

(1)消食剂多攻伐之品,不宜久服,纯虚无积滞者禁用。

(2)食积内停易阻气机,故应合理配伍理气药,使气行而积消。

(3)食积尚有化热、生湿、兼寒之异,又宜酌情配伍相应药物。

(一)保和丸《丹溪心法》

1.组成

山楂 18 g,半夏、茯苓各 9 g,神曲、陈皮、连翘、莱菔子各 6 g。

2.用法

共为末,水泛为丸,每服 6～9 g,温开水送下。亦可水煎服,用量按原方比例酌减。

3.功用

消食和胃。

4.主治

食滞胃脘证。脘腹痞满胀痛,嗳腐吞酸,恶食呕逆,或大便泄泻,舌苔厚腻,脉滑。

5.方解

本方证因饮食不节,暴饮暴食所致。治宜消食化滞,理气和胃。方中重用酸甘性温之山楂为君,消一切饮食积滞,长于消肉食油腻之积;神曲甘辛性温,消食健胃,长于化酒食陈腐之积;莱菔子辛甘而平,下气消食除胀,长于消谷面之积。三药同用为臣,能消各种食物积滞。食积易于阻气、生湿、化热,故以半夏、陈皮辛温,理气化湿,和胃止呕;茯苓甘淡,健脾利湿,和中止泻;连翘味苦微寒,既可散结以助消积,又可清解食积所生之热,均为佐药。诸药配伍,使食积得化,胃气得和,热清湿去,则诸证自除。

6.运用

(1)证治要点:本方为治疗一切食积之常用方。临床应用以脘腹胀满,嗳腐厌食,苔厚腻,脉滑为辨证要点。

(2)现代运用:本方常用于急慢性胃炎、急慢性肠炎、消化不良、婴幼儿腹泻等属食积内停者。

(二)健脾丸《证治准绳》

1.组成

白术 15 g,木香、黄连、甘草各 6 g,白茯苓 10 g,人参 9 g,神曲、陈皮、砂仁、麦芽、山楂、山药、肉豆蔻各 6 g。

2.用法

共为细末,糊丸,每服 6～9 g,温开水送下,每日 2 次。

3.功用

健脾和胃,消食止泻。

4.主治

脾虚食积证。食少难消,脘腹痞闷,大便溏薄,倦怠乏力,苔腻微黄,脉虚弱。

5.方解

本方证因脾虚胃弱,运化失常,食积停滞,郁而生热所致。治当健脾与消食并举。本方重用白术、茯苓为君,健脾祛湿以止泻。山楂、神曲、麦芽消食和胃,除已停之积;人参、山药益气补脾,以助苓、术健脾之力,是为臣药。木香、砂仁、陈皮皆芳香之品,功能理气开胃,醒脾化湿,既可解除脘腹痞闷,又使全方补而不滞;肉豆蔻温涩,合山药以涩肠止泻;黄连清热燥湿,且可清解食积所化之热,皆为佐药。甘草补中和药,是为佐使之用。诸药合用,脾健则泻止,食消则胃和,诸证自愈。

6.运用

(1)证治要点:本方为治疗脾虚食滞之常用方。临床应用以脘腹痞闷,食少难消,大便溏薄,苔腻微黄,脉虚弱为辨证要点。

(2)现代运用:本方常用于慢性胃炎、消化不良属脾虚食滞者。

十六、驱虫剂

凡以驱虫药物为主组成,具有驱杀人体内寄生虫的作用,用治人体寄生虫病的方剂,统称驱虫剂。驱虫剂主要用于驱杀寄生在人体消化道内的蛔虫、蛲虫、绦虫、钩虫等。使用驱虫剂应注意如下。

（1）内服驱虫剂应忌吃油腻食物，并以空腹为宜。

（2）有些驱虫药含有毒性，因此在运用时要注意剂量，用量过大，易伤正气或中毒；用量不足，则难生效。

（3）有些驱虫药具有攻伐作用，对年老体弱、孕妇等，使用宜慎重，或禁用。

下面以乌梅丸《伤寒论》做介绍。

1.组成

乌梅 30 g，干姜 9 g，黄连、附子、桂枝、当归、人参、黄柏各 6 g，蜀椒 5 g，细辛 3 g。

2.用法

乌梅用 50％醋浸一宿，去核捣烂，和入余药捣匀，烘干或晒干，研末，加蜜制丸，每服 9 g，日服 2～3 次，空腹温开水送下。亦可做汤剂，水煎服，用量按原方比例酌减。

3.功用

温脏安蛔。

4.主治

脏寒蛔厥证。脘腹阵痛，烦闷呕吐，时发时止，得食则吐，甚则吐蛔，手足厥冷；或久泻久痢。

5.方解

蛔厥之证，是因患者素有蛔虫，复由肠道虚寒，蛔虫上扰所致。蛔虫"遇寒则动，得温则安""蛔得酸则静，得辛则伏，得苦则下。"方中重用味酸之乌梅，取其酸能安蛔，使蛔静则痛止，为君药。蛔动因于肠寒，蜀椒、细辛辛温，辛可伏蛔，温可祛寒，共为臣药。黄连、黄柏性味苦寒，苦能下蛔，寒能清解因蛔虫上扰，气机逆乱所生之热；附子、桂枝、干姜皆为辛热之品，既可增强温脏祛寒之功，亦有辛可制蛔之力；当归、人参补养气血，且合桂枝以养血通脉，以解四肢厥冷，均为佐药。以蜜为丸，甘缓和中，为使药。本方的配伍特点：一是酸苦辛并进，使"蛔得酸则静，得辛则伏，得苦则下"；二是寒热并用，邪正兼顾。

关于久泻久痢，多呈脾胃虚寒，肠滑失禁，气血不足而湿热积滞未去之寒热虚实错杂证候，本方集酸收涩肠、温阳补虚、清热燥湿诸法于一方，切中病机，故每可奏效。

6.运用

（1）证治要点：本方为治疗脏寒蛔厥证的常用方。临床应用以腹痛时作，烦闷呕吐，常自吐蛔，手足厥冷为辨证要点。

（2）现代运用：本方常用于治疗胆道蛔虫症、慢性菌痢、慢性胃肠炎、结肠炎等证属寒热错杂，气血虚弱者。

第三章 脑系病症的中西医结合治疗

第一节 中 风

一、中医对脑中风认识的沿革

张仲景在《金匮要略》中提出脑中风有在络、在经、在腑、在脏不同,《金匮要略脑中风历节病脉证并治第五》:"邪在于络,肌肤不仁,邪在于经,即重不胜,邪人于腑,即不识人,邪人于脏,舌即难言,口吐涎。"其中络、中经、中腑、中脏分类至今对临床仍有重要的指导意义。并认为本病为络脉空虚、卫外不固、风寒等邪乘虚侵袭滞留闭塞于经络所致,若病邪进一步深人脏腑则见昏迷、言语不利等。正如《金匮要略·脑中风历节病脉证并治第五》指出:"寸口脉浮而紧,紧则为寒,浮则为虚,虚寒相搏,邪在皮肤。浮则血虚,络脉空虚。贼邪不泻,或左或右,邪气不缓,即急,正气引邪,喎僻不遂。"治疗方面,张仲景在《金匮要略·脑中风历节病脉证并治第五》共收藏了3个治疗脑中风的方剂,其中侯氏黑散、小续命汤均从补虚驱邪入手,但风引汤却重在清热息风,体现了辨证论治的特点。《华佗中藏经》中首述五脏风邪所致病症及预后,详细阐述了五脏脑中风之状,《中藏经·风中有五生五死》:"风寒暑湿之邪中人……或行立艰难,或言语謇涩,或半身不遂,或四肢挛缩,或口眼偏斜,或手足软侧……"指出五脏脑中风的临床症状各异,认为脑中风多由四时不正之气所致,有虚实之不同。如"风之厥,皆由于四时不从之气,故为病焉"。另外还总结了脑中风之治法,尤其重视灸法的应用,如"心风……宜。于心俞灸之"。同时主张从脉象和症状来判断脑中风预后。

隋代巢元方在《诸病源候论》中将"卒中候"列于篇首,论脑中风的发病机制、预后和治疗。其详细论述了脑中风、风懿、风舌强不语、风失音不语、风痱、风半身不遂、风偏枯、偏风等脑中风症的病因病机,其所论述的基本思想同《内经》之"外风人中"理论,如对"风半身不遂"的发病原因归于"半身不遂者,脾胃气弱,血气偏虚,为风邪所乘故也。脾胃为水谷之海,水谷之精化为血气,濡养身体,脾胃既弱,水谷之精润养不周,致血气偏虚,而为风邪所侵,故半身不遂也"。巢元方对脑中风之预后从症状、脉象和治疗效果进行了总结,如风痱"时能言者,可治。不能言者,不可治"。此为从症状而论述。而对脑中风半身不遂则从脉象论述"寸口偏绝者,则偏身不遂,其两手尽绝者,不可治"。此外还从治疗脑中风效果的转机上判断预后,如风痱"发汗,身软者,可治;汗不出,体直者,七日死"。《诸病源候论》是探讨疾病病因病机的专著,但对脑中风治法和预后进行了大量的论述,体现了当代对脑中风的认识和重视程度。

朱丹溪主张"痰湿生风",认为脑中风多由血虚而生痰湿,痰湿阻滞,化热生风,闭塞经络,蒙蔽脑窍而成。如"脑中风大率主血虚有痰。""有风病者,皆湿土生痰,痰生热,热生风,因湿热相火内蕴,痰火痰气壅闭窍络,动风而脑中风。"痰湿壅盛生热生风,阻塞经络而闭阻不通,肌肤失养,故见麻痹不用,半身不遂;清窍被蒙,则见昏仆不醒,言语不利。如"半身不遂,大率多痰,痰壅盛者,口眼歪斜者,不能言者,法当吐"。并观察到脑中风发病与地域和人的内在因素有关。如"西北气寒,为风所中或有之矣,东南气温,而地多湿,有风病者,非风也,皆湿土生痰,痰主热,热主风也"。治疗方面,提倡分期论治的方案,如"治痰为先""次养血行血""病之初,治当顺气,及日久即当活血,此万古不易之理。"另提出治痰先调气,如"治痰者,不治痰先治气,气顺则一身之津液亦随之而顺也"。这些观点给后人以很大启迪。

刘完素认为脑中风多由于调养生息不当,情志失调,心火暴亢而化热生风,风火相煽,气血上逆而成,中风病多由热甚,从而创立"肾水虚衰""火热论"。《河间六书·素问玄机原病式·卷之二·火类》提出:"俗云风者,言末而忘其本也。脑中风瘫疾者,非谓肝木之风实甚而卒中之也,亦非外中于风尔,由于将息失宜,而心火暴甚,肾水虚衰,不能制之,则阴虚阳实,而热气怫郁,心神昏冒,筋骨不用,而卒倒无所知也。多因喜、怒、思、悲、恐之五志有所过极而脑中风者,由五志过极,皆为热甚故也"。并按中脏中腑分别论治脑中风,将张仲景的四分法进行了发挥,并据症状提出预后,如《素问病机气宜保命集·脑中风论》中指出:"中脏者,面加五色,有表证,脉浮而恶风、恶寒、拘急不仁,或中身之后,或中身之侧,皆曰中腑也,其治多易;中脏者,口唇不收,舌不转而失音,鼻不闻香臭,耳聋而目督,大小便闭结,皆曰中脏也,其治多难。"治疗方面,"若中腑者,先以加减续命汤,随症发其表;若忽中脏者,则大便多闭结,以复三化通其滞"。并指出"郁结不通,而强以应之,则阴气暴绝而死矣,故诸方中,至宝、灵宝丹最为妙药"。提示用通法时要注意顾护阴气,这些至今仍具有重要的临床意义。

张子和认为,脑中风由"肝木自甚"所致,其《儒门事亲·治病百法·风》云:"夫风者,厥阴风木之主也,诸风掉眩,风痰风厥,涎潮不利,半身不遂⋯⋯肝木为病,人气在头。"并进一步指出:"肝木所以自甚而致此者,非独风为然。"由此可知,张氏认为脑中风由肝木之实甚所致,与刘完素之肾水虚衰、心火暴甚有一定区别。他认为脑中风发病是厥阴风木实而无制,故主张治疗脑中风应以祛邪以扶正,善用汗、吐、下三法攻其实。如有患者患脑中风,口眼歪斜,"予脉其手,急数如张弓弦,甚有力如实,其人齿壮气实⋯⋯余用调味承气汤⋯⋯不旬日而愈"。

元代王履总结前人经验,首次从病因学角度将脑中风分为"真卒中""多卒中"两大类。其《医经溯洄集·卒中篇》云:"因于风者,真卒中也,因于火,因于气,因于湿者,类脑中风而非脑中风也。"明确指出外邪所致卒中为真卒中,李东垣、朱丹溪、刘完素、张子和所论内风为类卒中,将二者鉴别开来,对临床辨证治疗有重要的指导意义。另王履也强调脑中风多发于40岁以后,情绪失调为重要诱因。明代楼英认识到脑中风是由于气虚、气滞而血瘀、脉络不利于血液循行所致,《医学纲目》中云:"脑中风皆因脉道不利,血气闭塞也。"并将痱病与偏枯做了区别,其云《内经》论脑中风之深治也,其偏枯身偏痛,而言不变,志不乱者,邪在分腠之间,即仲景、东垣所谓邪中腑是也。痱病无痛,手足不收,而言变、志乱者,邪入于里,集僻景、东垣所谓邪中藏是也。痱,废也,痱即偏枯之邪气深者,痱与偏枯是二疾,以其半身无气血荣运,故名偏枯。以其手足废而不收,或名痱,或名偏废,或全废,皆曰痱也。"

明代孙一奎肯定了脑中风内因致病理论的同时,认为内因为本,外邪为标,内外邪相合而为病,如谓:"先伤于内,而后感于外,相兼成病者也。"其在《赤水玄珠·脑中风》中指出:"假如百病皆有因有证,因则为本,证则为标。古人论脑中风者,言其证也。诸子论脑中风者,言其因也。古人所论外感风邪者,未必不由本体虚弱,荣卫失调所致。诸子所论火盛、气虚、湿痰者,未必绝无风邪外侵之所作。若无风邪外侵,则因火、因气、因湿,各为他证;岂有暴喑,口眼歪斜,手足不遂,舌废不用,昏不识人之候乎?"其认为脑中风发病有一定诱因,如"必有所感触,或因风,或因寒,或因湿,或因酒,或因七情,或劳役、房劳、汗出,因感风寒湿气,遂成此病。此血病痰病为本,外邪为标"。

明代张景岳提出"非风"之论,强调"内伤积损"是导致脑中风的根本原因。明确指出脑中风发病非外感风邪,而是"内伤之里证",《景岳全书·卷之十一·非风》中指出:"非风一证,即时人所谓脑中风病也,此症多见猝倒,猝倒多由昏聩,本皆内伤积损颓然而败,原非外感风寒所致,而古今相传,咸以脑中风名之,其误甚也。"提倡脑中风辨证"必以四诊相参",方能得出符合临床实际的判断,辨证时应首先辨别病位虚实,重深浅虚实之别,"虚实之异,犹当察焉"。治疗重视培源固本,避免滥用攻伐,但又不废祛邪以治标。遣方用药时每每从正反两方面明示法度,令人勿伤正气,勿诛伐无度,正邪兼顾。其还提出脑中风发病与年龄有关,多发于四旬以后,因"年逾四旬气衰"。并根据脉象判断预后,如"非风之脉,迟缓可生,急数弦大者死"。

清代初期张璐主张脑中风应由痰论治,《张氏医通·卒中门》中指出:"凡瘫痪瘛疭,半身不遂等症,皆伏痰留饮而然……不祛痰邪,病何由愈?"并指出卒中危急重症如中脏腑并发癫痫、消化道出血,则预后差,难治。如"不治诸证:发直吐沫,摇头上撺,血口气粗,直视,眼目瞪,喉声如锯,面赤如妆,汗出如珠,循衣摸床,神昏不语,头面手足爪甲青黑,大吐大泻,吐血下血,其脉坚急躁疾短涩皆不治"。

清代叶天士《临证指南医案·卒中》中提出"阳化内风,内风时起"论。认为脑中风由肝肾精血亏虚,水不涵木,致肝阳嚣张,虚风内动,气血上逆而发病。如"叶氏发明内风,乃身中阳气之变动,肝为风脏,因精血衰耗,水不涵木,木少滋荣,故肝阳偏亢,内风时起"。叶氏对脑中风先兆有较全面的认识,提出脑中风先兆病因有五:厥阴升腾太过;中年劳倦,阳气不藏,内风动越;肾阴衰弱,虚风蒙窍;忧怒死劳;五志化火。先兆的主要症状有四:肢节麻木、麻痹肉瞤、唇舌麻木、脉弦动而眩晕,并总结出益阴柔肝、封固护阳、填补真精、化痰息风四种治疗方法。又强调注意预防脑中风,如避风寒、节劳戒饮,对临床治疗具有重要的指导意义。

清代王清任则以气虚立论,认为"元气即火,火即元气,此火乃人身;命之源""气有虚实,实者邪气实,虚者元气虚""论半身不遂大体属气虚""亏损元气,是其本原""人行坐转动全仗元气,若元气足则有力,元气衰则无力,元气绝则死矣""无气则不能动,不能动,名曰半身不遂,不遂者,不遂人用也",认为气虚血瘀是脑中风的基本病机,并创立了治疗偏瘫的名方——补阳还五汤,且详细记载了34种脑中风先兆症状,成为我国古代医家中,对脑中风先兆症状记载最详细的医家。

清代吴谦对脑中风之症状、病因、病机、辨治进行了高度概括,"风从外中伤肢体,痰火内发病心官,体伤不仁与不用,心病神昏不语,当分中络经腑藏,更审寒热虚实痰。"认为脑中风有由外而中和由内而发者,均表现为肢体麻木不仁、瘫痪不用,甚则失语、神昏。辨证治疗时要注意病位深浅、正虚邪实及其种类性质。

清代尤在泾认为脑中风有外感之风和内生之风:"脑中风之病,昔有真类之别,概以贼风邪气所中者为真,痰火食气所发者为类也。以愚观之,人之为病,有外感之风,有内生之风。"《金匮翼·脑中风通论》有治脑中风八法:"一曰开关,二曰固脱,三曰泄大邪,四曰转大气,五曰逐瘫痪,六曰除热气,七曰通窍隧,八曰灸俞穴。"强调按病期、分阶段论治。另认为无论南方北方均有真脑中风,提示辨证治疗时不要忽略外邪,如"昔人谓南方无真脑中风,多是痰火气虚所致,是以近世罕有议解散者,然其间贼风邪气,亦间有之,设遇此等,岂清热、益气、理痰所能愈哉!"

清代张山雷、张伯龙、张锡纯三位医家论脑中风,也将内外因相合。他们认为脑中风由正虚血弱之际,外邪侵袭,并由浅入深,阻滞经络而气血痹阻,或由五志之极化热生风,或因痰湿生风,或因阴虚阳浮于上而成。将脑中风病机归纳为"肝阳肝风夹并走于上""气血不足""脑髓空"三类。治疗上主张外风宜疏散;内风宜开窍或固脱,并根据其成因或育阴养血或开泄化痰或顺气消痰。并将西方医学相关理论引进对脑中风论述,开创中西汇通论述脑中风之先河,并意识到"脑溢血""脑出血"之区别。

纵观历代医家对脑中风因病机的论述可大致总结为:唐宋以前的内虚邪中、唐宋以后的内因致风、清代至今的内外风相合致病理论。均表明脑中风为非单一因素致病,病机复杂。

二、中医脑中风单元

(一)设立中医脑中风单元的背景

中医脑中风单元,是非常具有中国特色的治疗脑中风的组织形式,即中西医多学科、多专业协作;同时亦是一种优化后的脑中风综合治疗方案。在世界范围内,脑中风单元被公认为是目前最好的治疗脑中风的方法之一。脑中风单元被引入中国后,很快被中国化。根据中国医疗国情,脑中风单元这一治疗脑中风最好的方法之一,很快在中医院脑科演变为中医脑中风单元,与西医脑中风单元相比,中医脑中风单元既具有鲜明的中医特色,更具有一定的疗效优势。

1.脑中风单元是目前治疗脑中风的最好方法之一

根据系统科学、系统工程学的优化理论,在治疗脑中风的诸多方法中,理应存在一个最佳的治疗方法或治疗方案。脑中风单元是脑中风治疗中应用系统科学和系统工程学的典范。脑中风单元非常注重多学科的密切合作,并应用循证医学证据进行标准化治疗。通常由临床医生、专业护士、物理治疗师、职业治疗师和卫生经济学工作者、社会工作者等多个专业人员组成,上述多专业人员组成一个治疗脑中风的单元,即脑中风单元。这些专业人员以脑中风患者为中心,以追求脑中风患者疗效的最大化为最终目标,依据特定的脑中风临床治疗指南,最佳地利用脑中风医疗资源,为脑中风患者提供最佳的药物治疗、肢体康复、语言训练、心理康复和健康教育,最大程度地减小患者的神经功能缺损,改善其功能和预后,提高患者的生存质量,降低脑中风病死率、致残率和发生率。因此,脑中风单元并非一种药物或一种治疗方法,而是一种新的脑中风医疗管理模式,是一种优化后的整合医疗。目前循证医学的研究结果只有4种治疗方法被认为是有效的,分别是脑中风单元、溶栓治疗、抗血小板治疗、康复治疗,其中最有效的方法即是脑中风单元。

脑中风单元作为20世纪脑血管病临床治疗的重大进展已经引起广泛的重视,全世界脑血管病的医疗模式正向这一新的方向转变。各国的脑中风指南都在强调脑中风单元建立的必要性,建立脑中风单元是脑中风医疗的必然,也是目前脑中风医疗的必由之路。美国脑中风协会(AKA)指南指出:"推荐采用全面的专业性脑中风治疗单元(脑中风单元),并结合全面性康复治疗(A级推荐)。"欧洲脑中风促进会LMNKOE的指南指出脑中风患者应在脑中风单元治疗。"中国脑血管病防治指南指出:"所有收治脑血管病的医院应该建立脑中风单元,所有的患者应在脑中风单元治疗。"

2.脑中风单元的中国化及中医脑中风单元

由于医疗体制和社会保障体系的差别等原因,我国脑中风单元的形成较晚。根据我国医疗成分的实际组成(俗称西医、中医、中西医结合三套马车)特点,结合我国医疗保障体系相对较弱之国情,如何建立和运行这种新的脑中风治疗和管理模式,已经成为我国医务人员一个共同关心的话题。从我国医疗成分的组成特点(如上述)分析,中国化的脑中风单元大致可分为纯西医脑中风单元、纯中医脑中风单元和中西医结合脑中风单元三种形式。纯西医脑中风单元与国外相比不具疗效优势,而纯中医脑中风单元(纯粹的中医优化综合治疗)在临床实际操作过程中难度极大,且极少见,亦不符合系统科学的优化理论(系统是开放的)。中西医结合脑中风单元建立在西医脑中风单元的基础上,汲取了西医脑中风单元的特长和精华,同时融合脑中风中医治疗的特长和优势,具有鲜明的临床特色,亦具备一定的疗效优势。各地报道的所谓的中医脑中风单元绝大部分为中西医结合脑中风单元。为便于交流,本文亦将中西医结合脑中风单元称为中医脑中风单元。中医脑中风单元应是中国式脑中风单元的一个非常重要的组成,应作为脑中风研究的重点。

(二)中医脑中风单元的组建及运作

1.中医脑中风单元的硬件

脑中风单元包括急性脑中风单元、康复脑中风单元、综合脑中风单元、移动脑中风单元。以三级甲等中医院为例,脑中风单元类型宜选择综合脑中风单元。其规模通常每5万人的社区人群设15张床,也可根据地域、季节以及医院的实际情况适当调整。医疗设备:按欧洲脑中风促进会(EUSI)建立脑中风单元的各项要求,建立脑中风单元的最低要求有10项。可在医院原有条件基础上适当增添,并完成相关科室的重组和配套。

2.组建中医脑中风单元小组

原则是除组成西医脑中风单元的专业人员外,中医脑中风单元中必须有中医师(中医脑病医师、针灸医师、推拿医师)、中西医结合医师、中医护理人员等相关人员的参与。按"优化人力资源、发挥中医优势,实现脑中风疗效最大化"的原则,对中医相关人员进行重组、优化、培训。具体人员应包括:中医脑病医师和(或)中西医结合或西医神经内科医师、针灸医师、推拿医师、康复医师(PT或OT师、言语心理康复医师)、脑中风专科护士(含西医及中医护理人员)、中医健康教育工作者。其中,中医脑病内科医师、针灸师、中医营养师及中医心理、健康教育工作治疗方案,整合及优化是其根本原则。具体可分解为急救与康复结合、神经内科与外科结合、循证医疗与个体化医疗结合、中医与西医结合、针灸与药物和(或)康复结合、饮食与心理调护结合、治疗与预防结合等内容。

三、中医常用治法

脑中风是以突然昏仆,半身不遂,口舌歪斜,语言謇涩或不语为主症,病轻者可无昏仆。历代医家对脑中风的认识逐渐深入发展,从外风到内风,病机有主风、主火、主痰、主瘀、主气、主虚,各执一端,经过相互补充而得到不断充实。当前辨证虽多以中经络、中脏腑为纲,而其具体分类、证候繁简迄今尚难求同,治法亦各有见解。现就有关辨治要领,做一初步探讨。

(一)对脑中风辨证分类的商榷

脑中风的辨证分类源于《金匮要略》,根据病位的浅深,病情的轻重,分为中络、中经、中腑、中脏四类。因经与络本属一脉相通,脏与腑又多表里相传,故汉代以后医家多以中经络、中脏腑作为分证的纲领,基本沿用至今。金元时期的《东垣十书·卒中》独辟蹊径,分为中血脉、中腑、中脏,颇具卓见,因经络本是气血运行的通路,与血脉形同一体,经与络纵横相连,中络、中经似可分而实又难分,若经称为中血脉,更能显示其病在肢体;中腑则属邪闭腑实,蒙蔽清窍,故神志时明时昧,似清似糊,病势处于轻重进退转化之间;中脏则为邪实窍闭,故神志昏愦无知,病势处于由闭转脱,内闭外脱的演变过程。诚如东垣所说中血脉,外有六经之形证……中腑,内有便溺之阻隔……中脏,则痰涎昏冒。"嗣后明朝李中梓亦师其说,分为中腑、中脏、中血脉。

当前对脑中风的辨证,一般仍多承袭中经络、中脏腑作为纲领,而其具体分类、证候繁简不一,或有目无纲,经条列其证候者。周仲瑛认为可以沿用现行分期、分类、分证的辨证要领,辨病期病程、辨病位浅深、辨虚实闭脱,作为指导治疗的原则。首分脑中风期、恢复期(可附后遗症期),卒中期又分为中血脉、中腑、中脏三类,并分列其证候,恢复期则按虚实而分证。具体言之,脑中风期指发病后2周之内,中脏腑可至1个月,恢复期指发病2周后,或1个月至半年以内。在急性阶段经救治后,虽神志、精神、食纳逐渐恢复,而仍有后遗症状,如半身不遂,言语謇涩或不语,口舌歪斜等症。若病程超过半年以上则属后遗症期,但两期的辨治原则基本相同。

(二)治法方药

1.祛风化痰法

(1)主治:风痰络证。肝风夹痰窜于经络,或络脉空虚,风邪人中,痰阻血脉。

(2)方药:真方白丸子(《瑞竹堂方》)、牵正散(《杨氏家藏方》)加减。两方均能祛风化痰通络。但前方适用于中经,半身不遂,手足拘急麻木,身重酸痛,舌强语謇,口角流涎等症,有理气豁痰之功。后方适用于中络,口舌歪斜,或口角抽动等症,有止痉缓急之效。药用天麻、豨莶草、钩藤祛风和络,制内附子、天南星、半夏祛风化痰,僵蚕、全蝎、地龙等虫类药搜风化痰通络,陈皮、枳壳理气豁痰。风痰阻于心脾之络,语言不清,加菖蒲、远志祛痰宣窍;痰瘀交阻,舌紫有瘀斑,脉涩加桃仁、红花、赤芍;血虚络空,风邪人中,加秦艽、羌活、防风祛风,当归、鸡血藤养血和络。

2.息风潜阳法

(1)主治:风阳暴亢证。肝阳化风,风火上扰,走窜经脉。

(2)方药:镇肝息风汤(《医学衷中参西录》)加减,镇肝息风,育阴潜阳。药用龙骨、牡蛎、石决明、珍珠母镇肝潜阳,龟甲、白芍、玄参、生地黄滋阴息风,天麻、钩藤、菊花、夏枯草平肝息风,牛膝活血化瘀、引血下行。风阳夹痰络加僵蚕、地龙、炙全蝎、豨莶草;痰火内盛加天竺黄、陈胆星、竹沥、大黄、瓜蒌、知母、黄芩、栀子、牡丹皮。

3.通腑泄热法

(1)主治:腑热上冲证。阳明热结,腑浊上蒸,蒙蔽清窍。

(2)方药:大承气汤(《伤寒论》),峻下通腑,泄热存阴。用于腑实热结,积滞内蕴,浊气上逆,便秘腹满,潮热神糊。三黄泻心汤(《金匮要略》),搏火解毒,通腑泄热。用于热盛腑实,火热上冲,身热烦躁,便秘,面红目赤,吐衄出血。药用生大黄、芒硝、枳实通腑导滞泄热,黄连、黄芩清热泻火。肢体强痉加钩藤、地龙、僵蚕、生石决明;因于外风诱发,肢体酸痛,身热,可仿三化汤意,配羌活祛风;热盛伤津,加天花粉、知母、麦冬、玄参;神志模糊、烦躁加丹参、郁金,神志不清另饲安宫牛黄丸,通下与开窍并进。

4.清火化痰法

(1)主治:风痰火亢证。痰火内发,火盛生风,蒙蔽神机。

(2)方药:黄连温胆汤(《集验》),化痰清火,用于痰火上扰,烦热不安,神识迷蒙。礞石滚痰丸(《养生主论》),降火逐痰。用于痰火内盛,便秘,痰多,气粗,神情烦躁。临床二方常须合用。龙牡决明汤(《经验方》)(龙骨、牡蛎、石决明、钩藤、白蒺藜、菊花、枸杞子、夏枯草、黄芩、天竺黄),镇肝潜阳,息风清火。用于卒中眩晕,头重掣痛,手足拘急抽搐,面赤,脉弦劲等,偏于风阳亢盛者。药用黄连、黄芩清火,痰热腑实用大黄、枳实、芒硝、礞石泻火逐痰,半夏、胆南星、瓜蒌、知母、天竺黄、竹沥清化痰热,郁金、菖蒲化痰开窍。风痰络,肢痉抽搐加僵蚕、地龙;风阳偏亢加石决明、牡蛎、钩藤、菊花、夏枯草;痰热伤津加沙参、麦冬、天花粉;若痰阻气道,喉中痰声辘辘,痰涌气憋,另饲猴枣散(《全国中药成药处方集》)每次 0.3~0.6 g,以豁痰镇惊。

5.凉血通病淤法

(1)主治:瘀热阻窍证。热与血搏,血随气逆,瘀热上冲,阻滞窍络。

(2)方药:犀角地黄汤(《千金要方》),清热解毒,凉血散瘀。用于热与血搏,血随气逆,络热血瘀,络破血溢等证。桃仁承气汤(《温疫论》),清热祛瘀,通腑下结。用于瘀热蓄血,阳明热结之证。药用水牛角片、牡丹皮、赤芍、丹参、栀子凉血散瘀,大黄、芒硝、桃仁泻下瘀热,生地黄、石斛滋阴凉血,三七、泽兰活血化瘀,地龙息风通络,郁金、石菖蒲开窍醒神。抽搐肢痉加生石决明、白薇、钩藤;口干舌红尿少加玄参、知母、白茅根。

6.辛凉开闭法(息风清火,豁痰开窍法)

(1)主治:阳闭证(痰火瘀闭证)。痰火壅盛,阳亢风动,气血上逆,瘀阻神机。

(2)方药:羚角钩藤汤(《通俗伤寒论》),凉肝息风,清热化痰。用于肝阳化风,头痛,眩晕,肢体强急,甚则神昏抽搐。当归龙荟丸(《宣明论方》)清肝泻火。用于面赤烦躁,身热,腹满便秘,神昏等症。药用羚羊角(山羊角)、石决明、牡蛎、珍珠母息风潜阳,天麻、钩藤、白蒺藜、桑叶、菊花凉肝息风,贝母、胆南星、天竺黄、竹沥、半夏清化痰热,黄连、龙胆草、黄芩、栀子清肝泻火,郁金、远志、石菖蒲开窍醒神。身热烦躁加石膏、知母;便秘、腹胀满,苔垢加大黄、芒硝、枳实、瓜蒌通腑泄热;肢体不遂,口歪,抽搐加僵蚕、地龙、全蝎祛风止痉;面红目赤,烦躁加牡丹皮、赤芍、栀子、白薇、怀牛膝凉血消瘀;痰热伤阴,舌红而干、苔厚,唇红加生地黄、天花粉、玄参、石斛。若神昏身热明显,应同时饲服安宫牛黄丸,神昏肢痉可用紫雪丹。亦可用醒脑静或清开灵静脉滴注。

7.辛温开闭法(化痰息风,宣郁开窍法)

(1)主治:阴闭证。痰浊上蒙,瘀阻窍络,郁闭神机。

(2)方药:涤痰汤(《济生方》),化痰开窍。用于痰蒙神窍,神志昏沉,呆滞不清,苔白腻者。三生饮(《局方》),祛风化痰。治脑中风昏迷,半身不遂,口噤,痰壅,肢冷,苔白滑,脉沉者。药用半夏、南星、茯苓、陈皮、枳实化痰理气,菖蒲、远志、郁金豁痰开窍,天麻、钩藤、僵蚕、白附子息风化痰。寒痰内闭配附子、川乌;呼吸憋气加沉香、青皮、紫苏子;舌黯有斑,脉涩加丹参、赤芍、川芎;寒痰伤阳,面苍肢冷,脉沉加参附。同时另鼻饲苏合香丸,辛香理气,宣郁化浊,温通开窍。

8.救阴回阳,益气固脱法

(1)主治:阴竭阳脱证。阴气耗竭,阴伤及阳。

(2)方药:生脉散(《千金方》),益气养阴固脱。用于津气耗竭,神萎气促,面颧潮红,汗多而黏,表现以亡阴为主者。参附汤(《妇人良方》),补气回阳救逆。用于阳气衰微,神昧气短,面色苍白,汗清肢冷,表现以亡阳为主者。由于脱证多由阴竭而至阳亡,故二方常多合用。药用人参、附子补气回阳,麦冬、五味子滋阴敛阳。气阴两伤加玉竹、黄精;阴不恋阳,汗多气促加龙骨、牡蛎、山茱萸;神识昏昧加郁金、石菖蒲。并可用生脉注射液或参附注射液静脉滴注。若内闭外脱,则应开闭固脱并施,因痰火内闭而致亡阴者,参照凉开法;痰浊内闭而致亡阳者,参照温开法。

9.搜风化痰祛瘀法

(1)主治:风痰瘀阻证。风痰入络,久病血瘀。

(2)方药:解语丹(《心悟》),祛风化痰,通窍活络。用于风痰阻于廉泉、经络,舌强不语,半身不遂,麻木。续骨丹(《本事方》),祛风化痰,化瘀通络。用于下肢瘫痪不遂,麻木刺痛。药用天麻、豨莶草、制白附子、全蝎、僵蚕、地龙祛风通络,胆南星、半夏、远志、郁金、菖蒲化痰开窍,鸡血藤、丹参、桃仁、红花、泽兰、片姜黄活血行淤。肌肤不仁配乌梢蛇或白花蛇;肢体重滞配白芥子、竹沥;痰热偏盛配海蜇、荸荠、知母;因久病络瘀,手足刺痛,肢体不用,配穿山甲(代)、水蛭、麝香。

10.益气化瘀法

(1)主治:气虚络瘀证。气虚不能运血,络痹血瘀。

(2)方药:补阳还五汤(《医林改错》),益气活血,祛淤通络。用于气虚血滞,半身不遂,肢软不用,酸麻疼痛,言语不利。药用黄芪大补元气,养血活血;桃仁、红花、当归尾、川芎、赤芍、鸡血藤养血化淤通脉;牛膝、地龙活血通络,引血下行。气虚明显加红参须;肢冷加桂枝;腰膝酸软加桑寄生、杜仲、川续断;头眩肢麻配天麻、豨莶草。

11.滋阴息风法

(1)主治:阴虚风动证。肾虚肝旺,内风暗动。

(2)方药:大定风珠(《温病条辨》),滋阴息风潜阳。用于肝肾阴虚风动,头晕肢麻,筋挛;手足搐动,口干,舌质红绛少苔者。药用龟甲、牡蛎、鳖甲育阴潜阳息风,白芍、麦冬、地黄、玄参、石斛滋阴柔肝。眩晕、耳鸣加天麻、白蒺藜、钩藤;肢体搐动配龙齿、紫贝齿、石决明,另服羚羊角粉;痰热阴伤加知母、天花粉、天冬、竹沥。

12.滋养肝肾法

(1)主治:肝肾亏虚证。肝肾精血不足,筋脉失养。

(2)方药:滋营养液膏(薛一瓢方),滋养肝肾。用于肝肾阴血耗伤,手足瘫缓,酸麻眩晕,耳鸣脉细。地黄饮子(《宣明论方》),滋填真阴,温补元阳,开窍化痰。用于下元不足,阴阳两虚,痰浊上泛,喑痱语声不出,足废不行,遗尿,足冷,面赤,舌红而润,脉弱。药用地黄、石斛、麦冬滋肾养阴,首乌、枸杞子、山茱萸补益精气,当归、鸡血藤、桑寄生养血和络。肾阳虚加巴戟天、肉苁蓉温养;水冷火泛加附子、肉桂引火归元;腰酸足软加杜仲、川续断、牛膝;遗尿加菟丝子、益智仁;夹有痰浊加菖蒲、远志、茯苓化痰开窍。

(三)脑中风预防

关于脑中风的预防问题,在中医学也早有论述。如朱丹溪提出:"眩晕者,脑中风之渐也。"元·罗天益在《卫生宝鉴·脑中风门》也提到凡大指、次指麻木或不用者,三年中有脑中风之患。"明·李用粹在《证治汇补·预防脑中风》中也强调:"平人手指麻木,不时眩晕,乃脑中风先兆,须预防之。宜慎起居,节饮食,远房帏,调情志。"以上论述均表明,应识别脑中风先兆,及时处理,以预防脑中风发生。平时在饮食上宜食清淡易消化之物,忌肥甘厚味、动风、辛辣刺激之品,并禁烟酒。

第二节 眩 晕

眩晕是一种运动性或位置性幻觉,是对空间定向的一种错幻觉;或认为眩晕是平衡障碍在患者大脑内所产生的生理反应。

根据疾病发生的部位,眩晕往往分为周围性和中枢性。周围性眩晕占 30%～50%,其中良性阵作性位置性眩晕的发病率居单病种首位,其次为梅尼埃病和前庭神经炎;中枢性眩晕占 20%～30%;精神性疾病和全身性疾病相关性眩晕分别占 15%～50% 和 5%～30%;尚有 15%～25% 的眩晕原因不明;儿童眩晕与成人有一定的区别,但总体趋势是中枢性眩晕(主要是外伤后眩晕和偏头痛相关性眩晕)的比例明显高于成人,占 19%～49%;单病种疾病发病率较高的是良性阵发性位置性眩晕、外伤后眩晕以及中耳炎相关性眩晕。

中医学对本病早有认识,认为"眩"是眼花,"晕"是头晕,统称"眩晕",轻者闭目即止,重者如坐车船,不能站立,或伴有恶心、呕吐、汗出,甚则昏倒等症状。古籍也多有记载,《素问·至真要大论篇》:"诸风掉眩,皆属于肝。"《丹溪心法·头眩》:"无痰则不作眩。"《景岳全书·眩晕》:"眩晕一证,虚者居其八九……"本病的发生与风、火、痰、虚、瘀等病理因素相关,眩晕可独立为病,亦是多种疾病演变的一个中间过程,如中风先兆等。

一、病因病机

(一)病因

1.情志不遂

如忧郁恼怒导致肝郁化火损伤肝阴,从而使肝火上扰头目而致眩晕。

2.髓海空虚

如年老体衰或房事过度而致肾精不足,髓海空虚而致眩晕。

3.病后体虚

如久病体虚、饮食不节、忧思劳倦等耗气伤血致气血不足而眩晕。

4.饮食不节

如饮食不慎损伤脾胃导致脾失健运,痰浊不化,湿阻清阳而致眩晕。

5.跌打损伤

如不慎外伤经络,使气血瘀阻,气血不能上行头目,头目失养而致眩晕。

眩晕病位在脑(清窍),病理性质分为本虚和本虚标实两类。本虚常由阴亏、气血亏虚、髓海不足等而致眩晕;本虚标实多为肝阴亏虚,肝火上扰,或脾胃虚弱,痰浊中阻而致眩晕。

(二)病机

1.病理变化

病理变化为阴阳失衡,阴虚则肝阳上亢,肝风内动,上扰清空,发为眩晕;气虚则清阳不展,血虚则脑失所养,皆能发生眩晕;肾精亏耗,不能生髓,髓海不足,上下俱虚,发生眩晕;或嗜食肥甘,饥饱劳倦,伤于脾胃,健运失司,以致水谷不化精微,聚湿成疾,痰湿中阻,则清阳不升,浊阴不降,引发眩晕。

2.病理因素

病理因素主要为风、火、痰、瘀、虚五者,其中虚为病理基础,风、火、痰为病理产物。《灵枢·海论》:"髓海不足,则脑转耳鸣,胫酸眩冒,目无所见,懈怠安卧。"《素问·至真要大论篇》中提到:"诸风掉眩,皆属于肝。"元代朱丹溪在《丹溪心法》中提到:"头眩,痰挟气虚并火,治痰为主,挟补气药及降火药。无痰则不作眩,痰因火动,又有湿痰者,有火痰者。"《景岳全书》中提到:"无虚不作眩。"这些理论从各个不同的角度阐述了眩晕"风、火、痰、虚、瘀"的病机,即气血、阴阳亏虚为病的根源,风阳痰瘀上扰为病的表象,属于本虚标实。虚者是以肾精不足、血气亏虚和脑髓失养为主,实者是以肝阳偏亢、风阳上扰清窍、痰浊中阻和瘀血阻窍为主。

3.病理转归

肝肾阴亏,日久失治,可见肝阳亢逆,气血逆乱,脑脉瘀阻之病理转归。

中年以后,肝肾渐亏,失于调理,本虚与标实向两极分化,致肝阳上亢,化风而动,引气血逆乱上行,可见猝然晕倒,成中风危候;或风痰入络,气血郁滞,血瘀络痹,而致肢体不遂、偏枯。这些都说明,眩晕多为中风的先兆。明代虞抟《医学正传·眩晕》指出:"眩晕者,中风之渐也。"

二、诊断依据

(1)头晕目眩,视物旋转,轻者闭目即止,重者如坐车船,甚则仆倒。

(2)可伴恶心,呕吐,眼球震颤,耳鸣耳聋,汗出,面色苍白等。

(3)慢性起病,逐渐加重,或急性起病,或反复发作。

(4)一些辅助检查有助于明确诊断,如心电图、血常规、脑干诱发电位、眼震电图、颈椎 X 线、经颅多普勒、CT、MRI 等。

(5)应注意除外一些特殊疾病,如肿瘤、严重血液病等。

三、辨证论治

(一)辨证要点

1.辨脏腑

眩晕病位虽在脑,但与肝、脾、肾三脏关系密切。肝阴不足,肝郁化火,均可导致肝阳上亢,叶天士《临证指南医案·眩晕》指出:"头为六阳之首,耳目口鼻,皆系清空之窍。所患眩晕者,非外来之邪,乃肝胆之风阳上冒耳。"其眩晕兼见头胀、潮红等症状。脾虚气血生化乏源,多见纳呆、乏力、面色苍白等;脾失健运,痰湿中阻,多见纳呆、呕恶、头重、耳鸣等;肾精不足,多见腰酸腿软,耳鸣如蝉等。

治疗主脏的同时,应兼顾心、肺功能调理,要善于运用中医的整体观念来协调处理脏腑的阴阳失衡问题。

2.辨虚实

眩晕以虚证居多,夹痰夹火亦兼有之。一般新病多实,久病多虚;体壮者多实,体弱者多虚;呕恶、面赤、头胀痛者多实,体倦乏力、耳鸣者多虚;发作期多实,缓解期多虚。任应秋在《病机临证分析·形体诸病》中就指出:"眩晕一证,据临床所见,实证少而虚证多;下虚上实者,亦屡见不鲜。下虚者总属气与血,上实者无非风火痰。下虚是病本,上实是病标。必须以治本为主,辅以治标。"

3.辨体质

面白而胖多为气虚多痰,面黑而瘦多为血虚有火。《古今医统·眩晕之病三虚宜审》中指出:"肥人眩晕,气虚有痰;瘦人眩晕,血虚有火;伤寒吐、汗、下后,必是阳虚。"

4. 辨标本

眩晕以肝肾阴虚、气血不足为本，风、火、痰、瘀为标。其中阴虚多见咽干口燥，五心烦热，潮热盗汗，舌红少苔，脉弦细数；气血不足则见神疲倦怠，面色不华，指甲不荣，纳差食少，舌淡嫩，脉细弱。

标实又有风性主动，火性上炎，痰性黏滞，瘀性留着之不同，要注意辨别。

(二)治疗原则

治疗以滋肾补虚、平肝潜阳、健脾化痰为主，临证时当分清标实与本虚的主次，同时兼顾心、肺功能调理。

(三)分证治疗

1. 肝阳上亢证

证候：眩晕，耳鸣，头目胀痛，头胀，口苦口干，每因劳累、恼怒而诱发并加重，伴面红目赤，心烦失眠，急躁易怒。舌红苔黄，脉弦数。

治法：平肝潜阳，息风泻火。

例方：天麻钩藤饮加减。此方平肝潜阳，清热息风。主治肝阳上亢，肝风上扰证。

常用药：天麻、钩藤、白芍、夏枯草、栀子、丹参、牛膝、白蒺藜、石决明、菊花、黄芩。

加减：如大便秘结者，可加用当归龙荟丸以泄肝通腑；如眩晕急剧，泛泛欲呕，手足麻，为阳动化风之象，加龙骨、牡蛎、珍珠母等以镇肝息风或加羚羊角以增强清热息风之力；兼见腰腿酸软，遗精疲乏，脉弦细数，舌质红，苔薄或无苔，则属肝肾阴虚，肝阳上亢，宜用大定风珠滋阴息风。

2. 痰湿中阻证

证候：眩晕，头重昏蒙，或伴胸脘满闷，恶心，呕吐痰涎，食少多寐。舌淡苔白腻，或滑润，脉濡缓或滑。

治法：化痰祛湿，健脾和胃。

例方：半夏白术天麻汤加减。此方化痰湿，健脾胃。主治风痰上扰证，症见头痛眩晕，胸膈痞闷等。

常用药：半夏、白术、天麻、陈皮、茯苓、砂仁、苍术、竹茹、葛根、泽泻。

加减：若眩晕较剧，呕吐频作者，加代赭石、竹茹、生姜以镇逆止吐；若脘闷不食，加白豆蔻、砂仁等芳香和胃；若耳鸣重听，加葱白、郁金、石菖蒲以通阳开窍；若痰阻气机，郁而化火，症见头目胀痛，心烦口苦，渴不欲饮，苔黄腻，脉弦滑者，宜温胆汤加减以化痰泻热。

3. 肾精不足证

证候：眩晕，日久不愈，伴神疲健忘，腰酸膝软，耳鸣目涩，潮热盗汗。舌体瘦小，舌红少苔，脉细或数。

治法：滋补肝肾，填精益髓。

例方：左归丸加减。滋阴补肾，填精益髓。主治肾阴不足证。

常用药：熟地黄、山茱萸、山药、菟丝子、牡丹皮、云苓、泽泻、枸杞子、菊花、葛根、川芎、丹参。

加减：若五心烦热、舌质红、脉弦细数、阴虚内热者可加炙鳖甲、知母、黄柏、牡丹皮、菊花、地骨皮之类滋阴清热；若眩晕较甚，阴虚阳浮，可加龙骨、牡蛎、珍珠母以潜浮阳，同时应注意突发中风的可能。

4.气血亏虚证

证候:眩晕,劳累加重,伴少气懒言,面色苍白,唇甲不华,心悸少寐,纳呆腹胀。舌淡体胖苔白,脉细弱。

治法:补益气血,调养心脾。

例方:归脾汤加减。此方可大补气血,养心健脾。主治心脾气血两虚证,脾不统血证。

常用药:黄芪、党参、白术、陈皮、升麻、当归、白芍、柴胡、葛根、川芎、丹参、甘草。

加减:如食少便溏,脾胃较弱者,加炒白术、茯苓、薏苡仁、砂仁、煨木香、六曲健脾化湿;若兼见形寒肢冷、腹中隐痛,可加桂枝、干姜以温中助阳;如血虚甚者,加熟地黄、阿胶、紫河车粉(另冲),并重用人参、黄芪以补气生血;如属中气不足,清阳不升,可予补中益气汤加减。

四、其他疗法

(一)单方、验方

(1)天麻 10 g,生石决明 30 g,水煎服,每日 2 次。适用于肝阳上亢之眩晕。

(2)女贞子 12 g,墨旱莲 15 g,菊花 9 g,水煎服,每日 2 次。适用于眩晕、肝肾不足者。

(二)中成药

(1)二陈丸:适用于痰浊中阻型眩晕。1 次 6 g,每日 3 次,吞服。

(2)归脾丸:适用于气血亏虚型眩晕。1 次 12 粒,每日 3 次,吞服。

(三)外治法

(1)药枕疗法:①夏枯草、荷叶、竹叶、公英、菊花各 50 g,研为细末,装入布袋中,当枕芯用,连续 1～2 个月。②野菊花 500 g,红花 100 g,薄荷 200 g,冬桑叶、辛夷、冰片各 50 g,共研粗末,装入枕芯,3 个月为 1 个疗程。两方均可清热平肝,适用于肝阳上亢型眩晕。

(2)耳穴疗法:取米粒大小之冰片,放在 0.5 cm×0.5 cm 的橡皮膏中心,贴于双耳穴上。取穴:神门、脑、皮质下、交感,双侧,每次 2～3 个穴位,3 日 1 换,4 次为 1 个疗程。用药时应将橡皮膏严格密封周围,防止冰片挥发。个别人贴药后有欲寐感,稍候会转清醒,不必多虑。

(3)填脐疗法:黄芪、五味子各 10 g,研为细末,加清水适量调为稀糊状,外敷于肚脐处,敷料包扎,胶布固定,每日换药 1 次,连续 3～5 d。可健脾益气,适用于气血亏虚型眩晕。

(4)穴位注射法:患者取坐位,选准双侧风池穴,医者用 5 号皮试针抽取复方丹参注射液 2 mL,局部皮肤常规消毒后,将针快速刺入皮下组织,缓慢推进 0.5～0.8 寸,得气后回抽无血,将药液缓缓推入。每穴各 1 mL,隔日治疗 1 次,10 次为 1 个疗程,疗程间隔 1 周。此法治疗颈性眩晕疗效较佳。

(5)草决明 60 g,石决明 10 g,研末,以浓茶汁调成糊状,敷两侧太阳穴,可平肝潜阳。适用于肝阳眩晕。

(6)蜂疗:取风池、内关、翳风、足三里等穴,用蜂螫 10 日为 1 个疗程。可治内耳眩晕。

(四)食疗

(1)首乌煨鸡:童子鸡 1 只,首乌 20 g,将首乌放入鸡腹内,入调料文火煨熟后食用。功能补肝益肾,益气补元。适用于气血肝肾不足之眩晕。

(2)人参粳米粥:人参粉(片)3 g,同粳米 100 g 加清水适量同煮成粥,再把熬成汁的冰糖徐徐加入粥中,搅匀即成。用于中气不足、清阳不升之眩晕。

(3)葛根粳米粥:鲜葛根适量洗净切片,沙参、麦冬各 20 g,经水磨后沉取淀粉,晒干,每次用葛根、沙参、麦冬的混合粉 30 g 与粳米 60 g 煮粥吃,每日 1 剂,可以常食。适用于高血压阴阳两虚之眩晕。

五、常用药对

(一)肝风内动,天麻、钩藤平肝熄风

天麻味甘、辛,性平。归肝经。功擅养液平肝,息风潜阳,为治风之神药,善治"风虚眩晕头痛"以及风痰上扰所致诸证。研究证明,天麻中有效成分为天麻苷,有镇静、麻醉、抗惊厥等作用。

钩藤,首载于《名医别录》,缪希雍在《神农本草经疏》中指出:"为手少阴、足厥阴经要药……此药气味甘寒,直走二经,则风静火熄而肝心宁,寒热惊痫自除矣。主小儿惊啼,瘛疭热壅,客忤胎风者,亦此意耳。"钩藤味甘,性凉。入肝、心经,既能平肝风,清泻肝热,又能息风定惊,擅治肝热风动之证,同时可制约天麻之辛暖。

天麻、钩藤伍用,可上溯至元代孙允贤《医方大成·卷十》引汤氏钩藤饮。二者均为治疗肝风内动,惊痫抽搐的常用药。两药配伍,相得益彰,以增清热平肝、息风止痉之功效。

(二)痰浊中阻,法半夏、陈皮燥湿化痰

法半夏味辛,性温。归脾、胃、肺经。功擅燥湿化痰,为治湿痰要药。主治痰多咳喘,痰饮眩悸,风痰眩晕,痰厥头痛。陈皮味苦、辛,性温。归肺、脾经。功擅理气降逆,调中开胃,燥湿化痰。主治脾胃气滞湿阻、胸膈满闷、脘腹胀痛、不思饮食、二便不利、肺气阻滞、咳嗽痰多等。

两药配伍,加强燥湿行气,化痰泄浊之效。

(三)气血亏虚,黄芪、当归补气养血

黄芪味甘,性微温。归肺、脾、肝、肾经。具有益气生血功效,对于疲倦内伤,气血虚弱,阳浮于外的虚热证有极好的治疗作用。

当归味辛、甘,性温。归心、肝、脾经。功擅活血补血,调经止痛,润燥滑肠。主治血虚诸证,月经不调,经闭痛经,症瘕积聚等。

黄芪与当归相伍,取黄芪当归汤之意,用治气血亏虚,虚风内扰导致的眩晕。

(四)肝肾阴虚,枸杞子、熟地黄滋补肝肾

枸杞子味甘,性平。入肝、肾经。功擅滋补肝肾,养肝明目。主治虚劳精亏,腰膝酸痛,眩晕耳鸣,阳痿遗精,内热消渴,血虚萎黄,目昏不明。

熟地黄味甘,性微温。入肝、肾经。补血养阴,填精益髓。熟地黄质润入肾,善滋补肾阴,填精益髓,为补肾阴之要药。

两药配伍,滋肾养阴,以助水涵木而息内风,用于肝肾阴虚的眩晕,属内风上扰清窍者。

六、临证要点

(一)溯本求源

眩晕一证多属本虚标实,临证应仔细区分。本虚主要责之肝、脾、肾,标实可见肝风、风痰、瘀血等,在治疗标实的基础上,兼顾本虚,适当予以滋肾、养肝、健脾等,可标本同治。

(二)临证时重视危重症的识别与及时处理

如见气血逆冲犯脑,多为中风或即将中风之危象,当以标实为主,应急先平冲气血为主,等气血上冲之象解除后再缓缓图功,以防变症危候。

（三）明辨病因

西医学所述的眩晕病因复杂、类型较多,着手治疗前应对相关的病因作适当的鉴别,特别是一些罕见病因如肿瘤、先天疾病等,应详细了解情况,对治疗预期有一个清醒的认识。

（四）重视中医的整体疗法

配合针灸治疗,或会收倍功,眩晕的病机主要是由于肝肾亏损、气血虚弱致清窍失养或痰浊瘀血上扰清窍所致,故在治疗本病时整体调节是必不可少的。针灸理论指出阳经多气多血,经络通路长。覆盖面广,各穴能够互相呼应作用于全身,故以阳经为主。由于胃经属阳,多气多血,且能补益脾胃;膀胱经从头到足,可培补肝肾。

（五）应多方了解病因

特别对瘀血所致的眩晕,要注意询问有无明确的外伤史,详细查证瘀象的外在表现,如舌苔、脉象。

第三节　老年性痴呆

老年性痴呆亦称阿尔茨海默病(AD),是一种原因不明、表现为智力和认知功能减退和行为及人格改变的进行性退行性神经系统疾病。老年人中患病率较高,在美国,AD 已成为继心脏病、肿瘤和脑卒中之后的第四位死亡原因。我国目前正面临着世界人口史上规模最大的老年人口增长,新近研究证实,我国 2005 年 AD 患者为 598 万,到 2020 年将达 1 020 万,到 2040 年达 2 250 万,我国将成为 AD 第一大国。

一、病因及发病机制

（一）西医病因及发病机制

AD 的病因复杂,其发生为多种因素相互作用的结果。

1.遗传因素

（1）载脂蛋白 E 基因:载脂蛋白 E(ApoE)基因定位于 19 号染色体长臂即 19q13.2。ApoE-4基因与早发性和晚发性阿尔茨海默病均显著相关。

（2）早老素-1 和早老素-2 基因:早老素-1(PS-1)基因位于 14 号染色体,其蛋白质主要集中于海马、大脑皮质,是一种整合蛋白,对于神经元的发生和存活是必需的。

（3）APP 基因:APP 基因位于 21 号染色体,是最早发现的与阿尔茨海默病有关的突变基因,发病时呈常染色体显性遗传,与家族性早发性阿尔茨海默病密切相关。

（4）tau 蛋白基因:tau 蛋白基因位于 17 号染色体即 17q21,所表达的 tau 蛋白是一种能够与微管蛋白相结合,并对微管的形成起促进和稳定作用的微管相关蛋白。

（5）α_2 巨球蛋白基因:巨球蛋白 α_2 基因定位于 12 号染色体即 12p12-13 区域,其序列中的剪切受体缺失,可增加阿尔茨海默病发生的危险性。

2.Aβ 学说

β 淀粉样蛋白(β-amyloidprotein)Aβ 沉积可导致阿尔茨海默病的发病,减少 Aβ 在脑组织中的沉积可延缓或减轻阿尔茨海默病的症状。Aβ 在脑组织内沉积的主要原因为：Aβ 合成代谢异常；Aβ 分解代谢水平降低；Aβ 转运失平衡。Aβ 是由 β-淀粉样前体蛋白（β-APP）异常裂解而生成的，是老年斑形成的主要成分。

3.中枢胆碱能损伤

胆碱能神经递质是脑组织中的重要化学物质，发生阿尔茨海默病时基底前脑区的胆碱能神经元减少，导致乙酰胆碱（ACh）合成、储存和释放减少，进而引起以记忆和识别功能障碍为主要症状的一系列临床表现。与此同时，阿尔茨海默病患者脑脊液和脑组织中的胆碱乙酰转移酶（ChAT）、乙酰胆碱酯酶（AChE）和乙酰胆碱功能均有不同程度的损害。组织形态学观察也证实，阿尔茨海默病患者脑组织中胆碱能神经元缺失和变性，进而提出了阿尔茨海默病的胆碱能神经损伤学说。在阿尔茨海默病的发病机制中，此学说已经尸体解剖资料证实是目前较为公认的阿尔茨海默病的发病机制。但该学说并不具有特异性，其他类型痴呆也可见胆碱能神经受损的现象。

4.兴奋性氨基酸毒性学说

兴奋性氨基酸，尤其是谷氨酸（Glu）的兴奋性神经毒性作用越来越受到关注。谷氨酸及谷氨酸受体参与了神经元的兴奋性突触传递，调节多种形式的学习和记忆过程等。谷氨酸是中枢神经系统的主要兴奋性神经递质，生理数量的谷氨酸受体活性是维持正常大脑活动所必需的物质。在阿尔茨海默病和其他神经退行性改变的疾病中，可以观察到谷氨酸的兴奋性反应是通过过量地激活 N-甲基-D-天冬氨酸（NMDA）受体，从而使细胞内钙离子增加，导致神经元死亡。谷氨酸参与阿尔茨海默病发病的机制可能为谷氨酸的快速兴奋作用引起神经元细胞膜去极化，氯离子、钠离子及水内流，导致细胞渗透性溶解；因去极化激活膜电位依赖式谷氨酸受体（GluR），使钙离子大量内流，细胞内钙超载，激活磷酸肌醇环路，破坏神经元超微结构，使其发生变性死亡。

5.炎症与免疫机制

脑组织 Aβ 沉积诱导的炎性反应可能是阿尔茨海默病的发病机制之一。

6.自由基与氧化应激学说

脑组织老化过程中，神经元细胞膜上的不饱和脂肪酸被氧化而产生大量氧自由基，目前认为氧自由基损伤是引起阿尔茨海默病患者脑损伤的重要机制之一。

（二）中医病因病机

古代中医学中无"老年性痴呆"的病名，但类似痴呆症状的描述可散见于呆证、文痴、武痴、善忘、语言颠倒、痴呆、癫病、狂病等病证。

现代中医学家对痴呆病因病机的认识不离虚实两端，本虚标实兼挟多见。虚主要包括肾精亏虚和气血衰少；实则包括痰湿蒙蔽、瘀血痹阻。病机责之肾肝心脾等脏腑功能失调，肾精失充，气血不足，脑髓失养，痰瘀互结，蒙蔽清窍。

痴呆之虚，虽广泛累及肾、脾、心、肝诸脏，但肾虚为其根本。肾精亏虚，脑髓不足始终贯穿该病的全过程。

在长期的临床实践中，中医药学不仅对痴呆的病因病理及证候特点有较全面和深入的认识，同时在治疗、保健及预防等方面也形成了较为系统的理论，总结了补肾填精、益气养血、涤痰、活血、开窍等治疗法则以及许多行之有效的保健与预防方法和措施。

二、神经病理学

AD 脑标本的肉眼观察变异很大,可呈弥散性或局限性、对称性或非对称性、明显或不明显的大脑萎缩。中度以上的脑萎缩可表现为脑沟变深、脑回变窄。

老年性痴呆的神经组织学特点为复合性表现。分布于大脑皮质、海马、皮质下结构及基底内。老年斑(SP)和神经元纤维缠结(NFT)是老年性痴呆的特征性病理改变,颗粒空泡变性(GD)、平野小体(HB)和神经元减少可分别出现在正常老年人和其他变性病的脑中,但其数量要少得多。老年斑又称轴索斑,是老年性痴呆的特征性病变之一。它是神经细胞外的斑块状沉积,可以通过镀银或免疫组化方法显示。其核心含有淀粉样肽,并围绕变性的轴索、树突突起、类淀粉纤维和胶质细胞及其突起。神经元纤维缠结为第二个特征性组织学改变,是由异常细胞骨架组成的神经元内包涵体(其构形随神经元的形状不同而不同),在锥体细胞中呈火舌样,而在脑干神经元中呈线球样改变。电子显微镜下 NFT 是由配对缠绕的螺旋丝或 15 nm 的直丝组成。颗粒空泡变性是海马锥体神经元细胞质内的一种异常结构,由一个或多个直径 $3.5 \mu m$ 的空泡组成,每个空泡的中心都有 1 个颗粒。平野小体在 HE 染色切片中呈突出的桃红色,均质状定位在海马锥体细胞的细胞质中,横切面呈圆形,纵切面上呈梭形状,且随年龄的增加而增加。海马的神经元减少最严重,神经元受累平均达 47%,丘脑束(H_1 区)锥体细胞的数量减少 40%,而终板和豆状袢和豆状束(H_2 区)很少受影响。

三、临床表现

1. 起病隐匿,病程呈不可逆进展

常无确切起病时间和起病症状,早期往往不易被发现,一旦发生,即呈不可逆的缓慢进展。

2. 老年性痴呆的临床表现

老年性痴呆的临床表现,可以综合为"A、B、C"三大症状:"A"指的是日常生活能力降低(英文简写 ADL),包括基本生活能力(吃、穿、行、个人卫生、大小便)和应用基本生活工具的能力(洗衣、做饭、花钱、应用电话)降低或丧失。

"B"指的是精神行为(Behavior)异常,包括妄想、幻觉、焦虑、激越、侵扰等。

"C"则指认知功能障碍,是 AD 的基础症状,包括如下方面:

(1)记忆障碍:记忆障碍为老年性痴呆的初发症状,既有遗忘又有健忘。遗忘是指记住新知识的缺陷,与皮质功能障碍有关;健忘是指远记忆缺陷,即回忆过去已记住信息的能力低下,与皮质下功能障碍有关。最初出现的是近记忆力受损,随之远记忆力也受到损害,最终远近记忆力均有障碍。

(2)认知障碍:认知功能是指掌握和运用知识的能力,包括语言和非语言技能、记住新知识的能力和从丰富的知识库中追忆知识的能力。认知功能障碍对诊断痴呆有决定意义。发生非言语的认知功能障碍比出现言语障碍的速度更快,时间更早。在 AD 的早期就可出现失算、判断力差、概括能力丧失、注意力分散、左右失认,且随病情发展愈益明显。

(3)失语:语言改变是皮质功能障碍的敏感指标。失语是 AD 的常见特征性症状,在其他原因的痴呆中不常见。口语理解进行性受损,复述功能相对保留直到晚期才受损,语言的句法和发音相对地保留至晚期,而语义方面则进行性损害。可表现为找词困难、冗赘的自发语言、命名不能、流利性失语,渐至错语症明显。至病的中晚期,可有各种明显的重复说话障碍,如模仿语言,为患者重复检查者对其说的词和词组;重语症,为患者重复自己说的词和词组;词尾重复症,为患者重复词的最后一部分。至晚期出现构音障碍(不可理解的声音),甚至缄默(哑口无言)。

(4)视空间技能障碍、失认及失用:在 AD 的早期视空间技能即受损,比其他类型痴呆的视空间障碍严重。如不能临摹图形,不能做结构性作业、连线测验和摆积木、拼图等。近 1/3 的 AD 患者有视觉失认、面貌失认、体象障碍、视空间失认、地理失定向等,并随病情进展而加重。AD 患者可出现多种失用:结构失用、穿衣失用、意念运动性失用、意念性失用、步行失用、失用性失写等。

3. 老年性痴呆的伴随症状

精神病性症状即为 AD 的伴随症状。表现为主动性减少、情感淡漠或失控、抑郁、不安、兴奋或欣快、失眠或夜间谵妄、幻觉(听、视)、妄想(被害、被窃、嫉妒妄想等)、徘徊、无意义多动、自言自语或大声说话、焦躁不安、不洁行为、攻击倾向等。这些症状常常是 AD 患者求治的目的,在诊断痴呆时不应忽视。在 AD 发展过程中"A""B""C"3 大核心症状随病程时间的推移逐渐加重,而伴随的精神症状随时间的推移无明显加重。

4. 体征不明显

AD 一般无神经系统体征,早期约 7% 的患者有肌阵挛发作,晚期可出现锥体束征阳性或癫痫(全身强直阵挛)发作。

5. 临床演变过程

AD 患者的高级认知功能相继丧失以及行为和神经系统功能障碍发生的时间顺序,是临床诊断 AD 的重要线索。

四、实验室检查及特殊检查

1. 血叶酸、维生素 B_{12}、甲状腺功能检测

血叶酸、维生素 B_{12}、甲状腺功能检测以排除由于叶酸、维生素 B_{12} 缺乏及甲状腺功能低下导致的痴呆。

2. 基因检测

ApoE-4 有利于痴呆的诊断。

3. 脑脊液

近期研究显示,同时检测脑脊液中 β-amyloid(Aβ1-42)和 Tau 蛋白可能有特殊意义。据报道,AD 患者约有 96% 的患者同时具有脑脊液 Tau 蛋白或 p-Tau 蛋白水平的增高和 Aβ1-42 的降低。

4. 脑电图

脑电图可以表现正常或呈非特异性的弥散性慢波,α 波节律变慢、波幅变低,甚至在疾病严重时可以消失。一般来说,脑电图变化的程度与患者的智能损害程度之间具有相关关系。

5. 头颅 CT

头颅 CT 主要显示脑萎缩。大脑灰质普遍萎缩,表现为两大脑半球脑沟增多、加深,脑裂增宽;颞叶(主要是颞中回)萎缩,表现为颞叶脑沟增多、加深,颞中回变窄,鞍上池和环池增宽,侧脑室颞角扩大;脑白质萎缩以三脑室和侧脑室体部扩大为主要表现。

6. 磁共振成像(MRI)

MRI 在所有医学影像学手段中的软组织对比分辨率最高,可以清楚地分辨脑灰白质。所

显示的脑萎缩或脑室扩大较 CT 更清晰、更敏感，且能测量整个颞叶或海马、杏仁核等结构的体积，对 AD 的早期诊断具有重要意义。

7. 单光子发射断层扫描（SPECT）

SPECT 是一种放射性核素显像与计算机技术相结合的医学影像学技术。能显示局部脑血流灌注，进而反映脑功能变化。AD 患者颞顶叶皮层脑血流量减少，以颞顶叶后部更为显著，表现为低灌注或灌注缺损区，左右两侧血流灌注下降的程度可以相似或明显不同。

8. 正电子发射断层扫描（PET）

PET 是一种借助于扫描放射性示踪剂在人体内的运动，获取细胞活动或代谢的信息，并用于成像的核医学手段，是目前仅有的三维显示脑能量代谢的方法。可以显示颞顶部皮质葡萄糖代谢降低，表现为低代谢区或代谢缺损区。安静时检测的代谢率反映了形态损害的程度，活动状态下的代谢率反映的是大脑对功能试验的潜在能力。AD 的代谢在活动时比安静时受累更严重。

五、诊断与鉴别诊断

（一）诊断

痴呆的诊断包括两方面：一是确定是否痴呆，可以采用 ICD-10 相关的诊断标准后运用简易智能量表（MMSE）等测验，二是确定哪一类型痴呆，即病因诊断。2007 年 Lancet 公布了修订版的美国国立神经病、语言交流障碍和卒中研究所（NINCDS-ADRDA）用于研究的 AD 诊断标准，该标准为"很可能 AD 标准"，包括：A＋（B、C、D、E 中至少一项）。A：早期、持续 6 个月以上的显著的情景记忆障碍，并有客观检查依据支持；B：存在内颞叶萎缩，经 MRI 定性或定量测量发现海马结构、内嗅皮层、杏仁核体积缩小（参考同龄人群的常模）；C：脑脊液生物标记物异常，β 淀粉样蛋白 1-42 水平降低，总 Tau（t-tau）蛋白或磷酸化 Tau（p-tau）蛋白水平增高，或三者同时存在；D：18F-FDG 正电子发射断层显像（PET）显示双侧颞叶糖代谢减低，或 18F-FDDNPPET 脑显像显示 Aβ 增多；E：直系亲属中有已证实的常染色体显性遗传突变导致的 AD。此诊断标准提高了 AD 诊断的特异性和敏感性，对 AD 早期诊断及进行相关研究有很大帮助。

迄今为止，AD 的诊断仍沿用 1984 年版的 NINCDS-ADRDA 诊断标准，其主要缺陷在于其临床诊断依赖于主观认知障碍的评测，缺乏客观影像、生物标志物等客观依据，对 AD 的极早期阶段不能识别而将其归入所谓的轻度认知功能障碍（MCI），可能延误早期治疗。在 2007 年版的 NINCDS-ADRDA 诊断标准中，对于 AD 的诊断，临床认知障碍症状的作用减弱，从 2 项认知障碍减少到只有 1 项情景记忆障碍即可，而强调客观依据，如影像学表现、分子生物学指标及基因等的辅助作用，病情处于 MCI 阶段者即可纳入 AD 诊断。

目前通过影像学结构评定脑萎缩尚缺乏特异性，功能性 Aβ-PET 的示踪剂还未被批准应用于临床，而且 PET 检查价格昂贵，脑脊液分子生物标志物检查仍未广泛用于临床，而基因突变检测对于大多数散发性 AD 并无帮助，还需进一步深入研究基因表达及基因组学，建立影像和分子生物标志物的常规检测方法。

（二）鉴别诊断

1. 血管性痴呆

AD 与血管性痴呆（VaD）是老年期痴呆的两种主要类型，其共同点为病变损伤了大脑认知区域,影响了认知相关的神经递质的合成、分泌及传导通路,导致临床痴呆症状出现,即因认知功能下降使日常生活、社交及工作能力受到影响。但两者具有不同的发病机制,疾病特点和诊断标准均不相同,是两种不同的疾病。血管性痴呆是由于缺血、出血、低灌注、栓塞、小血管病等血管因素引起的,其病变包括:上述因素直接导致的认知功能区域病变,血管因素导致的脑萎缩变性改变以及血管因素破坏血—脑脊液屏障,导致毒素物质入侵引起的脑组织损害。AD 则是由病理性老年斑和神经元纤维缠结(NFT)所致的以认知功能区颞、顶叶为主的大脑弥散性退行性病变及血管损伤。VaD 呈急性或亚急性起病,病程呈波动性、阶梯性恶化,发病年龄有时会相对年轻。VaD 的临床表现因脑卒中病灶的部位及大小而异,痴呆症状差异较大,可伴有或不伴有记忆力障碍,临床出现的认知障碍如与影像所见脑卒中部位相符,则血管性认知障碍(VCI)/VaD 可能性大。应注意的是有一部分患者属于 AD-MID 混合性痴呆,需通过 CT、MRI 及 PET 进行诊断。Hachinski 缺血指数量表可用于鉴别老年性痴呆。

2.Pick 病

Pick 病是另一种较少见的神经系统的原发性退行性疾病。病理特点为新皮质和海马的神经细胞内出现银染色的细胞质内涵体——Pick 体。

3.正压性脑积水

正压性脑积水痴呆发展较快,颅内压不高,双下肢步态失调,走路不稳,尿失禁,CT 或 MRI 示脑室扩大显著,皮质萎缩不明显。

4.帕金森病

帕金森病是一种基底的多巴胺能黑质纹状体系统变性疾病。临床表现以震颤、肌强直、动作减少等为特点,约 30% 的患者伴有智能障碍,运动症状出现于认知障碍之前,或至少是同时,神经系统检查有锥体外系的体征,葡萄糖代谢率通常不变。

5.Lewy 体病(DLB)

Lewy 体病呈波动性进展,有认知障碍、视幻觉和帕金森综合征,上述 3 个症状中出现 2 个即可诊断。

六、西医治疗

(一)一般治疗

AD 患者常伴有躯体疾病,而且病程中又可出现新的认知功能损害和精神症状,涉及精神科、神经科、内科各学科等多学科治疗。应细致、定期地观察患者,对有明显幻觉、妄想等危险行为者,应及时住院治疗,对生活不能自理的晚期患者应建议住相关医院。同时,应向其家属普及安全和护理知识。应限制外出,或陪伴外出。饮食中补充富含卵磷脂、维生素 A、维生素 E、锌、硒等微量元素的食物,限制铝的摄入等。

(二)药物治疗

治疗原则:治疗行为异常,治疗 AD 的基本症状,减缓 AD 进展速度,延缓 AD 的恶化。

1.与神经递质有关的药物

(1)胆碱能药物:中枢胆碱能系统与学习、记忆密切相关,乙酰胆碱是促进学习记忆的神经递质。胆碱能神经元的退化是造成痴呆的重要病理因素。拟胆碱药的促认知作用主要通过三条途径来实现:通过给予乙酰胆碱前体直接增加可利用的乙酰胆碱浓度;通过胆碱酯酶抑制剂以阻断乙酰胆碱降解,从而间接增加乙酰胆碱浓度;通过突触后受体激动剂激活突触后胆碱能受体。由于第一条途径的代表药氯化胆碱和卵磷脂疗效不理想,而第三条途径的药物尚在研发中,目前临床应用以胆碱酯酶抑制剂为主。

胆碱酯酶抑制剂:是 AD 治疗过程中使用最多、历史最久的一类药物。通常只适用于轻、中度 AD 患者,因为其疗效依赖于胆碱能神经元的完整程度。此类药物有他克林(10～40 mg,每天 3 次,疗程 3 个月以上)、安理申、石杉碱甲(哈伯因)、加兰他敏、ENA-713、美曲丰等。

(2)NMDA 受体拮抗剂:NMDA 受体是谷氨酸受体中最重要的一种,AD 患者认知功能下降与谷氨酸激活 NMDA 受体引起的神经元细胞毒性有关,而 Aβ 和 Tau 蛋白可激动 NM-DA受体引发兴奋性毒性,导致细胞死亡。美金刚是一种中度亲和性、非竞争性 NMDA 受体拮抗剂,具有抗谷氨酸诱导的神经毒性作用,2003 年获 FDA 批准上市,其可阻断突触间谷氨酸盐水平升高引起的 NMDA 受体的病理活性,但对生理活性无显著影响,因此可防止由此导致的神经元功能障碍,恢复生理水平下的谷氨酸能神经元传递。另外,它还可直接激动多巴胺受体,促进多巴胺释放。被美国 FDA 批准为治疗中重度 AD 的药物。而最近一项随机的、双盲的安慰剂对照组临床研究中在给予轻中度 AD 患者美金刚 24 周后,统计学数据显示美金刚组疗效高于对照组,表明美金刚对治疗轻中度 AD 患者有较好疗效。

2.脑细胞代谢激活剂

此类药物的作用机制是:①增强神经传递;②调节离子流,增加钙、钠向神经元的内流,减少钾外流;③影响载体介导的离子转运。常用药物有吡拉西坦(脑复康)、脑活素等。

3.脑血液循环促进剂

脑组织对氧及能量的需要量很大,且无储备功能。有学者的研究表明,AD 与动脉血栓密切相关,动脉粥样硬化越严重的患者,患 AD 的可能性越大。同时,AD 患者出现动脉粥样硬化的比例也大大高于正常人。

(1)麦角碱类

1)氢麦角碱:直接作用于 DA 和 5-HT 受体,降低脑血管阻力;增强突触前神经末梢释放递质与对突触后膜受体的刺激作用,改善突触神经传递功能。

2)脑通:增强脑细胞能量的新陈代谢,增加氧和葡萄糖的利用,改善智能障碍;促进 DA 的转换,刺激神经传导;增强蛋白质的合成,改善学习和记忆能力等。

(2)其他

1)都可喜:提高脑动脉血氧含量,增加脑动脉血氧分压和血氧饱和度,改善大脑微循环状态。

2)素高捷疗:能促进缺血状态下脑细胞线粒体的呼吸,提高 ATP 的产生,激活脑组织功能及网状内皮系统的功能。

3)银杏叶提取物:提高脑缺氧的耐受性,增加大脑能量的代谢,清除自由基等。

4.钙离子拮抗剂

脑细胞钙代谢失衡与老化的关系已引起广泛注意和重视。在含有神经元纤维缠结的脑细胞和来源于 AD 患者的成纤维细胞,均可见到钙的堆积。

常用药物有:①尼莫地平:能选择性地扩张脑血管,增加脑血流量;在神经元中具有强的钙拮抗作用,促进受伤神经元的再生,改善学习和记忆能力。剂量为 120～180 mg/d。②盐酸氟桂利嗪(西比灵):能选择性地扩张脑血管,增加脑血流量,从而预防缺血、缺氧引起神经细胞内钙离子增多所致的细胞损害。

5.神经营养因子

神经营养因子是靶组织分泌的特异性蛋白分子,有促进和维持神经细胞生长、存活、分化和执行功能的作用,但不刺激细胞分裂。目前研究比较深入的药物有神经生长因子等。

6.抗氧化剂

衰老过程中,脑组织物质和能量代谢异常导致大量自由基产生。AD患者尸检发现,脑组织中自由基生成增加,脂质严重过氧化;线粒体的DNA明显受损。另外,沉积在AD患者脑中的β-淀粉样蛋白通过对血管的氧化性损伤可导致神经变性作用。常用的抗氧化剂有维生素E、司来吉林等,长期服用能延缓AD的发展进程。

7.雌激素

美国的一项研究发现,雌激素替代疗法可以明显延缓AD的发生。但其作用机制尚不清楚。能否推荐雌激素疗法用以延缓或防止AD,尚须进行前瞻性临床试验,以期了解雌激素的剂量和用药时间,以及对老年绝经后妇女的安全性。

8.其他药物

对AD的治疗,除目前FDA已批准上市的乙酰胆碱酯酶抑制剂(ACHEI)和谷氨酸受体(NMDAR)拮抗剂外,国际上仍在积极研发针对AD病理改变等其他途径的药物,并且有些药物正在用于Ⅱ期或Ⅲ期临床试验研究。针对Aβ水平变化的治疗主要包括减少Aβ产生的制剂(如β-分泌酶抑制剂和γ-分泌酶抑制剂),增加Aβ降解的药物(如胰岛素受体增敏剂罗格列酮)和降低Aβ寡聚体聚集,抑制Aβ沉积的药物(包括免疫治疗药物和金属螯合物)。除此,还有NFT抑制剂、NMDAR及钙离子通道拮抗剂多靶点药物、特异性中枢神经系统烟碱受体激动剂(NNR)等。

(三)其他疗法

1.3R智力激发法

1R:往事回忆——用过去事件和相关物体通过回忆激发记忆。

2R:实物定位——激发老年痴呆者对于其有关的时间、地点、人物、环境的记忆。

3R:再激发——通过讨论思考和推论激发患者智力和认知能力。

2.球体涂色法

直径20 cm的圆球被曲波线划成6个区,涂红、黄、蓝3种颜色,不能相邻的两个或几个区均涂1种颜色,不限时间。

3.血管弱激光照射法

He-Ne激光($\lambda=632.8$ nm)输出$\leqslant 5$ mV,通常$1.0\sim2.5$ mV,可改善由衰老所致的多系统失调,使神经递质、生物胺类及受体功能得以恢复。

4.亮光疗法

亮光疗法用于治疗AD患者的睡眠与行为障碍。AD患者的睡眠觉醒节律破碎而零乱,白天睡眠时间增多,夜间睡眠时间减少。方法:每天上午$9\sim11$时,灯距1 m,持续4周,可提高警觉水平,减少白天睡眠时间,使夜间睡眠得以整合,减少因白天或夜间谵妄而引起的异常行为。

(四)并发症的治疗

维持水电解质平衡,防治感染、心衰及各种代谢障碍,加强营养,尽量排除能损害脑功能的任何原因。精神方面并发症可以进行抗抑郁、抗焦虑、镇静及其他抗精神药物治疗。行为障碍的治疗主要是避免抑郁、焦虑及激怒，并可运用心理治疗、体育疗法、社会活动、定向治疗（熟悉数字、时刻表、日历等）和音乐疗法。

七、中医治疗

（一）辨证论治

1.肝肾亏虚

主症：记忆力减退，健忘，表情呆钝，头昏耳鸣，懒惰思卧，齿枯发焦，腰酸腿软，步履不稳。偏阴虚可伴颧红盗汗，舌质红，少苔，脉细数。偏阳虚伴怕冷、小便不利，舌淡而胖，脉虚弱。

治法：肝肾阴虚者滋养肝肾；肾阳虚者补肾助阳。

方药：阴虚选大补阴丸：熟地黄 30 g，龟甲 30 g（先煎），黄柏 12 g，知母 10 g，怀山药 15 g，枸杞子 15 g，山萸肉 15 g，黄精 10 g，远志 6 g，绞股蓝 10 g；阳虚选金匮肾气丸化裁：熟地黄 24 g，山药 12 g，山茱萸 12 g，泽泻 9 g，茯苓 9 g，牡丹皮 9 g，淫羊藿 15 g，巴戟天 15 g，刺五加 12 g。

2.心脾两虚

主症：反应迟钝，善忘，神情呆滞，或不辨方向等，伴头昏沉或头重如裹，嗜卧懒动，神疲倦怠，气短乏力，面色苍白或萎黄，手足不温，纳呆，便溏，舌质淡，苔腻，脉细弱。

治法：健脾养心，补益气血。

方药：归脾汤：熟地黄 12 g，枸杞子 12 g，山茱萸 12 g，肉苁蓉 9 g，黄芪 30 g，白术 12 g，白芍 15 g，茯苓 15 g，山药 30 g，石菖蒲 9 g，远志 6 g，五味子 6 g，大枣 3 枚。

3.痰火扰心

主症：呆滞明显，可伴情感性格改变，虚烦不得眠，躁扰不安，头晕目眩，手足心热，口气臭秽或口苦口黏，恶心呕吐，痰多黄黏，胸闷痞满，头昏头胀，不寐，大便秘结，舌红苔黄腻，脉滑数。

治法：清热解毒，化痰定志。

方药：黄连解毒汤：黄连 9 g，山栀子 9 g，淡竹叶 9 g，川芎 12 g，远志 6 g，丹参 15 g，郁金 12 g，知母 12 g，酸枣仁 15 g。

4.痰浊蒙窍

主症：记忆力减退，智力衰退，表情呆滞，寡言少语，倦怠嗜卧，头重如裹，或口多涎沫，舌质淡，苔白，脉濡滑。

治法：健脾化痰，豁痰开窍。

方药：温胆汤合半夏白术天麻汤：半夏 12 g，白术 12 g，陈皮 15 g，茯苓 15 g，竹茹 12 g，枳实 15 g，天麻 10 g，郁金 6 g，菖蒲 15 g，丹参 15 g，远志 6 g。

（二）中成药

（1）六味地黄丸：每次 8 丸，每天 2 次。适于肝肾阴虚证。

（2）金匮肾气丸：每次 8 丸，每天 2 次。适于肾阳虚证。

（3）归脾丸：每次 8 粒，每天 2 次。适用于心脾两虚者。

（4）八珍颗粒：每次 1 袋，每天 2 次。适于气血不足证。

（5）安脑丸：每次 1～2 丸，每天 2 次。适于痰热蒙窍证。

（6）牛黄清心丸：每次 1 丸，每天 2 次。适于痰热蒙窍证伴烦躁不安者。

(7)苏合香丸:每次1丸,每天2次。适于痰浊蒙窍证。

(三)针灸治疗

1.体针疗法

主穴:百会、四神聪、神庭、神门、风池、人中等。

辨证配穴:

(1)肝肾亏虚:肾俞、绝骨、太冲、足三里等。补法,每次30 min,每天1次,治疗1个月为1个疗程。亦可接电针,断续波,30 min。

(2)心脾两虚:中脘、丰隆、内关、太溪、三阴交、通里等。补法,每次30 min,每天1次,治疗1个月为1疗程。亦可接电针,断续波,30 min。

(3)痰浊阻窍:四关、足三里、丰隆、内庭、郄门等。平补平泻,每次30 min,每天1次,治疗1个月为1疗程。亦可接电针,断续波,30 min。

(4)痰火扰心:太冲、丰隆、阳陵泉、血海、内关等。泻法,每次30 min,每天1次,治疗1个月为1疗程。亦可接电针,断续波,30 min。

2.头针

顶中线、额中线及额旁1～3线、颞前线、颞后线。以28号毫针,沿头皮15°～30°斜刺进针至帽状腱膜下,进针深度3 cm,得气后留针30 min,或可接电针。

3.耳针

神门、心、脑点、肝、肾、肾上腺等。每次取3～5个穴,双侧用毫针中等量刺激,隔日1次,15次为1疗程。

八、康复治疗

康复是指综合、协调地应用各种非药物治疗、护理、心理支持、训练等措施和手段,以减少伤残者身心和社会功能障碍,提高生活质量,回归社会。对于痴呆患者,目的是使他们能够自理生活,进行一些简单的工作或家务,防止疾病进展,延缓痴呆恶化。

九、预后与调摄

该病确诊后病情常呈进行性加重,通常病程5～10年。患者多死于并发症,如压疮、肺部感染和深静脉血栓形成。在调护方面,主要注意以下几点:注意饮食、营养、水电解质平衡,鼓励患者适当活动和锻炼,预防感染,尤其肺和尿道感染。心理治疗、社会干预、适合患者及家属的健康教育应贯穿整个治疗过程。

第四节　短暂性脑缺血发作

短暂性脑缺血发作(TIA)是由颅内血管病变引起的一过性或短暂性、局灶性脑或视网膜功能障碍。临床症状一般持续10～15 min,多在1 h内,不超过24 h。不遗留神经功能缺损症状和体征,结构性影像学(CT、MRI)检查无责任病灶。老年人颈内动脉系统TIA平均发作时间为 12 min,椎—基底动脉系统 TIA 平均发作时间为 8 min,具有反复发作性、症状刻板性、时间短暂性特点。

一、病因及发病机制

(一)西医病因及发病机制

TIA 病因尚不十分清楚。其发病与动脉粥样硬化、动脉狭窄、血液成分改变、血流动力学异常、心脏病等多种因素有关。

1. 微栓塞

来源于颈部和颈内大动脉,尤其是动脉分叉处的动脉粥样硬化斑块、附壁血栓或心脏的微栓子脱落,随血液流入脑中,引起颅内供血动脉闭塞,产生临床症状。当微栓子崩解或移动后局部血流恢复,症状便消失。

2. 脑血管痉挛、狭窄或受压

老年人情绪变化或其他刺激脑血管因素可导致脑血管痉挛,脑动脉粥样硬化可引起脑血管狭窄,颈椎骨质增生压迫椎动脉等。

3. 血流动力学改变

依据 Bayliss 效应,当平均动脉压高于 160 mmHg 或低于 60 mmHg[①] 时,会引起脑血流增多或减少。老年高血压患者脑血流流量自动调节的范围的上、下限均下移,对低血压的耐受能力减弱,因此在血压波动或急剧降压后会引起 TIA 发作。血液成分的改变、某些血液系统疾病、血纤维蛋白含量增高、血液的高凝状态等所引起的血流动力学异常均可引起 TIA。

4. 颅内动脉炎和脑盗血综合征

无名动脉或锁骨下动脉狭窄或闭塞所致的椎动脉—锁骨下动脉盗血也可引发 TIA。

5. 遗传因素

磷酸二酯酶 4D(PDE4D)基因和 5-脂氧合酶活化蛋白(ALOX5AP)是冰岛科学家发现缺血性卒中相关基因。此相关性主要是这些基因的特殊单倍型,并没有发现疾病相关的特异性突变。PDE4D 是环核苷酸磷酸二酯酶,选择性降解第二信使 cAMP,而 cAMP 水平的降低增加了平滑肌细胞增殖、迁移,这是动脉粥样硬化的主要过程之一,所以认为此基因与卒中的病理生理相关。ALOX5AP 编码了 5-脂氧合酶活化蛋白,后者为一种在白三烯介导的炎症反应通路中起到关键作用的蛋白质。白三烯 A4 到白三烯 B4 的转化在白细胞趋化现象和炎症应答中起决定性作用,这也是动脉粥样硬化的一个主要过程。TIA 患者发生卒中的概率明显高于一般人群。一次 TIA 后 1 个月内发生卒中有 4%～8%,1 年内有 12%～13%,5 年内则达 24%～29%。TIA 患者发生卒中在第 1 年内较一般人群高 13～16 倍,5 年内也达 7 倍之多。

不同病因的 TIA 患者预后不同。表现为大脑半球症状的 TIA 和伴有颈动脉狭窄的患者有 70% 的人预后不佳,2 年内发生卒中的概率是 40%。椎—基底动脉系统 TIA 发生脑梗死的比例较少。相比较而言,孤立的单眼视觉症状的患者预后较好;年轻的 TIA 患者发生卒中的危险较低。在评价 TIA 患者时,应尽快确定病因以判定预后和决定治疗。

(二)中医病因病机

短暂性脑缺血发作,中医学将其纳入"中风先兆"。颈内动脉系统 TIA 主要表现为偏瘫或

---

① 临床上仍习惯用毫米汞柱作为血压单位,1 kPa＝7.5mmHg。全书同。

失语,似中医学"小中风"。椎—基底动脉系统 TIA 主要表现为眩晕,伴恶心呕吐、共济失调等,属中医学"眩晕"范畴。其病因病机主要有以下几方面。

1.肝阳偏亢

患者素体阴虚,水不涵木,复因情志所伤,肝阳偏亢,上扰于头则发为眩晕;或夹痰夹瘀,横窜经遂,则见偏瘫、失语。

2.痰浊内生

嗜酒肥甘,饱饥劳倦,伤于脾胃,以致水谷不化精微,聚湿生痰,清阳不升,浊阴不降,发为本病。

3.瘀血停滞

患者素体气血亏虚,气血运行不畅,瘀血停滞;或脉络空虚,风邪乘虚入中经络,气血痹阻,肌肉筋脉失于濡养,故本病发生。短暂性脑缺血发作属中医中风先兆证的范畴,又根据本病突然起病,多数在 2 h 之内缓解,其倏然而动,旋即而复,突发突止的症状表现,符合"风邪"致病的特点。因此,有人认为中风先兆发病过程中"风"象突出,贯穿了起病、加重、缓解的全过程。认为阴虚风动、血虚风动是导致中风先兆证发病的主要动因。风动在血,治疗应及时散血中之风,选用疏风通络、散风活血之品,使风散血安,诸症不生。

二、临床表现

TIA 的临床特征如下。

①TIA 好发于年龄 60 岁以上的老年人,男性多于女性。②患者多伴有一种或多种脑血管病的危险因素,如高血压、糖尿病、高脂血症等。③发作常有诱因,劳累、寒冷、情绪激动、颈部过度活动、躯体的剧烈疼痛等是 TIA 的常见诱因。④突然发病,表现为短暂性完全遗忘发作和跌倒发作,持续时间短暂,一般 10~15 min,多在 1 h 内,最长不超过 24 h。⑤恢复完全,不遗留神经功能缺损体征。⑥多有反复发作的病史。根据神经系统定位分颈内动脉系统及椎—基底动脉系统 TIA 两种临床类型。

1.颈内动脉系统 TIA

TIA 症状多表现为单眼(同侧)或大脑半球症状。视觉症状表现为一过性黑蒙、雾视、视野中有黑点,或有时眼前有阴影摇晃光线减少。大脑半球症状多为一侧面部或肢体的无力或麻木,可以出现言语困难(失语)和认知及行为功能的改变。

2.椎—基底动脉系统 TIA

TIA 通常表现为眩晕、头晕、构音障碍、跌倒发作、共济失调、异常的眼球运动、复视、交叉性运动或感觉障碍、偏盲或双侧视力丧失。临床孤立的眩晕、头晕或恶心很少是由 TIA 引起的。椎—基底动脉缺血的患者可能有短暂的眩晕发作,但需同时伴有其他神经系统症状或体征,较少出现昏厥、头痛、嗜睡、记忆缺失或癫痫等症状。该型为老年 TIA 常见的临床类型。

三、实验室检查及特殊检查

辅助检查的目的在于确定或排除可能需要特殊治疗的 TIA 的病因,并寻找可改善的危险因素以及判断预后。

1.头颅 CT 和 MRI

头颅 CT 有助于排除与 TIA 类似表现的颅内病变。头颅 MRI 的阳性率更高,但是临床并不主张常规应用 MRI 进行筛查。

2.超声检查

（1）颈动脉超声检查：应作为 TIA 患者的一个基本检查手段，常可显示动脉硬化斑块。但其对轻中度动脉狭窄的临床价值较低，也无法辨别严重的狭窄和完全颈动脉阻塞。

（2）经颅彩色多普勒超声：是发现颅内大血管狭窄的有力手段。能发现严重的颅内血管狭窄、判断侧支循环情况、进行栓子监测、在血管造影前评估脑血液循环的状况。

（3）经食管超声心动图（TEE）：与传统的经胸骨心脏超声相比，提高了心房、心房壁、房间隔和升主动脉的可视性，可发现房间隔的异常（房间隔的动脉瘤、未闭的卵圆孔、房间隔缺损）、心房附壁血栓、二尖瓣赘生物以及主动脉弓动脉粥样硬化等多种心源性栓子来源。

3.脑血管造影

（1）选择性动脉导管脑血管造影（数字减影血管造影，DSA）：是评估颅内外动脉血管病变最准确的诊断手段（金标准）。但脑血管造影价格较昂贵，且有一定的风险，其严重并发症的发生率为 0.5%～1.0%。

（2）计算机成像血管造影（CTA）和磁共振显像血管造影（MRA）：是无创性血管成像新技术，但是不如 DSA 提供的血管情况详尽，且可导致对动脉狭窄程度的判断过度。

4.其他检查

对小于 50 岁的人群或未发现明确原因的 TIA 患者，或是少见部位出现静脉血栓、有家族性血栓史的 TIA 患者应做血栓前状态的特殊检查。如发现血红蛋白、红细胞压积、血小板计数、凝血酶原时间或部分凝血酶原时间等常规检查异常，须进一步检查其他的血凝指标。

临床上没有 TIA 的常规、标准化评估顺序和固定的辅助诊断检查项目，常需因人而异，如一位老年有高血压的男性患者，有多次的单眼黑蒙发作，应尽快检查颈动脉；年轻女性患者，有自发性流产史、静脉血栓史、多灶性的 TIA 就应该检查抗磷脂抗体等。

四、诊断和鉴别诊断

（一）诊断

TIA 的诊断分两步，一是否是 TIA；二寻找 TIA 病因。

由于 TIA 发作持续时间短，多数患者就诊时已无症状和体征，仔细询问病史是做出正确诊断的重要依据，对于暂时难于确诊的患者，可以先诊断为 TIA，保持随访观察。对患有高血压、糖尿病、动脉粥样硬化和心脏病的老年人突然反复发作的局灶性、短暂性脑缺血，每次发作持续数分钟或数小时，不超过 24 h，神经系统缺损症状可以用某一"责任"血管解释，发作间期无异常神经体征者，应高度怀疑 TIA。

查体时应仔细注意下列有意义的阳性体征：一侧颈部和锁骨上窝血管杂音、一侧颈动脉搏动减弱或消失、一侧肢体血压明显降低、有否心脏杂音、有否严重的颈椎退行性变等。

（二）鉴别诊断

应注意与以下疾病鉴别。

1.癫痫的部分性发作

部分性癫痫发作大多数继发于脑部病变，以刺激症状为主要表现的发麻，在脑电图可出现局限性异常波，CT、MRI 等可发现脑部病灶。

2.梅尼埃病

与椎—基动脉 TIA 表现相似，但该病发作持续时间明显延长，多持续数日，伴有耳鸣，反复多次发作后听力有不同程度减退,不伴有脑干的定位体征。

五、西医治疗

老年 TIA 是急症,应给予足够的重视,及早治疗,以防发展为脑梗死。

(一)危险因素的处理

1.高血压

血压宜控制在 120～160/75～90 mmHg 的范围。有资料显示,老年人降压治疗的益处与过度治疗危险的临界点是舒张压 65 mmHg。降压时机宜在急性期治疗完成后开始。老年人降压宜缓慢,宜选用长效钙离子拮抗剂,长效 ACEI,ARB,β 受体阻滞剂,利尿剂等,将联合用药作为初始治疗或一线治疗,在 3～6 个月达到预期降压目标,目标值一般高危患者为＜140/90 mmHg,极高危患者＜130/80 mmHg。

2.糖尿病

尽可能将血糖控制在正常水平,合并高血压的老年 TIA 患者除积极控制血糖外血压控制更严格,建议控制在 135/80 mmHg。

3.高脂血症

对伴有高脂血症的老年患者,至少使用一种他汀类降脂药,将低密度脂蛋白控制在2.6 mmol/L 以下。

4.改变生活方式

改变生活方式包括低盐低脂饮食、戒烟酒、适当运动、控制体重、夜睡眠固定在 7 h 等。

5.高同型半胱氨酸

高同型半胱氨酸血症是 TIA 和缺血性脑血管病的独立危险因素,叶酸、维生素 B_{12}、维生素 B_6 联合应用可有效降低血中同型半胱氨酸。

(二)抗血小板凝聚剂治疗

已证实对有卒中危险因素的患者行抗血小板治疗能有效预防中风。对 TIA 尤其是反复发生 TIA 的患者应首先考虑选用抗血小板药物。有心、脑血管危险因素的老年人应常规服用肠溶阿司匹林。阿司匹林是环氧化酶抑制剂。国内 CAST 试验曾提出 150 mg/d 的治疗剂量能有效减少卒中再发。双嘧达莫是环核苷酸磷酸二酯酶抑制剂,双嘧达莫缓释剂联合应用小剂量阿司匹林可加强其药理作用。目前,欧洲急性脑卒中治疗指南已将阿司匹林和双嘧达莫缓释剂的复合制剂作为首先推荐应用的药物。也可选用氯吡格雷 75 mg/d。研究发现,联合应用肠溶阿司匹林和氯吡格雷比单用肠溶阿司匹林获益更大,但出血的概率增高。不良反应主要是粒细胞减少,出血。有脑出血史,血压过高的老年患者不宜应用。建议如下。

(1)大多数 TIA 患者首选阿司匹林治疗,推荐剂量为 50～300 mg/d。

(2)也可使用小剂量阿司匹林(25 mg)加潘生丁缓释剂(200 mg)的复合制剂(片剂或胶囊),2 次/天。

(3)有条件者、高危人群或对阿司匹林不能耐受者可选用氯吡格雷,75 mg/d。

(4)如果使用噻氯匹定,在治疗过程中应注意检测血常规。

(5)频繁发作 TIA 时,可选用静脉滴注的抗血小板聚集药物。

(三)抗凝治疗

老年 TIA 患者常规不用抗凝治疗,对于伴发房颤和冠心病的老年 TIA 患者(感染性心内膜炎除外)及频繁发作的老年 TIA 患者,应考虑抗凝治疗。首选肝素 100 mg 加入 0.9％氯化钠溶液 500 mL 静脉滴注,20～30 滴/分,每天测定 APTT,5 d 后可改用低分子肝素(LMWH)4 000～5 000 U,腹壁皮下注射,每天 2 次,连用 7～10 d。或用华法林(Warfarin)6～12 mg,每晚1 次口服,3～5 d 后减为 2～6 mg 维持,应每晨监测凝血酶原时间(PT),用药 4～6 周逐渐减量至停药,用于长期治疗。有出血倾向、溃疡病、严重高血压及肝肾疾病的老年 TIA 患者禁忌。

(四)降纤药物

TIA 患者有时存在血液成分的改变,如纤维蛋白原含量明显增高,或频繁发作患者可考虑选用巴曲酶或降纤酶治疗。

(五)脑保护治疗

一般选用钙离子拮抗剂,如尼莫地平、尼卡地平等。

(六)手术治疗

单次或多次发生 TIA 的老年患者,如抗血小板药物治疗不佳,且颈动脉狭窄程度超过70％,可选择进行颈动脉内膜切除术(CEA)、血管成形术(PIA)和颈动脉血管内支架植入术(CAS)进行治疗。近年来 CAS 技术日益成熟,远端保护装置(保护伞)的应用增加了操作的安全性。

六、中医治疗

(一)辨证论治

1.肝阳上亢

主症:平素头晕耳鸣,视物昏花,腰膝酸软,失眠多梦,五心烦热,口干咽燥,突然眩晕,或发作性偏身麻木,或一过性偏身瘫软,短暂性言语謇涩,舌红少苔,脉弦数或弦细数。

治法:平肝潜阳,息风通络。

方药:天麻钩藤饮(《杂病证治新义》):天麻 10 g,钩藤 15 g,牛膝 15 g,益母草 30 g,黄芩15 g,山栀子 10 g,杜仲 15 g,桑寄生 30 g,首乌藤 15 g,茯神 15 g,丹参 15 g。

加减:如肝火偏盛可加龙胆草、牡丹皮以清肝泻热;若兼腑热便秘者加大黄、芒硝以通腑泻热;若肝阳亢极化风加羚羊角、牡蛎、代赭石等以镇肝息风;若肝阳亢而偏阴虚者,加牡蛎、龟板、鳖甲等以滋养肝肾之药。

2.痰湿内阻

主症:平素头重如裹,胸闷,恶心,食少多痰,突然出现阵发性眩晕,发作性偏身麻木无力,舌苔白腻,脉象濡缓。

治法:燥湿祛痰,健脾和胃。

方药:半夏白术天麻汤:半夏 10 g,白术 12 g,天麻 15 g,茯苓 15 g,甘草 6 g,生姜 10 g,大枣 15 g,党参 15 g。

加减:如眩晕较甚、呕吐频作者加代赭石、旋覆花、胆南星等以除痰降逆;如出现短暂性语言謇涩者加石菖蒲、郁金;胸闷食少甚者加白豆蔻、砂仁化湿醒胃;痰郁化火者可合用黄连温胆汤。

3.气虚血瘀

主症:平素头晕,气短懒言,身倦嗜卧,突然出现短暂性言语謇涩,一过性偏身麻木无力,舌质紫暗或暗淡,舌苔白或白腻,脉细涩或迟涩无力。

治法:益气活血,化瘀通络。

方药:补阳还五汤:黄芪 30～60 g,当归尾 15 g,川芎 10 g,赤芍 15 g,桃仁 15 g,红花 6 g,地龙 15 g,鸡血藤 30 g,乌梢蛇 15 g。

加减:如短暂性言语謇涩较重者,加石菖蒲、远志化痰开窍;兼便溏者加炒白术、山药以健脾;一过性偏身麻木无力甚者加天麻、全蝎以息风通络。

4.肾精不足

主症:平素精神萎靡,腰膝酸软或遗精滑泄,突然出现阵发性眩晕或短暂性语言謇涩,伴耳鸣,舌嫩红,少苔或无苔,脉细弱。

治法:补益肾精。

方药:河车大造丸(《景岳全书》):党参 15 g,茯苓 15 g,熟地黄 15 g,天冬 15 g,麦冬 15 g,紫河车 15 g,龟板 30 g,杜仲 15 g,牛膝 15 g,黄柏 10 g,丹参 15 g。

加减:每次发作时眩晕甚者加龙骨、牡蛎、鳖甲、磁石、珍珠母等以潜镇浮阳;发作时语言謇涩较甚者加石菖蒲、郁金、远志等以化痰开窍;遗精频频者加芡实、桑螵蛸、沙苑子、覆盆子等以固肾涩精。

(二)中成药

1.天麻丸

天麻丸适用于肝肾阴虚,浮阳上越。每次口服 1 丸,每天 3 次。

2.活血通脉胶囊

活血通脉胶囊适用于血瘀阻络证。每次 2～3 粒,每天 3 次。

3.川芎嗪注射液

川芎嗪注射液适用于气虚血瘀,脑络痰阻。每次 40～80 mL 加 5％葡萄糖注射液 250 mL 静脉滴注,每天 1 次。

4.复方丹参片

复方丹参片每次 3 片,每天 3 次,用于血瘀较重的中风先兆证。

5.人参再造丸

人参再造丸每次 1 丸,每天 3 次,用于风痰阻络型中风先兆证。

6.牛黄清心丸

牛黄清心丸每次 1 丸,每天 2 次,用于气血不足,痰热上扰的中风先兆证。

7.大活络丹

大活络丹每次 1 丸,每天 2 次,用于痰湿阻络的中风先兆证。

(三)单验方

(1)川芎 10 g,鸡蛋 1 只,煲水服食,治疗气虚血瘀导致的一过性眩晕。

(2)生明矾、绿豆粉各等份研末,用饭和丸如梧桐子大,每天早晚各服 5 丸。

七、预防与调摄

1.预防

(1)对已有引起 TIA 的危险因素,如高血压病、心脏病、糖尿病、高脂血症或血液病积极治疗,早期预防高血压病,低糖、低脂饮食,戒烟、生活规律和锻炼身体可以减少发病率。

（2）口服肠溶阿司匹林每次 50 mg,每天 1 次,连服 6～12 个月。

2.调摄

在发作间期,应注意早期控制饮食,行低盐、低脂、低糖饮食,防治糖尿病、高血压病、高脂血症、肥胖症、冠心病、高黏血症等,并向患者及家属宣传有关本病的知识,以便配合治疗,这些都应作为长期保健措施的内容。以上这些疾病均为 TIA 的危险因素,可行药物治疗,配合针灸、推拿、气功等,这样可减少 TIA 的发作次数。

第五节　帕金森病

帕金森病(PD)又称"震颤麻痹",是一种常见于中老年的神经系统变性疾病,多在 60 岁以后发病。该病起病缓慢,呈慢性进行性发展,以静止性震颤、肌强直、运动减少和姿势步态异常为主要表现。帕金森病是老年人中第四位最常见的神经变性疾病,在≥65 岁的人群中,1％患有此病;在＞40 岁的人群中则为 0.4％。

1817 年,英国医生 James Parkinson 首次报道"震颤麻痹",1888 年,法国著名神经病学家 Jean Martin Charcot 建议将本病称为"帕金森病",本病在世界各地的流行病学调查结果不尽相同。患病率有很大的地区及人种差异。一项 13 年(1967—1980 年)的研究结果显示,最高发病率在 75～84 岁,患病率为 187/10 万。男性略多于女性。

一、病因发病机制

(一)西医病因发病机制

有关 PD 的病因迄今尚不明了,既往的研究表明可能与诸多因素有关。目前认为,年龄老化、遗传因素、环境毒物、感染、氧化应激及自由基形成等都参与了 PD 的形成。

1.年龄老化

年龄老化是最常见原因之一,PD 随年龄增长发病率增高,高发年龄为 61～70 岁,其后则下降,患者黑质、纹状体多巴胺神经元发生退行性改变,色素颗粒及神经细胞脱失,较正常人明显减少,酪氨酸羟化酶(TH)和多巴胺脱羧酶活力逐渐减少,纹状体的多巴胺含量进行性减少,多巴胺受体(DA-R)也逐年减少。DA-R 本身为大分子蛋白,受脑内多种神经递质、调节物质、激素及某些药物调节。研究表明 DA-R 有数种亚型,DA-R 依分布部位不同、浓度不同而效应也不同。虽然随年龄增长多巴胺递质逐年减少。但老年人患 PD 者仅为少数,说明生理性多巴胺能神经元退变不足以引起本病。实际上,只有黑质多巴胺神经元减少 50％以上,纹状体多巴胺递质减少 80％以上,临床上才会出现 PD 的运动症状。因此,年龄老化只是 PD 病的促发因素。

2.遗传因素

遗传的机制尚未阐明,临床上家族性 PD 与散发性 PD 很难区别。研究表明,20％～25％的患者至少有一位一级亲属患 PD。迄今已发现 9 个基因,13 个基因位点与帕金森病的发病相关,分别被命名为 PARK 1～13。在已知的 9 个基因中,α-synuclein 基因

(PARK1/PARK4)、UCH-LI 基因（PARK5）、LRRK2 基因（PARK8）、GIGYF2 基因（PARK11）和 Htra2/Omi 基因（PARK13）为常染色体显性遗传性帕金森病致病基因；Parkin 基因（PARK2）、PINK1 基因（PARK6）、DJ-1 基因（PARK7）和 ATP13A2 基因（PARK9）为常染色体隐性遗传性帕金森病致病基因。α-synuclein 基因 Ala53Thr 和 Ala39Pro 的突变导致 α-突触共核蛋白异常沉积，最终形成路易小体。目前表观遗传学与帕金森病发病之间关系的研究还不够深入，但是已有的研究提示：遗传因素致帕金森病的发病可能并非 DNA 序列的改变，而是表观遗传改变所致，这在一定程度上具有重要意义，因为表观遗传改变是可逆的，可以为治疗所逆转。目前，表观遗传学已成为基因转录调控研究的一项新热点，进一步的研究必将为帕金森病的诊治提供有价值的线索。

3.环境毒物

主要环境暴露因子 1-甲基-4-苯基-1,2,3,6-四氢吡啶（MPTP）、铅、锰、工业污染和水源污染等因素与 PD 的发生有关。在美国 Olmsted 的一项对 149 例 PD 患者及 129 名对照者的病例对照研究发现，PD 男性患者与暴露于与农耕有关或无关的杀虫剂相关。也有研究表明，PD 的发生与使用杀虫剂的累积天数及与亲自使用农药及一些特殊的杀虫剂有关。

4.氧化应激及自由基形成

还原氧在许多正常状态的生物学过程中具有肯定作用，但形成过多则损害神经细胞。以下因素参与氧化应激所致的多巴胺能神经元变性：①帕金森病患者脑黑质内谷胱甘肽和铁蛋白含量降低，铁离子和脂质过氧化物浓度升高。②在水和氧气存在的情况下，多巴胺受单胺氧化酶的作用生成过氧化氢（H_2O_2）、氨和醛，过氧化氢又可导致毒性氧自由基增加，而加重氧化应激反应。③帕金森病患者黑质线粒体呼吸链中复合体Ⅰ活性降低，使多巴胺能神经元对氧自由基损伤的敏感性增加。④帕金森病患者黑质存在小胶质细胞活化。兴奋性神经毒性学说源于帕金森病动物模型丘脑底核谷氨酸能神经元放电增加。作为兴奋性氨基酸，谷氨酸主要通过其离子型的 N-甲基-D-天冬氨酸（NMDA）和 α-氨基-3-羟基-5-甲基-4-异唑丙酸（AMPA）受体对多巴胺能神经元产生作用，其中，由 NMDA 受体介导的兴奋性神经毒性作用与多巴胺能神经元变性密切相关，NMDA 受体阻断剂可阻断 MPTP 对黑质多巴胺能神经元的神经毒性。

总之，PD 并非单一因素所致，可能有多种因素参与。遗传因素可使患病易感性增加，但只有在环境因素及年龄老化的共同作用下，通过氧化应激。线粒体功能衰竭及其他因素等机制才导致黑质多巴胺能神经元大量变性并导致发病。

（二）中医病因病机

《内经》病机十九条中有数条关于筋脉挛急证候的描述，如《素问·至真要大论》曰："诸风掉眩，皆属于肝"，此风为内风，若肝脏阴血亏损，肝风内动，动风伤筋，血络筋脉失于濡养，筋急不柔则可诱发筋脉挛急、关节屈伸不利、摇动震颤。"诸热瞀瘛，皆属于火"，即筋脉挛急，可由于火热扰乱神明，引动肝风而致。"诸暴强直，皆属于风"，此风为外风，风伤筋膜则筋急不柔，而发为筋脉挛急。"诸痉项强，皆属于湿"，脾虚气弱，痰湿阻滞，阻遏阳气，阳气不煦，精气不濡，也可导致手足搐搦。《诸病源候论》在论及"风四肢拘挛不得屈伸候"中曰："此由体虚腠理开，风邪在于筋故也。邪客关机，则使筋挛。邪客于足太阳之络，令人肩背拘急也。"在论及"五指筋挛不能屈伸候"中曰："筋挛不得屈伸者，是筋急挛缩不得伸也。筋得风热则弛纵，得风冷则挛急。"指出风寒束于筋脉可致强直、挛缩。明代王肯堂所著《证治准绳》嘲亦曰："颤振也，振动也,筋脉约束不住而莫能任持,风之象也。"认为颤振之发生乃风邪作祟。《灵枢·邪客》曰:"邪气恶血,固不得住留,住留则伤筋络骨节,机关不得屈伸,故拘挛也。"指出拘挛的发生又与邪气恶血阻滞经络有关。《素问·阴阳应象大论》曰:"年四十而阴气自半也,起居衰矣。"《赤水玄珠》嘲曰:"此病壮年鲜有,中年以后乃有之,老年尤多。夫老年阴血不足。少水不能制盛火,极为难治。"指出:年到四十,肾中阴精已经衰减一半了,人也就开始衰老,说明人体随着年龄增长,各脏器功能逐渐衰弱。尤以肝肾阴精亏虚为特征。肾藏精,主骨生髓通脑,肾精亏虚髓少。脑髓失养。筋脉失濡易导致拘急痉挛、震颤抖动等症,日久则经脉阻滞不畅,气血不行,而见肌肉强直、活动障碍。根据本病的发病特点,结合古代中医对本病的研究,可知本病的病因与风、湿、寒、虚、痰、火、瘀等多种因素有关,病机复杂,肾虚是本病的基础,初为肝肾精亏、阴血不足、筋脉失养、肝风内动,继之经络气血阻滞、夹瘀夹痰、虚实并见。总属本虚标实之证,本虚为发病基础,标实为发病依据。

二、病理

PD 患者主要病理改变是黑质的色素脱失、神经元缺失和胶质增生,特别是在黑质的致密带和蓝斑;神经元变性也出现在迷走神经运动背核及无名质。肉眼可见黑质和蓝斑的颜色变淡、苍白。显微镜下显示黑质、致密带的色素神经元数量减少,残存的神经元变性、色素颗粒减少或破碎游离。在蓝斑、黑质的神经元内可见 Lewy 小体。Lewy 小体是圆形的嗜伊红包涵体,直径 $3\sim25$ nm,它有一个致密颗粒的核心,$1\sim8$ nm,核心周围有疏松排列的纤维成分,呈为"晕"状。免疫组化研究证实:Lewy 体包含有泛素、calbindin、补体蛋白、微丝亚单位、微管素以及蛋白 1 和 2 的微管,但不含有 Tan 蛋白-共核蛋白的基因是 Lewy 体中重要成分,其他也见于大脑皮质、壳核、下丘脑、无名质、迷走神经背核和交感神经节,但程度较轻。另外 PD 患者的脑中尚可见到苍白体,特别是见于黑质和蓝斑,但其数目较 Lewy 体少,故无诊断可靠性。

脑内存在多条多巴胺(DA)递质通路,最重要的是黑质-纹状体通路。DA 和乙酰胆碱(Ach)作为纹状体中两种重要神经递质系统,功能相互拮抗,两者维持平衡对基底节环路活动起重要作用。PD 患者由于 DA 神经元变性。DA 减少造成 Ach 系统功能亢进,导致基底节输出过多,丘脑-皮质反馈活动受到过度抑制,皮质运动功能的易化作用受到削弱。因此产生肌张力增高、动作减少等运动症状。

近年来还发现中脑-边缘系统和中脑-皮质系统的 DA 含量逐渐减少,可能引起智能减退、行为情感异常、言语错乱等高级活动障碍。DA 递质减少程度与患者症状的严重度一致。病变早期通过 DA 更新率增加和 DA 受体失神经后超敏达到代偿。临床症状不明显(亚临床状态)或不出现,随着疾病进展可产生典型帕金森症状而失代偿。近年来对基底节其他递质、酶的研究有了新的观点。

三、临床表现

(一)症状

1. 早期症状

患者最早期的症状常难以察觉,易被忽略。主要表现为患者活动缺乏灵活性,少动,逐渐出现脊柱、四肢不易弯曲,随着病情进展表现为步幅变小,前冲说话,声音变小,颈、背、肩部及臀部疼痛、疲劳,睑裂轻度变宽,呈凝视状。

2.典型症状

(1)震颤(tremor):常为首发症状,占 PD 的 80%。特点为静止性震颤、主动运动时不明显。多由一侧上肢的远端(手指)开始,然后逐渐扩展到同侧下肢及对侧上、下肢。下颌、口唇、舌头及头部一般均最后受累。震颤较为粗大,频率为 4~8/s(4~8 Hz),能为意识暂时控制但不持久,激动及疲劳时加重,睡眠时消失。拇指与屈曲的食指呈"搓丸样"(pil-roling)动作。年轻者多发单侧或先从一侧发病,老年者几乎为双侧性。让患者一侧肢体运动如反复握拳或松拳,可引起另一侧肢体出现震颤,该试验有助于发现早期轻微震颤。肌电图上,节律性的发放与协同肌及拮抗肌的交替活动相一致,另外在主动运动过程中,尚可出现手指、手的细小不规律的伸性动作性震颤,肌电图缺乏动作电位交替发放的特征。15%的 PD 患者在整个病程中没有震颤出现。部分患者可并发姿势性震颤。

(2)肌强直(rigidity):PD 患者的肌强直是由于锥体外系性肌张力增高,促动肌与拮抗肌的肌张力都有增高。被动运动关节时始终保持增高阻力,类似弯曲软铅管的感觉,故称"铅管样强直";如部分患者合并有震颤,则在伸屈肢体时可感到在均匀的阻力上出现断续的停顿,如齿轮在转动一样,称为"齿轮样强直"。由于肌张力增高及不平衡,常表现姿势的异常:呈头部前倾,躯干前弯,上肢前臂内收,肘关节屈曲,腕关节伸直,掌指关节屈曲的特殊姿势。老年患者肌强直可引起关节疼痛,是由于肌张力增高使关节的血供受阻所致。一些临床试验有助于发现轻微的肌强直。①让患者运动对侧肢体,可使被检测肢体肌强直更明显。②当患者处于仰卧位,快速将其头下的枕头撤离时,头部常缓慢落下。③让患者把双肘置于桌上,使双前臂与桌面成垂直位置,并让其双臂及腕部肌尽量放松。正常人此时腕关节与前臂约呈 90°屈曲,而在本病患者则腕关节或多或少仍保持伸直位置,俨若铁路上竖立的路标,称为"路标现象"。

(3)运动迟缓:是 PD 中基底节功能不全的特征性症状,严重时呈现为运动不能。表现各种动作缓慢,如系鞋带、穿衣、剃须、刷牙等动作缓慢或困难。面部表情少,瞬目动作减少甚至消失,称为"面具脸"。起步困难,克服惯性的能力下降,停止运动困难,改变运动姿势困难,一旦迈开脚步的小步伐,双足擦地而行,称"小步态"。越走越快,缺乏伴随的双臂摆动,躯干前冲,不能立即停止,称"慌张步态"。遇障碍时,步履踌躇或暂停步,以小步幅,连同头部、躯干一起转身绕弯。语言障碍可表现为发音低、构音不清、口吃或重复语言,称为"慌张语言"。写字时颤抖、歪曲、行距不匀、越写越小,称为"小写症"。这些特征性的运动不良亦可表现为吞咽困难,咀嚼缓慢,可表现为紧张或激动,突然发生一切动作停顿,有如冻僵,称为"冻结现象",短暂即过。与之相反出现反常运动,即短暂解除少动现象而表现正常活动,在罕见情况下,如应急状态也有显著有效的运动,称为矛盾运动。开—关现象系突然的活动不能和突然的活动自如。特殊体征可有反复轻敲眉弓上缘可诱发眨眼不止。

(4)自主神经功能障碍:常见唾液分泌过多致流涎。皮脂腺过度分泌及出汗增多,使皮肤尤其是面部皮肤油腻。血压偏低易出现体位性低血压,但很少出现昏厥,以老年患者多见,生化检查发现酪氨酸含量减少、血浆肾素和醛固酮水平低下有关。但血钠正常,提示为周围的交感神经缺陷。患者可顽固性便秘,排尿不尽,滴尿,尿失禁等。其病理基础为迷走神经背核损害及交感神经功能障碍。

(5)精神障碍:常见为抑郁症,通常轻中度,罕见自杀。约 40%的 PD 患者在其病程中有抑郁。其特征性表现为厌食,睡眠障碍和性欲缺乏。其次为痴呆,其在 PD 中发生率为 12%~20%。且其一级亲属中患有痴呆的危险性极高。

（二）体征

（1）早期特征性体征：为眨眼率减少。通常健康人眨眼频率在 15～20 次/分，而 PD 患者可减少至 5～10 次/分。

（2）典型体征：①"纹状体手"：呈掌指关节屈曲，近端指间关节伸直，远端指间关节屈曲。同时亦可发生足畸形。②Myerson 症：叩鼻梁或眉间不能抑制瞬目反应。③动眼危象：两眼球同向凝视的强直性痉挛，通常两眼球上视者常见，侧视及下视少见，反复发作，常常合并有颈、口和肌痉挛。④开睑及闭睑失用：不自主的提睑肌抑制及眼轮匝肌抑制。

（3）不典型体征：膝反射变异大，可以正常，亦难于引出，亦可活跃，仅限于单测的 PD 患者，双侧膝反射对称的呈屈曲性的反射，下颌反射和额反射很少增高。

（三）并发症

可并发心理障碍、运动障碍、感染和意外骨折等。

四、实验室检查及特殊检查

1. 常规检查

一般均在正常范围，个别可有高脂血症、糖尿病、异常心电图等改变。

2. 血脑脊液检查

血脑脊液检查可检出多巴胺水平降低，其代谢产物高香草酸浓度降低；5-羟色胺的代谢产物与羟吲哚醋酸含量减低；多巴胺 β 羟化酶降低；脑脊液中生长抑素明显降低及 γ-氨基丁酸水平减低等。

3. 分子生物学检查

生化检测采用高效液相色谱（HPLC），可检测到脑脊液及尿中高香草酸（HVA）含量降低。基因检测采用 DNA 印迹技术，PCR、DNA 序列分析等在少数家族性 PD 患者可能会发现基因突变。

4. 脑 CT、MRI 检查

一般无特征性所见，老年患者可有不同程度脑萎缩、脑室扩大，部分患者伴脑腔隙性梗死灶，个别出现基底节钙化。近来有学者证明 MRI 中 PD 患者于 T_1 加权像可见白质高信号，且出现于半卵圆中心的前部及侧脑室前角周围白质。

5. 功能显像检测

采用 PET 或 SPECT 与特定的放射性核素检测。如通过 6-18 氟-左旋多巴（6-FD）研究多巴胺的代谢可获得有关多巴胺受体的密度及亲和力的信息，并发现 PD 患者脑内多巴胺代谢功能显著降低，在临床症状出现之前即可发现纹状体的吸收指数小于正常。

疾病早期可发现 D_2 型多巴胺受体活性早期超敏（代偿期）后期低敏（失代偿期），以及多巴胺递质合成减少，对早期诊断、鉴别诊断及病情进展监测均有价值。但造价昂贵，尚未广泛用于临床实践中。

五、诊断与鉴别诊断

（一）诊断

典型的震颤麻痹诊断并不困难。根据典型的震颤、强直、运动减少等症状，结合搓丸样动作、铅管或齿轮样肌强直、面具脸、小写症、慌张步态等体征一般均可做出诊断。

（二）鉴别诊断

1.肝豆状核变性

隐性遗传性疾病，约 1/3 有家族史，青少年发病，可有肢体肌张力增高、震颤、面具样脸、扭转痉挛等锥体外系症状。具有肝脏损害，角膜 K-F 环及血清铜蓝蛋白降低等特征性表现。

2.特发性震颤

特发性震颤属显性遗传病，表现为头、下颌、肢体不自主震颤，震颤频率可高可低，高频率者甚似甲状腺功能亢进；低频者甚似帕金森震颤。本病无运动减少、肌张力增高及姿势反射障碍，并于饮酒后消失，心得安治疗有效等可与原发性帕金森病鉴别。

3.进行性核上性麻痹

本病也多发于中老年，临床症状可有肌强直、震颤等锥体外系症状。但本病有突出的眼球凝视障碍，肌强直以躯干为重，肢体肌肉受累轻而较好地保持了肢体的灵活性。颈部伸肌张力增高致颈项过伸，与帕金森病颈项屈曲显然不同，均可与帕金森病鉴别。

4.Shy-Drager 综合征

临床常有锥体外系症状，但因有突出的自主神经症状，如昏厥、直立性低血压、性功能及膀胱功能障碍，左旋多巴制剂治疗无效等，可与帕金森病鉴别。

5.药物性帕金森综合征

过量服用利血平、氯丙嗪、氟哌啶醇及其他抗抑郁药物均可引起锥体外系症状，因有明显的服药史、并于停药后减轻可资鉴别。

六、西医治疗

（一）内科治疗

药物治疗原理是恢复纹状体 DA 和 Ach 两大递质系统的平衡，但药物不能阻止病情发展，需终身服用。药物治疗原则：小剂量开始，缓慢递增，以最小剂量维持，根据年龄、症状类型、严重程度、禁忌证、价格及经济承担能力等选择治疗方案，合理选择联合用药时机。

1.左旋多巴类药物

左旋多巴属多巴胺前体，经 L-型氨基酸脱羧酶脱羧成多巴胺。PD 患者脑内左旋多巴水平严重不足，提供外源性左旋多巴可使脑内多巴胺水平剧增。但左旋多巴很容易被外周脱羧酶脱羧，其疗效甚低，而且不良反应较大，同时给予苄丝肼或卡比多巴均能抑制外周脱羧酶活力，使左旋多巴不良反应削弱，药量减少，疗效增强。尽管左旋多巴血药浓度波动现象大大限制了其应用，但左旋多巴仍然是目前治疗 PD 的基础药物。左旋多巴乙酯（LDEE）属左旋多巴前体，LDEE 口服后可以在十二指肠被迅速水解为左旋多巴，以左旋多巴的形式被快速吸收，它避免了左旋多巴在 PD 患者中吸收不稳定的缺点。因此，LDEE 在改善运动功能方面优于左旋多巴，通过降低药物剂量延迟药量引起的"开—关"现象。

2.多巴胺受体激动剂

对中枢神经系统多巴胺受体直接刺激的药物临床应用最多的是麦角碱类。年轻早期患者可以单独应用，国外长期观察结论：单一应用疗效不如左旋多巴，最好与其联合应用。应从小剂量开始渐增剂量至获得满意疗效而不出现不良反应为止。不良反应类似左旋多巴，症状波动和运动障碍发生率较高。此类常用药有溴隐亭、利舒脲（麦角乙脲）、吡贝地尔（泰舒达缓释片）、阿扑吗啡，一批新型 DA 受体激动药如卡麦角林、罗匹尼罗、普拉克索已在国外应用。

3.抗胆碱能药物

对震颤和肌强直有一定效果,对动作迟缓无效。用于以震颤突出且年龄轻患者。常用药物:苯海索(安坦)1～2 mg,每天 3 次口服。丙环定以 2.5 mg 开始,每天 3 次口服,逐渐增至每天 20～30 mg,分 3 次口服。

4.金刚烷胺

可能增加突触前的 DA 的合成与释放,抑制 DA 的再摄入,对少动、强直、震颤均有轻度作用。与左旋多巴(L-Dopa)有协同作用,早期患者可单独或与苯海索合用。起始剂量 50 mg,每天 2～3 次,1 周后可增至 100 mg,每天 2～3 次,一般不宜超过 300 mg/d。

5.单胺氧化酶 B 抑制剂

纹状体和海马神经元分别含有单胺氧化酶 A(MAO-A)和单胺氧化酶 B(MAO-B),MAO 受体功能抑制可增强多巴胺能作用,且 MAO-B 抑制比 MAO-A 抑制具有更高的选择性和更长的作用时程。雷沙吉兰是新的第二代 MAO-B 抑制剂,司来吉兰(丙炔苯丙胺)为第一代 MAO-B 抑制剂,与左旋多巴合用能增强左旋多巴的疗效,并减少左旋多巴用量的 1/4。雷沙吉兰疗效明显优于司来吉兰,抑制强度为司来吉兰的 5～10 倍。

近年来研究发现,PD 神经元损伤与星形胶质细胞的改变有关,在星形细胞内 MPTP 可转为 MPP＋MAO-B 介导形成,并损害神经元,MAO-B 抑制剂能抑制 MAO-B 阻断 MPTP 向 MPP＋转化。

(二)外科治疗

PD 患者在中晚期以后,有许多患者不可避免地出现药物疗效减退和严重并发症,通过药物调整也无法解决,此时,适当的外科手术将是一个好的选择。以苍白球毁损术为代表的毁损手术,由于其远期疗效不佳,并有可能带来不可预测的并发症,如吞咽、语言和平衡障碍,目前已经基本淘汰。现阶段,脑深部电极刺激(DBS)是外科治疗 PD 的最新进展。DBS 是利用脑立体定向手术在脑内某一个特殊的位置植入电极,通过高频电刺激,抑制异常电活动的神经元,从而起到缓解症状的作用。DBS 是目前最安全、有效、较经济的 PD 治疗措施之一。

(三)干细胞移植及基因治疗

胚胎干细胞(ESC)移植治疗 PD 的研究发展迅猛,但目前仍处于实验的初级阶段。重组腺相关病毒(rAAV)作为转基因载体具有无神经毒性和低免疫原性等优点,现已应用于数项中枢神经系统疾病临床前期的基因治疗,其有可能成为转基因治疗中枢神经系统疾病的最佳载体。Muramatsu 正在进行的 3 项一期临床试验研究显示,rAAV 载体治疗 PD 已显现出其独特的初步疗效。

(四)康复治疗

对患者进行语言、进食、行走及各种日常生活训练和指导,对改善生活质量十分重要。康复训练包括语音语调训练,面肌锻炼,手部、四肢及躯干锻炼,松弛呼吸肌锻炼,步态及平衡锻炼,姿势恢复锻炼等。跑台训练有助于提高下肢活动能力,提高 PD 患者日常生活状态。

七、中医治疗

(一)辨证论治

1.阴虚生风

主症:筋脉拘急,肢体震颤,情绪激动时加剧,书写困难,动作徐缓,表情淡漠呆板,言语艰涩,头晕耳鸣,烦躁失眠。或头痛或盗汗,尿频便秘,口干咽燥,舌红少苔,脉弦细而数。

治法:滋阴柔肝,息风定颤。

方药:太定风珠《温病条辨》:龟甲(先煎)、鳖甲(先煎)、生牡蛎(先煎)、白芍、生地黄各 30 g。钩藤、丹参各 15 g,麦冬、僵蚕、赤芍各 10 g,全蝎 5 g,水煎服,每天 1 剂。

加减:大便燥结加女贞子、决明子;胃脘痞胀加佛手、大腹皮;五心烦热、舌红、脉细数虚热甚,加黄柏、牡丹皮;便秘加大黄。

2. 血虚生风

主症:肢体震颤,肌肉强直,筋脉拘紧,行走不稳或头摇日久,书写困难,动作徐缓,四肢无力,面色无华,头晕眼花,心悸气少,舌体胖且边有齿痕,舌质淡,苔薄,脉细无力或沉细。

治法:益气养血,息风定颤。

方药:定振丸《临症备要》:熟地黄、生地黄各 30 g,白芍、当归各 12 g,天麻 10 g,钩藤、黄芪各 15 g,全蝎、伸筋草各 5 g,白术、僵蚕、木瓜各 10 g,水煎服,每天 1 剂。

加减:失眠多梦者加酸枣仁、夜交藤、龙骨和牡蛎;大便燥结者加肉苁蓉和火麻仁。

3. 血瘀动风

主症:表情呆板,面色晦暗,肌肉强直,头摇或肢体震颤日久,震颤幅度较大,动作减少,屈伸不利,步态慌张,头时刺痛或智力减退或精神障碍,舌质紫黯或有黄斑,苔薄,脉细涩。

治法:活血化瘀,息风定颤。

方药:通窍活血汤《医林改错》:桃仁、赤芍、川芎、僵蚕、地龙、钩藤各 10 g,红花 6 g,麝香 0.1 g,全蝎 5 g,葛根 30 g,水煎服,每天 1 剂。

加减:头昏头痛者加天麻,以息风平肝;失眠多梦者加酸枣仁、夜交藤、龙骨、牡蛎;下肢无力者,加桑寄生、杜仲补肝肾,强筋骨;言语不利者加郁金、石菖蒲宁神开窍。

4. 痰热动风

主症:神呆懒动,形体稍胖,肌肉强直,肢体震颤,动作缓慢,胸脘痞闷,头晕头昏,体倦乏力,咳痰色黄,小便短赤,大便秘结,舌淡红苔黄腻,脉弦滑而数。

治法:清热化痰,息风定颤。

方药:黄连温胆汤《千金方》:半夏 10 g,茯苓 15 g,陈皮 6 g,生甘草 5 g,黄连、枳实、竹茹各 10 g,珍珠母 30 g(先煎),生牡蛎 30 g(先煎),天麻 12 g,钩藤 15 g(后下),水煎服,每天1剂。

加减:肝阳亢盛者加石决明以清肝潜阳;大便秘结者加瓜蒌仁、火麻仁润肠通便。

5. 阴阳两虚

主症:肢体震颤,头摇日久,项背僵直,肢体拘挛,表情呆板,言语艰涩,健忘,形寒肢冷,汗出体倦,腰酸腿痛,阳痿遗精,溲少便溏,舌质淡红或淡暗,舌苔薄白,脉沉细。

治法:温补肾阳。

方药:肾气丸《金匮要略》:熟地黄 24 g,怀山药、茯苓、牡丹皮、山茱萸、泽泻、钩藤、天麻各 15 g,桂枝 6 g,制附子 9 g(先煎),水煎服,每天 1 剂。

加减:若尿多清长,可加补骨脂及益智仁以温固下元。

6. 营卫不和

主症:四肢震颤挛缩,手不持物,足难步履,伴有恶寒发热,头痛,白汗畏风,周身酸困,项背拘急,舌质红,苔薄白,脉浮缓。

治法:调和营卫,濡润经脉。

方药:桂枝加葛根汤《伤寒论》:桂枝、甘草、生姜、姜黄各 6 g,白芍 12 g,葛根 20 g,独活 10 g,水煎服,每天 1 剂。

加减:表虚自汗不止者加黄芪和防风;表重而震颤不止者加全蝎、蜈蚣和天麻熄风定惊。

7. 风阳内动

主症:头摇肢颤,不能自主,眩晕头胀,面红易怒,睡有鼾声,口干舌燥,渐见舌红,苔薄黄,脉弦紧。

治法:养阴清热,平肝熄风。

方药:滋生清阳汤《医醇剩义》:生地黄、白芍各 20 g,麦冬、石斛、天麻、桑叶、菊花各 15 g,生石决明 25 g(先煎),磁石 20 g(先煎),柴胡 6 g,薄荷、牡丹皮各 10 g,水煎服,每天 1 剂。

加减:肢体拘挛者可加用木瓜以酸甘化阴,养血熏筋;头痛较重者可加用延胡索以理气止痛。

(二)针灸治疗

1. 体针

主穴:百会、四神聪、风池、合谷、太冲、阳陵泉。

随证加减:肝肾阴虚:三阴交、太溪、复溜、肝腧、肾腧等;气血不足:足三里、气海、脾腧、心腧;瘀血风动:血海、膈腧、曲池;痰热风动:丰隆、中脘;体质虚弱:加背腧穴、夹脊穴。

对症加减:颤抖较重:大椎、少海、后溪;僵直较重:大包、期门温和灸;汗多选肺腧、脾腧;皮脂溢出:内庭、曲池;脘腹胀满:中脘、气海、梁门;便秘:天枢、气海;口干舌麻:承浆、廉泉、复溜。

针刺方法:原则上根据患者体质、证候虚实,采用补虚泻实的方法。由于患者年龄偏大,体质偏弱,病程较长,本虚比较突出,因此手法应轻柔平和为主,使患者感觉舒适为度,也利于长期治疗。若刺激过强,容易使患者紧张,兴奋度高,容易加重震颤、僵直症状。留针时间可稍长,30~50 min,可配合电针,加强作用,隔日一次,便于接受。

2. 头针

取头穴可发挥局部调节作用,有补益元神,镇静止颤作用。20 世纪 70 年代,焦顺发发现,位于大脑中央前部的舞蹈震颤控制区可治疗对侧肢体的不自主运动和震颤。方法是取舞蹈震颤控制区,快速平稳捻针,每天一次,治疗数例帕金森病患者,多数可以改善肢体症状。之后,头针开始较多地应用于本病治疗。

主穴:舞蹈震颤控制区、运动区、足运感区。

针法:1~1.5 寸毫针,针身与头皮成 30°角进针,帽状腱膜下将针身进入 2/3 后,快速平稳捻针,达每分钟 150 次左右,局部有热、麻、重感,每 5~10 min 行针一次,或用电针,留针 30 min。

3. 灸法

灸法也是针灸治疗疾病的主要方法之一,帕金森病患者多年高体弱,且病程迁延,体质多虚,应用灸法可温通经脉,补益气血,恢复元阳。即使对风阳之证,王冰也有“热症可灸”的论述,只要掌握恰当,会有意想不到疗效。如李延《医学入门》云:“凡药之不及,针之不到,必须灸之”,有药物和针刺不可代替作用。可对上述辨证取穴应用灸法配合针刺治疗,多用温和灸法。

施灸部位:①于头顶部中心附近取 3~4 穴,按压这些穴位,按照压痛强弱顺序施灸,主穴为百会。②大椎至第 7、第 8 胸椎棘突间整个部位。③肩背部取深部肌肉酸痛的 4~8 处。④膻中、中脘、天枢,男性加足三里,女性加三阴交。

4.刺络放血

中医对疑难顽症,多从瘀论治,帕金森病有瘀血风动证型,且久病多瘀。另外,中医有"祛风先活血,血行风自灭"的论述,祛除瘀血,可使气血周流通畅,有助熄风止颤。

治疗帕金森病常用的刺血部位有曲泽、委中、大椎、太阳等。

在上述穴位所在部位找到瘀血脉络,常规消毒后,以三棱针点刺放血,并加拔火罐,放尽瘀血。

在针刺治疗中,可每2周放血1次。

5.穴位注射

维生素 B_1 穴位注射:取膈俞、心俞、风俯,配合头针舞蹈控制区。

八、预后

帕金森病是进行性变性疾病,所有药物治疗均只能改善患者生活质量,但不能阻止疾病发展,患者最终将丧失生活能力。从症状看,以震颤为主者,预后较好,而老年人以少动为主,故其预后较差。其致残率为:病程1~5年致残25%,6~9年66%,10~14年80%。

引起帕金森病死亡的主要原因为疾病晚期由于少动引起的并发症,如压疮及败血症、心力衰竭、肺部感染和泌尿系感染等,它们分别占帕金森病死因的50%、28%、14%和8%。因清晨副交感神经兴奋和左旋多巴作用减弱,帕金森病患者多死于清晨。

第六节　脑出血

脑实质的出血称为脑出血或脑溢血,可由脑内动脉、静脉或毛细血管破裂而引起,但以动脉破裂者为多。脑出血的3/4发生于大脑半球,也可发生小脑或脑干。脑出血是脑血管疾病中较为多见的一种形式。发病年龄常在50~60岁,多数有高血压病史,男性稍多于女性,全年均可发病,天气骤变及寒冷季节多发,较多发生于体型肥胖,脸面潮红,颈短肩宽的患者,部分病例可有家族遗传史。脑出血大多突然发生而无预感,迅速出现偏瘫、失语和不同程度的意识障碍。少数患者有前驱症状,包括头晕、头痛、肢体麻木或活动不灵,言语不清,多在体力活动或情绪激动时发病,很快(数分钟至数小时)发展至高峰。

其重症与中医的"昏迷""中风"之闭证或脱证相似,轻症和中医的"中风"中经络及"头痛""呕吐""眩晕"相类似。

一、病因与发病机制

(一)西医病因及发病机制

高血压和动脉硬化是脑出血的主要原因,有60%~70%的脑出血与高血压和动脉硬化有关。其他原因:脑动脉瘤、脑血管畸形、脑淀粉样血管病、脑肿瘤、血液病(白血病、再生障碍性贫血、血小板减少性紫癜、血友病、红细胞增多症和镰状细胞病等)、烟雾病、脑动脉炎、中毒、变态反应、动静脉畸形、Moyamoya病、硬膜静脉窦血栓形成、夹层动脉瘤、梗死性脑出血、抗凝或溶栓治疗等。

高血压性脑出血的发病机制迄今不明,认为与长期高血压引起的脑内小动脉或深穿支动脉壁纤维素样坏死或脂质透明变性并形成小动脉瘤或微夹层动脉瘤有关,在某些诱发因素作用下,如情绪激动、排便用力等使血压骤然升高,血液自血管壁渗出或动脉瘤壁直接破裂,进入脑组织形成血肿。另外,这些动脉瘤长度短,管腔大,管壁薄,血流方向与大脑主要动脉垂直或逆向,存在着压力高、血量大、回旋多、易于破裂的潜在危险。从生理上看,脑内小动脉外膜发育差,中层肌细胞及外膜结缔组织少,无外弹力层,周围又无坚实的脑组织支持,长期高血压可引起远端血管痉挛,导致小血管缺血缺氧、坏死及血栓形成、斑点状出血及脑水肿。这些因素随年龄增长病变加重,脑内小动脉变得弯曲呈螺旋状,使深穿支动脉成为出血的主要部位。豆纹动脉自大脑中动脉近端呈直角分出,受高压血流冲击易发生粟粒状动脉瘤,是脑出血好发部位,其外侧支被称为出血动脉。

一次出血通常在 30 min 内停止,致命性出血可直接导致死亡。近年来利用头颅 CT 对脑出血进行动态观察,发现 20%～40% 患者在病后 24 h 内血肿仍继续扩大,为活动性出血或早期再出血。多发性脑出血通常继发于血液病、脑淀粉样血管病、新生物、血管炎或动脉闭塞性疾病。

(二)中医病因病机

祖国医学认为,本病之发生,多由于脏腑阴阳失调,气血升降失常,加之忧思恼怒,或过食肥甘,或劳倦所伤,房事过度所致。病机为气血逆乱,肝阳扰动,痰浊上犯,致脑髓受损,瘀血、水饮、痰浊积聚于脑,脑髓肿胀受压,阳气损伤。属本虚标实之证。素体肝阳亢盛,若遇情志相激,肝阳暴涨,阳亢风动,气机逆乱,血随气逆,并走于上,致络破血溢,引发中风。素体阴虚,水不涵木者,若遇事恼怒,可使阳升无制,血气上逆,而发卒中。素体肥硕多痰,或饮食不节,饥饱失宜,或暴饮暴食,嗜食肥甘厚味,皆可损伤脾胃,脾失健运,痰浊内生,气机失调,致痰浊上升,蒙蔽清窍发为本病。若痰郁日久化热,或肝火炼液成痰,痰热内盛生风,再遇诱因,致痰热上冲,清窍被蒙而发病。素不养慎,恣情纵欲,房事不节,使肾精阴血暗耗,亦是水亏于下,火旺于上,阳化风动,而发本病。另外,体质、精神状态、气候因素等与本病发生亦有关系。

总之,本病病因病机复杂,证候演变迅速。脏腑功能失调、气血亏虚,形成风、火、痰、瘀等病理产物,是本病发病之内因;五志过激、饮食不节、劳伤过度、气候骤变等是本病发病之诱因。内外两因相合,致气血逆乱,血液不循常道,溢于脑内而发病。急性期病机要点为气血痰火,随风上涌,络破血溢,蒙闭清窍,闭塞元神。

脑出血的恢复期及后遗症期,风势渐减,气血痰浊上逆之势趋于平复,但瘀血痰浊留滞于经络,且肝肾亏虚、气血不足之象充分显露,则其病机要点转化为虚实夹杂之瘀血痰浊闭阻脉络,精血亏虚,筋脉失养。

二、临床表现

本病多见于有高血压病史和 50 岁以上的中老年人,男性略多。多在情绪激动、劳动或活动以及天气暴冷时发病,少数可在休息或睡眠中发生,寒冷季节多发。

(一)全脑症状

1.意识障碍

轻者躁动不安、意识模糊不清,严重者多在半小时内进入昏迷状态,眼球固定于正中位,面色潮红或苍白,鼾声大作,大汗,尿失禁或尿潴留等。

2.头痛与呕吐

神志清或轻度意识障碍者可诉头痛,以病灶侧为重。

浅昏迷者可见患者用健侧手触摸病灶侧头部,病灶侧颞部有明显叩击痛,亦可见向病灶侧强迫性头位。

呕吐多见,多为喷射性,呕吐物为胃内容物,多数为咖啡色,呃逆也相当多见。

3.去大脑强直与抽搐

如出血量大,破入脑室和影响脑干上部功能时,可出现阵发性去皮质性强直发作(两上肢屈曲,两下肢伸直,持续几秒钟或几分钟不等)或去大脑强直性发作(四肢伸直性强直)。

4.呼吸与血压异常

患者一般呼吸较快,病情重者呼吸深而慢,病情恶化时转为快而不规则,或呈潮式呼吸、叹息样呼吸、双吸气等。出血早期血压多突然升高,可达 26.7/16 kPa(200/120 mmHg)以上。血压高低不稳和逐渐下降是循环中枢功能衰竭征象。

5.体温不稳定

出血后即刻出现高热,乃系丘脑下部体温调节中枢受到出血损害征象;若早期体温正常,而后体温逐渐升高并呈现弛张型者,多系合并感染之故(以肺部为主)。始终低热者为出血后的吸收热。桥脑出血和脑室出血均可引起高热。

6.瞳孔与眼底

早期双侧瞳孔可无变化,若病灶侧瞳孔散大,对光反应迟钝或消失,是小脑幕切迹疝形成的征象;若双侧瞳孔均逐渐散大,对光反应消失,是双侧小脑幕切迹全疝或深昏迷的征象;若两侧瞳孔缩小或呈针尖样,提示桥脑出血。

眼底多数可见动脉硬化征象和视网膜斑片出血,静脉血管扩张。若早期无视乳头水肿,而后才逐渐出现者,应考虑脑内局灶性血肿形成。

7.脑膜刺激征

脑膜刺激征见于脑出血已破入脑室或脑蛛网膜下隙时。倘有颈项僵直或强迫头位而克氏征不明显时,应考虑颅内高压引起枕骨大孔疝可能。

(二)局限性神经症状

局限性神经症状与出血的部位、出血量和出血灶的多少有关。

1.壳核出血

壳核出血是最常见的脑出血,占 50%～60%,出血经常波及内囊。

(1)对侧肢体偏瘫,优势半球出血常出现失语;

(2)对侧肢体感觉障碍,主要是痛、温觉减退;

(3)对侧偏盲;

(4)凝视麻痹,呈双眼持续性向出血侧凝视;

(5)尚可出现失用、体像障碍、记忆力和计算力障碍、意识障碍等。

2.丘脑出血

丘脑出血约占 20%。

(1)丘脑性感觉障碍:对侧半身深浅感觉减退,感觉过敏或自发性疼痛。

(2)运动障碍:出血侵及内囊可出现对侧肢体瘫痪,多为下肢重于上肢。

（3）丘脑性失语：言语缓慢而不清，重复言语，发音困难，复述差，朗读正常。

（4）丘脑性痴呆：记忆力减退，计算力下降，情感障碍，人格改变。

（5）眼球运动障碍：眼球向上注视麻痹，常向内下方凝视。

3.脑干出血

脑干出血约占 10%，绝大多数为脑桥出血，偶见中脑出血，延髓出血极为罕见。

（1）中脑出血：①突然出现复视、眼睑下垂；②一侧或两侧瞳孔扩大、眼球不同轴，水平或垂直眼震，同侧肢体共济失调，也可表现 Weber 综合征或 Benedikt 综合征；③严重者很快出现意识障碍、去大脑强直。

（2）脑桥出血：突然头痛、呕吐、眩晕、复视、眼球不同轴、交叉性瘫痪或偏瘫、四肢瘫等。出血量较大时，患者很快进入意识障碍、针尖样瞳孔、去大脑强直、呼吸障碍，多迅速死亡，并可伴有高热、大汗、应激性溃疡等；出血量较少时可表现为一些典型的综合征，如 Fovile 综合征、Milard-Gubler 综合征和闭锁综合征等。

（3）延髓出血：①突然意识障碍，血压下降，呼吸节律不规则，心律紊乱，继而死亡；②轻者可表现为不典型的 WPW 综合征。

4.小脑出血

小脑出血约占 10%。

（1）突发眩晕、呕吐、后头部疼痛，无偏瘫。

（2）有眼震、站立和行走不稳、肢体共济失调、肌张力降低及颈项强直。

（3）头颅 CT 扫描显示小脑半球或蚓部高密度影及四脑室、脑干受压。

5.脑叶出血

脑叶出血占 5%～10%。

（1）额叶出血：①前额痛、呕吐、痫性发作较多见；②对侧偏瘫、同向偏视、精神障碍。③优势半球出血时可出现运动性失语。

（2）顶叶出血：①偏瘫较轻，而偏身感觉障碍显著；②对侧下象限盲；③优势半球出血时可出现混合性失语。

（3）颞叶出血：①表现为对侧中枢性面舌瘫及以上肢为主的瘫痪；②对侧上象限盲；③优势半球出血时可出现感觉性失语或混合性失语；④可有颞叶癫痫、幻嗅、幻视。

（4）枕叶出血：①对侧同向偏盲，并有黄斑回避现象，可有一过性黑蒙和视物变形；②多无肢体瘫痪。

6.脑室出血

脑室出血占 3%～5%。

（1）突然头痛、呕吐，迅速进入昏迷或昏迷逐渐加深。

（2）双侧瞳孔缩小，四肢肌张力增高，病理反射阳性，早期出现去大脑强直，脑膜刺激征阳性。

（3）常出现丘脑下部受损的症状及体征，如上消化道出血、中枢性高热、大汗、应激性溃疡、急性肺水肿、血糖增高、尿崩症等。

（4）脑脊液压力增高，呈血性。

（5）轻者仅表现头痛、呕吐、脑膜刺激征阳性，无局限性神经体征。临床上易误诊为蛛网膜下隙出血，需通过头颅 CT 扫描来确定诊断。

（三）并发症

（1）消化道出血：轻症或早期患者可出现呃逆，随后呕吐胃内容物；重者可大量呕吐咖啡样液体及柏油样便。多为丘脑下部自主神经中枢受损，引起胃部血管舒缩机能紊乱，血管扩张，血流缓慢及淤滞而导致消化道黏膜糜烂坏死所致。

（2）脑—心综合征：发生急性心肌梗死或心肌缺血、冠状动脉供血不足、心律失常等。多与额叶、丘脑下部、中脑网状结构损害，交感神经机能增高及血中儿茶酚胺增多有关。

（3）呼吸道不畅与肺炎：患者因昏迷，口腔及呼吸道分泌物不能排出，易发生呼吸道通气不畅、缺氧，甚至窒息，也易并发肺炎等。少数患者亦可发生神经性肺水肿。

三、实验室检查及特殊检查

（一）血液检查

血液检查可有白细胞增高，血糖升高等。

（二）影像学检查

1.头颅 CT 扫描

头颅 CT 扫描是诊断脑出血安全有效的方法，可准确、清楚地显示脑出血的部位、出血量、占位效应、是否破入脑室或蛛网膜下隙及周围脑组织受损的情况。脑出血 CT 扫描显示血肿灶为高密度影，边界清楚，CT 值为 $75\sim80$ Hu，在血肿被吸收后显示为低密度影。

2.头颅 MRI 检查

脑出血后随着时间的延长，完整红细胞内的含氧血红蛋白（HbO_2）逐渐转变为去氧血红蛋白（DHb）及正铁血红蛋白（MHb），红细胞破碎后，正铁血红蛋白析出呈游离状态，最终成为含铁血黄素。上述演变过程从血肿周围向中心发展，因此出血后的不同时期血肿的 MRI 表现也各异。对急性期脑出血的诊断 CT 优于 MRI，但 MRI 检查能更准确地显示血肿演变过程，对某些脑出血患者的病因探讨会有所帮助，如能较好地鉴别瘤卒中，发现 AVMP 及动脉瘤等。

3.脑血管造影（DSA）

中青年非高血压性脑出血，或 CT 和 MRI 检查怀疑有血管异常时，应进行脑血管造影检查。脑血管造影可清楚地显示异常血管及显示出造影剂外漏的破裂血管和部位。

（三）腰穿检查

脑出血破入脑室或蛛网膜下隙时，腰穿可见血性脑脊液。在没有条件或不能进行 CT 扫描者，可进行腰穿检查协助诊断脑出血，但阳性率仅为 60% 左右。对大量的脑出血或脑疝早期，腰穿应慎重，以免诱发脑疝。

四、诊断与鉴别诊断

（一）诊断

中老年高血压病患者在活动或情绪激动时突然发病，迅速出现偏瘫、失语等局灶性神经功能缺失症状，以及严重头痛、呕吐及意识障碍等，常高度提示脑出血可能，CT 检查可以确诊。

（二）鉴别诊断

1.脑梗死

由于脑出血与脑梗死在治疗上有所不同，因此两者鉴别很重要。轻型脑出血与脑梗死的鉴别还是有困难的,此时,应进行脑CT扫描。对有明显意识障碍者应与颅内大动脉(如大脑中动脉主干)闭塞相鉴别。

2.脑肿瘤

脑肿瘤一般表现为逐渐加重的颅内压增高及神经系统定位征,根据病史、体征特别是结合脑CT扫描不难做出诊断。但有少部分病例,特别是老年病例初期症状不典型,类似于缺血性脑血管病的起病形式,无明显颅内压增高的症状,脑CT征象又类似于脑梗死,则极易误诊。而部分脑肿瘤患者由于瘤内出血,可使病情突然加重,临床表现类似脑出血的表现,所以在临床上应引起高度重视。一般脑肿瘤患者经临床积极治疗,在降颅内压后症状可有短暂性好转,但总的趋势是病情在发展加重。

因此,对于颅内高密度病灶,除了考虑脑出血外,也应考虑脑肿瘤的可能。必要时,可做强化扫描。

关于脑瘤引起的脑血管病,即脑瘤卒中,与脑血管病的鉴别,下列几点可作参考:①脑瘤性卒中一般不伴有高血压,而脑血管病多有原发性高血压史。②脑瘤性卒中多为转移瘤所致,有原发病灶的表现,而脑血管病则无相关疾病症状。③脑瘤性卒中经脱水及对症治疗后,症状可有暂时性好转,但症状很快出现反复,仍会再加重,脑血管病经治疗好转后,一般没有再反复。④脑瘤性卒中偏瘫较轻,并常伴有癫痫发作,而脑血管病偏瘫重,癫痫发生率很低或没有。⑤脑瘤性卒中眼底检查视盘水肿较重,且常呈进行性加重,而脑血管病视盘往往没有水肿或水肿较轻,多数经治疗后很快消失。⑥脑瘤性卒中多有头痛、呕吐等颅内压增高的病史,并且逐渐加重,而脑血管病多为急性发病,既往一般没有颅内压增高的病史。⑦脑瘤性卒中一般而言,发病相对较慢,症状多为持续性、进行性加重,而脑血管病发作性疾病,发病相对较急。

五、西医治疗

(一)内科治疗

1.一般治疗

(1)卧床休息:一般应卧床休息2～4周,避免情绪激动及血压升高。

(2)保持呼吸道通畅:昏迷患者应将头歪向一侧,以利于口腔分泌物及呕吐物流出,并可防止舌根后坠阻塞呼吸道,随时吸出口腔内的分泌物和呕吐物,必要时行气管切开。

(3)吸氧:有意识障碍、血氧饱和度下降或缺氧现象($PaO_2 < 60$ mmHg 或 $PaCO_2 > 50$ mmHg)的患者应给予吸氧。

(4)鼻饲:昏迷或有吞咽困难者在发病第2～3 d即应鼻饲。

(5)对症治疗:过度烦躁不安的患者可适量用镇静药;便秘者可选用缓泻剂。

(6)预防感染:加强口腔护理,及时吸痰,保持呼吸道通畅;留置导尿时应做膀胱冲洗,昏迷患者可酌情用抗生素预防感染。

(7)观察病情:严密注意患者的意识、瞳孔大小、血压、呼吸等改变,有条件时应对昏迷患者进行监护。

2.调控血压

脑出血患者血压的控制并无一定的标准,应视患者的年龄、既往有无高血压、有无颅内压增高、出血原因、发病时间等情况而定。一般可遵循下列原则。

(1)脑出血患者不要急于降血压,因为脑出血后的血压升高是对颅内压升高的一种反射性自我调节，应先降颅内压后，再根据血压情况决定是否进行降血压治疗。

（2）血压≥200/110 mmHg 时，在降颅内压的同时可慎重平稳降血压治疗，使血压维持在略高于发病前水平或 180/105 mmHg 左右；收缩压在 170～200 mmHg 或舒张压 100～110 mmHg，暂时尚可不必使用降压药，先脱水降颅内压，并严密观察血压情况，必要时再用降压药。血压降低幅度不宜过大，否则可能造成脑低灌注。收缩压＜165 mmHg 或舒张压＜95 mmHg，不需降血压治疗。

（3）血压过低者应升压治疗，以保持脑灌注压。

3. 降低颅内压

脑出血且有脑水肿，其中约有 2/3 发生颅内压增高，使脑静脉回流受阻，脑动脉阻力增加，脑血流量减少，使脑组织缺血、缺氧继续恶化而导致脑疝形成或脑干功能严重受损。因此，积极降低颅内压，阻断上述病理过程极为重要。脑出血的降颅内压治疗首先以高渗脱水药为主，如甘露醇或甘油果糖、甘油氯化钠等，注意尿量、血钾及心肾功能。可酌情选用呋塞米（速尿）、白蛋白。建议尽量不使用类固醇，因其毒不良反应大，且降低颅内压效果不如高渗脱水药。

4. 止血药物

超早期止血有助于尽可能控制血肿扩大从而改善预后，因此，止血应越早越好。由于起病 0～3 h，3～6 h 和 6～24 h 的颅内出血（ICH）患者血肿分别扩大 81%、16% 和 7%，而 24 h 后极少出现血肿扩大。因此，止血应分秒必争，应在出血 6 h 内采取止血治疗，其中在 3 h 内采取止血治疗效果最佳，6～24 h 的患者如果存在血肿扩大的危险因素也可采取止血治疗，但 24 h 后止血一般意义不大。FVⅡa 是一个强劲的凝血启动因子，只作用于出血部位局部，而不激活全身性凝血过程，在临床上止血应用较为广泛。

5. 亚低温治疗

亚低温治疗是辅助治疗脑出血的一种方法，初步的基础与临床研究认为亚低温是一项有前途的治疗措施，而且越早用效果越好。

6. 康复治疗

早期将患肢置于功能位，如病情允许，危险期过后，应及早进行肢体功能、言语障碍及心理的康复治疗。

（二）外科治疗

自发性脑出血患者哪些需手术治疗，手术方法及手术治疗的时机，目前尚无定论。手术目的主要是尽快清除血肿、降低颅内压、挽救生命，其次是尽可能早期减少血肿对周围脑组织的压迫，降低致残率。国内很多医院正在探讨手术治疗的方法和疗效。主要采用的方法有以下几种：去骨瓣减压术、小骨窗开颅血肿清除术、钻孔穿刺血肿碎吸术、内窥镜血肿清除术、微创血肿清除术和脑室穿刺引流术等。去骨瓣减压术对颅内压非常高的减压较充分，但创伤较大，已经较少单独采用；内窥镜血肿清除术只有少数医院在试行阶段；钻孔穿刺碎吸术对脑组织损伤较大，已基本不用；目前不少医院采用小骨窗血肿清除术和微创血肿清除术，但对手术结果的评价目前很不一致，小骨窗手术止血效果较好，比较适合血肿靠外的脑出血，对深部的血肿止血往往不够彻底，对颅内压较高者，减压不够充分；微创穿刺血肿清除术适用于各种血肿，但由于不能在直视下止血，可能发生再出血，优点是简单、方便、易行，在病房及处置室即可完成手术，同时由于不需要复杂的仪器设备，术后引流可放置时间较长，感染机会较少，现已在国内广泛开展。目前正在利用 YL-Ⅰ 型穿刺针进行多中心、随机对照研究，不久将能取得较客观的评价。全脑室出血采用脑室穿刺引流术加腰穿放液治疗很有效,即使深昏迷患者也可能取得良好的效果。

六、中医治疗

(一)辨证论治

1.肝阳暴亢,风火上扰证

主症:半身不遂,口舌歪斜,言语謇涩或不语,偏身麻木,头晕头痛,面红目赤,口苦咽干,心烦易怒,尿赤便干,舌质红或红绛,舌苔薄黄,脉弦有力。

治法:平肝潜阳,清热息风。

方药:天麻钩藤饮:天麻9 g,钩藤(后下)12 g,石决明(先煎)30 g,川牛膝12 g,杜仲9 g,桑寄生9 g,黄芩9 g,栀子9 g,益母草9 g,夜交藤9 g,茯神9 g。

加减:头晕头痛者加菊花12 g,桑叶9 g以平肝息风;肝火甚,加龙胆草6 g以清泻肝火;心烦易怒,加牡丹皮9 g,白芍9 g以清热除烦;便干便秘,加大黄(后下)6 g以清热通便。重症患者出现风火上扰清窍而神志昏蒙,以羚角钩藤汤加减配合服用安宫牛黄丸,药用:羚羊角片(单煎)3 g,桑叶6 g,川贝粉(冲服)2 g,生地黄15 g,钩藤(后下)9 g,菊花9 g,茯神9 g,白芍9 g,甘草3 g,竹茹9 g等。

中成药:①天麻钩藤颗粒,冲服,1次10 g,每天3次。②清开灵注射液20～40 mL加入5%葡萄糖注射液或0.9%氯化钠注射液250～500 mL中,静脉滴注,每天1次,连续使用7～14 d。

2.痰热腑实,风痰上扰证

主症:半身不遂,口舌歪斜,言语謇涩或不语,偏身麻木,腹胀,便干便秘,头晕目眩,咳痰或痰多,舌质暗红或暗淡,苔黄或黄腻,脉弦滑或偏瘫侧脉弦滑而大。

治法:化痰通腑。

方药:星蒌承气汤:瓜蒌30 g,胆南星6 g,大黄(后下)9 g,芒硝(冲服)9 g,丹参15 g。

加减:舌苔黄腻、脉弦滑、便秘是本证的特征,也是化痰通腑法的临床应用指征。应用本法应以通为度,不可通下太过,以免伤及正气。头痛、头晕重,加钩藤(后下)12 g,菊花12 g,珍珠(先煎)15 g以平肝息风;风动不已,躁动不安,加羚羊角粉(冲服)0.6 g,石决明(先煎)30 g,磁石(先煎)30 g以镇肝息风;痰热甚,加天竺黄6 g,竹沥水(冲服)10 mL,川贝粉(冲服)2 g,以清化痰热;心烦不宁,加栀子9 g,黄芩9 g以清热除烦;大便通而黄腻苔不退,少阳枢机不利,气郁痰阻,配大柴胡汤化裁;年老体弱津亏,口干口渴,加生地黄15 g,麦冬15 g,玄参9 g,以养阴生津;黄腻苔呈斑块样剥脱,见阴伤之势,去芒硝,减胆南星、瓜蒌、大黄之用量,加麦冬9 g,玄参9 g,生地黄15 g,以育阴生津。

中成药:①牛黄清心丸,口服,1次1丸,每天1次。②清开灵注射液20～40 mL加入5%葡萄糖注射液或0.9%氯化钠注射液250～500 mL中,静脉滴注,每天1次,可连续使用7～14 d。

3.阴虚风动证

主症:半身不遂,口舌歪斜,言语謇涩或不语,偏身麻木,烦躁失眠,头晕耳鸣,手足心热,咽干口燥,舌质红绛或暗红,或舌红瘦,少苔或无苔,脉弦细或弦细数。

治法:滋养肝肾,潜阳息风。

方药:镇肝息风汤:牛膝 15 g,代赭石(先煎)30 g,龙骨(先煎)15 g,牡蛎(先煎)15 g,龟甲(先煎)15 g,白芍 9 g,玄参 15 g,天冬 15 g,川楝子 6 g,麦芽 6 g,茵陈(后下)6 g,甘草 6 g。

加减:心烦失眠,加黄芩 9 g,栀子 9 g,莲子心 3 g,夜交藤 15 g,珍珠母(先煎)15 g,以清心除烦,镇心安神;头痛重,加石决明(先煎)30 g,夏枯草 6 g,以清肝息风;阴虚明显,加鳖甲(先煎)15 g,阿胶(烊化)9 g,以滋阴养血;阴虚血瘀明显,以育阴通络汤加减,药用:生地黄 15 g,山萸肉 9 g,钩藤(后下)15 g,天麻 9 g,丹参 15 g,白芍 9 g 以育阴息风,活血通络。

中成药:①大补阴丸,口服,1 次 6 g,每天 2～3 次。②知柏地黄丸,口服,水蜜丸 1 次 6 g,小蜜丸 1 次 9 g,大蜜丸 1 次 1 丸,每天 2 次。③生脉注射液 20～60 mL 加入 5％葡萄糖注射液 250～500 mL 中,静脉滴注,每天 1 次,可连续使用 7～10 d。

4.痰热内闭清窍证

主症:神昏,半身不遂,鼻鼾痰鸣,项强身热,气粗口臭,躁扰不宁,甚则手足厥冷,频繁抽搐,偶见呕血,舌质红绛,舌苔黄腻或干腻,脉弦滑数。

治法:清热化痰,醒神开窍。

方药:羚羊角汤,配合灌服或鼻饲安宫牛黄丸。药用:羚羊角粉(冲服)0.6 g,龟甲(先煎)15 g,生地黄 12 g,牡丹皮 9 g,白芍 12 g,夏枯草 6 g,石决明(先煎)30 g。

加减:痰多,加胆南星 6 g,竹沥水兑服 1 mL 或配合服用珠珀猴枣散以清热化痰;便秘,加大黄(后下)9 g,芒硝(冲服)9 g,以通腑泄热;躁扰不宁,加黄芩 9 g,栀子 9 g,麦冬 9 g,莲子心 3 g,以清肝泻火除烦;伴抽搐,加僵蚕 6 g,天竺黄 6 g,以息风化痰止痉;神昏重,加郁金 12 g,石菖蒲 9 g,以开窍醒神;见呕血、便血,加三七粉 3 g,大黄粉 3 g,冲服或鼻饲以凉血止血。

中成药:①安宫牛黄丸,灌服或鼻饲,1 次 1 丸,每 6～8 h 1 次。②珠珀猴枣散,口服,1 次 0.3 g,每天 2 次。③清开灵注射液 20～40 mL 加入 5％葡萄糖注射液或 0.9％氯化钠注射液 250～500 mL 中,静脉滴注,每天 1 次,连续使用 7～14 d。

5.痰湿蒙塞清窍证

主证:神志昏蒙,半身不遂,口舌歪斜,痰鸣漉漉,面白唇暗,肢体松懈,瘫软不温,静卧不烦,二便自遗,或周身湿冷,舌质紫暗,苔白腻,脉沉滑缓。

治法:温阳化痰,醒神开窍。方药:涤痰汤加减,配合灌服或鼻饲苏合香丸。药用:法半夏 9 g,陈皮 9 g,枳实 9 g,胆南星 6 g,茯苓 15 g,石菖蒲 9 g,竹茹 6 g,远志 9 g,丹参 15 g,甘草 9 g。

加减:肢体抽搐,加天麻 9 g,钩藤(后下)15 g,以平肝息风;痰声辘辘,舌苔厚腻,加紫苏子 9 g,瓜蒌 15 g,以化痰降浊。

中成药:①苏合香丸,鼻饲,1 次 1 丸,每天 2～3 次。②醒脑静注射液 20～40 mL 加入 5％葡萄糖注射液或 0.9％氯化钠注射液 250～500 mL 中,静脉滴注,每天 1 次,连续使用 7～10 d。

6.元气败脱神,明散乱证

主证:神昏,肢体瘫软,目合口张,呼吸微弱,手撒肢冷,汗多,重则周身湿冷,二便失禁,舌痿不伸,舌质紫暗,苔白腻,脉沉缓或沉微。

治法:益气回阳固脱。

方药:参附汤加减,或合生脉散加减:人参(单煎)12 g,附子(先煎)9 g。

加减:汗出不止,加山茱萸 9 g,黄芪 30 g,煅龙骨(先煎)30 g,煅牡蛎(先煎)30 g 以敛汗固脱；气阴两伤，选用西洋参(单煎)6 g，阿胶(烊化)9 g，龟甲(先煎)15 g 以益气养阴；阳气欲脱，四肢不温，用附子(先煎)9 g，红参(单煎)15 g 水煎频频灌服，以回阳固脱。

中成药：①参附注射液 20～100 mL 加入 10％葡萄糖注射液 500 mL 中，静脉滴注，每天 1 次。②参麦注射液 10～60 mL 加入 5％葡萄糖注射液 250～500 mL 中，静脉滴注，每天 1 次。

7. 气虚血瘀证

主证：半身不遂，口舌歪斜，言语謇涩或不语，偏身麻木，面色白，气短乏力，口角流涎，自汗出，心悸便溏，手足肿胀，舌质暗淡，或舌边有齿痕，舌苔薄白或白腻，脉沉细、细缓或细弦。

治法：益气活血。方药：补阳还五汤：黄芪30 g，当归尾6 g，赤芍9 g，地龙6 g，川芎6 g，红花9 g，桃仁9 g。

加减：恢复期气虚明显，加党参12 g 或太子参15 g，以益气通络；言语不利，加远志9 g，石菖蒲6 g，郁金12 g，以祛痰利窍；心悸、喘息，加桂枝6 g，炙甘草6 g 以温经通阳；肢体麻木，加木瓜15 g，伸筋草15 g，防己9 g，以舒筋活络；上肢偏废，加桂枝6 g，以通络；下肢瘫软无力，加续断12 g，桑寄生15 g，杜仲12 g，牛膝12 g，以强壮筋骨；小便失禁，加桑螵蛸9 g，以温肾固涩；肢体拘急疼痛而血瘀重，加莪术6 g，水蛭3 g，鬼箭羽9 g，鸡血藤15 g，以活血通络。

中成药：①脑安胶囊，口服，1 次 2 粒，每天 2 次。②生脉注射液 20～60 mL 加入 5％葡萄糖注射液 250～500 mL 中，静脉滴注，每天 1 次，可连续使用 7～10 d。

(二)针灸治疗

1. 针灸

(1)急性期

1)闭证取穴：人中、涌泉、百会、大椎、十宣放血、合谷、内关。痰多加丰隆、天突。

2)脱证取穴：神阙、关元、气海，用艾灸。

(2)恢复期

1)上肢取穴：肩髃、曲池、外关、手三里。

2)下肢取穴：环跳、委中、风市、阳陵泉、足三里、昆仑。

语言不利加哑门、金津、玉液点刺出血，口眼歪斜加颊车、地仓、下关。

2. 耳针

选穴：心、皮质下，脑干、神门、相应肢体。

3. 头皮针

头皮针是针刺头皮上特定刺激区。

(1)运动区

1)部位：上点在前后正中线中点向后移 0.5 cm 处；下点在眉枕线和鬓角发际前缘相交处。上下两点连线即为运动区。运动区上 1/5 是下肢、躯干运动区的中间 2/5 是上肢运动区，下 2/5 是面运动区，亦称言语运动区。

2)主治：针刺运动区上 1/5，治疗对侧下肢及躯干瘫痪；运动区中 2/5，治疗对侧上肢瘫痪；针刺运动区下 2/5，治疗对侧中枢性面瘫、运动性失语。

(2)感觉区

1)部位：在运动区向后移 1.5 cm 的平行线上 1/5 是下肢、躯干感觉区，中 2/5 是上肢感觉区，下 2/5 是面部感觉区。

2)主治:针刺感觉区上 1/5,治疗对侧下肢及躯干感觉障碍;针刺感觉区中 2/5,治疗对侧上肢感觉障碍;针刺感觉区下 2/5,治疗对侧头面部感觉障碍。

4.脑梗死并发气管切开插管患者针灸治疗

(1)交叉电项针:针具选用华佗牌 0.35 mm×40 mm 毫针,用 75% 酒精针刺前常规消毒,电针仪采用常州英迪 KWD-808 型脉冲针灸治疗仪,连续波(continuous wave)每次 30 min,周一至周五,每天 2 次,周六、周日每天 1 次,连续四周。

(2)选穴

1)双侧翳风(SJ17),直刺 0.8~1.2 寸。

2)双侧风池(GB20),针尖朝向对侧鼻尖方向,刺入 1 寸。

3)双侧地仓透颊车刺入 1 寸。

4)廉泉(RN23),直刺 0.8~1.2 寸。

(3)电极连接方法:项部交叉通电,即左侧的翳风连接正极,右侧的风池连接负极;同理,右侧的翳风连接正极,左侧的风池连接负极。双侧地仓透颊车正负极左右相连。

第七节　蛛网膜下隙出血

蛛网膜下隙出血(SAH)是出血性卒中常见的临床类型,主要是指脑表面血管破裂出血,血液进入了蛛网膜下隙。蛛网膜下隙出血可由头颅外伤引起,称为外伤性蛛网膜下隙出血。

临床上将非外伤性蛛网膜下隙出血称之为自发性蛛网膜下隙出血,又称"急性原发性脑膜出血"或"软脑膜自发性出血。"分两类,一是继发性蛛网膜下隙出血,主要是脑内出血破入脑室系统,并进入蛛网膜下隙。二是原发性蛛网膜下隙出血,主要是先天性脑动脉瘤、脑动静脉畸形。

后天性动脉瘤(梭形动脉瘤、真菌性动脉瘤)破裂,血液径直流入了蛛网膜下隙。自发性蛛网膜下隙出血可发生于任何年龄(最小 3 岁,最大 94 岁),但以 30~40 岁最多见,近年文献报道认为 40~50 岁最多见。其人口发病率为 5/10 万~20/10 万,仅次于脑血栓形成与脑出血,占脑血管病的第三位,约占急性脑血管病的 10%~20%,常反复发作,病死率约占 25%。

蛛网膜下隙出血属中医的"头痛""中风"等范畴。

一、病因及发病机制

(一)西医病因及发病机制

蛛网膜下隙出血最常见的病因为先天性动脉瘤破裂,其次是脑动脉硬化性梭形动脉瘤,2%~10% 的患者为脑血管畸形,其他如脑底异常血管网症(烟雾病)、各种感染引起的脑动脉炎、真菌性动脉瘤、肿瘤破坏血管、血液病、结缔组织病等亦可见到,部分病例原因未明。

80%~90% 颅内先天性动脉瘤发生于颅底动脉环的前部,特别是后交通动脉与颈内动脉的连接处、前交通动脉、大脑中动脉的主要分支等处更常见。由于该处动脉内弹力层和肌层的先天性缺陷,在血液涡流的冲击下渐向外突出而形成动脉瘤。多单发,仅 20% 为多发。梭形动脉瘤常发生于动脉粥样硬化的病理基础上,呈纺锤状,常见于脑底部大动脉的主干,如基底动脉或颈内动脉海绵窦内。动脉瘤虽为先天性,但通常在青年时才发展,所以婴儿及儿童期很少发现。有人研究直径在 4 mm 以下的动脉瘤一般不破裂,50％患者在 40 岁以后才出现症状。脑血管畸形的血管壁常为先天性发育不全、变性、厚薄不一,多见于大脑中动脉和大脑前动脉供血区的脑表面,可分为动静脉型和毛细血管型。

脑底动脉粥样硬化时,因脑动脉中纤维组织代替了肌层,内弹力层变性断裂和胆固醇沉积于内膜,经过血液冲击逐渐扩张形成梭形动脉瘤亦可破裂出血。出血后,血流进入蛛网膜下隙,脑脊液呈血性,在脑底部、脑池、脑沟等处可见血凝块及血液积聚,引起脑膜的轻度炎性反应及脑水肿,如血凝块一旦堵塞脑脊液通路,即可引起急性梗阻性脑积水,见于发病后 24～48 h,从而威胁患者生命。在急性期过后,可形成正常压力性脑积水,因蛛网膜或脑膜局限性粘连,影响脑脊液回吸收,可导致交通性脑积水。此外,动脉破裂时血液可冲入或渗入脑实质内,引起脑内血肿,多位于破裂动脉瘤附近,这种脑内血肿又称为脑叶出血。

较重的蛛网膜下隙出血由于流入蛛网膜下隙血液的直接刺激、血管创伤及血细胞破坏后释放出 5-羟色胺、肾上腺素、去甲肾上腺素、前列腺素 E_2 等物质促使血管痉挛。这种痉挛多发生于出血的动脉瘤所附着的动脉主干上,但也波及所有较大的动脉,从而引起脑局部缺血、梗死并产生颅内压增高,使临床表现更加严重复杂。

(二)中医病因病机

本病发病急骤,青壮年以动脉瘤多见,中老年以动脉硬化多见。多因情绪激动、用力、排便或咳嗽等诱发。青壮年平素多性情急躁,五志过极皆可化火,心肝火旺,灼伤肝阴,肝阳偏亢;中老年人肝肾渐亏,水不涵木,肝阳偏亢,复因暴怒,肝阳暴涨,风煽火炽,或因用力气机升降失常,气血逆乱于上,上冲于脑,脑脉破裂发为本病。本病的病机复杂,归纳起来急性期不外风、火、瘀,病性以实为主。风,指肝风、内风。《素问·至真要大论》言:"诸风掉眩皆属于肝"。叶火七《临证指南案·中风》言:"今叶士发明内风,乃身。阳气之变动。肝为风脏,因精血衰耗,水不涵木,木少滋荣,故肝阳偏亢,内风时起"。指出人至中年,机体日趋衰弱,精血亏虚,肝肾不足,阴干于下,肝阳鸱张,阳化风动,气血上冲于脑,发为本病。火,指心火、肝火。刘完素力主心火暴亢,其《素问·客机原病式·六气为病·火类》言:"多因喜怒思悲恐之五志有过微而卒中者,由五志过极,皆为热甚故也"。言明五志过板,心火暴亢,风火相煽,肝阳暴张,血随气逆,充于脑络,火热之邪迫血妄行,灼伤脑络致腑络破裂发为本病。《金匮要略》则提出了"肝厥头痛,肝火厥逆,上攻头脑也"的病机。

瘀,在《素问·生气通天论》早就指出了"血菀于上,使人薄厥",说明瘀是本病产生的机理是有理论基础的。情志小畅,五志过极皆可化火,加之肝阳素亢,心肝火旺,易伤明动风,风火相煽,迫血妄行,灼伤脑络,络破血溢,离经之血则为瘀血,瘀阻脑络,则头痛不休;出血甚,则病重;出血不止则瘀壅清窍,而见神识昏蒙。而且瘀血阻滞一直贯穿本病的始终,凶而瘀在本病的病机中占有重要位置。总之本病的病机不外风、火、瘀,病变部位在脑,病变脏腑涉及肝、心、肾,病性以实为主。

二、临床表现

1.头痛与呕吐

突发剧烈头痛、呕吐、颜面苍白、全身冷汗。如头痛局限某处有定位意义,如前头痛提示小脑幕上和大脑半球(单侧痛),后头痛表示后颅凹病变。

2.意识障碍和精神症状

多数患者无意识障碍,但可有烦躁不安。危重者可有谵妄,不同程度的意识不清及至昏迷,少数可出现癫痫发作和精神症状。

3.脑膜刺激征

青壮年患者多见且明显,伴有颈背部痛。老年患者、出血早期或深昏迷者可无脑膜刺激征。

4.其他临床症状

其他临床症状如低热、腰背腿痛等。亦可见轻偏瘫,视力障碍,第Ⅲ、Ⅳ、Ⅴ、Ⅵ、Ⅶ等颅神经麻痹、视网膜片状出血和视盘水肿等。此外,还可并发上消化道出血和呼吸道感染等。

三、实验室检查及特殊检查与脑脊液检查

1.血常规,尿常规和血糖

重症脑蛛网膜下隙出血患者在急性期血常规检查可见白细胞增高伴核左移,可有尿糖与尿蛋白阳性,急性期血糖增高是由应激反应引起的,血糖升高不仅直接反映机体代谢状态,而且反映病情的严重程度,血糖越高,应激性溃疡、代谢性酸中毒、氮质血症等并发症的发生率越高,预后越差。腰穿颅内压增高,脑脊液早期为血液,3~4 d开始变黄。

2.脑CT扫描或MRI检查

临床疑诊SAH首选CT检查,安全,敏感,并可早期诊断,出血当天敏感性高,可检出90%以上的SAH,显示大脑外侧裂池、前纵裂池、鞍上池、桥小脑角池、环池和后纵裂池高密度出血征象,并可确定脑内出血或脑室出血,伴脑积水或脑梗死,可对病情进行动态观察。CT增强可发现大多数动静脉畸形和大的动脉瘤,MRI可检出脑干小动静脉畸形,但须注意SAH急性期MRI检查可能诱发再出血,CT可显示15%的患者仅中脑环池少量出血,称非动脉瘤性SAH。有下列情况之一者可进行脑CT扫描或MRI检查,以提示或排除本病。

(1)临床表现疑有颅内出血者。

(2)有部分性癫痫发作或全面性癫痫发作病史者。

(3)有慢性发作性或进行性神经功能障碍病史者,如偏身运动或感觉障碍。

四、诊断与鉴别诊断

(一)诊断

本病诊断较易,如突发剧烈头痛及呕吐,面色苍白,冷汗,脑膜刺激征阳性以及血性脑脊液或头颅CT见颅底各池、大脑纵裂及脑沟中积血等。少数患者,特别是老年人头痛等临床症状不明显,应注意避免漏诊,及时腰穿或头颅CT检查可明确诊断。

(二)鉴别诊断

1.脑膜炎

有全身中毒症状,发病有一定过程,脑脊液呈炎性改变。

2.脑静脉窦血栓形成

脑静脉窦血栓形成多在产后发病或病前有感染史,面部及头皮可见静脉扩张,脑膜刺激征阴性,脑脊液一般无血性改变。

五、西医治疗

蛛网膜下隙出血占脑卒中的 $6\%\sim8\%$，其中威胁患者生命最大的为脑动脉瘤破裂引起的，其最初 24 h 的病死率为 25%，由脑血管畸形和动脉硬化引起者预后较好。对症治疗与脑出血相同，有脑水肿、颅内高压应予脱水降颅内压治疗。

（一）一般处理

患者要卧床休息至少 4 周，避免用力大小便，防止剧烈咳嗽等。烦躁不安者适当应用止痛镇静药物，保持血压稳定，控制癫痫发作。必要时，可进行腰穿放脑脊液，每次 10 mL，每周 2 次，该方法可降低颅内压、减少头痛，快速减少脑脊液中的血液成分，降低正常颅内压脑积水的发生率。腰穿放脑脊液时应缓慢进行，以免颅内压过低，导致脑疝的发生。

（二）脱水治疗

蛛网膜下隙出血引起颅内压升高的脑水肿及脑疝形成是本病的死亡原因之一。因此，应采取积极措施进行脱水降颅内压治疗。可选用 20% 甘露醇、10% 的甘油果糖、呋塞米和依他尼酸、白蛋白及肾上腺糖皮质激素等进行脱水治疗。

（三）手术治疗

对于药物脱水效果差并有脑疝发生可能者，可行颞肌下减压及脑室引流术。

（四）止血剂的应用

SAH 是否用止血剂，目前看法不一。有学者认为 SAH 多为先天或后天性动脉瘤破裂及动静脉血管畸形或高血压动脉硬化所致粟粒状动脉瘤破裂引起，并非属凝血因子缺陷或维生素 K 缺乏或纤溶亢进所致，故不必用止血药。

有报道认为 SAH 可能属一次性出血，而非持续性出血（血液病出血除外），用止血剂无效。抗纤溶剂不但不能止血以及预防脑积液发生，反而有可能使 SAH 后缺血性脑血管病（CVD）发生率增加。

但是，目前多数人认为 SAH 并非持续大量出血，多为小量、短时性出血或渗血，用止血剂有效。

SAH 用止血药适用证为：动脉瘤破裂出血处形成的凝血块、受酶作用分解自溶导致的再出血；SAH 后高颅内压、脑组织水肿受压及代谢障碍等致脑内渗血或点状出血、SAH 后应激性消化道出血等。

临床可根据出血机制不同，选用以下止血药。

1. 止血芳酸（PAMBA）

止血芳酸（PAMBA）又称抗血纤溶芳酸、氨甲苯胺、对羧基苄胺。能抑制纤维蛋白酶原的激活因子，高浓度时能直接抑制纤维蛋白溶酶。每次 $100\sim200$ mg，溶于葡萄糖液或 0.9% 氯化钠溶液 20 mL 中缓慢注射，每天 $2\sim3$ 次。

2. 6-氨基己酸

6-氨基己酸又称氨基己酸、EACA。其作用同止血芳酸。每次 $6\sim10$ g，溶于葡萄糖或 0.9% 氯化钠溶液 500 mL，静脉滴注，每天 $1\sim2$ 次。

3. 止血敏

止血敏又称止血定、酚磺乙胺、羟苯磺乙胺，可增加血小板数量，增强其聚集性和黏附性，并促使其释放凝血活性物质，增强毛细血管抵抗力，降低其通透性。作用迅速。每次

250～500 mg,溶于葡萄糖或 0.9%氯化钠溶液 500 mL 中静脉滴注,也可肌内注射,每天 1～3 次。

4.立止血

立止血是从巴西予头蛇的毒液中精取的一种巴曲酶,具有凝血酶及类凝血激酶样作用。每次 200 U,静脉滴注,次数视情况而定。

5.凝血酸

每次 4～6 g,溶于葡萄糖或 0.9%氯化钠溶液,静脉滴注,每天 2 次。

6.凝血质

促进凝血酶原变为凝血酶。每次 15 mg,肌内注射或皮下注射,每天 1～3 次。

7.安络血

安络血又称卡巴克络、安特诺新、肾上腺色腙,能增加毛细血管对损伤的抵抗力,降低毛细血管通透性。每次 5～10 mg,肌内注射或静脉滴注,每天 2～4 次。

8.维生素 K_3

参与凝血酶原和因子 Ⅶ、Ⅸ、Ⅹ 的合成。每次 2～4 mg,肌内注射,每天 1～2 次。

(五)脑血管痉挛(CVS)的防治

脑血管痉挛是蛛网膜下隙出血的常见并发症,应积极预防。脑血管痉挛多发生在 SAH 后 3～21 d 内,若在脑缺血病灶形成前用药,85%的神经症状能够恢复。若延迟治疗,则影响预后。可选用以下方法。

1.SAH 后 3d 内早期手术

彻底清除血肿及凝血块,以防 CVS 引起缺血性脑病甚至再出血。但意见不一,有人认为早期手术加重水肿,或引起再次出血等,利少害多,应待病情稳定 1 个月后,经血管造影明确后再手术治疗更佳。

2.腰穿

每次放 3～5 mL 血性脑脊液,并注入等量林格氏液,冲洗蛛网膜下隙,每天或隔日 1 次,于发病 7～10 d 内,即急性期处理,可预防 SAH 引起 CVS。

3.血管扩张剂

5%葡萄糖 250 mL 加异丙肾上腺素 0.4～0.6 mg 及氨茶碱 0.25～0.5 g,以每分钟 10～20 滴速度输入,每 8～12 h 1 次;同时用 5%糖盐水 500 mL 加利多卡因 0.1～0.2 g 及 10%氯化钾 10 mL,于另一静脉内每分钟 10～20 滴速度输入,12～24 h 给药 1 次。用药过程中,若出现室性期前收缩或脉搏在 140 次/分以上,应减慢异丙肾上腺素滴注速度,而加快利多卡因滴速。若病情稳定,滴速和剂量均减少。若患者无心脏疾病,可用异丙肾上腺素 2～3 mg 加入 5%葡萄糖 500 mL 静脉滴注,视心脏情况调整滴速(多数每分钟 10～15 滴)和浓度,可不用利多卡因。该种用法 3～7 d 可见 CVS 好转。

4.交感神经阻滞剂

交感神经阻滞剂以松弛脑血管平滑肌,可用 α 受体阻滞剂酚苄明 10 mg,溶于 0.9%氯化钠溶液 10 mL 中缓慢静脉注入,或用酚妥拉明、苯氧苄胺、硝普钠等,可抑制鸟苷酸环化酶的活性,但有人认为疗效不确切。

5.升压扩溶疗法

因 CVS 时局部脑组织血流量下降,脑循环不良,灌注压下降,可升高全身动脉压治疗

CVS。选用多巴胺或异丙肾上腺素酌情小剂量治疗。扩溶治疗适用于 SAH 早期,无血管壁损害、无电解质紊乱、心功能不全及肺水肿者,中心静脉压维持在 $8\sim170cmH_2O$①之间。应输入全血、血浆、白蛋白、低分子右旋糖酐等扩溶药,可增加血容量,提高血压和心搏量,降低血液黏度,使痉挛狭窄的血管畅通。

6.钙通道阻滞剂

因维持脑动脉平滑肌收缩主要靠细胞外 Ca^{2+},SAH 后脑动脉中受体活化钙通道,脑动脉贮存的 Ca^{2+} 易耗竭,用钙通道阻滞剂可选择性作用于脑血管,尤其是软脑膜血管维持 Ca^{2+} 浓度,使血管扩张,增加脑血流量,缓解 CVS。常用药,尼莫地平(Nimodipine)40 mg,每天 3 次,口服;或尼莫地平(Nimotop)10 mg(50 mL)缓慢静脉滴入,每天 1 次,连用7~14 d。以后改口服尼莫地平片 7~10 d。注意颅内高压和血压低者慎用。其次,可选环扁桃酯(cyclandelate),每次 100~200 mg,每天 2 次,口服;尼卡地平(Nicardipine),每次 20~40 mg,每天 3 次,口服,或 0.6~1.2 mg加入 5%葡萄糖溶液 500 mL 静脉滴注,每天 1 次。西比灵(Sibelium)10 mg每晚 1 次,口服。但是,CVS造成迟发性脑缺血损伤后,钙通道阻滞剂效果差,故强调早期预防性治疗。

7.自由基清除剂

SAH 后溶血产生氧合血红蛋白,其向高铁血红蛋白转变中释放超氧化物,又通过脂质过氧化反应(LPO)产生自由基,自由基和脂质过氧化物损害脑动脉内膜及中膜,引起 CVS。使用清除自由基药物包括:甘露醇、维生素 E、地塞米松、去铁胺等,常规用量治疗。

8.脑血管扩张术

方法是在局部麻醉或神经阻滞麻醉下,将气囊导管分别经颈总动脉或股动脉导入颈内动脉或椎基底动脉系统,待其通过血管狭窄部位后按节段从痉挛血管远端开始扩张。手术需在电视或重复血管造影监测对照下进行。扩张术可改善脑血流,解除 CVS。

六、中医治疗

(一)辨证论治

1.肝阳暴亢证

主症:多有情绪激动、用力等诱因,突发头痛,疼痛剧烈,痛如刀劈,伴有恶心呕吐、烦躁激动、口干口苦、渴喜冷饮,舌暗红,或有瘀斑,舌下脉络迂曲,苔黄,脉弦。

治法:平肝潜阳止痛。

方药:镇肝息风汤加减:常用药物如龙骨、牡蛎、代赭石、龟甲、川牛膝、川楝子、茵陈、麦芽、川芎等。

加减:若夹有痰热,加天竺黄、青礞石以清化痰热;心烦失眠,加黄连、栀子、龙胆草以清心除烦、安神定志;头痛重,加石菖蒲、石决明、夏枯草以平肝清热;血瘀明显,加红花、桃仁、玄胡和川芎以活血化瘀。

2.痰蒙清窍证

主症:突然发病,头痛剧烈,伴有恶心呕吐、嗜睡或神志昏蒙,项背强直,或肢体抽搐,可伴有头晕谵妄,口苦咽干,痰鸣,舌红,苔腻,脉弦滑。

---

① 临床上仍习惯用 cmH_2O 作为中心静脉压单位,1 kPa=10.20cmH_2O。全书同。

治法:清火化痰开窍。

方药:羚角钩藤汤合温胆汤加减:常用药物如羚羊角粉、生地黄、钩藤、菊花、茯苓、白芍、赤芍、竹茹、牡丹皮、法半夏、陈皮、栀子等。

加减:若头痛剧烈,加川芎、石决明、夏枯草以平肝清热;恶心呕吐,加生姜以和中止呕;谵妄,加石菖蒲、郁金以豁痰宁神;口苦咽干,加黄芩以清热利咽;痰多,加苡仁、鲜竹沥以清热化痰。另可据证配用至宝丹、安宫牛黄丸、清开灵注射液、痰热清注射液等以清化痰热,开窍醒神。

3.瘀血阻络证

主症:头痛剧烈,恶心呕吐,躁扰不宁或谵妄,呼吸急促,痰鸣口臭,发热,可有偏瘫,偏身麻木,口眼歪斜,大便干,小便短赤,舌红,苔黄腻,脉洪大数。

治法:活血祛瘀,化痰泄浊。

方药:通窍活血汤合涤痰汤加减:常用药物如川芎、桃仁、红花、白芍、胆南星、法半夏、茯苓、竹茹、石菖蒲等。

加减:若热重,加栀子、黄芩、龙胆草以清热解毒;大便干,加大黄、瓜蒌仁、枳壳以泻下通便;痰多,加青礞石、竹沥以清热化痰。另可据证配用牛黄宁宫片、安脑丸、清开灵注射液等以清解瘀热之毒,开窍醒神。

4.心神散乱,元气败脱证

主症:神昏或昏愦,肢体瘫软,呼吸微弱或不规则呼吸,目合口开,汗出肢冷,二便自遗,脉沉弱或沉微。

治法:益气固脱,回阳救逆。

方药:独参汤或参附汤加减:常用药物:红参、附子。

加减:若汗出淋漓,加煅龙骨、煅牡蛎、五味子以敛汗固脱。另可据证配用生脉注射液或参附注射液、生脉饮口服液等以益气养阴,回阳固脱。

(二)验方偏方

(1)羚羊角 0.6 g(冲服),生石决明 30 g(先煎),生地 18 g,白芍 18 g,炙甘草 3 g,地龙 9 g,竹茹 9 g,黄芩 9 g,丹皮 9 g,郁金 9 g,钩藤 12 g(后下)。

(2)当归 10 g,赤芍 9 g,桃仁 9 g,红花 9 g,川芎 6 g,丹参 9 g,田七末 3~6 g(冲服),生地 12 g。

(三)针灸治疗

1.毫针

选穴:主穴:风府、风池、百会、合谷、太冲。随症配穴:恶心、呕吐加内关、足三里;昏迷不醒人事加十宣放血;痰多加肺俞、丰隆;抽搐加大椎。操作:主穴每次必取,配穴随症选用,用泻法或平补平泻手法,手法以捻转提插结合,施以中刺激,以患者能忍受为度。留针 15~20 min,期间可间歇行针 2 次。每天 1 次,10 次为 1 个疗程。

2.头针疗法

选穴:头针运动区、感觉区、血管舒缩区、言语 2 区(均取健侧)。操作:患者平卧或侧卧,常规消毒后,持针与头皮呈 30°角,沿头皮快速推针,刺入帽状腱膜下层。每次捻转 2 min,200 次/分,留针 30 min。每天 1 次,10 次为 1 个疗程。

在采用针灸的方法治疗蛛网膜下隙出血时要注意以下注意事项:由于再出血一般在 4 周

内多见,所以绝对卧床至少 4 周,不要过早下床活动,避免不必要的搬动及过分用力咳嗽和情绪激动,并要保持大便通畅,否则有导致再出血的危险。

第四章 消化系病症的中西医结合治疗

第一节 胃食管反流病

一、西医

(一)定义概述

胃食管反流病(gastroesophageal reflux disease,GERD)系指胃十二指肠内容物反流入食管,引起不适症状和(或)并发症的一种疾病。可分为非糜烂性反流病(NERD)、反流性食管炎(RE)和Barrett食管(BE)3种类型。NERD系指存在反流相关的不适症状,但内镜下未见BE和食管黏膜破损。RE系指内镜下可见食管远段黏膜破损。BE系指食管远段的鳞状上皮被柱状上皮所取代。在GERD的3种疾病形式中,NERD最为常见,RE可合并食管狭窄、溃疡和消化道出血,BE有可能发展为食管腺癌。

(二)病理及病理生理

GERD主要的发病机制为抗反流防御机制下降和反流物对食管黏膜攻击作用增强。GERD的主要损伤因素为过多的胃内容物(主要是胃酸)反流入食管,引起食管黏膜损伤,胆汁和消化酶也可造成食管黏膜损伤。

1. 抗反流防御机制下降

(1)食管下括约肌压力降低:食管下括约肌(LES)是指食管末端的环行肌束,为一高压带,防止胃内容物反流入食管。LES部位的结构遭到破坏;腹内压增高;胃动力障碍等均可导致LES压降低而诱发胃食管反流。摄入食物(如脂肪、巧克力等)和服用药物(如钙通道阻滞药、地西泮等)亦可降低LES压力,加重胃食管反流。

(2)异常的食管下括约肌一过性松弛(TLESR):正常情况下,当吞咽时,LES即松弛,食物得以进入胃内。TLESR无需吞咽动作和食管蠕动的刺激,松弛时间更长,LES压的下降速率更快,LES的压力更低。目前认为TLESR是引起胃食管反流的主要原因。

(3)食管裂孔疝:食管裂孔疝和反流性食管炎的关系令人瞩目。大的食管裂孔疝常常合并中重度的反流性食管炎。

(4)食管酸廓清能力下降

1)食管的排空能力下降:吞咽动作诱发自发性蠕动,当食管蠕动振幅减弱或消失或出现病理性蠕动时,食管通过蠕动清除反流物的能力下降,导致反流的有害物质在食管的停留时间增加,对黏膜产生损伤。

2)食管黏膜防御削弱:食管上皮结构功能及黏膜血流的保护作用削弱,增加损伤。

3)胃排空延迟:胃排空延迟者可促进胃食管反流。

2. 反流物的攻击作用

损伤的程度与反流物的质和量有关,也与黏膜接触的时间与体位有关。其中损伤食管黏膜最强的是胃酸和胃蛋白酶。当胆汁反流时胆盐和胰酶亦为主要的攻击因子。夜间的容量清除和化学清除显著下降,反流物接触食管黏膜的时间延长,易并发较重的食管炎。

3. 自主神经功能异常

食管动力障碍性疾病普遍存在自主神经功能受累的现象。其中以副交感神经受累为主。

4. 心理因素

心理因素可能使食管内感觉神经末梢对酸的敏感性增加。

(三)临床表现

1. 症状

与反流相关的症状称为反流症状群。典型和常见的反流症状为烧心和反流。烧心系指胸骨后烧灼感,反流系指胃内容物向咽部或口腔方向流动的感觉。其他少见或不典型的相关症状包括以下一种或多种,如上腹痛、胸痛、嗳气、腹胀、上腹不适、咽部异物感、吞咽痛、吞咽困难等。此外还有食管外症状,如慢性咳嗽、咽喉炎、哮喘、龋齿等。

2. 体征

一般无明显体征,有的患者仅在压胸骨后有隐痛或剑突下轻压痛。

3. 并发症

(1)上消化道出血:因食管黏膜炎症、糜烂、甚至溃疡可致上消化道出血,表现为呕血、黑便及不同程度的缺铁性贫血。

(2)食管狭窄:反复的食管炎使纤维组织增生,最终致瘢痕狭窄,这是严重食管炎的表现。

(3)Barrett食管:食管贲门交界处的齿状线以上的食管鳞状上皮被特殊的柱状上皮取代,称之为Barrett食管。Barrett食管尤其伴有特殊肠上皮化生者是食管腺癌的主要癌前病变。

(四)实验室检查

1. 上消化道内镜检查

对拟诊患者一般先行内镜检查,特别是症状发生频繁、程度严重、伴有报警征象或有肿瘤家族史的患者。上消化道内镜检查有助于确定有无反流性食管炎以及有无合并症和并发症,如食管裂孔疝、食管炎性狭窄、食管癌等,有助于NERD的诊断。反流性食管炎内镜分型采用洛杉矶标准。A级:食管可见1个或1个以上黏膜破损,长度<5 mm(局限于一个黏膜皱襞内);B级:食管可见1个或1个以上黏膜破损,长度>5 mm(局限于一个黏膜皱襞内),且病变没有融合;C级:食管黏膜破损病变有融合,但小于食管管周的75%;D级:食管黏膜破损病变有融合,且大于食管管周的75%。目前确诊Barrett食管的唯一可靠的方法为内镜检查,需病理学检查确诊。

2. 胃食管反流证据的检查

(1)24 h食管pH及胆红素监测:可证实反流的存在与否,24 h食管pH及胆红素监测能详细显示酸与胆汁反流、昼夜反流规律、反流与症状的关系以及患者对治疗的反应,使治疗个体化,对NERD的阳性率为50%～75%,pH<4为确定反流存在的界点。

(2)食管测压及阻抗检查:食管测压及阻抗检查不直接反映胃食管反流,但能反映食管下段约肌的屏障功能。

(3)食管钡剂和放射性核素检查:可确定有无食管狭窄等并发症,可协助诊断有无食管裂孔疝,但敏感性较低。

(4)对食管黏膜超微结构的研究:可以了解反流存在的病理生理学基础。

3.质子泵抑制药(PPI)试验

对拟诊患者或疑有反流相关食管外症状的患者,尤其是上消化道内镜检查阴性时,在无报警症状前提下可采用诊断性治疗。质子泵抑制药(PPI)诊断性治疗(PPI 试验)已被证实是行之有效的方法。建议服用标准剂量 PPI,每日 2 次,疗程 1～2 周。服药后如症状明显改善,则支持酸相关 GERD 的诊断;如症状改善不明显,则可能有酸以外的因素参与或不支持诊断。PPI 试验不仅有助于诊断 GERD,同时还启动了治疗。其本质在于 PPI 试验阳性与否,充分强调了症状与酸之间的关系,是反流相关的检查。PPI 试验阴性有以下几种可能:①抑酸不充分;②存在酸以外因素诱发的症状;③症状不是反流引起的。PPI 试验具有方便、可行、无创和敏感性高的优点,缺点是特异性较低。

(五)诊断与鉴别诊断

1.诊断

(1)根据 GERD 症状群做出诊断

1)有典型的胃灼热(烧心)和反流症状,且无幽门梗阻或消化道梗阻的证据,临床上可考虑为 GERD。

2)有食管外症状,又有反流症状,可考虑是反流相关或可能相关的食管外症状,如反流相关的咳嗽、哮喘。

3)如仅有食管外症状,但无典型的烧心(胃灼热)和反流症状,尚不能诊断为 GERD。宜进一步了解食管外症状发生的时间、与进餐和体位的关系以及其他诱因。需注意有无重叠症状(如同时有 GERD 和肠易激综合征或功能性消化不良)、焦虑、抑郁状态、睡眠障碍等。

(2)结合胃镜检查

1)有食管炎的表现,可诊为 RE。

2)胃镜检查食管未见病变,但相关检查证实存在病理性胃食管反流者,可诊为 NERD。

3)当胃镜及病理发现有明显柱状上皮化生或有杯状细胞存在时可诊为 BE。

2.鉴别诊断

临床应与其他病因的食管炎、消化性溃疡、各种原因的消化不良、胆道疾病以及食管动力疾病等相鉴别。胸痛为主时应与心源性、非心源性胸痛的各种病因进行鉴别,如怀疑心绞痛,应做心电图和运动试验,在除外心源性胸痛后,再进行有关食管性胸痛的检查。对有吞咽困难者,应与食管癌和贲门失弛缓症相鉴别。对有吞咽疼痛,同时内镜显示有食管炎的患者,应与感染性食管炎(如真菌性食管炎)、药物性食管炎等鉴别。

(六)治疗

GERD 的治疗目标为治愈食管炎,缓解症状,提高生活质量,预防复发和并发症。包括以下几方面的内容。

1.改变生活方式

抬高床头、睡前 3 h 不再进食、避免高脂肪食物、戒烟、戒酒、减肥等生活方式的改变可能使部分 GERD 患者从中受益,但这些改变对于多数患者而言并不足以控制症状。

2.药物治疗

药物治疗包括抑酸药物治疗及促胃动力治疗。抑制胃酸分泌是目前治疗 GERD 的基本方法。抑制胃酸的药物包括 PPI 和 H_2RA 等。促动力药可作为抑酸药物的辅助治疗。此外还可使用黏膜保护药治疗。

（1）初始治疗

1）H_2RA 治疗：GERD 的临床试验结果显示 H_2RA 缓解轻、中度 GERD 症状的疗效优于安慰剂，常用药物有西咪替丁、雷尼替丁、法莫替丁和尼扎替丁等，疗效为 $60\% \sim 70\%$。但 $4 \sim 6$ 周后大部分患者出现药物抵抗。长期疗效不佳。提示 H_2RA 仅适用于轻、中度 GERD 的初始治疗和短期缓解症状。

2）PPI 治疗：PPI 对于 GERD 的疗效已在世界各国得到认可。RE 患者中，短期应用 PPI 的临床试验表明：PPI 治愈食管炎和完全缓解胃灼热症状的速度较 H_2RA 更快。标准剂量的各种 PPI 治疗 RE 的疗效基本相同。PPI 对 H_2RA 抵抗的 RE 患者同样有效。PPI 治疗 RE 4 周和 8 周时的内镜下愈合率分别为 80% 和 90% 左右。基于 PPI 在疗效和症状缓解速度上的优势，治疗 RE 应首选标准剂量的 PPI。部分患者症状控制不满意时可加大剂量。PPI 缓解 NERD 患者胃灼热症状的疗效低于 RE 患者。但在改善症状方面的疗效优于 H_2RA 和促动力药。对于 NERD 患者，应用 PPI 治疗的时限尚未明确。但已有研究资料显示其疗程应大于 4 周。GERD 的食管外症状，如反流性咽喉炎、咳嗽等，应用 PPI 治疗对大部分患者有一定疗效。

（2）维持治疗：GERD 是一种慢性疾病，从控制症状、预防并发症的角度而言，GERD 需要维持治疗。以 PPI 标准剂量维持治疗。目前维持治疗有 3 种方法。

1）原剂量或减量维持：维持原剂量或减量使用 PPI，每日 1 次，长期使用以维持症状持续缓解，预防复发。

2）间歇治疗：PPI 剂量不变，但延长用药周期，最常用的是隔日给药。在维持治疗过程中，若症状反复出现，应增至足量 PPI 维持。

3）按需治疗：是间歇治疗的一种，即只在症状出现时服用药物。持续使用至症状缓解，没有确定的治疗时间。

3.手术治疗

抗反流手术在缓解症状和愈合食管炎方面的疗效与药物治疗相当。术后常见的并发症包括腹胀（12%）、吞咽困难（6%），相当一部分患者（$11\% \sim 60\%$）术后仍需规则用药。研究表明抗反流手术并不能降低食管腺癌的风险。对已证实有癌变的 BE 患者，原则上应行手术治疗。

4.内镜治疗

短期初步研究提示内镜治疗可改善 GERD 症状评分，提高患者满意度和生活质量，并可减少 PPI 用量。由于内镜治疗尚有许多问题未得到解决，包括远期疗效、患者的可接受性和安全性、对 GERD 不典型症状是否有效等，因此建议训练有素的内镜医师可谨慎开展内镜治疗。伴有异型增生和黏膜内癌的 BE 患者，超声内镜检查排除淋巴结转移后，可考虑内镜下黏膜切除术。

大多数 GERD 患者的症状和食管黏膜损伤可通过药物治疗得到控制。药物治疗无效时，应重新考虑诊断是否正确。适时调整药物和剂量是提高治疗 GERD 疗效的重要措施之一。

（七）预后

目前尚无足够的临床随访资料阐明 NERD 的自然病程；RE 可以合并食管溃疡、狭窄和上消化道出血；BE 有可能发展为食管腺癌。这 3 种疾病形式之间相互关联及进展的关系需要进一步研究。

二、中医

(一)定义概述

胃食管反流病(GERD)属于中医"吐酸""食管瘅""噎膈"等范畴。《素问·至真要大论》曰:"诸呕吐酸,暴注下迫,皆属于热。"认为本病证多属热。《证治汇补·吞酸》曰:"大凡积滞中焦,久郁成热,则本从火化,因而作酸者,酸之热也;若寒客犯胃,顷刻成酸,本无郁热,因寒所化者,酸之寒也。"说明吐酸不仅有热,而且也有寒,并与胃有关。《寿世保元·吞酸》曰:"夫酸者肝木之味也,由火盛制金,不能平木,则肝木自甚,故为酸也。"又说明吐酸与肝木有关。

(二)病因病机

1.病因

病因包括情志不遂,肝胆失于疏泄,横逆犯胃;饮食不节,烟酒无度灼伤胃经,胃气不和;平素脾胃虚弱,脾虚湿滞,浊阴不降,胃气反逆;素罹胆病,胆热犯胃,上逆呕苦;肝火上炎侮肺,肺失肃降,咳逆上气。

2.病机

上述各种病因导致脾气当升不升,胃气当降不降,肝不随脾升,胆不随胃降,致胃气上逆,上犯食管而形成本病。病性为虚实相兼,寒热错杂。

(三)病证诊断

1.病名诊断

中医无胃食管反流病病名。根据主证归属于"吐酸""食管瘅""噎膈"等范畴。

2.辨证要点

(1)辨虚实:情志失调,食滞内停,痰湿中阻,湿热内蕴,气血阻滞等皆为有邪为实;中虚气逆属虚。

(2)辨寒热:病程绵绵,得热则减,口淡不渴或渴不欲饮,舌淡苔白,脉沉迟或沉涩者属寒;而发病势急,口渴喜冷,舌红苔黄,脉数者为热。临证还要辨虚实寒热的兼杂。

(四)辨证论治

1.辨证治疗原则

基本病机为肝胆失于疏泄,胃失和降,胃气上逆。所以,治疗以调理脾胃气机,和胃降逆、行气为基本法则。实者泻之,虚则补之。扶正重在健脾益胃:补中益气。祛邪则视具体证候,分别施以疏肝泄热、清化胆热、开郁化痰、活血化瘀等法。

2.分证论治

(1)肝胃郁热证

症状:胃灼热,反酸,胸骨后灼痛,胃脘灼痛,脘腹胀满,嗳气反流,心烦易怒,嘈杂易饥,舌红,苔黄,脉弦。

病机:肝胃郁热,胃气上逆。

治法:疏肝泄热,和胃降逆。

方药:柴胡疏肝散(《证治准绳》)合左金丸(《丹溪心法》)加减。

药物:柴胡、枳壳、白芍(炒)、陈皮、川芎、香附、黄连、吴茱萸、甘草。

若胃痛较甚者,可加川楝子、延胡索以加强理气止痛;嗳气较频者,可加沉香以顺气降逆;反酸明显者加乌贼骨、煅瓦楞子中和胃酸。

常用中成药:加味左金丸。

(2)胆热犯胃证

症状:口苦咽干,胃灼热,脘肋胀痛,胸痛背痛,反酸,嗳气反流,心烦失眠,嘈杂易饥,舌红,苔黄腻,脉弦滑。

病机:胆热犯胃,胃气上逆。

治法:清化胆热,降气和胃。

方药:龙胆泻肝汤(《医方集解》)合温胆汤(《三因极一病证方论》)加减。

药物:龙胆草、柴胡、栀子(焦)、黄芩、当归、泽泻、木通、半夏、竹茹、枳实、陈皮、茯苓、甘草。

若嘈杂、口干口苦明显者,加黄连、吴茱萸以疏肝泄热和胃;若心烦失眠明显者,可加香附、郁金疏肝解郁;若脘肋胀痛明显者,加川楝子加强理气止痛。

常用中成药:龙胆泻肝丸。

(3)中虚气逆证

症状:反酸或泛吐清水,嗳气反流,胃脘隐痛,胃痞胀满,食欲缺乏,神疲乏力,大便溏薄,舌淡,苔薄,脉细弱。

病机:脾胃虚弱,胃虚气逆。

治法:疏肝理气,健脾和胃。

方药:四逆散(《伤寒论》)合六君子汤(《医学正传》)加减。

药物:柴胡、白芍(炒)、枳实、党参、白术(炒)、茯苓、半夏、陈皮、生姜、大枣、甘草。

若泛吐清水较多,可加干姜以温胃化饮;反酸明显者,可加黄连、炒吴茱萸、煅瓦楞子以制酸和胃;若胃痞胀满明显者,可加佛手、香橼理气和中。

常用中成药:香砂养胃丸、胃苏颗粒。

(4)气郁痰阻证

症状:咽喉不适如有痰梗,胸膺不适,嗳气或反流,吞咽困难,声音嘶哑,半夜呛咳,舌苔白腻,脉弦滑。

病机:痰湿中阻,气机郁滞。

治法:开郁化痰,降气和胃。

方药:旋覆代赭汤(《伤寒论》)合半夏厚朴汤(《金匮要略》)加减。

药物:旋覆花、代赭石、半夏、厚朴、茯苓、紫苏叶、人参、生姜、大枣、甘草。

若痰郁化热而见烦躁,舌红苔黄者,加竹茹、瓜蒌、黄芩、黄连清化痰热;病久入络而有瘀血征象,胸胁刺痛,舌质紫暗或有瘀点瘀斑,脉涩者,加郁金、丹参、降香、姜黄活血化瘀。

常用中成药:木香顺气丸。

(5)瘀血阻络证

症状:胸骨后灼痛或刺痛,后背痛,呕血或黑便,胃灼热反酸,嗳气反流,胃脘刺痛,舌质紫暗或有瘀斑,脉涩。

病机:瘀血内停,气机阻滞。

治法:活血化瘀,行气止痛。

方药:血府逐瘀汤(《医林改错》)加减。

药物:桃仁、红花、当归、赤芍、川芎、生地黄、桔梗、柴胡、枳壳、牛膝、甘草。

若胃痛较甚者,可加木香、郁金以加强活血行气之功;若四肢不温,舌淡脉弱者,为气虚无以行血,加党参、黄芪等以益气活血。

便黑可加三七、白及化瘀止血;若口干舌燥,舌光无苔,脉细,为阴虚无以濡养,加生地黄、麦冬以滋阴润燥。

常用中成药:元胡止痛片。

(6)胃阴亏虚证

症状:胸骨后或胃脘部隐痛,嘈杂灼热,口干咽燥,五心烦热,消瘦乏力,口渴不欲饮,大便干结,舌红少津,脉细数。

病机:胃阴亏虚,虚热上扰。

治法:养阴益胃,和中降逆。

方药:益胃汤(《温病条辨》)合芍药甘草汤(《伤寒论》)加减。

药物:沙参、生地黄、麦冬、玉竹、白芍、甘草、冰糖。

若嘈杂反酸者,可加牡蛎、海螵蛸或配用左金丸以制酸;大便干燥难解,宜加火麻仁、瓜蒌仁等润肠通便。

若阴虚胃热可加石斛、知母、黄连养阴清胃。

常用中成药:养胃舒胶囊。

(7)寒热错杂证

症状:胸骨后或胃脘部烧心(胃灼热)、反酸明显,胃痛隐隐,空腹时胃脘痛甚,得食痛减,泛吐清水,食欲缺乏,神疲乏力,手足不温,大便溏薄,舌红苔白,脉虚弱。

病机:寒热错杂,胃气上逆。

治法:辛开苦降,和胃降逆。

方药:半夏泻心汤(《伤寒论》)加减。

药物:半夏、黄连、黄芩、干姜、人参、大枣、炙甘草。

3.其他疗法

(1)针灸疗法:针灸或针药联合是治疗胃食管反流病的重要手段,现代针灸机制研究表明,针灸可调节幽门括约肌的功能,防止十二指肠液的反流。常用穴位:实证用内关、足三里、中脘;虚证用脾俞、胃俞、肾俞、膻中、曲池、合符、太冲、天枢、关元、三阴交等,以泻法和平补平泻为主。

(2)推拿:用推、揉、点、按等手法。选脾俞、胃俞、三焦俞、关元、气海、中脘等。

(五)预防、调护、转归

1.情志调整

保持心情舒畅尤为重要,宜疏导患者,树立积极乐观的心态,及时调节好心情。

2.饮食宜忌

对于肥胖的患者,要控制饮食,平衡营养,尽快减轻体重。减少高脂肪膳食的摄入,忌食咖啡、巧克力、薄荷等食物,禁烟、酒。避免进食过冷、过热及甜酸辛辣等刺激性食物,以防疼痛症状加重,导致病情反复。

3.用药指导

避免服用可降低食管下端括约肌压力的药物。

如溴丙胺太林(普鲁本辛)、颠茄、阿托品、氨茶碱、烟酸、维拉帕米(异搏定)、硝苯地平(心痛定)、地西泮(安定)等。

4.起居调整

由于反流易发生在夜间,睡眠时可抬高床头(15~20 cm)。睡前不进食,晚餐与入睡的间隔不得少于 3 h,以减少夜间食物刺激泌酸。

第二节 慢性胃炎

一、西医

(一)定义概述

慢性胃炎(chronicgast ritis)是指不同病因引起的胃黏膜的慢性炎症或萎缩性病变。

2000 年中华医学会消化分会结合悉尼慢性胃炎分类系统提出了共识意见,结合临床、内镜和病理组织学结果将慢性胃炎分为浅表性、萎缩性和特殊类型胃炎 3 类。

(二)病因病机

1.幽门螺杆菌(Hp)感染

幽门螺杆菌(Hp)感染是慢性胃炎的主要病因,90%以上的慢性胃炎有 Hp 感染。Hp 为革兰阴性微需氧菌,其对胃黏膜表层尿素和重碳酸氢钠有趋化性,细菌外壁有黏附素,可紧贴胃上皮细胞,使得在胃蠕动和胃细胞更新的时候不被排出。

2.自身免疫机制

这是引起 A 型萎缩性胃炎的病因。这类患者血清中有壁细胞抗体(PCA),并常有内因子抗体(IFA),多伴有恶性贫血,其血清抗体能和宿主的胃黏膜上皮细胞以及黏液起交叉反应。

3.胃黏膜损伤因子持续存在

吸烟、饮酒、药物损伤、不良饮食习惯等是慢性胃炎的病因。十二指肠液反流可减弱胃黏膜的屏障功能,若长期存在,可使炎症持续。

4.年龄因素和胃黏膜营养因子缺乏

慢性胃炎发病率随年龄而增加,衰老可引起胃黏膜小血管扭曲、玻璃样变和管腔狭窄,供血不足和生理性退行性变可使黏膜营养不良,分泌功能下降和胃黏膜屏障功能低下。

5.遗传因素

在恶性贫血家庭成员萎缩性胃炎患病率高,但遗传因素的作用尚未被确定。

(三)病理及病理生理

1.慢性炎症和活动性

黏膜层以淋巴细胞、浆细胞为主的慢性炎症细胞浸润,炎症先发生在黏膜肌浅层,而后至黏膜全层。据细胞浸润深度将炎症分为轻、中、重三级。淋巴细胞聚集和淋巴滤泡形成是幽门螺杆菌感染性慢性胃炎的重要病理特征之一。如有中性粒细胞出现,提示有活动性。

2.萎缩

萎缩指胃固有腺体(幽门腺或泌酸腺)数量减少,是持续性慢性炎症造成的最常见结果。由于腺体数量减少,黏膜层变薄,内镜下可见显露血管网,但是萎缩常伴有肠上皮化生和纤维组织、淋巴滤泡、黏膜肌层增厚等增生变化,如明显时胃黏膜可不薄,呈粗糙、细颗粒状外观。

3.肠上皮化生

幽门螺杆菌相关性萎缩性胃炎肠上皮化生很常见。萎缩最早出现在胃窦-胃体交界处的小弯,呈斑片状,然后合并,向近侧和远侧扩展,但胃窦部肠上皮化生更广泛普遍。

肠上皮化生是机体的一种适应性反应,许多报告看到肠上皮化生与胃分化型腺癌发生有关。临床常用黏液染色法将肠上皮化生分为完全型肠上皮化生和不完全型肠上皮化生,小肠型和大肠型肠上皮化生。一般认为大肠型肠上皮化生与胃癌密切相关,被认为是一种癌前状态,但预测价值有限,也有人持反对意见。

4.幽门腺化生

幽门腺化生又称假幽门腺化生,胃底腺黏膜由于长期炎症刺激化生成幽门腺,它发生在与幽门腺相接处的胃底腺中,逐渐向口侧扩展。组织学上它与幽门腺黏膜很难区分,因此活检时注明取材部位十分重要。

(四)临床表现

1.症状

慢性胃炎的症状无特异性。约50%有中、上腹部不适、饱胀、隐痛、烧灼痛,疼痛无明显节律性,一般进食后加重。亦常见食欲缺乏、嗳气、反酸、恶心等消失不良症状,部分患者无临床症状。伴有胃黏膜糜烂者可出现少量上消化道出血,长期少量出血可引起缺铁性贫血。少数患者可伴有乏力及体重减轻等全身症状。萎缩性胃炎伴恶性贫血者常有全身衰弱、疲惫,一般消化道症状较少。

2.体征

体征多不明显,且与病变程度不尽一致。有时仅有上腹部轻度压痛或按之不适感。胃体胃炎严重时可有舌炎和贫血。

(五)实验室检查

1.胃镜检查

胃炎内镜诊断的命名很不统一,而且分歧很大。慢性非萎缩性胃炎和萎缩性胃炎的内镜下常见表现如下。

(1)慢性非萎缩性胃炎:可见红斑(点状、片状和条状)、黏膜粗糙不平、出血点(斑)、黏膜水肿、出血等基本表现,尚可糜烂及胆汁反流。

(2)萎缩性胃炎:可见黏膜红白相间,以白为主,不同程度的皱襞变平甚至消失,黏膜血管显露;黏膜颗粒或结节状等基本表现,后者系伴增生性病变所致。

2.内镜下取材活检

根据病变情况和需要,建议取2~5块活检组织,多点证实。

3.其他检查

(1)Hp的检测:尿素酶呼气试验检测为Hp金标准。另包括病理、血液及粪便检测。

(2)X线钡剂检查:主要是以很好地显示胃的黏膜像的气钡双重对比造影为主,对于萎缩性胃炎常可见胃皱襞相对平坦和减少。但不少慢性胃炎X线钡剂检查可无异常表现。

(3)胃酸分泌功能检测:非萎缩性胃炎胃酸分泌正常,但有时可以增高。萎缩性胃炎病变局限于胃窦时,胃酸可正常或减低。自身免疫性萎缩性胃炎时胃酸可明显降低,甚至无胃酸分泌,胃液分泌量也少,往往在给以酸分泌刺激剂后,亦不见胃液和胃酸分泌。

(4)胃蛋白酶原(PG)测定：由主细胞分泌，在血液、胃液、尿液中均可测得。胃蛋白酶原Ⅰ和Ⅱ的检测可能有助于胃黏膜萎缩的有无和萎缩部位的判断，胃体黏膜萎缩时，血清PGⅠ水平及PGⅠ/PGⅡ比例下降。

(5)血清胃泌素测定：萎缩性胃炎时常中度升高，伴有恶性贫血的胃萎缩患者明显增高；幽门螺杆菌感染性胃炎35%～45%空腹血清胃泌素含量可轻度增高；胃窦黏膜严重萎缩时，空腹血清胃泌素正常或降低。

(六)诊断与鉴别诊断

1.诊断

确诊须依靠胃镜检查及胃黏膜活组织病理学检查，对Hp的检测有助于病因诊断。同前对Hp检测有^{13}C尿素呼吸试验、内镜下活检、血中抗Hp抗体测定。就X线钡剂检查对该病意义不大。如怀疑自身免疫性胃炎，应检测相关自身抗体及血清胃泌素。

(1)关于症状：慢性胃炎症状常无特异性，相当一部分患者有幽门螺杆菌感染而无症状。由于症状是非特异性的，多数患者应做胃镜或其他检查，以排除早期胃癌、胃溃疡等。

慢性胆囊炎和慢性胃炎的症状十分相似，二者同时存在的病例也不少，对症状不典型者诊断慢性胃炎时，有必要行胆囊超声检查。

(2)关于组织学检查：慢性胃炎的诊断主要依靠胃镜和组织学检查。或者对判断慢性胃炎的程度和排除早期恶性病变有很大价值。诊断慢性胃炎一般取材2～3块，胃窦大小弯和胃体小弯各取1块。

(3)自身免疫性胃炎诊断：伴有恶性贫血的自身免疫性胃炎在我国少见。患者常以衰弱和贫血为主要表现，而上消化道症状往往不明显。病理生理特点是：胃体黏膜弥散性萎缩、无胃酸分泌，胃液量极少，对泌酸剂刺激无反应。

高促胃液素血症，血清维生素B_{12}含量低下、维生素B_{12}吸收障碍，末梢血和骨髓象呈巨幼红细胞贫血，对维生素B_{12}治疗反应好，此外血和胃液中PCA和IFA常呈阳性。

2.鉴别诊断

慢性胃炎起病慢，病程长，亦可出现上腹部隐痛，主要与慢性胆囊炎、胆石症、慢性胰腺炎相鉴别，后者往往也可出现早饱、恶心、嗳气。

上腹部隐痛是慢性胆囊炎、胆石症、慢性胰腺炎的主要表现，且往往与多脂餐、饮酒有关，而疼痛可向他处放射，腹部超声、CT检查有助于诊断，当血尿淀粉酶异常升高，有助于胰腺炎的诊断。

(七)治疗

1.一般治疗

应戒烟、忌酒，避免使用损害胃黏膜药物以及对胃黏膜有刺激的食物，如过酸、过甜、辛辣及油炸食品，饮食宜规律、富营养。保证蛋白质、维生素及新鲜蔬菜水果的摄入。消除患者疑虑，调整精神情绪，保持心情乐观、舒畅、平和，确立积极健康的生活态度。

2.抑酸或抑酸剂

抑酸或抑酸剂适用于黏膜糜烂和以胃灼热、反酸、上腹痛等症状为主者。可根据病情或症状严重程度选用H_2受体阻断药(西咪替丁、雷尼替丁、法莫替丁、罗沙替丁等)，质子泵抑制药(奥美拉唑、兰索拉唑、泮托拉唑、雷贝拉唑、埃索美拉唑等)，抗酸药(复方氢氧化铝、碳酸氢钠、氢氧化铝等)。

3.胆汁结合剂

胆汁结合剂适用于各类胃炎伴胆汁反流者,有消胆胺(考来烯胺)、铝碳酸镁(达喜)等,后者兼有抗酸、保护黏膜作用。

4.黏膜保护药

黏膜保护药适用于胃黏膜损害症状明显者。常用的药物有铋剂、硫糖铝、瑞巴哌特、米索前列醇(喜克溃)、替普瑞酮、依卡倍特钠、吉法酯、康复新液、复方谷氨酰胺等。

5.促动力药

促动力药适用于上腹饱胀、早饱、嗳气、呕吐等症状为主者,常用药物有多潘立酮、莫沙比利、盐酸伊托必利、马来酸曲美布汀等。

6.助消化药

助消化药对于伴有腹胀、食欲缺乏等消化不良症状而无反酸、上腹部灼热及饥饿痛者可选用药物有稀盐酸、胃蛋白酶、泌特、慷彼申、得每通等。

7.其他抗抑郁药和镇静药

其他抗抑郁药和镇静药适用于睡眠差、有明显精神因素者。常用药物有三环类抗抑郁药(阿米替林、多塞平等)、选择性 5-HT 再摄取抑制药(帕罗西汀、盐酸氟西汀、西酞普兰、氟伏沙明、舍曲林)、选择性 5-HT 及 NE 再摄取抑制药(文拉法辛)等。

8.手术治疗

一定要慎重,严格掌握手术指征,尤其是年轻患者。胃窦部重度萎缩性胃炎和肠上皮化生并不是手术的绝对指征。对病灶局限、范围明确的胃癌前病变可行内镜下黏膜切除术(EMR),也可酌情分别采用微波、激光、射频、氩气刀或高频电切治疗。

(八)预后

慢性胃炎一般预后良好,需警惕的是慢性萎缩性胃炎有中重度不典型增生者,有癌变的倾向及可能。

二、中医

(一)定义概述

属于中医学的"胃脘痛""痞满"等范畴,古典医籍中对胃痛的论述始见于《内经》。如《素问·六元正纪大论》谓:"木郁之发……民病胃脘当心而痛,上支两胁,膈咽不通,食饮不下。"《素问·至真要大论》也说:"厥阴司天,风淫所胜,民病胃脘当心而痛。"说明胃痛与木气偏盛,肝胃失和有关。

(二)病因病机

1.病因

本病的病因主要为外感寒邪,饮食所伤,情志不遂,脾胃虚弱等。

2.病机

胃痛及痞满病因,初则多由外邪、饮食、情志不遂所致,病因多单一,病机也单纯,常见寒邪客胃、饮食停滞、肝气犯胃、肝胃郁热、脾胃湿热等证候,表现为实证;久则常见由实转虚,如寒邪日久损伤脾阳,热邪日久耗伤胃阴,多见脾胃虚寒、胃阴不足等证候,则属虚证。因实致虚,或因虚致实,皆可形成虚实并见证,如胃热兼有阴虚,脾胃阳虚兼见内寒,以及兼夹瘀、食、气滞、痰饮等。本病的病位在胃,与肝脾关系密切,也与胆肾有关。基本病机为胃气阻滞,胃络瘀阻，胃失所养，中焦气机不利，升降失职。

胃痞的病机有虚实之分，实即实邪内阻，包括外邪入里，饮食停滞，痰湿阻滞，肝郁气滞等；虚即中虚不运，责之脾胃虚弱。胃痞之虚实常又可互相转化，虚实互见，各因相兼，互相转化的病理变化，为痞证的病机特点。总之，胃痞的病位在胃，与肝脾有密切关系。基本病机为脾胃功能失调，升降失司，胃气壅塞。

（三）病证诊断

1.病名诊断

凡是以上腹胃脘部发生疼痛为主症的脾胃肠病证称为胃痛，又称胃脘痛。痞满是以胸脘痞塞满闷不舒，按之柔软，压之不痛，视之无胀大之形为主要临床特征的一种脾胃病证。

2.辨证要点

（1）辨寒热：寒证胃痛多见胃脘冷痛，因饮冷受寒而发作或加重，得热则痛减，伴有面色苍白，口干不渴，舌淡，苔白等症；热证胃痛多见胃脘灼热疼痛，进食辛辣燥热食物易于诱发或加重，喜冷恶热，胃脘得凉则舒，伴有口干口渴，大便干结，舌红，苔黄少津，脉数等症。痞满绵绵，得热则舒，遇寒则甚，口淡不渴，苔白，脉沉者，多为寒；痞满势急，胃脘灼热，得凉则舒，口苦便秘，口渴喜冷饮，苔黄，脉数者，多为热。

（2）辨虚实：虚证胃痛多见于久病体虚者，其胃痛隐隐，痛势徐缓而无定处，时作时止，痛而不胀或胀而时减，饥饿或过劳时易诱发疼痛或致疼痛加重，揉按或得食则疼痛减轻，伴有食少乏力，脉虚等症；实证胃痛多见于新病体壮者，其胃痛兼胀，表现胀痛、刺痛，痛势急剧而拒按，痛有定处，食后痛甚，伴有大量秘结，脉实等症。

痞满时减复如故，喜揉喜按，不能食或食少不化，大便溏薄，久病体虚者，多属虚；痞满持续不减，按之满甚或硬，能食便秘，新病邪滞者，多属实。

（3）辨气血：初病在气，久病在血。胃痛或痞满，疼痛或胀满，以胀为主，痛无定处，时痛时止，常由情志不舒引起，伴胸脘痞满，喜叹息，得嗳气或屎气则痛减者，多属气分；胃痛及痞满久延不愈，多入血络。

胃痛痛如刺如锥，持续不解，痛有定处，痛而拒按，伴食后痛增，舌质紫暗，舌下脉络紫暗迂曲者，多属血分。痞满日久，饥不欲食，口干不欲饮，舌质紫暗，或淡黯，脉涩。

（四）辨证论治

1.辨证治疗原则

胃痛的治疗，以理气和胃止痛为基本原则。胃痛属实者，治以祛邪为主，根据寒凝、食停、气滞、郁热、血瘀、湿热之不同，分别用温胃散寒、消食导滞、疏肝理气、泄热和胃、活血化瘀、清热化湿诸法；属虚者，治以扶正为主，根据虚寒、阴虚之异，分别用温中益气、养阴益胃之法。虚实并见者，则扶正祛邪之法兼而用之。

胃痞的基本病机是脾胃功能失调，中焦气机不利，升降失职。因此，其治疗原则是调理脾胃，理气消痞。实者分别施以泄热、消食、化痰、理气，虚者则重在补益脾胃。对于虚实并见之候，治疗宜攻补兼施，补消并用。治疗中应注意理气不可过用香燥，以免耗津伤液，对于虚证，尤当慎重。

2.分证论治

（1）寒邪客胃证

症状：胃痛暴作，甚则拘急作痛，得热痛减，遇寒痛增，口淡不渴，或喜热饮，苔薄白，脉弦紧。

病机:寒凝气滞,胃气失和。

治法:温胃散寒,理气止痛。

方药:良附丸(《良方集腋》)加减。

药物:高良姜、香附等。

若气滞重者,可加木香、陈皮;若郁久化热,寒热错杂者,可用半夏泻心汤,辛开苦降,寒热并调;若见寒热身痛等表寒证者,可加紫苏、生姜,或加香苏散疏风散寒,行气止痛;若兼见胸脘痞闷不食,嗳气、呕吐等寒夹食滞症状者,可加枳壳、神曲、鸡内金、半夏以消食导滞,温胃降逆。

常用中成药:正气天香散。

(2)饮食伤胃

症状:暴饮暴食后,胃脘疼痛,胀满不消,疼痛拒按,得食更甚,嗳腐吞酸,或呕吐不消化食物,其味腐臭,吐后痛减,不思饮食或厌食,大便不爽,得屎气及便后稍舒,舌苔厚腻,脉滑有力。

病机:饮食停滞,胃气失和。

治法:消食导滞,和胃止痛。

方药:保和丸(《丹溪心法》)加减。

药物:山楂、神曲、莱菔子、半夏、陈皮、茯苓、连翘等。

若脘腹胀甚者,可加枳实、厚朴、槟榔行气消滞;若食积化热者,可加黄芩、黄连清热泻火;若大便秘结,可合用小承气汤;若胃痛急剧而拒按,大便秘结,苔黄燥者,为食积化热成燥,可合用大承气汤通腑泄热,荡积导滞。

常用中成药:保和颗粒、开胃山楂丸等。

(3)肝气犯胃证

症状:胃脘胀满,攻撑作痛,脘痛连胁,胸闷嗳气,喜长叹息,大便不畅,得嗳气、屎气则舒,遇烦恼郁怒则痛作或痛甚,苔薄白,脉弦。

病机:肝气郁结,横逆犯胃,胃气不利。

治法:疏肝理气,和胃止痛。

方药:柴胡疏肝散(《景岳全书》)加减。

药物:柴胡、枳壳、香附、陈皮、芍药、甘草、川芎等。

若胃痛较甚者,加延胡索以加强理气止痛;嗳气较频者,加沉香、旋覆花以顺气降逆;泛酸者加乌贼骨、煅瓦楞子中和胃酸。痛势急迫,嘈杂吐酸,口干口苦,舌红苔黄,脉弦或数,乃肝胃郁热之证,改用化肝煎或丹栀逍遥散加左金丸以疏肝泄热和胃。

常用中成药:胃苏颗粒、越鞠保和丸、气滞胃痛颗粒。

(4)瘀血停滞

症状:胃脘疼痛,痛如针刺刀割,痛有定处,按之痛甚,食后加剧,入夜尤甚,或见吐血、黑便,舌质紫暗或有瘀斑,脉涩。

病机:瘀血阻络,胃络不和,胃气不利。

治法:活血化瘀,和胃止痛。

方药:失笑散(《太平惠民和剂局方》)合丹参饮(《时方歌括》)加减。

药物:五灵脂、蒲黄、丹参、檀香、砂仁。

如痛甚可加延胡索、三七粉、三棱、莪术,并可加理气之品,如枳壳、木香、郁金。

（5）湿热中阻

症状：胃脘疼痛，嘈杂灼热，口干口苦，渴不欲饮，口甜黏浊，食甜食则反酸，纳呆恶心，身重肢倦，小便色黄，大便不畅，舌苔黄腻，脉象滑数。

病机：湿热阻胃，气机壅滞。

治法：清热化湿，理气和中。

方药：清中汤（《医学统旨》）加减。

药物：黄连、栀子、半夏、茯苓、白豆蔻、陈皮、甘草。

若热盛便秘者，加金银花、蒲公英、大黄、枳实；气滞腹胀者，加厚朴、大腹皮。若寒热互结，干噫食臭，心下痞硬，可用半夏泻心汤加减。

（6）胃阴亏虚

症状：胃脘隐隐灼痛，似饥而不欲食，口燥咽干，口渴思饮，消瘦乏力，大便干结，舌红少津或光剥无苔，脉细数。

病机：胃阴不足，胃失濡养。

治法：养阴益胃，和中止痛。

方药：一贯煎（《柳州医话》）合芍药甘草汤（《伤寒论》）加减。

药物：沙参、麦冬、生地黄、玉竹、枸杞子、当归、川楝子、芍药、甘草。

若胃阴亏损较甚者，可酌加石斛；若兼饮食停滞，可加神曲、山楂等消食和胃；若痛甚者可加香橼、佛手；若脘腹灼痛，嘈杂反酸，可加左金丸；若胃热偏盛，可加生石膏、知母、芦根清胃泄热；若日久肝肾阴虚，可加山茱萸、玄参滋补肝肾；若日久胃阴虚难复，可加乌梅、山楂肉、木瓜等酸甘化阴。

（7）脾胃虚寒

症状：胃痛隐隐，绵绵不休，冷痛不适，喜温喜按，空腹痛甚，得食则缓，劳累或食冷或受凉后疼痛发作或加重，泛吐清水，食少，神疲乏力，手足不温，大便溏薄，舌淡苔白，脉虚弱。

病机：中焦虚寒，胃失温养。

治法：温中健脾，和胃止痛。

方药：黄芪建中汤（《金匮要略》）加减。

药物：黄芪、桂枝、白芍、生姜、大枣、饴糖、甘草。

若泛吐清水较重者，可加干姜、吴茱萸、半夏、茯苓等温胃化饮；如寒盛者可用附子理中汤，或大建中汤温中散寒；若脾虚湿盛者，可合二陈汤；若兼见腰膝酸软，头晕目眩，形寒肢冷等肾阳虚证者，可加附子、肉桂、巴戟天、仙茅，或合用肾气丸、右归丸之类助肾阳以温脾和胃。

3.其他疗法

（1）针灸疗法

穴位：中脘、内关、足三里、脾俞、胃俞、三焦俞。

方法：每次取 3～4 穴位，留针 30 min，每日可刺 1～2 次。

（2）外治疗法

青盐 100 g，炒热用布包之，敷痛处，适用于寒痛。

硫磺、吴茱萸各 6 g，大蒜适量，捣和，涂敷脐中，适用于寒痛。

苦瓜藤叶 10 片，洗净捣烂敷痛处，或用栀仁 20 粒，胡荽菜 30 g，捣烂敷痛处，适用于胃脘部热痛。

（五）预防、调护、转归

胃脘痛、胃痞患者，要重视生活调整，尤其是饮食与精神方面的调整。饮食以少食多餐，营养丰富，清淡易消化为原则，不宜饮酒及过食生冷、辛辣食物，切忌粗硬饮食，暴饮暴食，或饥饱无常；应保持精神愉快，避免忧思恼怒及情绪紧张；注意劳逸结合，避免劳累，病情较重时，需适当休息，以达到预防胃痛、胃痞的目的。

胃痞一般预后良好，只要保持心情舒畅，饮食有节，并坚持治疗，多能治愈。但胃痞多为慢性过程，常反复发作，经久不愈，所以贵在坚持治疗。

第三节　消化性溃疡

一、西医

（一）定义概述

消化性溃疡（peptic ulcer，PU）主要是指胃肠黏膜缺损累及肌层的一种常见病，主要发生在胃和十二指肠，由多种因素导致黏膜损害因素大于防御因素的作用所致，发病率高，治疗后易反复。

（二）流行病学

消化性溃疡是世界范围的疾病。从 1910 年 Schwartz 等提出"无酸无溃疡"的观点，到 1980 年"无 Hp 无溃疡"的观点的诞生，实现了 PU 病因学和治疗学上的重大变革。

近年来消化性溃疡的发病率有下降趋势，十二指肠溃疡多见于青壮年，而胃溃疡多见于中老年人。临床上十二指肠溃疡多于胃溃疡，两者之比约为 3：1。

（三）病因病机

PU 的病因和发病机制非常复杂，目前通常认为溃疡的发生与胃肠黏膜的损害因素和黏膜自身防御—修复因素之间的失衡有关。这一机制主要涉及 3 个层面：①上皮前的黏液和碳酸氢盐（HCO_3^-）：最表面的黏液层是一道对胃蛋白酶弥散的物理屏障，而处于黏液层与上皮细胞之间的碳酸氢盐层则是保持胃液与中性黏膜间高 pH 梯度的缓冲层。②上皮细胞：上皮细胞分泌黏液和 HCO_3^- 维持上皮前的结构和功能；上皮细胞顶面膜对酸反弥散起屏障作用；上皮细胞再生速度很快，及时替代受损而死亡的细胞，修复受损部位。③上皮后：胃黏膜丰富的毛细血管网内的血流为上皮细胞旺盛的分泌及自身不断更新提供能量物质，并将反弥散进入黏膜的 H^+ 带走。当某些因素损害了这一机制才可能发生胃酸/胃蛋白酶侵蚀黏膜而导致溃疡形成。另外，还有精神因素、遗传因素和其他损害因素的参与，构成了溃疡病复杂的发病机制。

在诸多损害因素中，胃酸分泌异常、Hp 感染和 NSAIDs 广泛应用是引起消化性溃疡病的最常见病因。

1.幽门螺杆菌感染

Hp 感染是慢性胃炎的主要病因，也是引起消化性溃疡的重要病因。

2.非甾体抗炎药

流行病学调查显示,在服用非甾体抗炎药(non-steroidalanti-inflammatory drugs, NSAIDs)的人群中,15%～30%患消化性溃疡病,其中胃溃疡发生率为12%～30%,十二指肠溃疡发生率为2%～19%。NSAIDs使溃疡出血、穿孔等并发症发生的危险性增加4～6倍,而老年人中,消化性溃疡及并发症发生率和病死率均与NSAIDs有关。NSAIDs溃疡发生的危险性除与所服的NSAIDs种类、剂量、疗程长短有关外,还与患者年龄(>60岁)、Hp感染、吸烟及合并使用糖皮质激素或抗凝药、伴心血管疾病或肾病等因素有关。

NSAIDs通过破坏黏膜屏障使黏膜防御和修复功能受损而导致消化性溃疡发病,损害作用包括局部作用和系统作用两方面。目前已认识到NSAIDs的系统作用主要是抑制环氧合酶(COX)。COX是花生四烯酸合成前列腺素的关键限速酶。COX有两种异构体,即结构型COX-1和诱生型COX-2。传统的NSAIDs如阿司匹林、吲哚美辛等旨在抑制COX-2而减轻炎症反应,但特异性差,同时抑制COX-1。导致胃肠黏膜生理性前列腺素E合成抑制,后者通过增加黏液和碳酸氢盐分泌、促进黏膜血流增加、细胞保护等作用在维持黏膜防御和修复功能中起重要作用。

3.胃酸/胃蛋白酶分泌过多

在十二指肠溃疡的发病机制中,胃酸分泌过多起重要作用。"无酸无溃疡"的论点对十二指肠溃疡是符合的。十二指肠溃疡患者的胃酸基础分泌量(BAO)和最大分泌量(MAO)均明显高于常人。

胃溃疡患者的BAO和MAO均与正常人相似,甚至低于正常;胃溃疡的发生起因于胃黏膜的局部。由于胃黏膜保护屏障的破坏,如黏液—碳酸氢盐屏障的破坏,不能有效地对抗胃酸和胃蛋白酶的侵蚀和消化作用,而致溃疡发生。

4.其他

吸烟、饮食因素、遗传、胃十二指肠运动异常、应激与心理因素等在消化性溃疡病的发生中也起一定作用。胃溃疡病时胃窦和幽门区域的这种退行性变可使胃窦收缩失效,从而影响食糜的向前推进并可产生胆汁反流,受损的胃黏膜更易遭受酸和胃蛋白酶的破坏。根据现代的心理—社会—生物医学模式观点,消化性溃疡属于典型的心身疾病范畴之一,应激与心理因素可影响胃液的分泌。

(四)病理及病理生理

胃溃疡多发生在胃小弯,尤其是胃小弯最低处的胃角,也可见于胃窦或高位胃体,胃大弯和胃底少见。

胃大部切除术后发生的吻合口溃疡,则多见于吻合口空肠侧。十二指肠溃疡主要见于球部,以前壁为多,溃疡多单发,但也有多发。溃疡形态多呈圆形或椭圆形,其直径在胃部一般为5～25 mm,在十二指肠一般为2～15 mm。显微镜下,活动性溃疡的底部由表面至深层分4层:①渗出层:由不等量的急性炎性渗出物如嗜中性粒细胞和纤维素等构成;②坏死层:由坏死的细胞、组织碎片和纤维蛋白样物质构成的凝固性坏死;③肉芽组织层;④瘢痕层。瘢痕层内可见中、小动脉管壁增厚、管腔狭窄及血栓形成(增生性动脉炎)。另可见神经节细胞和神经纤维变性或增生,有时可形成创伤性神经瘤。溃疡壁处可见黏膜肌层和肌层的粘连或融合。

溃疡深达黏膜肌层,边缘整齐,具有炎症水肿、细胞浸润和纤维组织增生等病变,底部洁净,覆有灰白纤维渗出物。当溃疡侵及较大的血管时,常引起大量的出血。若溃疡穿透肌层及浆膜层,常引起穿孔。在溃疡的急性期,周围组织多有炎症、水肿,如病变在幽门附近,可因水肿及痉挛而致暂时性幽门梗阻。在愈合过程中,由于大量瘢痕组织的形成,胃或十二指肠可致畸形,特别当溃疡位于幽门及其附近时,可致持久性的幽门梗阻。

(五)临床表现

1. 消化性溃疡疼痛特点

(1)长期性:由于溃疡发生后可自行愈合,但每于愈合后易复发,故常有上腹疼痛反复发作的特点。多呈钝痛、灼痛或饥饿样痛,一般较轻并能耐受,持续性剧痛常提示溃疡穿孔。

(2)周期性:上腹疼痛呈反复周期性发作,为此种溃疡的特征之一,尤以十二指肠溃疡更为突出。中上腹疼痛发作可持续几天、几周或更长,继以较长时间的缓解。全年均可发作,但以春、秋季节发病者多见。

(3)节律性:溃疡疼痛与饮食之间的关系具有明显的相关性和节律性。在一天中,凌晨3点至早餐的一段时间,胃酸分泌最低,故在此时间内很少发生疼痛。十二指肠溃疡的疼痛好在两餐之间发生,持续不减直至下餐进食或服制酸药物后缓解。一部分十二指肠溃疡患者,由于夜间的胃酸较高,尤其在睡前曾进餐者,可发生夜间疼痛。胃溃疡疼痛常在餐后 1 h 内发生,经 1～2 h 后逐渐缓解,直至下餐进食后再复出现上述节律。

(1)疼痛部位:十二指肠溃疡的疼痛多出现于中上腹部,或在脐上方,或在脐上方偏右处;胃溃疡疼痛的位置也多在中上腹,但偏高处,或在剑突下和剑突下偏左处。

2. 消化性溃疡其他症状与体征

(1)其他症状:本病除中上腹疼痛外,尚可有唾液分泌增多、烧心(胃灼热)、反胃、反酸、嗳气、恶心、呕吐等胃肠道症状。全身症状可有失眠或有缓脉、多汗等自主神经系统不平衡的症状。

(2)体征:溃疡发作期,中上腹部可有局限性压痛,程度不重,其压痛部位多与溃疡的位置基本相符。

3. 特殊类型的消化性溃疡

(1)无症状型溃疡:指无明显症状的消化性溃疡,因其他疾病做胃镜或 X 线钡剂检查时偶然被发现。这类消化性溃疡可见于任何年龄,但以老年人为多见。

(2)老年人消化性溃疡:胃溃疡多见,也可发生十二指肠溃疡。胃溃疡直径常可超过2.5 cm,且多发生于高位胃体的后壁。

(3)幽门管溃疡:较为少见,常伴胃酸分泌过高,餐后立即出现中上腹疼痛,其程度较为剧烈而无节律性,易发呕吐,呕吐后疼痛随即缓解。此类消化性溃疡内科治疗的效果较差。

(4)球后溃疡:约占消化性溃疡的 5%,溃疡多位于十二指肠乳头的近端。球后溃疡的夜间腹痛和背部放射性疼痛更为多见,并发大量出血者亦多见,内科治疗效果较差。

(5)复合性溃疡:指胃与十二指肠同时存在溃疡,多数是十二指肠溃疡发生在先,胃溃疡在后。本病约占消化性溃疡的 7%,病情较顽固,并发症发生率高。

(6)巨型溃疡:巨型胃溃疡指 X 线胃钡剂检查测量溃疡的直径超过 2.5 cm 者,并非都属于恶性。疼痛常不典型,往往不能为抗酸药所完全缓解。长病程的巨型胃溃疡往往需要外科手术治疗。

巨型十二指肠溃疡系指直径在 2 cm 以上者,多数位于球部,也可位于球后。球部后壁溃疡的周围常有炎性团块,且可侵入胰腺。

(7)食管溃疡:溃疡多发生于食管下段,多为单发,约 10％为多发。本病多发生于反流性食管炎和滑动性食管裂孔疝伴有贲门食管反流的患者。它是胆汁和胰腺分泌物反流的结果。

(8)应激性溃疡:在严重烧伤、颅脑外伤、脑肿瘤、颅内神经外科手术、严重外伤和大手术等应激的情况下在胃和十二指肠产生的急性溃疡。严重烧伤引起的急性应激性溃疡又称为 Curling 溃疡;颅脑外伤、脑肿瘤或颅内神经外科手术引起的溃疡亦称为 Cushing 溃疡。应激性溃疡的发病率近年来有增加的趋势。

(六)并发症

1.出血

出血是本病最常见并发症,其发生率占 20％～25％,是上消化道出血的最常见原因。并发于十二指肠溃疡者多于胃溃疡,而并发于球后溃疡者更为多见。

2.穿孔

溃疡穿透浆膜层而达游离腹腔即可致急性穿孔;如溃疡穿透与邻近器官、组织粘连,则称为穿透性溃疡或溃疡慢性穿孔。后壁穿孔或穿孔较小而只引起局限性腹膜炎时,称亚急性穿孔。亚急性或慢性穿孔所致的症状不如急性穿孔剧烈,可只引起局限性腹膜炎、肠粘连或肠梗阻征象,并于短期内即可见好转。

3.幽门梗阻

大多由十二指肠溃疡或幽门前及幽门管溃疡引起。其发生原因通常是由于溃疡周围组织的炎性充血、水肿或反射性地引起幽门痉挛,此类幽门梗阻属暂时性,可随溃疡好转而消失,内科治疗有效。反之,由溃疡愈合,瘢痕形成和瘢痕组织收缩或与周围组织粘连而阻塞幽门通道所致者,则属持久性,非经外科手术而不能自动缓解,称之器质性和外科性幽门梗阻。

4.癌变

胃溃疡癌变至今仍有争论。一般估计,胃溃疡癌变的发生率只有 2％～3％,但十二指肠球部溃疡并不引起癌变。

(七)实验室和其他检查

1.实验室检查

血常规:常有贫血改变,血红蛋白和红细胞减低,溃疡活动期粪隐血试验常呈阳性。

2.胃镜检查及胃黏膜活组织检查

胃镜检查及胃黏膜活组织检查是确诊消化性溃疡首选的检查方法。胃镜检查对消化性溃疡的诊断及良恶性溃疡的鉴别诊断的准确性高于 X 线钡剂检查。在内镜下,消化性溃疡通常呈圆形、椭圆形或线形,边缘锐利,基底光滑,为灰白色或灰黄色苔膜所覆盖,周围黏膜充血、水肿,略隆起。日本学者将消化性溃疡的疾病周期的胃镜表现分为 3 期。

活动期(A 期),又分为 A1 及 A2 两期。A1:圆形或椭圆形,中心覆盖白苔,常有小出血,周围潮红,有炎症性水肿;A2:溃疡面覆黄或白色苔,无出血,周围炎症水肿减轻。

愈合期(H 期),又分为 H1 及 H2 两期。H1:溃疡周边肿胀消失,黏膜呈红色,伴有新生毛细血管;H2:溃疡变浅、变小,周围黏膜发生皱褶。

瘢痕期(S 期),也分为 S1 及 S2 两期。S1:溃疡白苔消失,新生红色黏膜出现(红色瘢痕期);S2:红色渐变为白色(白色瘢痕期)。

3.X 线钡剂检查

X 线钡剂检查适用于对胃镜检查有禁忌或不愿接受胃镜检查者。溃疡的 X 线征象有直接和间接两种：龛影是直接征象，对溃疡有确诊价值；局部压痛，十二指肠球部激惹和球部畸形、胃大弯侧痉挛性切迹均为间接征象，仅提示可能有溃疡。

4.胃液分析

正常男性和女性的基础酸排出量（BAO）平均分别为 2.5 mmol/h 和 1.3 mmol/h，（0～6 mmol/h），男性和女性十二指肠溃疡患者的 BAO 平均分别为 5.0 mmol/h 和 3.0 mmol/h。当 BAO＞10 mmol/h，常提示促胃液素瘤的可能。

（八）诊断与鉴别诊断

1.诊断

慢性病程、周期性发作的节律性上腹疼痛是诊断消化性溃疡的重要线索。确诊有赖于胃镜检查，X 线钡剂检查发现龛影亦有确诊价值。

2.鉴别诊断

（1）胃癌：胃良性溃疡与恶性溃疡的鉴别十分重要，两者的鉴别有时比较困难。以下情况应当特别重视：①中老年人近期内出现中上腹痛、出血或贫血；②胃溃疡患者的临床表现发生明显变化或抗溃疡药物治疗无效；③胃溃疡活检病理有肠上皮化生或不典型增生者。临床上，对胃溃疡患者应在内科积极治疗下，定期进行内镜检查随访，密切观察直到溃疡愈合。

（2）慢性胃炎：本病亦有慢性上腹部不适或疼痛，其症状可类似消化性溃疡，但发作的周期性与节律性一般不典型。胃镜检查是主要的鉴别方法。

（3）功能性消化不良：主要为排除性诊断。本病可有上腹部不适、恶心呕吐，或者酷似消化性溃疡，内镜检查与 X 线检查未发现明显异常。

（4）胆囊炎胆石病：多见于中年女性，常呈间隙性、发作性右上腹痛，常放射到右肩胛区，可有发热、黄疸、Murphy 征可阳性。进食油腻食物常可诱发。超声检查可以做出诊断。

（5）促胃液素瘤：又称 Zollinger-Ellison 综合征，有顽固性多发性溃疡，或有异位性溃疡，胃次全切除术后容易复发，多伴有腹泻和明显消瘦。患者胰腺有非 β 细胞瘤或胃窦 G 细胞增生，血清促胃液素水平增高，胃液和胃酸分泌显著增多。

（九）治疗

本病确诊后一般采取综合性治疗措施，包括内科基本治疗、药物治疗、并发症的治疗和外科治疗。治疗消化性溃疡的目的在于：缓解临床症状、促进溃疡愈合、防止溃疡复发、减少并发症。但目前现有的各种疗法尚不能改变消化性溃疡的自然病程和根治溃疡。

1.内科基本治疗

劳逸结合，避免过度劳累和精神紧张。注意饮食规律，戒烟、酒，尽可能停用 NSAIDs 类药物。

2.药物治疗

治疗消化性溃疡的药物主要包括降低胃酸的药物、根除幽门螺杆菌感染的药物和增强胃黏膜保护作用的药物。

（1）抑制胃酸药物

1）制酸药：与胃内盐酸作用形成盐和水，使胃酸降低。种类繁多，有碳酸氢钠、碳酸钙、氧化镁、氢氧化铝、硅酸镁等。

2）抗分泌药：主要有质子泵抑制药和组胺 H_2 受体拮抗药两类。

（2）保护胃黏膜药物

1)硫糖铝:在酸性胃液中,凝聚成糊状黏稠物,可附着于胃、十二指肠黏膜表面,与溃疡面附着作用尤为显著。

2)胶态次枸橼酸铋(CBS)。

3)其他黏膜保护药有米索前列醇(喜克溃)、瑞巴派特、吉法酯、替普瑞酮、依卡倍特钠、复方谷氨酰胺、康复新液等。

(3)Hp 感染的根除治疗:见幽门螺杆菌感染相关内容。

(4)NSAIDs 相关性溃疡的治疗:NSAIDs 性溃疡发生后应尽可能停用 NSAIDs,或减量,或换用其他制剂。

(5)消化性溃疡的维持治疗:由于消化性溃疡治愈停药后复发率甚高,并发症发生率较高,而且自然病程长达 8～10 年,因此药物维持治疗是个重要的措施。有下列 3 种方案可供选择。

1)正规维持治疗:适用于反复复发、症状持久不缓解、合并存在多种危险因素或伴有并发症者。维持方法:西咪替丁 400 mg 或法莫替丁 20 mg,睡前一次服用,也可口服硫糖铝 1 g,每日 2 次。正规长程维持疗法的理想时间尚难确定,多数主张至少维持 1～2 年,对于老年人、预期溃疡复发可产生严重后果者,可终身维持。

2)间隙全剂量治疗:在患者出现严重症状复发或内镜证明溃疡复发时,可予 6～8 周全剂量治疗,据报告约有 70% 以上患者可取得满意效果。这种方法简便易行,易为多数患者所接受。

3)按需治疗:本法系在症状复发时,给予短程治疗,症状消失后即停药。对有症状者,应用短程药物治疗,目的在于控制症状。

3.外科治疗

大多数消化性溃疡,经过内科积极治疗后,症状缓解,溃疡愈合,如能根除 Hp 感染和坚持药物维持治疗,可以防止溃疡复发。外科治疗主要适用于:①急性溃疡穿孔;②穿透性溃疡;③大量或反复出血,内科治疗无效者;④器质性幽门梗阻;⑤胃溃疡癌变或癌变不能除外者;⑥顽固性或难治性溃疡,如幽门管溃疡、球后溃疡经内科治疗无效者。

(十)预后

消化性溃疡是一种具有反复发作倾向的慢性病,在多数患者是预后良好的病理过程。但高龄患者一旦并发大量出血,病情常较凶险,不经恰当处理,病死率可高达 30%。球后溃疡较多发生大量出血和穿孔。消化性溃疡并发幽门梗阻、大量出血者,以后再发生幽门梗阻和大量出血的机会增加。少数胃溃疡可发生癌变。

二、中医

(一)定义概述

消化性溃疡属中医学的"胃脘痛""嘈杂""吐酸"等范畴。"胃脘痛"之名最早记载于《内经》,如《素问·六元正纪大论》:"木郁之发,民病胃脘当心而痛。"至金元时代,《兰室秘藏》首立"胃脘痛"一门,将胃脘痛的证候、病因病机和治法明确区分于心痛,使胃痛成为独立的病证。

(二)病因病机

1.病因

本病病因可概括为饮食不节,食滞伤胃;调摄不当,六淫伤中;忧思恼怒、肝气犯胃;脾胃虚弱、饥饱失常等。以上因素使脾失健运,胃受纳腐熟水谷功能失常,胃失和降,不通而痛。

2.病机

由于胃与脾以膜相连,互为表里,共主升降;脾与肝是木土乘克关系,肝主疏泄,有调畅脾胃气机功能,所以胃病可以影响脾、肝两脏,脾、肝两脏有病也可影响及胃,出现脾胃、肝胃、脾胃肝同病。因此,本病病位在胃,主要涉及肝、脾二脏。胃痛早期多为实证,后期常为脾胃虚弱,但往往虚实夹杂。胃痛的病理因素主要有气滞、寒凝、血瘀、热郁、湿阻。其基本病机是胃气阻滞,胃失和降,不通则痛。胃痛的病理变化:胃痛日久,由实证转为虚证。因热而痛者,邪热伤阴,胃阴不足,则致阴虚胃痛;因寒而痛者,寒邪伤阳,脾阳不足,可成脾胃虚寒证。虚证胃痛又易受邪,如脾胃虚寒者易受寒邪;脾胃气虚又可饮食停滞,出现虚实夹杂证。此外,尚可衍生变证,如胃热炽盛,迫血妄行,或瘀血阻滞,血不循经,或脾气虚弱,不能统血,而致便血、呕血。大量出血,可致气随血脱,危及生命。若脾胃运化失职,湿浊内生,郁而化热,火热内结,腑气不通,腹痛剧烈拒按,导致大汗淋漓,四肢厥逆的厥脱危证。或日久成瘀,气机壅塞,胃失和降,胃气上逆,致呕吐反胃。若胃痛日久,痰瘀互结,壅塞胃脘,可形成噎膈。

(三)病证诊断

1.病名诊断

消化性溃疡以上腹胃脘部近心窝处疼痛为主症时诊为胃脘痛。若以胃中酸水上泛为主症者称为吐酸,随即咽下称为吞酸。若以胃中空虚,似饥非饥,似辣非辣,似痛非痛,莫可名状,时作时止为主症者,称为嘈杂。

2.辨证要点

辨虚实寒热,在气在血,还应辨兼夹证。实者多痛剧,固定不移,拒按,脉盛;虚者多痛势徐缓,痛处不定,喜按,脉虚。一般初病在气,久病在血。吐酸以热证多见,多由肝郁化热反胃所致。嘈杂有胃热、胃虚之不同。

(四)辨证论治

1.辨证治疗原则

(1)治疗以理气和胃止痛为主,审证求因,辨证施治。

(2)邪盛以祛邪为急,正虚以扶正为先,虚实夹杂者,则当祛邪扶正并举。胃属六腑,治疗当以"通"为要,但"通"不仅是指"通下",还包括运用消食、理气、泄热、化瘀、养阴、温阳等不同治法,使胃腑恢复其正常生理功能。

2.分证论治

(1)肝胃不和证

症状:主症:胃脘胀痛,遇情志不遂加重;脉弦。次症:嘈杂,嗳气频繁,泛酸,舌质淡红,舌苔薄白或薄黄。

病机:肝气郁结,横逆犯胃,胃气阻滞。

治法:疏肝理气,和胃止痛。

方药:柴胡疏肝散(《景岳全书》)加减。

药物:柴胡、香附、川芎、陈皮、枳壳、白芍、炙甘草、木香、麦芽。

疼痛明显者加延胡索、三七粉(冲服);嗳气明显者加柿蒂、旋覆花、广郁金;烦躁易怒者,加牡丹皮、栀子;伴泛酸者加海螵蛸、浙贝母;苔厚腻者加厚朴、薏苡仁。胃蠕动活跃或亢进者,加芍药、甘草;兼有热象者,加蒲公英、金银花、紫花地丁。

常用中成药:气滞胃痛颗粒、健胃愈疡片。

（2）脾胃虚弱（寒）证

症状：主症：胃脘隐痛，喜暖喜按；空腹痛重，得食痛减；舌淡胖、边有齿痕，舌苔薄白。次症：畏寒肢冷，倦怠乏力，泛吐清水，纳呆食少，便溏腹泻，脉沉细或迟。

病机：脾虚胃寒，失于温养。

治法：温中健脾，和胃止痛。

方药：黄芪建中汤（《金匮要略》）加减。

药物：黄芪、白芍、桂枝、炙甘草、高良姜、香附、党参、白术、茯苓、陈皮、乌贼骨、白芨。

泛吐清水明显者加姜半夏、陈皮、干姜；泛酸明显者加黄连、吴茱萸、乌贼骨、瓦楞子；大便潜血阳性者加炮姜炭、白芨、仙鹤草；胃黏液稀薄而多，用胃苓汤；溃疡继续变浅、变小，中心覆盖白苔，周围黏膜皱襞向溃疡集中者，加黄芪、当归、白芍；胃蠕动缓慢，加枳实、白术。

常用中成药：胃乃安胶囊、香砂六君丸。

（3）脾胃湿热证

症状：主症：胃脘灼热疼痛，口干口苦，苔黄厚腻。次症：身重困倦，恶心呕吐，食少纳呆，脉滑数。

病机：湿热蕴结，胃气痞阻。

治法：清利湿热，和胃止痛。

方药：连朴饮（《霍乱论》）加减。

药物：黄连、厚朴、石菖蒲、半夏、淡豆豉、栀子、芦根、茯苓、薏苡仁。

湿偏重者加苍术、藿香燥湿醒脾；热偏重者加蒲公英、黄芩清胃泄热；伴恶心呕吐者，加竹茹、陈皮以清胃降逆；大便秘结不通者，可加大黄（后下）通下导滞；气滞腹胀者加厚朴、枳实以理气消胀；纳呆食少者，加神曲、谷芽、麦芽以消食导滞。

常用中成药：三九胃泰颗粒、胃热清胶囊。

（4）胃阴不足证

症状：主症：胃脘隐痛或灼痛，舌红少苔。次症：饥不欲食，纳呆干呕，口干，大便干燥，脉细。

病机：胃阴亏耗，胃失濡养。

治法：养阴益胃。

方药：益胃汤（《温病条辨》）加减。

药物：生地黄、沙参、麦冬、当归、枸杞子、佛手、白芍、炙甘草、百合、玉竹。

干呕者，加姜半夏、竹茹；泛酸嘈杂似饥者加煅瓦楞子、浙贝母；神疲乏力者加黄芪、太子参；大便干燥者加火麻仁、郁李仁；舌红光剥者加玄参、天花粉；失眠者加酸枣仁、合欢皮；胃黏液量少黏稠，加浙贝母、瓜蒌。溃疡呈现红色瘢痕或白色瘢痕者，用香砂六君子汤善其后。

常用中成药：康复新液、养胃舒胶囊、阴虚胃痛片。

（5）胃络瘀阻证

症状：主症：胃脘胀痛或刺痛，痛处不移；舌质紫暗或有瘀点、瘀斑、脉涩。次症：夜间痛甚，口干不欲饮，可见呕血或黑便。

病机：瘀停胃络，脉络壅滞。

治法：活血化瘀，行气止痛。

方药：失笑散（《太平惠民和剂局方》）合丹参饮（《时方歌括》）加减。

药物:生蒲黄、五灵脂、丹参、檀香、砂仁、当归、白芍、川芎、香附、延胡索、甘草。

兼气虚者加黄芪、党参;泛酸者加海螵蛸、浙贝母;胃镜下见溃疡合并有出血或呕血或黑便者加大黄粉、白芨粉。

常用中成药:元胡止痛片、复方三七胃痛胶囊、胃复春、荆花胃康胶丸。

(6)寒热错杂证

症状:主症:胃脘灼痛,喜温喜按;口干苦或吐酸水;舌淡或淡红,体胖有齿痕,苔黄白相间或苔黄腻。次症:嗳气时作,嘈杂泛酸,四肢不温,大便时干时稀,脉弦细。

病机:寒热夹杂,胃气壅滞不通。

治法:寒温并用,和胃止痛。

方药:半夏泻心汤(《伤寒论》)加减。

药物:黄连、黄芩、干姜、桂枝、白芍、半夏、炙甘草、陈皮、茯苓、枳壳。

畏寒明显者加高良姜、香附;胃脘痞满者加檀香、大腹皮;胃脘灼热者,加左金丸;嗳气者,加代赭石;嘈杂泛酸明显者,加煅瓦楞子、乌贼骨、浙贝母。

常用中成药:荆花胃康胶丸、健胃愈疡片。

3.其他疗法

(1)针灸疗法:主穴可选中脘、足三里、内关、胃俞、脾俞、肾俞。可随症酌选加肝俞、期门、膈俞、梁门、梁丘、阳陵泉、下脘、气海、关元、天枢、三阴交、太溪等穴。

(2)外治疗法:电脑中频药透、温灸、内镜下中药止血、耳针穴位治疗。

(五)预防、调护、转归

保持乐观的情绪,避免过度劳累与紧张是预防本病复发的关键。养成有规律的生活与饮食习惯,忌暴饮暴食,饥饱不匀。胃痛持续不已者,应在一定时期内进流质或半流质饮食,少食多餐,以清淡易消化的食物为宜,忌粗糙多纤维饮食,尽量避免进食浓茶、咖啡和辛辣食物,进食宜细嚼慢咽,慎用 NSAIDs 类、肾上腺皮质激素等药物。

第五章　肛肠病症的中医治疗

第一节　痔

　　痔是直肠黏膜下和肛管皮肤下直肠静脉丛淤血、扩张和屈曲而形成的柔软静脉团,并因此而引起出血、栓塞或团块脱出。痔病名首见于西周时期的《山海经·南海经》,其中记载:"南流注于海,其中有虎蛟,其状鱼身而蛇尾,食者不肿,可以已痔"。国外在二千多年前的古埃及和古希腊也提出了痔病名。

一、病因病机

　　痔是临床常见病、多发病,国内一个对 7 万多人的普查报告显示:患痔人数占总受检人数的 46.3%,痔的病因病理原因并不完全明确,有以下几种学说:①肛垫下移学说;②静脉曲张学说。发生痔的诱因还有年老体弱或长期疾病引起营养不良使局部组织萎缩无力,长期饮酒,大量辛辣刺激性食物引发的局部充血等。因此痔疮的防治是肛肠疾病中的重点。

二、中医辨证论治

　　中医认为,内痔多因脏腑本虚,兼因久坐久立,负重远行;或长期便秘或泻痢日久或临而久蹲,或饮食不节,过食辛辣酒之品,导致脏腑功能失调,风燥湿热下迫,瘀阻肛门,瘀血浊气结滞不散,盘肪横解而生,日久气虚下陷,不能摄纳,则痔核脱出。外痔多因肛门裂伤、内痔反复脱出或产育努力,导致邪毒外侵,湿热下注,使局部血液运行不畅,筋脉阻滞,瘀结不散,日久增生肥大,结为皮。静脉曲张性外痔、混合痔多因 2、3 期内痔反复脱出,或经产,负重努力,致筋脉横解,瘀结不散而成。血栓性外痔多由于内热血燥,或便时用力过猛,或用力负重等,致肛口痔外血脉破裂,离经之血栓塞,凝滞而成。辨证施治如下。

　　1.风伤肠络

　　(1)主证:大便带血,滴血或呈喷射状出血,血色鲜红,或有肛门痛痒;舌红,苔薄白或薄黄,脉浮数。

　　(2)治则:清热凉血祛风。

　　(3)方药:凉血地黄汤加减。生地黄 15 g,当归尾 12 g,地榆 15 g,槐花 15 g,天花粉 15 g,荆芥炭 9 g,枳壳 12 g,黄芩 12 g,防风 12 g,墨旱莲 15 g,甘草 15 g。

　　便血甚者,加侧柏叶、茜草根;便秘重者加火麻仁、郁李仁。

　　2.湿热下注

　　(1)主证:便血色鲜,量较多,肛内肿物外脱,可自行回纳,肛门灼热;苔薄黄,脉数。

　　(2)治则:清热利湿、消肿止痛。

　　(3)方药:止痛消炎方加减。黄柏 12 g,黄芩 12 g,蒲公英 30 g,金银花 15 g,赤芍 12 g,延胡索 12 g,木通 10 g,泽泻 12 g,熟大黄 9 g,槐花 12 g,防风 12 g,甘草 6 g。

　　腹泻便溏者去熟大黄、生地黄,加火炭母;便血重者去赤芍、延胡索,加地榆炭、侧柏叶。

3.气滞血瘀

(1)主证:肛内肿物脱出,甚或嵌顿,肛管紧缩,坠胀疼痛,甚则肛门有血栓,形成水肿,触痛明显;舌黯红,苔白或黄,脉弦细涩。

(2)治则:活血祛瘀,行气止痛。

(3)方药:活血散瘀汤加减。当归尾12 g,赤芍12 g,延胡索12 g,田七末3 g(冲服),牡丹皮12 g,枳壳12 g,槟榔15 g,牛膝15 g,桃仁12 g,甘草6 g。

痔核表面糜烂,渗液较多者加黄柏、苍术;伴便血者加槐花、地榆。

4.脾虚气陷

(1)主证:肛门下坠感,痔脱出须用手末能复位,便血色鲜,或淡,面色少华,神疲乏力,少气、懒言,纳少便溏;舌淡胖,边有齿痕,苔白,脉弱。

(2)治则:补气升提。

(3)方药:补中益气汤加减。炙黄芪15 g,党参15 g,白术12 g,当归9 g,陈皮6 g,升麻9 g,柴胡9 g,枳壳12 g,炙甘草6 g。

伴便血者加地榆炭、阿胶(烊化),伴气虚便秘者加火麻仁、生地黄。

第二节　大肠癌

大肠癌(colon cancer)是指结肠或直肠黏膜上皮在环境或遗传等多种致癌因素作用下发生的恶性病变,包括结肠癌和直肠癌,是目前消化道最常见的恶性肿瘤之一。大肠癌早期诊断较困难,因该病早期多无明显的临床症状,有起病隐匿的特点,且病情发展较慢,多在中晚期才出现明显的症状。

大肠癌属中医学的"肠积""积聚""症瘕""肠覃""肠风""脏毒""下痢""锁肛痔"等病的范畴。

明代《外科正宗·脏毒》说:"蕴毒结于脏腑,火热流注肛门,结而为肿,其患痛连小腹,肛门坠重,二便乖违,或泻或秘,肛门内蚀,串烂经络,污水流通大孔,无奈饮食不餐,作渴之甚,凡此未得见其生。"类似于大肠癌的病因、主要症状,并明确指出预后不良。清《外科大成·论痔漏》说:"锁肛痔,肛门内外犹如竹节锁紧,形如海蜇,里急后重,便粪细而带扁,时流臭水,此无治法。"上述症状的描述与直肠癌基本相符。

一、病因病机

大肠癌病因主要包括气滞、血瘀、热毒、湿聚、正虚等5个方面。湿热、火毒、瘀滞属病之标,脾虚、肾亏等正气不足乃病之根本,二者互为因果,由虚而致积,因积而致虚,逐渐形成恶性循环。

1.病因

(1)正气虚弱:多数医家认为,先天禀赋不足,脏腑气血亏虚,是大肠癌发生的根本原因。

(2)饮食失调:饮食不节或不洁、恣食生冷肥甘厚味,日久损伤脾胃之气,致运化失司,痰湿内生,郁而化热,热毒蕴结肠络而成积。

(3)感受外邪:感受风邪是肠风的主要致病原因。

(4)情志因素:忧思抑郁,七情失调,可导致人体气血郁滞不通,发为积聚。

2.病机

(1)内虚学说:正气亏虚脾胃运化失司,湿热、火毒、瘀血、气滞等邪气相互交结,留而不化,日久成为肠癌。此为大肠癌病机的根本。

(2)热毒学说:热毒蕴结于脏腑,火热注于肛门,浸润流注肠道,毒结日久不化,逐渐蕴结成肿块。

(3)湿聚学说:饮食不节,湿邪侵入,或情志失调,脾胃不和,湿邪留滞肠道,湿毒凝聚,反复发作,形成肿瘤。强调本病以正虚为本,湿热蕴毒为标。

(4)气滞血瘀学说:气滞日久不解,气滞则血瘀,长期蕴结不散,蓄结日久,聚结成肿块。

多数医家认为,上述病因病机在临床上常是几种因素相互交叉出现,互为因果,相互联系,如湿邪蕴结体内,日久郁而化热,湿热下注,浸淫肠道,导致气血运行不畅,气滞、血瘀、湿热凝结而成肿瘤。根本病机是机体阴阳失调,正气不足为本,湿热、火毒、瘀滞为标,由虚而致积,因积而益虚,久则积渐大而体更虚。

二、中医辨证论治

1.辨证治疗原则

正气不足,湿毒瘀结为大肠癌的基本病机,其中心环节是湿热,并由湿热进一步演化为热毒、瘀毒蕴结于肠中,日久形成结块,故以清热利湿、化瘀解毒为治疗原则。病至晚期,正虚邪实,当根据患者所表现的不同证候,以补虚为主兼以解毒散结。应在辨证论治的基础上,结合选用具有一定清热解毒抗癌作用的中草药。

2.分证论治

(1)湿热下注证

症状:腹部阵痛,便下黏液臭秽或夹有脓血,里急后重,或大便干稀不调,肛门灼热,或有发热、恶心、胸闷、口干、小便黄等症,舌质红,苔黄腻,脉滑数。

病机:湿热蕴结,脉络受阻,血溢肠道。

治法:清热利湿,化瘀解毒。

方药:槐角丸(《丹溪心法》)加减。

药物:槐角、地榆、黄芩、黄连、黄柏、防风、枳壳、当归尾等。

腹痛较著者可加香附、郁金,以行气活血定痛;大便脓血黏液,泻下臭秽,为热毒炽盛,加白头翁、败酱草、马齿苋以清热解毒,散血消肿。

(2)瘀毒内阻证

症状:腹部拒按,或腹内结块,里急后重,大便脓血,色紫暗,量多,烦热口渴,面色晦暗,或有肌肤甲错,舌质紫暗或有瘀点、瘀斑,脉涩。

病机:瘀血阻络,血溢肠道。

治法:活血化瘀,清热解毒。

方药:膈下逐瘀汤(《医林改错》)加减。

药物:五灵脂、当归、川芎、桃仁、牡丹皮、赤芍、延胡索、甘草、香附、红花、枳壳、乌药等。

临床应用常配伍黄连、黄柏、败酱草等,以加强清热解毒之力。

(3)脾肾阳虚证

症状:腹痛喜温喜按,或腹内结块,下利清谷或五更泄泻,或见大便带血,面色苍白,少气无力,畏寒肢冷,腰酸膝冷,舌质淡胖有齿痕,苔薄白,脉沉细弱。

病机:脾虚肾亏,水湿内停。

治法:温补脾肾。

方药:附子理中汤(《太平惠民和剂局方》)加减。

药物:炮附子、人参、白术、炮姜、炙甘草等。

如下利清谷、腰酸膝冷之症突出,可配四神丸以温补脾肾,涩肠止泻。

(4)气血两虚证

症状:腹痛绵绵,或腹内结块,肛门重坠,大便带血,泄泻,面色苍白,唇甲不华,神疲肢倦,心悸气短,头晕目眩,形瘦纳少,苔薄白,舌质淡,脉沉细无力。

病机:气虚血弱,气不摄血。

治法:补气养血。

方药:八珍汤(《正体类要》)加减。

药物:人参、白术、茯苓、甘草、当归、白芍、熟地黄、川芎等。

便血不止者,加三七、茜草、仙鹤草化瘀止血;泄泻者,加肉豆蔻、赤石脂以收敛固涩;心悸失眠者,加大枣仁、远志养心安神。

(5)肝肾阴虚证

症状:腹痛隐隐,或腹内结块,便秘,大便带血,腰膝酸软,头晕耳鸣,视物昏花,五心烦热,口咽干燥,盗汗,遗精,月经不调,形瘦纳差,舌红少苔,脉弦细数。

病机:肝肾阴虚,虚火损络。

治法:滋肾养肝。

方药:知柏地黄丸(《医宗金鉴》)加减。

药物:知母、黄柏、熟地黄、山萸肉、山药、茯苓、牡丹皮、泽泻等。

便秘者,加柏子仁、火麻仁润肠通便;大便带血者,加三七、茜草、仙鹤草化瘀止血;遗精加芡实、金樱子益肾固精;月经不调者加香附、当归益气活血调经。

在辨证论治的基础上,对一些肿瘤晚期未手术,或术后复发的患者可以加用具有明确抗癌作用的中草药,如白花蛇舌草、石见穿、半枝莲、半边莲、红藤、蜂房、蜈蚣、鳖甲等。

3.其他疗法

(1)针灸疗法:①治疗化疗所致免疫力低下:取太渊、足三里、内关穴,以提插结合捻转补泻手法为主。虚证者用补法,本虚标实者用平补平泻法。②大肠癌术后肠梗阻,取穴:内关、足三里、天枢、下巨虚、中脘。平补平泻,留针 30 min,每日 1 次,连续针 3 次。

(2)外治疗法:①中药熏洗:化疗引起的末梢神经炎,用法:老鹳草、桂枝、红花,水煎1 000 mL,外洗双足。②保留灌肠方:黄柏、黄芩、苦参、虎杖、藤梨根、乌梅等组方,浓煎成500 mL,睡前用 30～50 mL 保留灌肠,每日 1 次。

第六章　风湿免疫病症的中医治疗

第一节　风湿病概述

　　风湿病也称"痹""痹证""痹病",是因人体正气不足,风寒湿热燥等外邪侵袭人体,闭阻经络,气血运行不畅所致的以关节、肌肉、筋骨疼痛、重着、肿胀、酸楚、麻木,关节屈伸不利甚至僵硬、变形,或累及脏腑为特征的一类病证的总称。为临床常见病、多发病,且多缠绵难愈,危害极大。

　　早在汉代著名医学家张仲景所著的《伤寒论》和《金匮要略》中即提出"风湿病"的病名。为了便于中西医间的学术交流,把传统上所说的"痹证"称为中医风湿病。西医所说的某些风湿性疾病如类风湿关节炎、强直性脊柱炎、系统性红斑狼疮、系统性硬皮病、皮肌炎、风湿热、骨关节炎、干燥综合征、骨质疏松症、肩周炎、坐骨神经痛、痛风以及血管炎一类的疾病,以及因其影响骨、关节及其周围软组织(如肌肉、滑囊、肌腱、筋膜、神经等)而发生病变,都属于中医"痹证"的范畴。

一、风湿病沿革

　　"风湿病"之名,自古有之。长沙出土的《五十二病方》中就有"风湿"记载,《神农本草经》中记载"风湿"有 26 处之多。《黄帝内经》除痹论篇外,以"风湿"单独出现者有 17 处。汉代张仲景《金匮要略》首次以"风湿"作为病名,曰:"患者一身尽痛,发热日晡所剧者,名风湿。"隋代巢元方《诸病源候论》将"痹"隶属"风候"项下,如在"风候"项下列有"风痹候""历节风候""风湿痹候"等。及至清代喻嘉言《医门法律》则更以"风湿"作为专论,详尽论述风湿为患引起肌肉、关节病证的机制及处方。

二、祖国医学对痹证的认识

　　1.中医学对痹的认识

　　中医学对痹的认识较早,"痹"为形声字。《说文解字》说:"痹,湿病也。"说明痹(主要是肢体痹)的形成与湿的关系密切,这可能是痹字从"卑"的缘故,因低下的地方多湿。后世运用中,将"痹"引申为"闭",均示壅滞、阻塞、闭塞不通之义。因此,"痹"属于中医学特有的病理概念,即病邪痹阻而经气不利之义。

　　广义的"痹",是泛指病邪闭(痹)阻肢体、经络、脏腑所致的各种疾病。《中藏经·论痹》说:"痹者,闭也。五脏六府,感于邪气,乱于真气,闭而不仁,故曰痹。"《景岳全书·风痹》亦说:"痹者,闭也。以血气为邪所闭,不得通行而病也。"因此,"痹"是一种病理变化,即邪气阻闭(痹)气血而经气不通利的病理。据此,则"痹"不限于现代通常所说痹病或痹证,凡符合邪气阻闭(痹),经气不利之病理者,均可用"痹"加以解释。

　　狭义的"痹",是指将痹作为病名使用。《素问·痹论》所谓"风寒湿三气杂至,合而为痹也"便是明训。由于痹病有许多种,并各自有其表现特点,如"胞痹者,少腹膀胱按之内痛,若沃以汤,涩于小便,上引为涕"(《素问·痹论》);"病在筋,筋挛节痛,不可以行,名曰筋痹"(《素问·长刺节论》)。于是《素问·移精变气论》即有"五痹"之说,《汉书·艺文志·方技传》称有《五藏六腑痹十一病方》之书。所以,"痹"并非一病之专名,而是据病理而命名,包含多种具体疾病的病类概念。

2.中医学对痹证的认识

(1)从病机概念理解:《华氏中藏经·论痹》曰"痹者,闭也",即痹有闭塞不通的意思。《内经》所提到"痹"的多种表现,或痛、或不仁、或咳喘、或心下鼓等,大多可用"痹者,闭也",即闭塞不通的病机加以解释。

(2)从病证概念理解:痹指由经络阻滞、营卫凝涩、脏腑气血运行不畅而导致的疾病,如行痹、筋痹、骨痹等。且每一种都有着不同的表现特点,如《素问·痹论》云:"肺痹者,烦满喘而呕;心痹者,脉不通,烦则心下鼓,暴上气而喘,嗌干,善噫,厥气上则恐。"其就肺痹的肺气闭阻喘满的特点与心痹的心脉、通心悸的特点作了说明。

(3)从症状特点理解:痹可作疼痛、麻痹之义。如《内经》中常见有"咽肿喉痹"二症相连,即有咽喉肿痛之义。《灵枢·刺节真邪》有"搏于皮肤之间,……留而不去,则痹。卫气不行,则为不仁",此痹则有麻木不仁之义。

三、风湿病分类

1.按病因分类

《素问·痹论》曰:"风寒湿三气杂至合而为痹也。"并根据三气之偏盛而又分为三痹,谓"风气胜者为行痹,寒气胜者为痛痹,湿气胜者为着痹"。认为其临床表现有"或痛、或不痛、或不红、或寒、或热、或燥、或湿"等。《金匮要略》载:"风湿,此病伤于汗出当风,或久伤取冷所致也。""太阳病,关节疼痛而烦,脉沉而细,此名湿痹。"《中藏经·论痹》曰:"痹者……有风痹,有寒痹,有湿痹,有热痹,有气痹。"《症因脉治》中进行了全面的归纳,将痹病分为外感痹、内伤痹。《温病条辨》将痹病分为寒热两类,谓痹病"大抵不越寒热两条",并提出"暑湿痹"之名。《临证集要·痹证》曰:"一为风湿夹寒邪为痹者,为风寒湿痹;二以内湿夹热邪病痹者,为风湿热痹。"此种分类比较简明。

2.按部位分类

(1)按体表部位分类:《医林改错》曰:"凡肩痛、臂痛、腰痛、腿痛或周身痛,总名曰痹证。"所以,此类痹病名称一般称之为某部位疼痛,如身痛、臂痛、颈痛、背痛、腰痛、骶痛、膝痛、足痛、腿痛等。此类痹病中,以颈、肩、腰、腿痛为重点,因为按体表部位分类的痹病,与现代医学解剖学关系密切,故近年来按此分类的痹病在病因学、病理学、治疗学、康复学等方面发展较快。

(2)按脏腑分为五脏、六腑痹:《素问·痹论》说"五脏皆有合,病久不去者,内舍于其合也。故骨痹不已,复感于邪,内舍于肾。筋痹不已,复感于邪,内舍于肝。脉痹不已,复感于邪,内舍于心。肌痹不已,复感于邪,内舍于脾。皮痹不已,复感于邪,内舍于肺"。

脏腑痹的产生主要有两条途径:①五体痹病久,邪留不去,正气虚衰,复感于邪,内舍所合之脏而成五脏痹。②由于饮食起居失宜等,致人体正气内虚,然后风寒湿气中六腑之俞穴,食饮应之,痹邪乘虚而入,内舍六腑而成六腑痹。另外,各种痹病日久不愈,病邪也可从外向里发展,此即"诸痹不已者,亦益内也"。因此,正气内虚是脏腑痹产生的基础。有时是指脏腑气机闭阻的一类病,如《痹论》"肝痹者,夜卧则惊,多饮,数小便,上为引如怀"即是。此外"肠痹""脑痹""食痹"等也是按此类概念分类的。

（3）按组织分为五体痹：《素问·痹论》指出：风寒湿之气，冬气通于肾，肾主骨。骨痹者，骨酸痛而沉重，具有麻木感。春气通于肝，肝主筋，筋痹者，筋脉拘挛，关节疼痛，屈伸不利。夏气通于心，心主血脉，脉痹者，发热肌肤有灼热感，肢体酸痛。长夏之气通于脾，脾主肌肉，肌痹者，肌肉麻木，酸痛无力或困倦。秋气通于肺，肺主皮毛，皮痹者，肢体微麻，但知痛痒。故曰"以冬遇此者为骨痹，以春遇此者为筋痹，以夏遇此者为脉痹，以至阴遇此者为肌痹，以秋遇此者为皮痹"。五体痹在临床上有重要的意义。中华中医药学会风湿病分会专门多次对其进行研讨，统一了五体痹的概念、诊疗标准、证候分类、疗效评定标准，为痹病的深入研究打下了良好的基础。

3.按邪气分类

（1）致病邪气的偏胜：即从辨邪气的性质入手。如《素问·痹论篇》所述："风寒湿三气杂至，合而为痹也，其风气胜者为行痹，寒气胜者为痛痹，湿气胜者为着痹也。"这种分类目前被普遍用来指导临床治疗，《灵枢·四时气》指出"着痹不去，久寒不已，卒取其三里……"足三里是足阳明胃经的合穴，脾胃相表里，刺之以健脾燥湿而祛寒，则此痹可解。在指导方药上这一分类法也十分有意义，每一型均有相应的方药以治之，故这一分类为目前中医内科普遍运用。

（2）邪气与部位的关系：《周痹篇》云"众痹……此各在其处，更发更止，更居更起，以右应左，以左应右，非能周也，更发更休也"。"周痹者，在于血脉之中随脉以上，随脉以下，不能左右，各当其所"。这里的众痹与周痹强调的是邪气侵袭的部位。众痹邪在左右各处，更发更止，故见痹痛时左时右，时痛时止；而周痹其厥气逆于脉中，随脉上下，故见痹痛随经脉走窜而痛，但不见左右之移。综上两者均有走痛之性，从性质上当属行痹。分析走痛与部位、邪气的关系对于众、周二痹在针灸治疗上有指导意义。众痹"痛虽已止，必刺其处，勿令复起"，是重视其病位的治疗；周痹"痛从上下者先刺其下以过（遏）之，后刺其上以脱之"，是重视其痹痛部位的先后，先治其标部，后治其本位，以遏制病势而后除其根。这种部位手法就似《官针篇》的"报刺"之法。然而这种分类在药物治疗上目前还没有十分相应之法，只按其走窜不定统归于风胜而治之。

（3）邪气侵犯部位的不同层次：按邪气侵犯人体部位的不同层次，痹痛有其各自特点。根据其不同的特点进行辨证分类，皮痹常见皮肤麻木、知觉不敏、隐疹；肌痹则肌肉酸痛、板滞；筋痹则肢体拘急，屈而不伸，不可以行；脉痹则血脉凝滞或"身时热"或痹痛日久不愈；骨痹则骨重难举，伸而不能屈，骨髓酸痛。

4.按病程分类

按病程分类可分为暴痹、久痹、顽痹。暴痹：突然发作的痹病（《灵枢·九针论》）；久痹：邪气久留，病程长久，且反复发作，经久不愈的痹病（《灵枢·寿夭刚柔》），《灵枢·官针》又称留痹；顽痹：久病难愈的痹病（《诸病源候论》）。

5.按季节分类

以季节者，有仲春痹、孟春痹、季春痹、仲秋痹、孟秋痹、季秋痹、仲夏痹、孟夏痹、季夏痹、仲冬痹、孟冬痹、季冬痹等。

6.按症状特征分类

行痹：疼痛呈游走不定；痛痹：疼痛较剧烈；着痹：肢体重着为主；周痹：风寒湿侵入血脉，上下移走随脉，其上下左右相应，间不容空；众痹：疼痛各在其处，更发更止，更居更起，以左应右，以右应左（《内经》）；历节病：疼痛遍历关节者（《金匮要略》）；白虎历节风：遍历关节疼痛，昼轻夜重，如虎咬之状；痛风：以四肢上或身上一处肿痛，或移动他处，色红，参差肿起，按之滚热（《丹溪心法》）；鹤膝风：膝关节肿痛，股胫细小，如鹤膝之形；鼓槌风：两膝肿大，皮肤拘挛，不能屈伸，腿骨枯细；鸡爪风：产后血脉空虚，气血不足，复感风寒之邪，致筋脉疼痛，手足指拘挛不能屈伸，手状如鸡爪（《解围元薮》）；痹：痹病日久，症见身体消瘦，骨节变形肿大、僵硬，不能屈伸，骨质受损。

7. 按证候分类

根据痹病正邪盛衰之不同，分虚痹、实痹两大类。如《医宗金鉴·杂病心法要诀·痹病总括》载："痹虚，谓气虚之人病诸痹者……痹实，谓气血实之人病诸痹也。"《温病条辨·中焦篇》也指出对痹病要虚实异治。现代黄文东主审的《实用中医内科学》也以虚实为纲，将行、痛、着、热痹列为实痹；将气血虚、阳虚、阴虚列为虚痹。

8. 按国家标准分类

1995 年实施的中华人民共和国中医药行业标准《中医病证诊断疗效标准》将痹证分为风湿痹（分行、痛、热、虚痹）、尪痹、骨痹、肌痹、痛风五大类。1997 年实施的国家标准《中医病证治法术语》则分为行痹、痛痹、着痹、尪痹、热痹、肌（肉）痹、筋痹、皮痹、血痹、脉痹、骨痹、脊痹、顽痹、颈痹、肩痹、腰痹、膝痹、足跟痹、肢痹、痛风等类。此二标准综合上述病因、部位、症状、病程及证候等方面进行分类，更加符合临床实际。

第二节　中医治疗风湿病的独特优势

风湿病与自身免疫有关，多数疾病缠绵难愈，有的患者需终身服药治疗。中医在风湿病的治疗上日益显示出其独特的优势，蕴藏着极大的潜力。

一、辨证论治，整体调节

中医治疗疾病的最大特点是辨证论治、整体调节。对于风湿病患者来说，根据患者当前的主要临床表现，首先辨别其病性虚、实、寒、热；如属实证，当辨明是风痹、寒痹、热痹，抑或湿痹；如体质偏虚，当判断是气虚、血虚、阴虚、阳虚、肝肾亏虚，抑或脾肾亏虚，继而综合辨证，整体调节。如外有风寒湿邪气阻滞经络关节，内有气血亏虚、肝肾不足，见腰膝冷痛、关节肌肉重着麻木、腿足屈伸不利等症，用独活寄生汤加减治疗；气血亏虚、寒滞经脉，见四肢关节冷痛、面色少华者用当归四逆汤加减治疗；阴虚夹湿热者，用左归饮合四妙散；阳虚夹寒湿者，用金匮肾气丸加味。

辨证论治，整体调节的治疗方法，需要医生全面系统地权衡患者邪正盛衰等方面情况，强调辨证求因，治病求本，既抓住疾病的本质，又重视疾病的表象，注重标本同治，邪正兼顾，而不是头痛医头，脚痛医脚。

二、减轻症状，延缓病程

许多患者早期阶段可能局限于关节疼痛、腰痛、身痛等几个症状，化验指标正常或轻度异常,不够某些风湿病的诊断标准。其在西药选择治疗有困难时,可选择中药治疗,能有效改善患者临床症状,减轻患者痛苦。已确诊的慢性风湿病,如类风湿关节炎、强直性脊柱炎等,可根据病情采取以中医药辨证论治为主的治疗原则,分别采用疏风祛湿、温经散寒、清热凉血、活血通络、补肾壮骨等不同治疗方法。或散风寒于外,或清热除湿于内,或活血以祛瘀,或温经以通络,邪去络通,"通则不痛",故能迅速减轻患者痛苦。

研究表明,临床常用祛风除湿类中药,大多具有与西药非甾体抗炎药同样的抗炎镇痛作用,其减轻患者临床症状之力虽稍逊于西药,但不良反应很少,患者易于接受,临床可结合辨证酌情选用。若属寒者,可选用桂枝、麻黄、制乌头、制附子、羌活、独活、细辛等;属热者,可选用忍冬藤、青风藤、海桐皮、秦艽、牛膝、黄柏、丹皮等;属瘀者,可选用桃仁、红花、乳香、三七、丹参、蒲黄、血竭;属虚者,可选用人参、黄芪、当归、熟地、鸡血藤、淫羊藿、巴戟天、杜仲、骨碎补、肉苁蓉等。中药还能通过调节人体的免疫功能,有效地缓解病情,改善体质,减少激素撤减过程中复发的危险性,减少发作次数和发作严重程度,从而有效地减缓甚至阻止疾病的进程。

三、联合配伍,降低毒性

中西医结合治疗风湿类疾病目前已成为临床主要治疗手段。主要是在中医辨证论治基础上选择治疗方案。一是合并使用非甾体抗炎药,既可加强其解热镇痛之疗效,又可弥补非甾体抗炎药疗效不持久、不能控制病情进展的不足;二是合并使用改善病情的药物,通过调整全身气血阴阳的盛衰,改善临床症状,并使联合用药充分发挥药效作用;三是合并糖皮质激素类药物,在激素减量过程中,往往容易导致疾病的反跳,配合中药治疗能有效减少患者对激素的依赖。

目前已发现中药中有许多促进肾上腺皮质激素分泌及类似糖皮质激素作用的药物。常用的方法主要是滋补肾阴和温补肾阳。其中滋阴药有熟地、生地、龟板、枸杞子、山茱萸、知母等;温阳药有淫羊藿、巴戟天、补骨脂、附子、鹿衔草、桂枝等。类似糖皮质激素的药物有甘草、秦艽、穿山龙、淫羊藿等。运用中药治疗还可以减轻激素的不良反应,如预防感染和骨质疏松的发生等。如清热解毒药对应用激素后感染的诱发和加重,具有良好的拮抗作用,而无引起二重感染之弊;健脾补肾药可提高机体抗感染能力;滋阴清热或温补肾阳中药与激素联合应用,可以消除其食欲亢进、情绪激动、心烦失眠等不良反应,并提高疗效;补肾活血药可以防治激素导致的股骨头坏死;健脾和胃药可减轻免疫抑制剂或非甾体抗炎药对胃肠道的刺激;益肾填精药可防止免疫抑制剂对骨髓及机体正常免疫力的过度抑制等。

中药绝大多数是很安全的,没有明显的不良反应,可以长期服用,甚至终身服用。长期服用中药,只要药证相符,对人体是有益无害的。风湿病患者服用中药一定要注意保护脾胃。"脾胃为兵家之饷道",脾胃健运,气血化源充足,正盛则能抗邪,同时有利于祛风湿类药物的吸收利用。可以说,慢性的、长期的、甚至一辈子的风湿免疫性疾病,在大多数情况,不可能一辈子服西药,但可以一辈子服中药。当然,也有少数中药有明显的不良反应,有即刻的,也有远期的,要注意尽量不用或少用这类药,如有不良反应,要尽快进行调整。

四、调节免疫,综合治疗

现代药理研究已经证明,中药治疗风湿免疫性疾病,如类风湿关节炎、强直性脊柱炎、系统性硬化症、骨性关节炎时,通过调节细胞免疫和体液免疫,可以有效地控制疾病的进展和进程。

能提高免疫功能的品种:补气药中有人参、黄芪、灵芝,滋肾药中有熟地、黄精、枸杞子,养阴药中有石斛、天花粉、麦冬，活血药中有参三七、红花，清热药中有柴胡、鳖甲等。这些药大多具有提高细胞免疫和体液免疫的功能。当患者免疫功能低下或因使用西药免疫抑制剂冲击疗法导致细胞免疫和体液免疫都受到了明显的抑制而处于低下状态时，使用一些能提高免疫功能的中药，不仅能提高免疫抑制剂的疗效，还能改善患者体质，增进健康，有助于祛邪外出或抵御外邪的再度侵袭。

有免疫抑制作用的中药：生地、熟地、沙参、玄参、麦冬、黄芩、黄连、苦参、忍冬藤、土茯苓、山豆根、金雀根、羊蹄根、虎杖、郁金、丹皮、赤芍、川芎、徐长卿、蒲黄、莪术、制首乌、决明子、山慈姑、胆南星、半夏等。这些中药有的具有免疫抑制作用，有的具有细胞毒性作用。

五、多种环节，双向调节

中医的传统是平衡理论，认为人体一旦失去平衡就会生病，出现各种各样的疾病状态，因此，在治疗上要进行调节。《素问·生气通天论》云"阴平阳秘，精神乃治"，《素问·至真要大论》云"谨察阴阳所在而调之，以平为期"。很多中药和方剂具有双向调节作用，能尽快使体内失衡状态得到纠正。

经过严谨配伍的中医方剂，在对风湿病的治疗中，体现出良好的双向调节作用，可见于以下几个方面。

（1）双向调节免疫功能：使亢进的体液免疫下降，使低下的细胞免疫上升；皮质功能失调，有属阴虚者，有属阳虚者，补阴助阳、平调阴阳都能提高皮质激素水平，调节肾上腺皮质功能。

（2）双向调节血管通透性：既能消除血管壁炎症，降低通透性，以消炎、消肿，也能增加血管通透性，以促进瘀血吸收。

（3）双向调节血液黏度：既能抗凝、抗栓塞，又能促进循环、加速血流等。

采用恰当的双向调节方剂，就能把人体调节到症状消除，病情缓解，并能重新建立正常的免疫功能、内分泌功能、血管和循环功能等，达到消除病症、增强体质的目的。双向调节是中药配伍治疗免疫病的基础，免疫功能紊乱与大多数风湿病的发病密切相关。应用皮质激素或免疫抑制剂治疗后，虽能抑制异常的免疫反应，但同时也可导致正常免疫功能的低下，容易诱发感染等并发症，而中医则重视人体的正气即本身的抗病防病能力，中药本身不是激素或免疫抑制剂，但通过配伍组方，可体现类似作用。

大量临床报道和实验证实，通过补肾（如金匮肾气丸）或健脾（如补中益气汤）等扶正疗法，可以促进机体自身增加激素、细胞因子的分泌，发挥其治疗效应。不同方剂可针对不同证候类型，发挥相应调节作用，使偏亢的免疫反应得以平息，使不足的免疫功能得到恢复。这种通过多层次、多途径抗炎止痛的所谓"双向调节"治疗机制，尚值得深入探讨。

六、多靶治疗，疗效确切

中药的有效成分的药理研究进展很快。对调节免疫功能，抑制免疫、提高免疫力，提高肾上腺皮质功能，抗过敏、抗变态反应，抗关节炎、消炎止痛，及提升血液细胞等方面都取得了很大的进展。这些研究对中医临床应用帮助很大，可使中医的临床经验提高到理论上来认识。如龟甲补肾，因其有提高肾上腺皮质激素水平的作用；土茯苓治疗口腔溃疡，因其有免疫抑制的作用；丹皮治疗皮下瘀点，因其有抗血管炎、抗栓塞的作用；白鲜皮、黄芩治疗皮疹、皮炎，因其有抗过敏的作用；女贞子治疗血虚头晕，因其有提高白细胞的作用等。临床上即可据此辨证用药、辨病用药、对症用药，还可依据药理用药，如能将这些结合起来，将能使辨证治疗更有针对性,可使中医的治疗水平达到一个新的水平和境界。

　　许多有效验方或单味中药制成的中成药,方便患者携带服用,便于临床推广应用,在治疗风湿免疫性疾病方面取得了很大的成就。如廷痹康复冲剂、廷痹清灵冲剂、益肾蠲痹丸等治疗类风湿关节炎;狼疮冲剂治疗脾肾两虚型红斑狼疮;益肾通督片治疗强直性脊柱炎;通脉灵治疗硬皮病等均取得了很好的疗效。近年来,从传统抗风湿中药里提取有效成分治疗风湿病,如从中药雷公藤根中提取雷公藤多苷(雷公藤多苷片)、从青风藤中提取青藤碱(正清风痛宁)、从白芍中提取白芍总苷(帕夫林)等。运用单味药物的配伍制成的成药,如从免疫角度将黄芪、薏苡仁、蜈蚣、雷公藤合理配伍制成的中药复方芪薏胶囊(新风胶囊),均有良好的抗炎镇痛和免疫抑制作用,已广泛应用于类风湿关节炎、系统性红斑狼疮、强直性脊柱炎、干燥综合征等疾病的治疗,显示出较为广阔的应用前景。

七、扶正祛邪,提高生活质量

　　许多风湿免疫病都是慢性病,有些是终身性疾病,大多需要长期治疗,有的需要终身治疗,这只有中医中药才具有优势。中医中药所使用的因人而异、个体化的治疗方案,既能使这些慢性病逐渐控制、好转、缓解,也保证了长期服药的安全有效。

　　虽然中药一般起效较慢,即刻疗效或短期疗效有时不如西药,但服用中药一段时间后,疗效就会越来越好。如红斑狼疮患者,经半年至两三年的治疗后,不但能将泼尼松(强的松)减量、甚至停用,而且效果会渐渐积累,使病情好转,直至完全治愈。其他如类风湿关节炎、硬皮病、强直性脊柱炎、过敏性紫癜、结节性红斑、干燥综合征、白塞病、骨关节炎、痛风等有些可单用中药治疗,有些可中西医结合治疗,但最终需将西药停用,坚持用中药治疗。

　　中医治疗风湿病一般注重扶正祛邪结合使用,尤其注重在祛风除湿、化瘀通络的同时补益气血、滋补肝肾。即所谓"治风先治血,血行风自灭""肝主筋""肾主骨"。气血亏虚、肝肾不足则风、寒、湿等外邪易乘虚而入,而补益气血、滋补肝肾,正气充足、筋骨得养,未病者可防,已病者可尽快恢复。故许多医家非常重视补益气血、滋养肝肾法在风湿病治疗中的的运用。如常用补肾之品狗脊、川断、桑寄生、杜仲等,阴血虚者加当归、白芍、熟地,阳气虚者加黄芪、肉苁蓉、附子等。肝肾气血充足,筋骨得养,正气存内,既可防御各种外邪的入侵,又可大大增强患者体质,提高其生活质量。

八、康复调理,养治结合

　　中医学在数千年的发展中,始终强调的是预防为主,调理与治疗结合,重视人体正气的作用等。这其实也包含了疾病的康复调治,并一直有效地指导着临床。如各种气功导引、按摩推拿、药膳食疗、情志调养等。在风湿病的治疗过程中,强调在积极进行中医药治疗的同时,注重病中及病后的调养,以促进疾病的早期康复,预防复发。各种康复手段对缓解症状、改善功能,均有积极作用。

　　1.气功导引运动调理

　　"流水不腐,户枢不蠹",适度运动对疾病康复至关重要。可选用关节活动操、五禽戏、太极拳、意念气功、散步与慢跑、健身操等项目,多进行手、足部运动,适度的握拳、分开手指,多屈伸关节。在病情许可的情况下,进行适度的运动,既可以改善血液循环,又有利于恢复关节的运动功能,预防强直畸形及肌肉萎缩。但须注意,盲目地加大运动量,忍痛进行关节活动是不可取的。

2.药膳食疗调理

中药食疗对康复大有裨益,注意既要增进营养,提高体质,又不可过食肥甘厚味,营养过多或不足均不利于疾病的康复。同时要注意不同的疾病选用不同的食谱。如类风湿关节炎久治不愈者,可据证选用补益肝肾的食物制成药膳,如羊肉煨骨碎补、猪腰炖杜仲、枸杞羊肾粥等;痛风患者,当尽可能避免进食高嘌呤类食物,如动物内脏、沙丁鱼、豆制品及发酵食物,严格禁酒,尤其是啤酒,可多食富含维生素与纤维素的蔬菜水果,适量食用富含蛋白类的食品,如鱼、鸡蛋、牛奶等,此外,还可用薏苡仁、山药、扁豆、百合、枸杞子等调配成药膳,以利于患者康复。

3.起居调理

居住、工作环境宜干燥、朝阳、保温,阴冷潮湿对恢复不利。避免剧烈活动及过度的体力消耗,避免长时间保持单一动作,睡眠时床垫过软或过硬均不适宜。

4.情志调养

患者由于长期罹病和不间断的诊治,承受很大的经济负担和肉体痛苦。症状严重者虽生命尚存,但日常生活难以自理,情绪及生活质量大打折扣。也有的患者畏惧皮质激素及免疫抑制剂带来的不良反应,心理压力大,经常自行停减药物,使病情多次反复,致使生活质量下降。对这部分患者需加强心理疏导,耐心安慰,帮助其正确对待疾病,保持心态平和,情绪乐观,积极配合医生治疗,树立战胜疾病的信心。

总之,在漫长的医疗实践中,历代医家积累了丰富的理论和大量的经验。并以其简、便、廉、验的特点赢得广大患者的喜爱,充分体现了中医中药在治疗风湿性疾病中的独特优势。如果中医能多学习一些西医知识,临床上尽量掌握两门医学知识,既进行西医的诊断,又进行中医的辨证论治,选择中医和西医的最佳治疗方案,这将会使中医风湿科医生的整体素质提高到一个新水平,在理论上和临床中出现一个质的飞跃。

第三节　类风湿关节炎

类风湿关节炎(rheumatoid arthritis,RA)是一种以关节和关节周围组织的非感染性炎症为主的全身性疾病,如累及其他脏器,可引起心包炎、心肌炎、间质性肺炎、肾淀粉样变以及眼部疾患(如巩膜炎、虹膜炎),还可并发血管炎以及末梢神经损害等,因此又称类风湿病。其关节症状特点为:关节腔滑膜发生炎症、渗液、细胞增生、血管翳(肉芽肿)形成,软骨及骨组织破坏,最后关节强直,关节功能丧失。女性发病多于男性,约为 3.5:1。本病相当于中医学的"痹证""历节病"。

一、病因病机

中医学认为寒冷、潮湿、疲劳、创伤及精神刺激、营养不良等均可成为本病诱因。荣血不足、气血虚弱、肝肾亏损、复受风寒潮湿是本病的主要因素。因此,本病内因禀赋素亏,荣血虚耗,气血不足,肝肾亏损,或病后产后,机体防御能力低下,再若劳后汗出当风,或汗后冷水淋浴等,为邪气乘虚而入;外因感受风寒湿热之邪、居处潮湿、冒雨涉水、气候骤变、冷热交错等,以致邪侵人体,注于经络,留于关节,痹阻气血而发病。

1. 禀赋不足

本病多有先天禀赋不足而致营卫气血虚弱、脏腑经络组织功能低下。在临床上多见本虚标实现象,如素体阳气偏虚,则卫阳不固,风寒湿邪入侵,阻滞经络,凝滞关节,形成风寒湿痹;若素体阴血不足,有热内郁,与外邪搏结形成湿热,耗伤肝肾之阴,使筋骨失去濡养;或风寒湿邪郁久化热,熏蒸津液,饮湿积聚为痰浊,壅滞经络关节,形成风湿热痹。

2. 劳逸失度

劳力过度则伤及营血,阳气不足,腠理空虚,卫外不固,邪气留注经络、关节、肌肉可致本病,房劳过度则肾气内消,精气日衰,邪气妄入;过逸则正虚,尊荣之人,筋骨脆弱,而致肝肾虚损,则气虚血不足,稍有不当则邪易乘虚而入,与血相搏,则阳气痹阻,经络不畅,瘀痰内生,流注关节。

本病的性质是本虚标实,肝肾脾虚为本,湿滞瘀阻为标。

本病的基本病机是素体本虚,气血不足,肝肾亏损,风寒湿邪痹阻脉络,流注关节。若久痹不已,可内舍于脏腑,而肝脾肾三脏受损,使脏腑气血阴阳随之而亏。本病病位在骨、关节、筋脉、肌肉。

本病初起,外邪侵袭,多以邪实为主。病久邪留伤正,可出现气血不足、肝肾亏虚之候,并可因之造成气血津液运行无力,或痰阻或成瘀。而风寒湿等邪气留于经络关节,直接影响气血津液运行,也可导致痰瘀形成。痰瘀互结可使关节肿大、强直、变形。

二、临床诊断

(一)诊断标准

1987 年修订的美国风湿病协会(ARA)类风湿关节炎的诊断标准:①晨僵至少 6 h,持续 6 周以上;②3 个或 3 个以上的关节肿胀持续至少 6 周以上;③腕关节、掌指关节或近端指间关节肿胀 6 周以上;④对称性关节肿胀;⑤皮下类风湿结节;⑥类风湿因子阳性(滴定度计数 RF 1:32 以上);⑦手指关节 X 线变化证实。以上 7 条,符合 4 条即可诊断。

临床分期:早期:绝大多数受累关节有肿胀及活动受限,但 X 线仅显示软组织肿胀及骨质疏松。中期:部分受累关节功能活动明显受限,X 线显示关节间隙变窄或不同程度骨质侵蚀。晚期:多数受累关节出现各种畸形,或强直,活动困难,X 线显示关节严重破坏脱位或融合。

(二)鉴别诊断

1. 风湿性关节炎

本病多见于青少年,无明显性别差异,起病急。病变以侵犯大关节为主,有发热,关节红肿热痛显著。关节肿胀时间短,多在 1~6 周自行消肿。无晨僵和肌萎缩,愈后不遗留关节畸形,X 线检查无骨质改变。应用抗生素和抗风湿药治疗可获显效。

2. 强直性脊柱炎

本病以周围关节受累为主诉时需与类风湿关节炎鉴别。过去认为强直性脊柱炎是类风湿关节炎的一种变型,故称为中心型类风湿关节炎或类风湿性脊柱炎。现知强直性脊柱炎与类风湿关节炎是完全不同的两种疾病,其特点是:男性多发,青少年多见,发病年龄多在 15~30 岁;呈种族分布,家族史明显,与遗传基因有关,HLA-B27 90%~95%阳性;血清 RF 多为阴性;无类风湿结节;主要侵犯骶髂关节和脊柱,易导致关节骨性强直,如果四肢关节受累,则多为非对称性,且多见下肢关节,手和足关节极少受累;病理主要为肌腱、韧带附着点处钙化、骨化、骨赘形成;X线主要表现为脊柱、骶髂关节间隙模糊、消失、椎间盘纤维环及前纵韧带钙化、骨化呈竹节状。

3.银屑病关节炎

本病与类风湿关节炎在临床上有许多共同点,如慢性起病、女性多发、对称性关节炎、受累关节出现畸形或强直等,临床上对两者的区别有一定的困难。下述特点有助于银屑病关节炎的诊断:有银屑病的皮肤表现;不出现皮下类风湿结节;关节病变多发生在远端指(趾)间关节,远端关节和邻近的指甲多同时受累,并可出现腊肠样指;骶髂关节和脊柱也可受累;RF多为阴性。在诊断银屑病关节炎时,应首先肯定银屑病的诊断,但部分患者在皮肤病变出现以前就已经有关节病变。

4.痛风性关节炎

本病也累及滑膜,有时表现为对称性多关节炎,关节呈梭形肿胀,并可有骨侵蚀破坏,关节强直或脱位,因此临床上与类风湿关节炎难以区别。但痛风性关节炎多发生于中年男性,常有家族病史,关节炎的好发部位是第一跖趾关节或跗关节。常急性起病,数小时内出现关节红、肿、热、痛,疼痛剧烈不能触摸。少数可侵犯踝、膝、肘、腕及手指关节。本病即使不经治疗,急性痛风也可在数日或数周内自愈。但饮食失调、外伤、手术、过食脂肪,尤其饮酒后,常诱发或复发。对于慢性患者,由于持续高尿酸血症,尿酸沉积在受累关节附近或皮下,形成痛风石,致使局部畸形及骨质破坏。穿刺或活检可见大量针状尿酸盐结晶。采用别嘌呤醇、秋水仙碱等治疗有明显效果。

5.骨性关节炎

骨性关节炎为退行性关节病,又称增生性或肥大性关节炎。多发生于中年以后,患病率随年龄增长而增加,65岁以上的人几乎普遍存在。病变主要限于膝、髋、踝、脊柱等经常负重的大关节和手指末端指间关节。临床上以局部疼痛为主,很少有肿胀,不伴肌肉萎缩。其疼痛的特点是活动后加重,休息后减轻,无明显晨僵(即使有也极少超过1h),在活动关节时还有被"卡住"的现象。血沉大多正常,RF多为阴性。X线表现在还没有广泛的骨质疏松时,就有明显的骨质呈"唇"样或"刺"样增生,但无关节面破坏和强直。

6.结核性关节炎

本病常侵犯单个关节,为非对称性。好发关节依次为脊柱、髋、膝、足及踝关节等,可伴有低热、盗汗、乏力、食欲缺乏等结核中毒症状。关节病变持续进展,不同于类风湿关节炎的缓解与恶化交替进行。持续性关节疼痛较类风湿关节炎轻,但夜间痛可较类风湿关节炎重。结核菌素皮试呈强阳性,RF阴性。X线检查可见关节周围软组织肿胀、局部骨质疏松、关节间隙变窄、关节边缘骨侵蚀、软骨下骨破坏。抗结核治疗有效。

此外,系统性红斑狼疮(SLE)、硬皮病等其他风湿类疾病早期出现手部关节炎时,易与类风湿关节炎混淆,需注意鉴别。SLE多发于青年女性,关节症状一般较RA轻且持续时间短,X线检查无关节侵蚀性改变与骨质破坏,不遗留关节畸形;多具有特征性的皮疹,全身症状明显,伴多脏器损害,绝大多数患者有肾脏病变;狼疮细胞、抗DNA抗体、抗Sm抗体及狼疮带试验阳性均有助于SLE的诊断。硬皮病以20～50岁女性多见,早期水肿阶段可表现为对称性手僵硬,指、膝关节疼痛肿胀,但其肿胀往往在数周后突然消失,继之进入硬化、萎缩期,表现为关节硬化;雷诺现象为硬皮病的典型表现之一,它的出现更有利于硬皮病的诊断。

三、中医证型

1.活动期

（1）卫阳不固，痹邪阻络：发热恶风，畏寒汗出，晨僵明显，周身关节疼痛剧烈，甚则骨骱屈伸不利，遇冷则痛甚，得热敷则可安，舌淡苔薄，脉浮紧或沉紧。

（2）邪郁而壅，湿热痹阻：恶风发热，关节红肿热痛，得凉则痛减，关节活动受限，手不能握摄，足难以步履，骨骱灼热、肿胀疼痛、重着感，晨僵，口渴或渴不欲饮，溲黄赤，大便不爽或不实，舌苔腻或黄腻，舌质偏红，脉数。

2.缓解期

（1）痰瘀互结，经脉痹阻：关节肿痛且变形，活动时痛，屈伸受限，肌肉刺痛，痛处不移，皮肤失去弹性，按之稍硬，肌肤紫黯，面色黧黑，或有皮下结节，或肢体顽麻，眼睑水肿，舌质黯红或有瘀斑、瘀点，舌苔薄白，脉弦涩。

（2）肝肾亏虚，气血不足：形体消瘦，关节变形，肌肉萎缩，骨节烦痛，僵硬活动受限，筋脉拘急，伴腰膝酸软无力，眩晕心悸气短，指甲淡白，脉细弱，舌苔薄，舌淡无华，或舌淡红。

四、辨证要点

1.辨标本

本病以正气虚弱、气血不足、肝肾亏损为本，风寒湿热、痰浊、瘀血为标。

2.辨虚实

本病一般新病多实，久病多虚。病初多因外邪侵入，痹阻气血，以邪为主，如反复发作，邪气壅滞，营卫不和，聚湿成痰，血脉瘀阻，痰瘀互结，多为正虚邪实；病久入深，气血亏耗，肝肾损伤，以正虚为主。而临床常见正虚邪实，多证候相兼。

3.辨寒热

本病证型不外寒热两端，临床主要为寒湿和湿热两大证候，寒湿胜者以关节肿大、冷痛、触及不热、喜热畏寒、天阴加重、舌淡苔白腻为特点；湿热胜者以关节肿大、热痛、触及发热，舌红苔黄腻为特点。

4.辨体质

素体阳盛或阴虚体质多热化而成热痹，素体阴盛或阳虚体质多寒化而为寒痹，血瘀体质多行痹，气虚体质多湿痹。

5.辨病邪

关节疼痛游走不定多为风邪；痛处固定，挛急痛剧，遇寒加重为寒邪凝滞；关节肿胀，重着酸楚，缠绵难愈为湿邪黏滞；关节红肿热痛，触及发热，身热口渴为热邪燔灼；关节痛如针刺、麻木、肿胀、变形、僵硬，舌暗苔腻为痰瘀互结。

6.辨病位

早期病位一般在肌肉、血脉、关节；继则筋骨、关节；中晚期病重多在筋骨，甚则入脏。

五、临床治疗

（一）常见分型治疗

1.活动期

（1）卫阳不固，痹邪阻络

治法：祛寒除湿，和营通络。

方剂：防己黄芪汤（《金匮要略》）合防风汤（《宣明论方》）加减。

组成：防己、防风、黄芪、白术、秦艽、羌独活、桂枝、当归、茯苓、甘草、生姜、大枣。

加减：阳虚寒盛加附子，温通十二经脉。湿重者加苍术、厚朴。

（2）邪郁而壅，湿热痹阻

治法：清热除湿，宣痹通络。

方剂：宣痹汤（《温病条辨》）合三妙散（《医学正传》）加减。

组成：防己、蚕沙、薏苡仁、连翘、苍术、赤小豆、滑石、焦山栀、黄柏、淮牛膝。

加减：关节肿痛甚加忍冬藤、木瓜、桑枝等，加强清热利湿、活络通痹之功；热毒盛者加地草、蒲公英、忍冬花；热盛者加石膏、寒水石；湿浊甚者加萆薢、土茯苓；热灼伤阴加元参、生地，去滑石、赤小豆。

2.缓解期

（1）痰瘀互结，经脉痹阻

治法：活血化瘀，祛痰通络。

方剂：身痛逐瘀汤（《医林改错》）合指迷茯苓丸（《指迷方》）加减。

组成：当归、秦艽、桃仁、红花、香附、地龙、五灵脂、没药、羌活、川芎、牛膝、甘草、制半夏、枳壳。

加减：伴见血管炎、脉管炎，合四妙勇安汤（元参、银花、当归、甘草）以清热解毒，活血养阴；痛剧加乳香、延胡索、地鳖虫；肿胀明显伴淋巴回流阻塞者，臂肘肿胀，一般以单侧多见，双侧少见，加莪术，或指迷茯苓丸配以水蛭、泽兰、蜈蚣。

（2）肝肾亏虚，气血不足

治法：滋补肝肾，益气养血。

方剂：十全大补汤（《太平惠民和剂局方》）合独活寄生汤（《备急千金要方》）加减。

组成：党参、独活、桑寄生、秦艽、防风、细辛、当归、芍药、川芎、地黄、杜仲、牛膝、茯苓、黄芪、白术、肉桂、甘草。

加减：偏阴血虚者，咽干耳鸣，失眠梦扰，盗汗烦热颧红，加左归丸治之；偏阳虚者，面色苍白，水肿，畏寒喜暖，手足不温，加右归丸治之；肿胀甚者加白芥子、皂角，外敷皮硝；关节肿痛甚者可选石楠叶、老鹳草、忍冬藤、虎杖等；由于疾病日久，非草木之品所能奏效，参以血肉有情之物如蕲蛇、乌梢蛇、白花蛇等外达肌肤，内走脏腑之截风要药，及虫蚁搜剔之药皆可酌情选用。

（二）固定方药治疗

1.健脾化湿通络方

由黄芪、党参、薏苡仁、苍术、茯苓、泽泻、当归、威灵仙、络石藤、川芎、蜈蚣、细辛、甘草组成。水煎分 2 次口服，每日 1 剂，1 个月为 1 个疗程。

疼痛剧烈加生麻黄、桂枝、延胡索；关节僵直、活动不利者加川芎、全蝎；关节肿痛明显加白芥子；风盛加防风、白芷；湿热盛加桑枝、黄柏；气虚明显加太子参、白术；血虚明显加鸡血藤、丹参；血瘀明显加穿山甲、赤芍。

2.新风胶囊

由黄芪、薏苡仁、蜈蚣、雷公藤等组成，制成胶囊，每粒胶囊含生药浸出物 0.5 g，每次 3 粒，每天 3 次，1 个月为 1 个疗程。

3.痹痛安胶囊

由炙马钱子、制川乌、制草乌、杜仲、桑寄生、寻骨风、桂枝、黄芪、鸡血藤、蟅虫、全蝎、乌梢蛇、威灵仙、当归、白芍等组成。每丸含生药 0.25 g,每次 3 粒,每日 3 次。

4.通痹汤

由金银花 30 g、玄参 15 g、当归 15 g、生甘草 10 g、白花蛇舌草 20 g、白芍 30 g、威灵仙 20 g、青风藤 20 g、鸡血藤 20 g、豨莶草 20 g、乌梢蛇 10 g 组成。湿热重者加虎杖 15 g、薏苡仁 20 g,风寒重者加桂枝 10 g、附子 10 g,肾虚者加补骨脂 15 g、川断 15 g,纳差者加砂仁 10 g。上药水煎,每日 1 剂,分 2 次口服。以 30 d 为 1 个疗程。

5.龙胆泻肝汤

由龙胆草 6 g、栀子 9 g、黄芩 9 g、柴胡 6 g、生地 9 g、车前子 9 g、泽泻 12 g、当归 3 g、木通 9 g、生甘草 6 g、木香 9 g、桃仁 9 g 组成。寒盛加麻黄、川乌;热盛加石膏、知母;湿盛加蚕沙、地肤子;筋脉拘急,屈伸不利日久加海风藤;瘀血明显加乳香、没药、三七粉;气血不足、肝肾阴亏加黄芪、党参、枸杞、杜仲、黄精;脾虚厌食者加砂仁、鸡内金。每日 1 剂,水煎分 2 次服,30 d 为 1 个疗程。

6.逐痹解毒汤

由蜀羊泉、藤梨根、三桠苦、肿节风、僵蚕、蜈蚣、莪术、生薏苡仁、桂枝、白芍、络石藤、生甘草组成。每日 1 剂,水煎服。8 周为 1 个疗程。

（三）名医验方

1.新四藤饮（许峰方）

组成:雷公藤、清风藤、忍冬藤、鸡血藤、桑枝、白芍、知母、露蜂房、淫羊藿、川芎、地龙、全蝎、桑寄生。

功效:祛风通络活血。

主治:类风湿关节炎。

2.秦艽五藤饮（吴风海方）

组成:秦艽、豨莶草、忍冬藤、海风藤、清风藤、络石藤、鸡血藤、羌活、独活、威灵仙、臭梧桐、防风、黄芪、当归、白芍、甘草。

功效:舒筋活络,益气补血。

主治:类风湿关节炎。

3.顽痹排毒汤（唐贞力方）

组成:重楼、川草乌、鸡血藤、生黄芪、白术、茯苓、淫羊藿、桂枝、秦艽、威灵仙、连翘、枸杞、川续断、红花、牛膝、甘草。

功效:活血补气,健骨排毒。

主治:类风湿关节炎。

4.消关汤（杨来禄方）

组成:羌活、独活、淫羊藿、乌梢蛇、薏苡仁、蚕沙、防风、当归、白芍、制马钱子、甘草。

功效:祛风通络、活血润燥。

主治:类风湿关节炎。

5.自拟和血祛风冲剂（王玉明方）

组成:当归、黄芪、川芎、白芍、桂枝、制水蛭、三七粉、羌活、防风、忍冬藤。

功效：活血养血，祛风，散寒胜湿。

主治：类风湿关节炎（寒湿瘀血阻络型）。

6.自拟痹通丸（杨志伟方）

组成：细辛、桂枝、防己、羌独活、透骨草、附片、薏苡仁、白芍、黄芪、当归、生地、鹿角霜、地龙、鸡血藤、蜈蚣、全蝎、白花蛇、石斛、杜仲。

功效：散寒除湿，活血通络，滋补肝肾，益气养血。

主治：类风湿关节炎（对寒湿阻络、瘀血阻络、肝肾阴虚、气血亏虚证型均有理想作用）。

第四节　骨性关节炎

骨性关节炎（osteoarthritis，OA）是一种关节软骨进行性消失、骨质过度增生的退行性疾病。临床表现为慢性关节疼痛、僵硬、肥大及活动受限等。其发生与年龄、肥胖、炎症、创伤及遗传因素等有关。其病理特点为关节软骨变性破坏、软骨下骨硬化或囊性变、关节边缘骨质增生、滑膜增生、关节囊挛缩、韧带松弛或挛缩、肌肉萎缩无力等。自然退变和关节劳损是其发病基础。膝关节是下肢最易受累的关节。本病好发于 50 岁以上的中老年人，女性多于男性。患病率随着年龄而增加。60 岁以上的人群患病率可达 50％，75 岁的人群则达 80％。该病的致残率可高达 53％。OA 好发于负重大、活动多的关节，如膝、脊柱（颈椎和腰椎）、髋、踝、手等关节。骨性关节炎属中医"骨痹""腰腿痛"范畴。

OA 可分为原发性和继发性两类。原发性 OA 多发生于中老年，无明确的全身或局部诱因，与遗传和体质因素有一定的关系。继发性 OA 可发生于青壮年，可继发于创伤、炎症、关节不稳定、慢性反复的积累性劳损或先天性疾病等。

一、病因病机

1.正气虚弱，肝肾亏虚

正气虚弱，肝肾亏虚为产生痹证的内在因素。肾为先天之本，主骨，充髓；肾气盛，肾精足，则机体发育健壮，骨骼的外形及内部结构正常强健。肝为藏血之脏，肝血足则筋脉强劲，束骨而利关节，静可以保护诸骨，充养骨髓；动可以约束诸骨，免致过度活动，防止脱位。然人过半百，正气渐衰，脏腑虚亏，肝肾精血不足，骨骼发育不良，或关节先天畸形，稍经劳累或外伤，便致气血瘀滞，产生疾患。

2.风寒湿邪入侵

素体虚弱，肌腠不密，易受入侵，或平素体质较好，由于久居严寒潮湿之地，感受风寒湿邪，外邪痹阻气血，留着经络、关节而发病。

3.劳损过度

外伤、劳损致经脉受损，劳损日久，气血不和，筋脉失养，为肿为痛。如《素问·宣明五气》篇说"久视伤血，久卧伤气，久坐伤肉，久立伤骨，久行伤筋"，说明长期慢性劳损是引起骨关节退行性病变的主要原因之一。

4.瘀血痹阻经络

痹证日久，气血运行不畅，气滞血停而为瘀，或病久、气血为外邪壅滞发生血瘀，瘀血停留于骨骼。其病因病机为"本痿标痹"，即邪实正虚，邪实是外力所伤，瘀血内滞或外邪侵袭，经脉痹阻。而肾虚是肾元亏虚、肝血不足、脾气虚弱等。

二、临床诊断

（一）诊断标准

1.膝关节骨性关节炎的分类标准（ACR1986 年修订）

临床症状：①一个月来大多数日子膝痛；②关节活动时有骨响声；③晨僵≤30 min；④年龄≥38 岁；⑤膝关节骨性肿胀伴弹响；⑥膝关节骨性肿胀不伴弹响。

具备①②③④或①②③⑤或①⑥者可诊断为骨性关节炎。

临床加 X 线标准：①一个月来大多数日子膝痛；②X 线示关节边缘骨赘；③滑液检查符合骨关节炎（至少符合：透明、黏性、WBC$<2\times10^{6}$/L 之两项）；④年龄≥40 岁；⑤晨僵≤30 min；⑥关节活动时弹响。

符合①②或①③⑤⑥或①④⑤⑥者可诊断为骨性关节炎。

2.手骨关节炎的分类标准（ACR1990 年修订）

①一个月来大多数日子手疼痛或僵硬；②10 个指定手关节中 2 个以上硬性组织肿大；③掌指关节肿胀≤2 个；④1 个以上远端指间关节肿胀；⑤10 个指定关节中有 1 个或 1 个以上畸形。符合①②③④或①②③⑤者可诊断为骨关节炎。

注：10 个指定关节包括双侧第 2、3 指远端和近端指间关节及第 1 腕掌关节。

3.髋骨关节炎的分类标准（ACR1991 年修订）

临床标准：①一个月来大多数日子髋关节痛；②髋关节内旋≤15°；③髋关节内旋>15°；④血沉≤45 mm/h；⑤血沉未查，髋屈曲≤115°；⑥晨僵≤60 min；⑦年龄≥50 岁。

符合①②④或①②⑤或①③⑥⑦者可诊断为骨性关节炎。

临床和 X 线标准：①一个月来大多数日子髋关节痛；②血沉≤20 mm/h；③X 线股骨头和（或）髋臼骨赘；④X 线髋关节间隙狭窄。

符合①②③或①②④或①③④者可诊断为骨关节炎。

4.美国风湿病学会 2001 年制定膝骨关节炎诊断标准

（1）膝关节疼痛患者有下列 7 项中的 3 项。

①年龄≥50 岁；②晨僵<30 min；③关节活动时有骨响声；④膝部检查示骨性肥大；⑤有骨压痛；⑥无明显滑膜升温；⑦放射学检查有骨赘形成。

（2）膝关节疼痛患者有下列 9 项中的 5 项：①年龄≥50 岁；②晨僵<30 min；③关节活动时有骨响声；④膝检查示骨性肥大；⑤有骨压痛；⑥无明显滑膜升温；⑦ESR<40 mm/h；⑧类风湿因子（RF）<1∶40；⑨滑膜液有骨关节炎征象。

（二）鉴别诊断

1.类风湿关节炎

女性多于男性，常累及近端指间关节、掌指关节及腕关节，很少累及远端指间关节。为对称性多关节炎，晨僵明显，受累关节疼痛剧烈，常有发热、贫血等全身症状。活动期血沉增快，类风湿因子多为阳性，X 线片常可见骨质疏松及关节间隙变窄、关节半脱位等骨质破坏表现。

2.风湿性关节炎

有链球菌感染史,并常于再次感染链球菌后复发,疼痛呈游走性,活动期血沉增快,抗链"O"阳性。X线检查多无异常发现。

3.膝关节非特异性滑膜炎

表现为反复出现的膝关节腔积液,浮髌试验阳性。膝关节肿胀程度与该关节疼痛及活动受限程度不一致,关节肿胀很严重,但关节疼痛却较轻,常表现为闷胀感。X线片仅表现为软组织肿胀。

4.强直性脊柱炎

多发生于年轻男性,主要病变在韧带附着部,棘间韧带等均可骨化,使脊柱呈竹节样改变,而椎间盘则很少累及,X线表现与退行性脊柱病变有明显不同,且以骶髂关节X线改变为主。

5.痛风

患者血尿酸增高,关节症状最初为发作性,关节液常可查到尿酸盐的针状结晶。耳壳等处痛风石的发现可以帮助鉴别。

三、中医证型

1.初期(瘀血阻络型)

疼痛剧烈,针刺、刀割样疼痛,痛处固定,常在夜间加剧,关节活动不利,舌质紫黯或见瘀斑瘀点,脉象细涩。

2.中期(肝肾亏虚型)

疼痛缓解,仍绵绵不断,腰膝疼痛、酸软,肢节屈伸不利,偏阳虚者,则有畏寒肢冷,遇寒痛剧,得温痛减,舌淡、苔薄,脉象沉细;偏阴虚者,则有五心烦热,失眠多梦,咽干口燥,舌红少苔,脉细数。

3.后期(气阴两虚型)

疼痛已大减,仅觉绵绵隐痛,以肝肾亏虚之象为主,腰膝酸软疼痛,肢体乏力,关节不利。舌质淡嫩,脉细弱。

四、辨证要点

1.辨风寒湿邪

由于肾虚者,气血亏虚。易遭受外邪的侵袭,风、寒、湿邪就会首当其冲,可致经络、筋骨、关节痹阻不通,造成关节的周围组织疼痛,病理的产物痰饮、湿浊流于经络,致局部气血凝滞,脉络受阻,而生本病。

2.辨气血瘀阻

不通则痛,肾虚髓空,不能滋养骨骼。久病必虚,久痛入络,因为痹痛日久,气血运行不畅、气滞血瘀、瘀血内停、脉络不通、瘀血为有形之邪,阻碍气机的运行,故出现疼痛剧烈如刀割,部位固定不稳。

五、临床治疗

(一)常见分型治疗

1.初期(瘀血阻络型)

治法:活血化瘀,祛风散寒,理气止痛。

方剂:身痛逐瘀汤(《医林改错》)加减。

组成:麻黄 6～10 g,独活、羌活各 12 g,桂枝 5～9 g,秦艽、威灵仙、当归、赤芍、乳香、没药、制川乌(另包先煎)、香附、郁金、五灵脂、泽泻各 10 g,甘草 6 g。

加减:气虚,加党参、黄芪;疼痛,加制乳香、没药;筋脉拘挛,加鸡血藤、海风藤。

2. 中期(肝肾亏虚型)

治法:补益肝肾,祛风通络,除湿止痛。

方剂:独活寄生汤(《备急千金要方》)加减。

组成:独活、桑寄生、秦艽、防风各 15 g,细辛 4 g,川芎、当归各 10 g,熟地黄 20 g,白芍 18 g,肉桂 6 g,茯苓 25 g,杜仲、牛膝各 12 g,党参 30 g,续断、骨碎补、枸杞子各 16 g,甘草 8 g。

加减:寒湿偏盛,加川乌 6 g,苍术 9 g;风寒偏盛,加羌活 12 g,桂枝 10 g;湿热偏盛,加忍冬藤、防己、连翘各 15 g,黄柏 15 g,薏苡仁 30 g。

3. 后期(气阴两虚型)

治法:培补肝肾,益气活血,佐以通络。

方剂:十全大补汤(《太平惠民和剂局方》)加减。

组成:党参、黄芪各 30 g,炒白术、白芍各 30 g,当归、川芎各 12 g,生地黄、熟地黄各 20 g,桑寄生、续断、牛膝、山药、枸杞子各 18 g,秦艽、威灵仙各 10 g。

加减:肿胀明显者,加泽兰 15 g,泽泻 30 g;体态肥胖者,加制半夏 30 g、制胆星 15 g;下肢酸沉重着者,加木瓜、桑枝各 15 g;腰膝酸软者,加杜仲、寄生、川断各 15 g;膝关节怕冷明显、舌质淡胖、苔薄白、脉沉细者,上方去栀子、薏苡仁、黄柏、忍冬藤,加熟地、补骨脂各 15 g,细辛 6 g。

(二)固定方药治疗

1. 健膝止痛丸

由怀牛膝 20 g、白芍 20 g、木瓜 10 g、秦艽 12 g、桑寄生 15 g、全虫 10 g、地龙 15 g、煅牡蛎 20 g、伸筋草 15 g、千年健 15 g 组成。每次服 7 g,每日 2 次,连服 15 日为 1 个疗程。治疗本病肝肾两虚型。

2. 骨痹止痛消肿饮

由薏苡仁 45 g、汉防己 30 g、萆薢 15 g、虎杖 15 g、威灵仙 30 g、透骨草 30 g、川牛膝 10 g 组成。水煎服,每日 1 剂,1 周为 1 个疗程。治疗本病肝肾亏虚、湿热瘀滞型。

3. 骨痹汤

由鹿角霜 15 g(先煎)、怀牛膝 15 g、狗脊 12 g、千年健 15 g、桑寄生 15 g、威灵仙 15 g、丹参 15 g、鸡血藤 20 g、白芍 20 g、木防己 10 g、独活 10 g、甘草 5 g 组成。水煎服,日服 1 剂,分 2 次服。治疗本病肝肾亏损、经脉痹阻型。

4. 骨痹通

由熟地 220 g,白芍 260 g,肉苁蓉、骨碎补、鹿衔草、淫羊藿、威灵仙、秦艽各 145 g,杜仲 175 g,鸡血藤 260 g,莱菔子、桂枝各 85 g,乌药、甘草各 130 g 组成。以上诸药制备成水丸。每次 6 g,开水送服,每日 2 次。连服 4 周为 1 个疗程。治疗本病肝肾亏虚、风寒湿痹阻型。

5. 益肾宣痹汤

由制川乌(先煎)6 g、制附片(先煎)12 g、狗脊 15 g、骨碎补 15 g、川牛膝 10 g、威灵仙 10 g、当归 15 g、生地 10 g、秦艽 15 g、防风 10 g、独活 15 g、地龙 15 g、全蝎(研末冲服)3 g、蜈蚣(研末冲服)3 g、炙甘草 6 g 组成。制川乌、制附片先煎 1 h,和上药文火浓煎,每日 1 剂,分 2 次加全蝎、蜈蚣冲服。

药渣可用纱布袋装好后蒸热外敷患膝,或将药渣再煎后用药液熏洗关节。治疗本病肝肾亏虚、风寒湿痹阻型。

6.痹痛方

由羌活、独活各 20 g,桑寄生、秦艽、防风各 12 g,细辛 3 g,茯苓、白术、地龙、桂枝、川芎、牛膝、丹皮各 10 g,威灵仙、木瓜各 15 g 组成。水煎服,每日 1 剂,15 日为 1 个疗程。治疗本病肝肾气血亏虚、风寒湿痹阻型。

7.骨痛灵

由穿山甲 20 g、全蝎 20 g、蜈蚣 6 条、桃仁 10 g、红花 10 g、川楝子 12 g、牛膝 20 g、甘草20 g 组成。上述药物共研细末,分 60 包,早晚各服 1 包,并用适量黄酒冲服,30 d 服完。每剂为 1 个疗程。治疗本病瘀血阻络、筋脉失养型。

8.通痹敷膝方

由木瓜、伸筋草各 30 g,路路通、赤芍、苏木、三棱、莪术、秦艽、防风、桂枝、威灵仙、牛膝、独活、土鳖虫、艾叶各 20 g 组成。把药物加水煮沸 20 min,先用热气熏蒸膝关节,待水温稍减,用药液热敷患膝,每次 20 min,每日 2 次。2 周为 1 个疗程(2 剂药)。皮肤破溃者禁用。嘱患者热敷后以指点按膝眼、犊鼻、鹤顶、阴陵泉、阳陵泉等穴,出现酸胀感为佳。治疗期间注意避免过度负重,避风寒、保暖。治疗本病风寒湿痹型。

(三)单验方治疗

(1)鸡血藤、海风藤、桂枝各 9 g,水煎服,用于风寒痹阻证。

(2)金雀根汤:金雀根、虎杖根、桑树根各 30 g,大枣 10 枚。水煎服,用于风寒湿痹痛。

(3)青风藤 20 g,豨莶草 30 g,白芥子 10 g,鸡血藤 20 g,牛膝 15 g,薏苡仁 30 g,水煎服,用于肝肾亏损痹痛。

(4)豨莶草 30 g,鸡血藤 20 g,橘皮 6 g,薏苡仁 30 g,煎汤代水久服,用于肝肾亏损痹痛。

(5)鹿角片 300 g,以酒浸 1 夜,熟地 120 g,附片 45 g,用大麦末和蒸熟,共焙干为末,大麦粥和为丸,每日 3 次,每次 7 g,米饭送服。治肾虚痹痛。

(6)乳香、当归各 10 g 为末,狗骨 150 g,炙酥为末,混匀备用。每次 5 g,黄酒调服,治血虚血瘀痹痛。

(四)名医验方

1.补肾活血方(阚卫兵方)

组成:熟地黄 24 g,黄芪 30 g,当归 12 g,怀牛膝 20 g,鸡血藤 10 g,骨碎补 10 g,补骨脂10 g,水蛭 5 g,甘草 9 g。

功效:补益肝肾,活血逐瘀。

主治:骨关节炎(肝肾亏虚,瘀血阻络型)。

2.祛痹止痛汤(谢开宇方)

组成:黄芪 30 g,当归 15 g,丹参 25 g,仙灵脾 15 g,独活 15 g,牛膝 15 g,全蝎 3 只,蜈蚣3 只,地龙 10 g,红花 10 g,甘草 6 g,威灵仙 10 g,伸筋草 20 g。

功效:行气活血,补肝益肾。

主治:骨关节炎(肝肾亏虚,气滞血瘀型)。

3.自拟杜仲灵仙汤（向开兴方）

组成：杜仲 10 g，威灵仙 20 g，木防己 15 g，续断 10 g，当归 10 g，赤芍 10 g，豨莶草 12 g，地龙 10 g，木瓜 10 g。临证加减：病位在颈部者加葛根、防风；颈肩痛伴上肢麻木疼痛者加黄芪、桂枝；病位在腰部者加桑寄生、狗脊、牛膝；腰痛放射至下肢，麻木疼痛者加制川乌、制草乌、蜈蚣；病位在膝部者加薏苡仁、独活；偏于阳虚者加淫羊藿、山茱萸；偏于阴虚者加生地、丹皮。

功效：化湿行气，补益肝肾。

主治：骨关节炎（肝肾亏虚，气滞湿阻型）。

4.骨痹止痛消肿饮（胡珂方）

组成：薏苡仁 45 g，汉防己 30 g，萆薢 15 g，虎杖 15 g，威灵仙 30 g，透骨草 30 g，川牛膝 10 g。热偏重者，加黄柏 10 g；肿痛甚者，薏苡仁、汉防己分别加至 60 g 及 45 g；瘀血明显者，加川芎 10 g、红花 10 g；肝肾亏虚者，加续断 15 g、寄生 15 g；气血不足者，加黄芪 15 g、党参 10 g、当归 10 g。

功效：利湿清热，蠲痹活络。

主治：膝关节骨性关节炎（肝肾亏虚，湿热瘀滞型）。

5.骨痹汤（陈泽文方）

组成：鹿角霜 15 g（先煎），怀牛膝 15 g，狗脊 12 g，千年健 15 g，桑寄生 15 g，威灵仙 15 g，丹参 15 g，鸡血藤 20 g，白芍 20 g，木防己 10 g，独活 10 g，甘草 5 g。

功效：补肾壮骨，活血调血，祛风除湿。

主治：膝关节骨性关节炎（肝肾亏损，经脉痹阻型）。

第五节　成人斯蒂尔病

　　成人斯蒂尔病（adult onset Still's disease, AOSD）是一组病因和发病机制不明，以弛张热、一过性和多形性皮疹、关节炎或关节痛为主要临床表现，伴有肝、脾及淋巴结肿大，周围血白细胞增高的一种临床综合征。起病于成年人，男女均可罹患。于 1896 年由 Still 最初描述，真正使用成人斯蒂尔病一名始自 1971 年 Bywater 的报告，此后一直沿用。国内曾长时间用"变应性亚败血症（subsepsisallergica）"，为便于国际交流，国家自然科学名词审定委员会公布的医学名词认定斯蒂尔病一词，成人患者为成人斯蒂尔病。发病年龄从 16～35 岁，男性发病略低于女性。本病病程多样，少数呈自限性，发作一次缓解后，经不同时间（多不超过 1 年）后又反复间歇发作，下次发作时间很难预料。病情慢性持续活动者最终可出现慢性关节炎，甚至有骨破坏。本病在中医文献中无相似的病名，但根据其临床表现特征可参考热痹、暑痹、湿痹等疾病进行诊治。

一、病因病机

　　本病的病因病机现代医学尚不明确，中医多认为：成人斯蒂尔病多由于外感风湿热邪及感受风寒湿邪之后从热而化，或感受时行疫毒、暑湿之邪，致使卫表不和，渐及经络、关节、脏腑而成。

1.时邪侵袭

时行疫毒，或暑湿之邪，侵及人体，病及表卫，致表卫失和则出现发热头痛症状。火热上炎则见咽痛。邪滞经络关节则有全身肢节疼痛等症；邪由卫入气则发热而热势鸱张；邪由气转营则发热之时伴见舌红绛、皮疹隐隐症状。

2.外邪侵袭，郁久化热

外感风湿热邪，或感受风寒湿之后，郁积日久转而化热，致使风湿热邪侵及经络、关节、筋脉，使血脉瘀阻，津液凝聚，而出现关节肿大、热痛、局部焮肿、屈伸不利，及伴见皮疹斑块、结节等症状。

3.阴血不足，瘀血阻滞

外感时疫毒邪暑湿，以及感受风湿热邪日久，热伤阴津，必致阴血不足，可出现身疲乏力、口干、低热不退、五心烦热等症。邪气阻滞经络关节，日久也致血脉不利，虽经治疗热势减退，也可留有关节肌肉疼痛、皮疹不消、胸部闷痛、心悸、气短等症状。

本病的基本病机是外感时疫、暑湿及风湿热邪，致表卫不和，气营两伤，经络关节痹阻，并内侵脏腑。病位或在表、在气、在营，也可在经络、关节、血脉，与心、肺、胃、肝、肾等脏腑息息相关。本病的性质初期以邪实为主，而邪实多是风、湿、热、痛。后期伤及正气，也可见气阴两伤，特别是阴血亏虚的证候。

二、临床诊断

(一)诊断标准

1.1992年日本成人斯蒂尔病研究委员会推荐的诊断标准

(1)主要指标：①发热≥39 ℃，并持续1周以上；②关节痛持续2周以上；③典型皮疹；④白细胞增高≥$10×10^9$/L，包括中性粒细胞≥80％。

(2)次要指标：①咽痛；②淋巴结和(或)脾大；③肝功异常；④RF(一)和ANA(一)。

(3)排除：①感染性疾病(尤其是败血症和传染性单核细胞增多症)；②恶性肿瘤(尤其是恶性淋巴瘤、白血病)；③其他风湿病。

以上指标中符合5项或更多，且其中有2项以上为主要指标就可以诊断为成人Still病，但需排除所列的其他疾病。

2.美国推荐的Cush成人斯蒂尔病诊断标准

必备条件：①发热≥39 ℃；②关节痛或关节炎；③类风湿因子＜1：80；④抗核抗体＜1：100。

另备下列任何2项：①血白细胞≥$15×10^9$/L；②皮疹；③胸膜炎或心包炎；④肝大或脾大或淋巴结肿大。

(二)鉴别诊断

1.败血症

常有原发感染灶，中毒症状重，病程非一过性、间歇性，皮肤瘀点，血、骨髓培养有病原菌，抗生素治疗有效。而AOSD无上述特征，且糖皮质激素治疗有效。

2.系统性红斑狼疮

蝶形红斑、盘状红斑，常合并肾炎，周围血常规降低，抗核抗体、抗Sm抗体、抗ds-DNA抗体及狼疮细胞均阳性可资鉴别。

3.风湿热

风湿热皮疹主要为环形红斑、皮下小结，且心脏受累多，特别是心肌炎、心内膜炎，并常遗留瓣膜病变，特征性的舞蹈症等均可鉴别。

4.淋巴瘤

皮疹为浸润性斑丘疹、结节、斑块甚或溃疡，进行性淋巴结肿大，皮肤、淋巴结活检可区分。

三、中医辨证

1.热犯肺卫证

恶寒，间歇性弛张热，咽痛，发热时出疹，为丘疹，或荨麻疹色红或鲜红，但无斑块状，可有胸闷、咳嗽、头痛，可伴关节痛，口干微渴，舌边尖红苔少，脉浮数。

2.气营两燔证

壮热，口渴，烦躁不安，发热时伴胸腹、面部、颈及四肢红斑，或夹有疹点，色鲜红或深红，或兼关节肿痛，或兼衄血。舌苔黄，脉洪数。

3.热入血分证

高热、体若燔炭、躁扰，甚至神志迷蒙、谵语，发疹时见斑疹反复出现，分布密集，色如胭脂或紫黑，可有衄血、吐血、便血，色鲜红或暗红，舌深绛，脉沉数实或细数。

4.风湿热痹证

关节疼痛，灼热红肿，伴发热、口渴、烦闷不安，皮疹隐隐，肌肉酸痛，舌质红苔黄燥，脉滑数，多见于以关节炎为突出表现者。

5.阴虚血瘀证

低热持续不退，五心烦热，两颧潮红，盗汗，身疲乏力，皮疹隐隐未净，腹中隐痛夜间尤甚，关节酸痛而胀，口干尿赤，舌质嫩红或兼瘀斑，苔薄白或薄黄而干，脉细微数。

四、辨证要点

1.发热的辨别

对高热患者要辨明是邪毒发热还是本病发热。初起外感，发热在表；表证已净，而发热更甚，可有两种情况：有感染病灶、血常规增高、舌苔黄腻燥者，为邪毒内陷；无明显感染病灶、血常规偏高、苔薄黄，一般为内伤阴液。故本病之发热，多为邪热或外感诱发。

2.关节痛的辨别

关节红肿热痛，属邪热炽盛；关节疼痛游走不定，属风盛；关节疼痛重浊，属湿盛；疼痛剧烈、固定不移，属血瘀；关节疼痛、活动受限、恶寒怕冷，属脾肾阳虚，阴寒内盛。

3.皮疹的辨别

皮疹出没较速，淡红明润，上部较多，为风热初起；若热邪深重，则色泽紫黑、干枯失润。湿热互结者，疹色红紫、高尖晶莹、缠绵难退。如皮疹浮红干焦、时轻时重，多为阴虚内热证。

五、临床治疗

（一)常见分型治疗

1.热犯肺卫证

治法：清肺泄热，宣卫透邪。

方剂:银翘散(《温病条辨》)加减。

组成:金银花24 g,连翘24 g,板蓝根15 g,荆芥穗10 g,竹叶10 g,薄荷6 g,大青叶15 g,桔梗6 g,牛蒡子10 g,芦根15 g,淡豆豉10 g、甘草6 g。水煎服,每日1剂。

加减:热毒症状明显加蒲公英15 g;发热甚加石膏20 g、知母15 g;头胀痛加桑叶15 g、菊花15 g;咽痛甚加玄参15 g、马勃12 g;口干咽燥甚加沙参12 g、天花粉15 g。

2.气营两燔证

治法:清气凉血,泻火解毒。

方剂:白虎汤(《伤寒论》)合清营汤(《温病条辨》)加减。

组成:生石膏30 g(先煎),知母15 g,生地黄15 g,玄参15 g,牡丹皮10 g,赤芍10 g,丹参15 g,竹叶15 g,金银花20 g,连翘15 g,防己6 g。水煎服,每日1剂。

加减:口渴甚加天花粉15 g、麦冬15 g、石斛15 g;咽痛明显加马勃12 g、黄芩15 g;便秘甚加大黄15 g、芒硝15 g;关节痛甚加桂枝12 g;烦躁不安加莲子心12 g、栀子12 g。

3.热入血分证

治法:凉血解毒。

方剂:犀角地黄汤(《备急千金要方》)加减。

组成:水牛角粉30 g,牡丹皮30 g,石斛15 g,生地黄30 g,银花20 g,连翘15 g,生石膏30 g(先煎),玄参20 g,知母15 g,侧柏叶15 g,茜草15 g,丹参15 g。水煎服,每日1剂。

加减:高热持续不退加羚羊角粉2 g,生石膏改为60～90 g;阴虚甚加麦冬15 g;关节肿痛重者加秦艽15 g、防己15 g。

4.风湿热痹证

治法:祛风除湿,清热通络。

方剂:白虎加桂枝汤(《伤寒论》)加减。

组成:生石膏30 g(先煎),知母15 g,桂枝10 g,银花藤20 g,海桐皮15 g,威灵仙15 g,防己10 g。水煎服,每日1剂。

加减:发热甚加重石膏用量;关节痛甚加桑枝30 g;皮疹明显加生地黄20 g、牡丹皮10 g、赤芍15 g;口渴、烦躁不安加莲子心15 g、麦冬15 g、竹叶15 g。

5.阴虚血瘀证

治法:养阴退热,活血化瘀。

方剂:青蒿鳖甲汤(《温病条辨》)合增液汤(《温病条辨》)加减。

组成:青蒿10 g,炙鳖甲15 g(先煎),知母10 g,生地黄15 g,牡丹皮10 g,玄参15 g,麦冬10 g,地骨皮10 g,红花10 g,赤芍10 g,生甘草6 g。水煎服,每日1剂。

加减:身疲乏力明显加太子参15 g、西洋参6 g;口干渴甚加沙参15 g、天花粉15 g;虚热骨蒸加秦艽12 g、柴胡12 g;关节痛明显加威灵仙15 g、海桐皮15 g、姜黄10 g。

(二)固定方药治疗

1.加味秦鳖饮(《千家妙方》)

由秦艽9 g、生鳖甲30 g、生地黄15 g、知母9 g、当归6 g、地骨皮9 g、牡丹皮6 g、青蒿6 g、黄芩6 g、银柴胡9 g、白芍9 g、乌梅3 g组成。水煎服,每日1剂。

2.海桐豨莶饮(《千家妙方》)

由豨莶草、海桐皮、忍冬藤、桑枝、生薏苡仁各30 g,知母、蒿根、防己、秦艽各10 g,鸡血藤

15 g组成。关节痛甚,日久不愈甚至变形,加丹参、土鳖虫、蜈蚣、片姜黄;局部红肿甚加黄柏;气虚甚加黄芪。水煎服,每日1剂,每周5剂,已治23例,服9~16剂基本治愈13例,有效10例。

　　3.青蒿鳖甲汤合清骨散加减(《千家妙方》)

　　由青蒿9 g、鳖甲15 g、知母9 g、生地黄9 g、地骨皮9 g、秦艽9 g、丹皮9 g、银柴胡9 g、黄芩9 g、太子参15 g、川连1.5 g、白薇9 g组成。

　　4.加味乌头汤(《千家妙方》)

　　由川乌3 g(白蜜同煎)、麻黄3 g、生黄芪12 g、白芍15 g、生薏苡仁30 g、虎杖30 g、生甘草12 g组成。水煎服,每日1剂。治本病证为气血虚弱、风湿侵袭者。水煎服,每日1剂。

　　5.过敏煎

　　由柴胡12 g、当归10 g、双花30 g、丹皮10 g、连翘10 g组成。水煎服,每日一剂半。治本病证为气营两燔型。

　　6.清解抗敏方

　　由防风6 g,荆芥、连翘、黄芩各12 g,青蒿15 g,忍冬藤20 g,大青叶30 g组成。每日1剂煎服,分3次口服治疗。

　　7.清热解毒通络方

　　由石膏30~180 g,知母10~30 g,土茯苓10~30 g,黄柏6~15 g,萆薢10~30 g,防己10~30 g,威灵仙10~30 g,生地10~60 g,丹参10~30 g,薏苡仁30~60 g,滑石10~60 g,白檀香6~10 g,桂枝3~6 g,甘草3~6 g组成。每日1剂,水煎服。治本病热毒炽盛型。

　　8.右归丸合二仙汤

　　由附片12 g、肉桂10 g、熟地15 g、山萸肉15 g、枸杞子15 g、桑寄生15 g、仙灵脾20 g、仙茅20 g、巴戟天15 g、当归15 g、黄柏15 g、知母12 g、怀牛膝15 g组成。水煎服,每日1剂。

(三)单验方治疗

　　(1)柳枝或西河柳50~100 g,水煎服,每日1次,可连服14 d,对热痹患者有益。

　　(2)黄花菜根50 g,水煎去渣,冲黄酒内服,每天2次,连服数天,适用于热痹患者。

　　(3)茄子根15 g,水煎服,每日1次,连服数天,也可用茄子根(或白茄根)90 g,浸入500 mL白酒中,3日后服用,每次饮15 mL,每日2次,连服7~8 d,本方适用于热邪偏胜、红肿热痛的热痹患者。

　　(4)赤小豆粥(《饮食辨录》):赤小豆30 g,白米15 g,白糖适量,先煎赤小豆至熟,后加白米作粥,适应于脾虚湿热型。

　　(5)木瓜汤:通痹止痛。木瓜4个,蒸熟去皮,研烂如泥,白蜜1 kg,炼净。将两物调和匀,放入净瓷器内盛之。每日晨起,用开水调1~2匙饮用。凡属湿热阻滞经脉而引起的筋骨疼痛,可服用此汤。

　　(6)防风苡米粥:清热除痹。防风10 g,薏苡仁10 g,水煮,每日1次,连服1周。

　　(7)果汁饮:湿热痹痛,肝肾阴虚,热蒸汗出者,常服食梨、苹果、橘等之果汁。

　　(8)石榴皮150 g,母鸡1只。治湿热痹。将鸡去毛及内脏,切块,加石榴皮同煮汤调味服食。可连服数日。

　　(9)葛根60 g,银花藤45 g,丝瓜络15 g,路路通12 g,水煎分3次服,每日1剂,治本病证属热痹、湿热痹者。

(10)五加皮 10 g,忍冬藤 30 g,水煎服,治本病证属热痹、湿热痹者。

(11)桑枝尖 30 g,淮牛膝 10 g,汉防己 10 g,丝瓜络 30 g,水煎服,治本病证属热痹、湿热痹者。

(12)海桐皮 12 g,薄荷、川牛膝、羌活各 3 g,生地黄、薏苡仁各 15 g,五加皮、地骨皮各 9 g,水煎服,治本病证属热痹、湿热痹者。

(13)虎杖 30 g,白酒 1 匙,酒水同煎,每日 1 剂,水煎服,治本病证属热痹、湿热痹者。

(四)名医验方

1.过敏煎(武安虎方)

组成:柴胡 12 g,当归 10 g,双花 30 g,丹皮 10 g,连翘 10 g。

功效:疏散风热,清热解毒凉血,救阴敛阳。

主治:成人 Still 病(气营两燔型)。

2.清营透热方(李道华方)

组成:生地 12 g,丹皮 12 g,知母 12 g,地骨皮 10 g,玄参 12 g,麦冬 12 g,当归 12 g,石膏 18 g,栀子 10 g,金银花 20 g,连翘 12 g,蒲公英 18 g,荆芥 10 g,防风 10 g,牛蒡子 10 g,薄荷 6 g,甘草 6 g。

功效:清透营热、宣透表邪。

主治:成人 Still 病(邪热入营型)。

3.清解抗敏方(王宇岭方)

组成:防风 6 g,荆芥、连翘、黄芩各 12 g,青蒿 15 g,忍冬藤 20 g,大青叶 30 g。

功效:清气凉营,清热解毒。

主治:成人 Still 病(热毒炽盛型)。

4.乌头汤加味(曹阳方)

组成:制川乌 6 g,生麻黄 5 g,白芍 20 g,生黄芪 30 g,制乳香 12 g,防己 20 g,雷公藤 18 g,生地 20 g,忍冬藤 20 g,白僵蚕 15 g,制马钱子 2 g,生甘草 8 g。

功效:抗炎镇痛,调节免疫。

主治:成人 still 病(湿热侵淫型)。

5.补中益气汤(吕长青方)

组成:黄芪、银花各 15 g,党参、炒白术、连翘各 12 g,陈皮、升麻、炙甘草各 6 g,柴胡、当归各 10 g。

功效:补中益气,甘温除热。

主治:成人 Still 病(中气虚弱型)。

第六节　强直性脊柱炎

强直性脊柱炎(ankylosingspondylitis,AS)是一种影响中轴关节的慢性进行性全身性炎症性疾病。主要侵犯骶髂关节、椎间关节和肋间关节。骶髂关节是本病的标志。35%以上的患者可累及髋关节、肩关节、膝关节、踝关节、肘关节、足关节等。其特征性病理变化是肌腱、韧带、骨附着点病变。早期表现为腰背、臀部疼痛及僵硬，活动后可缓解；晚期可因脊柱强直、畸形及髋关节破坏而致残废，严重影响患者的日常生活。本病多发于 10～40 岁，发病高峰年龄为 20～30 岁，男性与女性之比为(5～10)：1。在我国患病率 0.3%～0.4%。男性发病症状重，进展快。本病有家族遗传倾向，与人类白细胞抗原 B27(HLA-B27)密切相关。本病属于中医学的"痹证"范畴，古人称之为龟背风、竹节风、骨痹。

一、病因病机

中医认为本病大多由于先天禀赋不足，肾精亏虚，或后天调摄失调，寒湿外袭，湿热浸淫，跌打损伤，瘀血阻络，气血运行不畅，阳气不得开阖，深入骨节、脊柱，致肝肾亏虚、骨脉失养所致。病久渐致痰浊淤血互结。

1. 先天不足

先天禀赋不足，阴阳失调，肾气亏虚，外邪乘虚而入，"邪入于阴则痹"。若兼房事不节，相火妄动，水亏于下，火炎于上，阴火消烁，真阴愈亏；病久阴血暗耗，阴损及阳，时有外感风寒湿邪，寒湿深侵肝肾，筋骨失荣。

2. 肾督亏虚

劳累太过，或久病体虚，或年老体衰，或房事不节以致肾精亏损，筋骨失养而发本病。肾虚会使人腰部活动困难。

肾主骨生髓，肾气不足，寒湿内盛，兼受寒湿之邪乘虚内侵，内外合邪，使气血运行不畅，不通则痛。

因脊柱乃一身之骨主，骨的生长发育又全赖骨髓的滋养，而骨髓乃肾中精气所化生，故肾中精气充足骨髓充盈，则骨骼发育正常，坚固有力。肾虚寒湿深侵，肾气不足，督脉失养，脊骨受损而致本病。

3. 感受外邪

风寒湿邪由腠理而入，经输不利，营卫失和，气血阻滞脉络，经脉痹阻。

(1)风湿寒邪外袭：由于久居湿冷之地，或冒雨涉水，劳汗当风，衣着湿冷，或气候剧变，冷热交错而致风湿寒之邪侵袭人体，注于经络，留于关节，气血痹阻而致本病。

(2)湿热浸淫：关节湿热行令，或长夏之际，湿热交蒸或寒湿蕴积日久，郁而化热，湿热之邪浸淫经脉，痹阻气血，筋骨失养而致本病。

(3)瘀血阻络：跌仆挫伤，损及腰背，瘀血内停，阻滞经脉，气血运行不畅，筋骨失养而致。

综上所述，先天禀赋不足、肾精亏虚、筋骨失养是本病的主要病理基础，而寒湿痹阻、湿热浸淫、瘀血阻络、气血运行不畅，则是造成本病发生的基本病理因素。

本病的性质是本虚标实，肾督虚为本，风寒湿为标。

本病的基本病机是先天禀赋不足，素体虚弱，肝肾精血不足，肾督亏虚，风寒湿邪乘虚侵袭肾督，筋脉失调，骨质受损。当病程日久，邪气闭阻，血行不畅，多出现血瘀之症状。

本病病程多长，日久之后，风寒湿热之邪多与瘀血、痰浊交结凝聚闭阻经脉，使病情更为深重。寒湿之邪深侵入肾，损及肾督之阳，殃及骨、筋、肉等，乃至气血瘀滞，经络痹阻，发为以腰脊背疼痛僵硬为主之诸症。

二、临床诊断

(一)诊断标准

AS 早期诊断主要依靠病史和临床表现,即有隐匿发作和腰背部不适或疼痛,清晨时僵硬,休息时疼痛加重,略活动可缓解,持续 3 个月以上,40 岁以下男性 X 光片有骶髂关节炎的征象、HLA-B27 阳性,排除其他炎症性脊柱病者即可诊断本病。诊断要点:有典型炎性腰痛表现和下肢非对称性滑膜炎或肌腱附着点炎证据,应警惕强直性脊柱炎。AS 临床表现复杂,早期不典型表现为:下肢非对称性滑膜炎;肌腱附着点炎;长期低热、消瘦,类似结核表现;反复发作的单侧虹膜炎或虹膜睫状体炎;尤其幼年发病者,以髋关节炎或膝、踝关节炎为首发症状多见。

常用 1984 年修订的纽约标准如下。

1.临床标准

①腰痛、晨僵 3 个月以上,活动改善,休息无改善;②腰椎额状面和矢状面活动受限;③胸廓活动低于相同年龄、性别的正常人。

2.放射学标准

骶髂关节 X 线改变分级。

0 级:正常骶髂关节。

Ⅰ级:可疑或极轻微的骶髂关节炎。

Ⅱ级:轻度异常,可见局限性侵蚀、硬化,关节边缘模糊,但关节间隙正常。

Ⅲ级:明显异常,中度或进展性骶髂关节炎,伴有以下一项(或一项以上)变化:近关节区硬化、关节间隙增宽或狭窄、骨质破坏或部分强直。

Ⅳ级:严重异常,骶髂关节强直、融合,伴或不伴硬化。

双侧≥Ⅱ级或单侧Ⅲ～Ⅳ级骶髂关节炎。

3.诊断

(1)肯定的 AS:符合放射学标准和 1 项(及以上)临床标准者。

(2)可能的 AS:符合 3 项临床标准,或符合放射学标准而不伴任何临床标准者。

(二)鉴别诊断

对本病诊断的最好线索是患者的症状、家族史、关节体征和关节外表现:AS 最常见的和特征性早期主诉为下背痛和背部发僵,它为炎性背痛性质,有必要将 AS 的炎症性背痛和机械性背痛加以区别。以下临床表现有助于由脊柱炎引起的炎性背痛和其他原因引起的非炎性背痛的鉴别:背部不适发生在 40 岁以前;缓慢发病;症状持续至少 3 个月;背痛伴发晨僵;背部不适在活动后减轻或消失。以上 5 项中有 4 项符合则支持炎性背痛。AS 须做如下鉴别诊断。

1.类风湿关节炎(RA)

(1)AS 随种族而异,RA 则是世界性分布。前者有明显的家族史,而后者则不很显著。

(2)AS 多见于 10～20 岁发病,高峰在 20～30 岁,男性多见,而 RA 可见于各年龄组,高峰在 30～50 岁。女性远多于男性。

(3)AS 常为少关节炎,非对称性,下肢关节受侵多于上肢关节,大关节受累多于小关节。RA 常为多关节炎,受侵关节呈对称性,大小关节皆可受累,侵及上肢关节如近端指间关节、掌指关节、腕关节较侵及下肢关节多见。

（4）AS 几乎全部有骶髂关节炎，可影响全脊柱，一般由腰椎上行发展至胸椎、颈椎，而 RA 则很少有骶髂关节炎，一般只影响颈椎。

（5）AS 无类风湿结节，而有肌腱附着点炎。

（6）AS 只少数引起肺上叶纤维化，而 RA 肺部表现为结节、胸腔积液和肺纤维化。前者类风湿因子多阴性，而后者阳性率多达 95%。

（7）两者的治疗对药物反应亦不尽相同，如金制剂治疗 RA 的疗效为 50% 以上，而用于 AS 则无效。

（8）AS 以 HLA-B27 阳性居多，而 RA 则与 HLA-DR4 相关。AS 与 RA 发生在同一患者的概率为 1/20 万~1/10 万。

2.腰椎间盘突出

腰椎间盘突出是引起腰背痛的常见原因之一。该病多发生于 40 岁以上患者，疼痛于活动后或劳累后加重，限于脊柱，不侵犯骶髂关节。无疲劳感、消瘦、发热等全身表现，实验室检查包括血沉均正常。腰椎 X 线有以下特点：①腰椎生理弯曲度改变；②椎间隙狭窄、前后等宽或前窄后宽；③椎体缘向上、下角唇状增生；④椎体向上、下角游离小骨块；⑤椎孔内小软组织块状影。CT 扫描可明确诊断。它和 AS 的主要区别可通过 CT、MRI 或椎管造影检查得到确诊。

3.急性或慢性腰肌劳损

多见于青壮年，有腰部外伤史，起病急，活动后加重，休息后缓解，压痛点一般为局限性。脊柱后伸运动明显受阻。血沉正常，X 线检查无阳性发现。

4.瑞特综合征与强直性脊柱炎

一样同属血清阴性关节炎，其典型的临床表现有尿道炎、结膜炎和关节炎。关节炎通常为少数关节和非对称性的，易侵犯脊柱和骶髂关节。但根据尿道炎、结膜炎以及特异性皮肤改变（如溢脓性皮肤角化病）与强直性脊柱炎的 X 线片比较容易鉴别。

5.骨关节炎

骨关节炎是一种常见的慢性关节炎，多在中年以后发病，发病率随着年龄的增长而增加。患者以老年女性比男性多见。发病的关节多为负重的关节和活动范围较大、活动频繁的关节，如指间、膝、髋、颈椎、腰椎等关节。胸椎和腰椎患了骨关节炎，则腰背部感到酸痛，活动时加重，弯腰受到限制。

6.结核性脊柱炎

早期多有消瘦、乏力、食欲下降、盗汗等症状，继而出现疼痛、脊柱强直、肌肉萎缩、肌肉痉挛，部分患者后期因椎体破坏塌陷而产生脊柱后凸畸形，脊柱结核严重时，可引起下肢瘫痪及神经异常，X 线可见以椎体破坏为主，椎间隙变窄，在短期内椎体可发生楔形改变，但不出现广泛的韧带钙化。骶髂关节多不受累，若合并骶髂关节结核，则病变常累及单个关节，X 线改变为关节面有囊性骨质破坏，而软骨下骨硬化不明显。B 超检查可较准确地诊断有无冷脓肿及其大小、形态等。

7.弥散性特发性骨肥厚（DISH）综合征

该病发病多在 50 岁以上男性，患者也有脊椎痛、僵硬感以及逐渐加重的脊柱运动受限。其临床表现和 X 线可见韧带钙化，常累及颈椎和低位胸椎，经常可见连接至少四节椎体前外侧的流注形钙化与骨化，而骶髂关节和脊椎骨突关节无侵蚀，晨起僵硬感不加重，血沉正常及

HLA-B27 阴性。

8.致密性髂骨炎

本病多见于青年女性,其主要表现为慢性腰骶部疼痛和发僵。临床检查除腰部肌肉紧张感外无其他异常。诊断主要依靠 X 线,其典型表现为在髂骨沿骶髂关节之中下 2/3 部位有慢性的骨硬化区,呈三角形分布,密度均匀,不侵犯骶髂关节面,无狭窄或糜烂。

三、中医证型

1.寒湿痹阻证

恶风寒,以腰骶重着冷痛,或连髋股,或引膝胫,或见寒热,遇寒则重,得温痛减,转侧受限,行走不便,每于阴雨天症状明显。舌淡苔白腻,脉紧为主证。

2.湿热痹阻证

以腰骶疼痛,或连及下肢,痛楚灼热,行走不利,热天或雨天加重。无明显畏寒,但恶热,口干口渴,心烦少寐,小便短赤或见目赤肿痛。舌暗红苔黄厚腻,脉弦数或濡数为主证。

3.肾气亏虚证

腰部酸痛,足跟痛,喜温喜按,双下肢酸软无力,卧则减轻,遇劳加重反复发作。偏阴虚者多见颈项、腰脊强直痛,甚则不能俯仰转侧,以及髋、膝关节疼痛,早晨休息后加重,活动后减轻,伴头晕、耳鸣、口干,五心烦热,形体消瘦、质暗或有瘀斑、瘀点,苔薄白或少津,脉沉细。肾阳虚者,颈项、腰脊僵硬疼痛仰转侧困难,骶髂、髋、膝关节疼痛或肿痛,晨间或休息后症状更严重,活动过后症状减轻,并且关节局部遇热痛减,遇寒痛增,伴精神疲惫,肢冷畏寒,舌质暗淡或有瘀斑、瘀点,苔薄白,脉弦细。

4.瘀血阻络证

以腰骶疼痛,疼痛日轻夜重,局部刺痛,脊背活动受限,舌质紫暗,脉细涩为主证。

四、辨证要点

1.辨虚实

本病多为本虚标实证。一般肾虚为本,寒盛为标。

2.辨寒热

本病多以寒证为多,以肢冷、畏寒等为常见症状。郁久化热或服温肾助阳药后,阳气骤旺,邪气从阳化热之证。

3.辨脏腑

脊柱为督脉所过,督脉总督一身之阳,与肾相连(督脉属肾),又因"肾为肝之母",故本病的病位主要在肾,其次在肝,应从肾肝论治。

五、临床治疗

(一)常见分型治疗

1.寒湿痹阻证

治法:疏风散寒,祛湿止痛。

方剂:三痹汤(《校注妇人良方》)加减。

组成:独活 10 g,秦艽 12 g,细辛 6 g,川芎 10 g,当归 12 g,熟地 15 g,芍药 10 g,茯苓 12 g,桂枝 10 g,杜仲 12 g,牛膝 10 g,党参 12 g,黄芪 12 g,续断 12 g,防风、制川草乌各 10 g。

加减:阳虚明显者加鹿角胶 9 g;阴虚明显者加女贞子 15 g;寒盛者加制附子 9 g;湿盛者加薏苡仁 12 g;热盛者加忍冬藤 15 g。

2. 湿热痹阻证

治法:清热利湿,通络止痛。

方剂:四妙丸(《成方便读》)加味。

组成:苍术 10 g,黄柏 10 g,川牛膝 15 g,薏苡仁 30 g,鸡血藤 30 g,栀子 10 g,川断 10 g,乳香 8 g,没药 8 g,杜仲 10 g。

加减:发热毒炽盛者加金银花 20 g,蒲公英 20 g;瘀血明显者加穿山甲 10 g,土元 10 g;兼肾阳虚者加补骨脂 10 g,狗脊 10 g。

3. 瘀血阻络证

治法:活血祛瘀,通络止痛。

方剂:身痛逐瘀汤(《医林改错》)加减。

组成:当归 10 g,川芎 12 g,桃仁 10 g,红花 10 g,没药 10 g,五灵脂 10 g,牛膝 15 g,秦艽 10 g,地鳖虫 10 g,羌活 10 g,地龙 15 g,香附 15 g。

加减:脊柱僵直、舌苔白厚者,去熟地黄,加白僵蚕 10 g,生薏苡仁 40 g,白芥子 6 g;脾运不健、脘胀纳呆者,加陈皮 10 g,焦山楂、麦芽、神曲各 10 g;午后低热或药后出现咽喉干痛、口渴、便秘者,加生地黄 15 g,秦艽 15 g,酒黄柏 12 g;寒甚痛重者加制川乌、制草乌各 3 g。

4. 肾精亏虚

(1)肾阳亏虚

治法:温补肾阳,佐以活血祛风止痛。

方剂:乌头桂枝汤(《金匮要略》)加味。

组成:制川乌、草乌各 9 g,炙甘草 9 g,熟地 10 g,当归 10 g,川芎 10 g,独活 12 g,制乳香 9 g,制没药 9 g,桑寄生 15 g,细辛 3 g,蜂房 9 g,红花 9 g,肉桂 9 g,菟丝子 12 g,川断 15 g,杜仲 15 g。

加减:寒甚痛剧者加制川、草乌各 15 g(先煎 2 h);湿重者,加鹿角霜 30 g;腰痛剧者加苍术 20 g,泽泻 15 g;久病关节强直,不能行走者加乌梢蛇 30 g,透骨草 30 g,自然铜 15 g。

(2)肾阴亏虚

治法:滋补肾阴,佐以活血祛风止痛。

方剂:芍药甘草汤(《伤寒论》)加味。

组成:白芍 20 g,甘草 9 g,生地 30 g,麦冬 15 g,丹参 25 g,木瓜 15 g,乳香 9 g,没药 9 g,蜂房 9 g,川断 9 g,桑寄生 15 g,独活 9 g,枸杞子 15 g,龟板 10 g。

加减:关节僵硬、活动受限者,加伸筋草 15 g、青风藤 30 g、威灵仙 10 g;关节肿胀者,加茯苓皮 30 g、薏苡仁 30 g;痰湿盛者,加白芥子 6 g、炒牛蒡子 10 g、姜半夏 10 g;热盛者,加生石膏 15 g、黄柏 6 g;疼痛剧烈者,加全虫 3 g、细辛 3 g。

(二)名医验方

1. 五藤汤合补阳还五汤加土茯苓、白茅根(丁锷方)

组成:五藤汤合补阳还五汤加土茯苓、白茅根。

功效:强筋健骨、祛风通络。

主治:强直性脊柱炎。用于治疗早期 AS。

2.补肾强督治尪汤(焦树德方)

组成:补骨脂12 g,骨碎补20 g,川断20 g,淫羊藿15 g,狗脊20 g,鹿角霜10 g,羌、独活各12 g,炙麻黄6 g,川牛膝15 g。

功效:补肾强督,祛寒化湿,通活血脉,强化筋骨。

主治:强直性脊柱炎(尪痹,肾虚寒盛证,以肢体关节疼痛、变形、骨质损害等症状为主。表现为关节喜暖怕冷,腰酸乏力,遇寒疼痛加重,舌苔薄白或白,脉沉尺弱者)。

3.五虎强督通痹汤(唐业建方)

组方:黑蚂蚁15 g,地龙15 g,全蝎6~10 g,白花蛇15 g,蜈蚣1条,青风藤12 g,穿山龙12 g,虎杖12 g,白芍20 g,川断15 g,狗脊20 g,何首乌15 g,熟地20 g,白芥子6 g,制附子(先煎)10~30 g,甘草6 g。

功效:补肾强督,祛风散寒,祛湿通络,散瘀止痛,舒筋暖骨。

主治:强直性脊柱炎(风寒湿弊阻经络型)。

4.自拟强脊通丸(王春秋方)

组方:淫羊藿20 g,巴戟天、寻骨风、熟地黄各15 g,川续断、怀牛膝、骨碎补各12 g,威灵仙、独活、羌活、穿山甲各10 g,桂枝、麻黄各6 g,蜜丸9克/丸,每次服1丸,每天3次。

功效:补肾强督,祛风散寒,祛湿通络,散瘀止痛,舒筋暖骨。

主治:强直性脊柱炎(风寒湿弊阻经络型)。

5.自拟强脊通痹汤(姜卫周方)

组成:秦艽、威灵仙各10 g,狗脊、杜仲、乌梢蛇、防风、千年健各15 g,全当归、续断各20 g,生黄芪、牛膝、葛根各30 g。肿胀明显者加泽泻、薏苡仁;畏寒者加肉桂、干姜;热重者加生石膏、知母、黄柏;痛重者加乳香、没药;湿重者加苍术、茯苓;肌肉痉挛者加蜈蚣。

功效:补肾强筋健骨。

主治:强直性脊柱炎。

6.补肾治尪汤(王彦华方)

组成:骨碎补、补骨脂、熟地、川断、杜仲各15 g,狗脊30 g,赤白芍、羌独活、怀牛膝、制附片各12 g,干姜6 g,防风10 g。腰脊疼痛、脊柱僵硬严重者酌加川断、杜仲可分别达30 g,狗脊可增至40 g甚至50 g;项背疼痛甚者加葛根20 g,另可加大羌活至20 g;若以寒盛为主而致畏寒肢冷,可加大制附片的用量;若脾胃失司,脘腹胀满,则去熟地加陈皮、焦三仙各12 g;若病程日久,迁延不愈,痰湿较重者,加白芥子、苍耳子各9 g。

功效:补肾强督,祛寒化湿,通活血脉,强化筋骨。

主治:强直性脊柱炎(寒湿型)。

7.补肾活血方(张廷伟方)

组成:熟地黄15 g,淫羊藿15 g,狗脊35 g,制附片10 g,鹿角胶10 g,骨碎补25 g,羌活、独活各10 g,青风藤15 g,续断15 g,桂枝10 g,赤芍、白芍各10 g,知母10 g,地鳖虫6 g,全蝎6 g,乌梢蛇10 g,怀牛膝15 g,炙穿山甲10 g。

功效:补肾活血,滋阴。

主治:强直性脊柱炎(肾虚血瘀型)。

第七节　银屑病性关节炎

银屑病性关节炎(psoriatic arthritis,PSA)是属于银屑病中的一个特殊类型,故也称为关节病性银屑病。

银屑病中的寻常型、脓疱型、蛎壳型均会发生关节病,以寻常型者关节炎最为多见。有人往往把这类疾病与类风湿关节炎混同。多数学者认为二病之间仍有很多差异,不能把这类疾病与类风湿关节炎混为一谈。

有学者根据此类疾病不同症状分为远侧性、类风湿样和毁形性三型。远侧性的特点主要侵犯指(趾)间关节的远端,关节红肿变形;类风湿样则主要侵犯膝、肘、腕、踝等关节,与类风湿关节炎难以区别;毁形性的病情一般较重,皮疹也常密集广泛,而且脓疱性为多见。本病男女发病率相等,发病年龄一般在20～50岁,13岁以下儿童很少见。在中医学中本病应属痹证范畴,尤其是与痹、历节病、骨痹和肾痹较为相似。其皮肤损害则相当于"白疕""蛇虱""松皮癣"等病种。

一、病因病机

银屑病性关节炎的致病原因多由机体阴阳失调、复感外邪所致。或因素体阳盛,内有蕴热复感阳邪,或因素体阳虚复感风寒湿邪,内外相合,闭阻经络,阴津营血不能达于肌表,由此造成皮肤关节等损害。

1.感受风寒

由于素体阳虚,卫气不固,腠理空疏,风寒湿三气杂至,阻于经络关节,发为痹证。寒为阴邪,其性凝滞,侵袭肌表致脉络瘀阻,肌肤失荣。

2.感受风热

由于素体阳盛,内有蕴热,复感风热,内外合邪,热势鸱张,热伤阴液,阴虚血燥,肌肤失润,筋骨肢节失润,发为痹证。

3.肝气郁结

由于情志不遂,肝气郁结,郁怒伤肝,郁久化火,火热耗阴,阴虚血燥,既不能营润肌肤,又不能通利关节筋骨,而引发本病。

4.感受热毒

热毒炽盛可以直袭肌肤,侵扰关节,引发本病。或内有湿热,复感热毒,或因药物中毒,内生热毒;内外合邪,侵扰皮表,攻注关节,亦可引发本病。

以上病因不外乎寒热两个方面。总的来说,因于热者十居八九,因于寒者为数不多。然而,因于寒者,脉络凝滞易生淤血。

由于热者,热伤阴液,阴虚血燥,血行不畅,亦易产生瘀血。因此瘀血的产生往往贯穿于病机的全过程。

二、临床诊断

(一)诊断标准

银屑病或有银屑病指甲病变的患者出现血清学阴性关节炎可诊断银屑病关节炎。

（二）鉴别诊断

1.类风湿关节炎

本病易与银屑病关节炎（尤其多关节型）混淆，但类风湿关节炎患者的对称性关节受累更为突出，无皮肤指甲病变，很少累及骶髂关节，并可有皮下结节及发热等关节外表现。血清学可有类风湿因子、抗环瓜氨酸抗体阳性等。

2.强直性脊柱炎

本病无皮肤及指甲表现，以下肢非对称性大关节病变为主，很少出现双手小关节受累，骶髂关节病变多为对称性，血 HLA-B27 为阳性。这些特点很少见于 PsA。

3.骨关节炎

可出现远端指间关节受累。但本病发病年龄较大，常有 Heberden 及 Bou-chard 结节，而无皮肤及指甲病变，X 线上以骨质增生及硬化为主。这些特点与银屑病关节炎的不同，因此不难鉴别。

三、中医证型

1.肝肾亏虚型

病程长年迁延不愈，关节疼痛、强直变形，腰酸肢软，头晕耳鸣，皮损红斑色淡，大多融合成片，鳞屑不厚，舌质黯红，苔白，脉象沉缓，两尺脉弱。男子多有遗精、阳痿，妇女月经量少、色淡或经期错后。

2.风热血燥型

关节红肿发热，疼痛较为固定，得热痛增。皮损遍及躯干四肢，且不断有新的皮损出现。皮损基底部皮色鲜红，鳞屑增厚，瘙痒，夏季加重，常有低热，小便黄赤，大便干结，舌质红，苔黄，脉弦细而数。

3.风寒阻络型

多见于儿童或初发病例。关节疼痛游走不定，遇寒则加重，得热则舒。皮损红斑不显，鳞屑色白而厚，皮损多散见于头皮或四肢，冬季易加重或复发，夏季多减轻或消退。舌质正常，苔薄白，脉弦紧。

4.湿热蕴结型

关节红肿，灼热疼痛。下肢水肿或有关节积液。阴雨天症状加重。皮损多发于掌跖及关节屈侧和皮肤皱褶处。皮损发红，表皮湿烂或起脓疱。低热，神疲乏力，纳呆，下肢酸胀沉重。舌质黯红，苔黄腻，脉滑数。

5.热毒炽盛型

四肢大小关节疼痛剧烈，不敢屈伸。全身皮肤鲜红或呈黯红色，或有表皮剥脱，或有密集小脓点。皮肤发热，体温增高或有高热，口渴喜冷饮，便干，尿黄赤，舌质红绛，脉象洪大而数。

四、辨证要点

1.辨虚实

本病多由阴虚血燥所致，以虚证为主。

2.辨兼夹

少数患者兼挟寒热实邪，必须详加审察，否则一寒一热，背道而驰，疗效适得其反。有偏重于风寒者,也有偏重于热胜的病证,偏重于热胜者有阴虚血热、湿热蕴结与热毒炽盛之别。

五、临床治疗

(一)常见分型治疗

1.肝肾亏虚型

治法:补益肝肾,祛风活血。

方剂:大补元煎(《景岳全书》)合身痛逐瘀汤(《医林改错》)加减。

组成:熟地 20 g,生地 20 g,山茱萸 12 g,杜仲 12 g,枸杞子 15 g,秦艽 15 g,桃仁 10 g,红花 10 g,制乳香 10 g,当归 15 g,川芎 12 g,羌活 12 g。

加减:痛重者加延胡索、乳香、没药;畏寒怕冷者加肉桂、干姜、鹿角霜;湿重者加薏苡仁、苍术;热重者加知母、黄柏。

2.风热血燥型

治法:疏风清热,凉血润燥。

方剂:消风散(《外科正宗》)合解毒养阴汤(《赵炳南临床经验集》)加减。

组成:生石膏 30 g,金银花 20 g,蒲公英 20 g,蝉蜕 10 g,石斛 15 g,苦参 12 g,知母 15 g,地肤子 20 g,生地 30 g,丹皮 20 g,赤芍 20 g,丹参 20 g。

加减:偏湿热去桂枝、姜黄,加苍术、黄柏、生地黄;脊背僵硬强直、活动受限加鹿角胶、龟板胶冲服。

3.风寒阻络型

治法:祛风散寒,活血通络。

方剂:黄芪桂枝五物汤(《金匮要略》)合身痛逐瘀汤加减。

组成:生黄芪 20 g,桂枝 12 g,当归 15 g,炙甘草 6 g,桃仁 10 g,红花 10 g,乳香 10 g,乌梢蛇 15 g,川牛膝 20 g,地肤子 12 g,秦艽 15 g,羌活 15 g。

加减:如恶寒肢冷,遇寒关节痛甚,得温则舒,可加制川乌(或熟附子)、白芥子;如皮损增厚,瘙痒较重,可加莪术、白藓皮、蛇床子;如关节疼痛较重,可加川椒、苏木、红花。

4.湿热蕴结型

治法:清热利湿,祛风活血。

方剂:四妙散(《丹溪心法》)合身痛逐瘀汤加减。

组成:苍术 10 g,黄柏 12 g,川牛膝 20 g,生薏苡仁 20 g,桃仁 10 g,红花 10 g,乳香 10 g,秦艽 15 g,羌活 15 g,白藓皮 20 g,苦参 12 g,土茯苓 30 g,猪苓 15 g。

加减:如关节肿胀积液增多者,可酌加车前草、泽泻、防己、木通等;如体温持续升高、皮损无好转者,应酌加金银花、连翘、栀子、丹皮等;如全身乏力、纳呆、下肢沉重明显者,可去乳香,加生黄芪、木瓜、络石藤等。

5.热毒炽盛型

方剂:解毒清营汤(《赵炳南临床经验集》)加减。

组成:金银花 30 g,蒲公英 20 g,连翘 20 g,板蓝根 20 g,生地 20 g,丹皮 20 g,赤芍 20 g,丹参 20 g,知母 15 g,生石膏 60 g,石斛 15 g,水牛角粉 30 g,玳瑁粉 5 g(冲服)。

加减:如口干渴大便干秘者,可加大黄、玄明粉以通腑泄热;若高热持续不退者,以上清热解毒药可适当增加剂量,或加用蚤休、紫花地丁、白花蛇舌草,也可同时增服紫雪丹、羚羊角粉。

（二）固定方药治疗

1. 雷公藤多苷片每片含生药 10 mg，每服 1 片，每日服 3 次。

2. 菝葜片每次 5 片，每日服 3 次。

3. 银屑灵冲剂每次 1 袋（每袋 6 g），每日服 2～3 次。

4. 复方青黛丸每袋 30 g，每次服 30 g，每日服 2～3 次。

5. 昆明山海棠每片 50 g，每次 3 片，每日服 3 次。

第七章 妇科病证的中医治疗

第一节 不孕症

育龄夫妇,同居 2 年以上,性生活正常,未避孕而未受孕者,称为不孕症"不孕"之病名,首见于《周易》,《辨证录》称为"无嗣"。其中,婚后一直未曾受孕者,《脉经》谓之"无子",《诸病源候之篇》名"无儿",《千金要方》称为"全不产""绝嗣",西医妇科学称之"原发性不孕";若曾经有过孕育,又 2 年未再能受孕者,《千金要方》中称之"断续""断绪",西医妇科学称为"继发性不孕"。根据国内外的统计资料分析,婚后 1 年内受孕的夫妇约占 81%,2 年内受孕者约为 90%;3~5 年内仍有受孕的机会。关于不孕症的诊断年限,早在公元前 11 世纪,我国《周易》中便提出"妇三岁不孕"的观点,把不孕症的年限定为 3 年,一直沿用了 3 000 多年。近年来,我国和其他许多国家把它改为 2 年,有的国家则定为 1 年,也有的学者认为应定为 5 年为宜。

根据造成不孕的原因,分为男性不育和女性不孕两大类。女性不孕症中,根据不同原因,又分为相对不孕与绝对不孕,绝对不孕症非药物治疗所能奏效故本节不予讨论。

若能够受孕而胚胎或胎儿在母腹中,不能正常发育,终不能正产,屡孕屡堕者,此属不育症。《周易》云:"妇孕不育",与不孕症应予区别。不育症均以流产,胎停育,妊娠空囊而告终。早期流产(或胚胎停止发育)者,男方因素占有很高比例;晚期流产(或胎死宫内)者,女方因素占绝对多数。故不育症又有男性不育和女性不育之分。

一、病因病机

中医学认为:肾气全盛,天癸成熟并自肾泌至胞宫、冲任,气血调和,冲脉之气盛,任脉之气通,男女适时交合,两精相搏,则胎孕乃成。故《妇科玉尺·嗣》引万全语:"男子以精为主,女子以血为主,阳精溢泻而不竭,阴血时下而不愆,阴阳交畅精血合凝,胚胎结而生育滋矣。"故不孕症多因月经不调所引起。《广嗣纪要·配篇》中提出"五不女""五不男"之说。五不女者即:螺、纹、鼓、角、脉。螺又称螺阴。指阴户似螺丝样,旋入内,难交合。纹也称纹阴。指阴户窄小,如箸头大小,只可通,难交合。鼓又称鼓花头。言阴户绷急似无孔,难交合。角又谓之角花,角花头。《生育问题》说:"阴核过大,性欲一动,亦能自举,状阴中有角,故以角症名之。"脉指女子无月经,或因月经不调引起之不孕。

《石室秘录·嗣论》在总结前贤的经验基础上,总结出:"男子不能生子,有六病。女子不能生子,有十病。"十病者:胞胎冷、脾胃寒、带脉急、肝气郁、痰气盛相火旺、肾水衰、督脉病、膀胱气化不利、气血虚。女子不孕症临床常见病因如下。

1. 肾虚

先天禀赋不足,肾气虚弱,天癸不能依时成熟、泌至,冲任二脉空虚或房事不节,耗伤阴精,损伤肾气,肾虚精亏,精血虚少,冲任匮乏,胞脉失养;或堕胎小产、戕伐肾气,肾虚不能摄精成孕。《圣济总录·妇人无子》说:"女子所以无子者,冲任不足,肾气虚寒也。"

2.血虚

素体营血亏虚,或因脾胃虚弱,胃呆纳少,脾运失司,化源不济,阴血虚少;或久病、失血,阴血耗伤,冲任不充,血海空虚,血少不能摄精成孕。《格致余论》云:"阳精之施也,阴血能摄之,精成其子,血成其胞,胎孕乃成。今妇人无子者,率由血少不足以摄精也。"

3.肝郁

情志不遂,恚怒伤肝,或求子心切,致肝气郁滞,疏泄失司,气血不和,冲任失调不能摄精成孕。《潜斋医学丛书·女科辑要》云:"子不可以强求也,求子之心愈切而得之愈难。天地无心而成化,乃不其然而然之事。"《女科要旨》说:"妇人无子,皆由经水不调。经水所以不调者,皆由内有七情之伤,外有六淫之感或气血偏盛,阴阳相乘所致。"

4.胞宫寒

命门火衰,真阳不足,不能温煦胞宫,以致胞宫寒冷;或经期、产后,失于调摄,恣食生冷,当风感寒,冒雨涉水,短衣赤足,久居潮湿之地,阴寒之邪乘虚客于胞宫、胞脉,胞宫寒冷,不能摄精成孕。《辨证录》说:"夫寒冰之地,不生草木。重阴之渊,不长鱼龙。胞胎寒冷,又何能受孕哉?"

5.痰湿壅盛

缘由脾肾阳虚,脾阳不振,不能运化水湿;肾阳虚衰,气化不利水湿停留于内,聚而为痰;或膏粱厚味,痰湿内生,痰湿壅盛,阻滞气机,壅塞于胞宫、冲任,胞脉受阻,而致不孕。《万氏妇人科·种子章》指出:"如肥盛妇人,禀受甚厚,及恣于酒食之人,经水不调,不能成胎,谓之躯脂满溢,闭塞子宫。"

6.血瘀

情志内伤肝气郁滞,血随气结,久而成瘀;或经产之际,余血未净,当风感寒,血为寒凝,结而成瘀。瘀血内停,冲任瘀阻,气血运行不畅,则胎孕难成。《医宗金鉴·妇科心法要诀》曰:"因宿血积于胞中,新血不能成孕。"《张氏医通·妇人门》说:"妇人立身以来全不产,及断乳后十年、二十年不产,此胞门不净,中有瘀积结滞也。"

二、诊断及鉴别诊断

(一)诊断

夫妇同居 2 年或 2 年以上,未采取避孕措施而不能妊娠者即可诊断。

(三)鉴别诊断

暗产:妇人受孕之初,月经逾期数日而不潮,孕珠始结而孕妇尚无明显的早孕反应,因故而自然流产。基础体温测定、早早孕试验、血中 HCG 测定及阴道排出物病理学检查,有助于诊断和鉴别。

三、辨证论治

《女科正宗·广嗣总论》指出:"男精壮而女经调,有子之道也。"故"男益其精,女调其经"乃不孕症之治疗大法。能够引起不孕症的原因颇多,有病理的、心理的、生活环境、生活习惯、社会生活等诸多方面,不可以"药"概全。治疗不孕症的方法,除了传统的分型论治外,中药序贯疗法,逐渐为众多学者所重视。

现分而论之,分型论治。

（一）肾阴虚

主要症状：婚后久不孕育，月经初潮晚，月事沉滞，3～5个月一行，或经乱无定期，量少，色淡红，或崩漏不止，或堕胎后又多年不孕，或停用避孕药后月经失调而不孕，形体消瘦，头晕目涩，耳如蝉鸣，腰膝酸软，五心烦热，或午后潮热，健忘失眠，带下量少，阴中干涩，舌质嫩红，或有裂纹，苔少或无苔，脉沉细无力，或细数。

证候分析：肾阴不足，天癸失养，不能依时泌至，故初潮晚。元阴虚少，精不化血，冲任空虚，不能按时满盈，则月事沉滞，3～5个月始一行，量少、色淡红。肾虚封藏失职，冲任不固，则又可致经乱无定期，或崩漏不止。肾虚胎失所系，故胎易堕，胎堕复损伤肾气而致不孕。避孕药物长期服用可损伤肾气，以致不孕。元阴亏虚，失于濡养，则形体消瘦。精血不足，不能上充清窍，则头晕目涩，耳如蝉鸣，健失眠。腰为肾之府，肾精亏虚，外府失养，故腰膝酸软。阴虚生内热，则五心烦热，午后潮热。带下乃人体的一种阴液，归元阴所总司，元阴既亏，故带下量少，阴中干涩。舌质嫩红，裂纹，苔少或无苔，脉沉细无力或细数，皆肾阴亏虚之表现。

治法：滋肾育阴、调理种子。

方药：养精种玉汤（《傅青主女科》）加菟丝子、枸杞子、女贞子。

组成：当归、白芍、熟地黄、山茱萸。

方义分析：方中熟地黄、山茱萸、菟丝子、枸杞子滋肾育阴；女贞子滋阴填精；当归、白芍养血。全方共奏补肾填精，滋阴养血，调经促孕之功。

若阴虚内热较著，热扰血海，冲任不宁，经行紊乱，崩漏下血者，宜滋阴清热。方用清骨滋肾汤（《傅青主女科》）加龟甲、知母、青蒿。药物组成：地骨皮、牡丹皮、沙参、麦冬、玄参、五味子、白术、石斛。方中地骨皮、知母、青蒿、牡丹皮滋阴清热；龟甲滋阴填精，调补奇经；沙参、麦冬、玄参、石斛养阴生津以清热；五味子味酸敛阴；白术、健脾益气，以资化源。全方滋阴生津、清热调经。亦即"壮水之主，以制阳光"者。阴精足则冲任调，虚热除则血海宁，而胎孕可成。

（二）肾阳虚

主要症状：婚久不孕，经行错后，血量少，血色淡黯，血质薄，头晕耳鸣，腰酸腿软，或腰及下肢不温，夜尿频，性欲淡漠，面色晦黯，或多黄褐斑，舌质淡，苔薄白滑，脉沉细，尺脉尤弱。

证候分析：肾为生殖之本，肾阳虚衰，冲任失养，故婚久不孕，经行错后。肾虚，冲任不足，故经量少，色淡黯，质薄。精亏不能上奉脑髓，故头晕耳鸣。肾虚，外府失养，则腰酸腿软。肾阳虚衰，下元虚怠，故腰及下肢不温。肾阳不振，不能温煦膀胱，膀胱气化不利，故夜尿频。肾为作强之官，肾虚精亏，故性欲淡漠。面色晦黯，面部黄褐斑，舌淡，苔薄白滑，脉沉细，尺弱，均为肾阳虚之征。

治法：补肾温阳、调经促孕。

方药：毓麟珠（《景岳全书》加紫河车、巴戟天。

组成：人参、白术、茯苓、炙甘草、当归、川芎、白芍、熟地黄、菟丝子、杜仲、鹿角霜、川花椒。

方义分析：方中紫河车、鹿角霜、菟丝子、杜仲、巴戟天温肾扶阳，填精益阴；当归、白芍、熟地黄、川芎养血以生精；人参、白术、甘草补气，以补后天养先天；经云："督脉为病，女子不孕"，川花椒入肾、督二脉，扶肾壮阳。全方寓温养先天肾气于填精益阴之中，寄培补后天以充养先天之功，佐以温阳引经之品，俾精血旺盛，真阳气生，冲任得资，胎孕易成。

（三）血虚

主要症状：婚后久不孕育，经行延后，量少色淡，形消体弱，头晕目眩，双目干涩，心悸少寐，肌肤不润,面色萎黄,舌质淡,舌体小,苔薄白,脉细弱。

证候分析:阴血不足,或反复堕胎(及人工堕胎)损伤冲任,冲任匮乏,血海不能依时满溢,故经行延后,量少色淡。血虚不能摄精成孕。血虚津亏,失于滋养,则形消体弱。血虚不能上荣,故头晕目眩,双目干涩。血少心神失养,则心悸少寐。血虚不能外荣,故肌肤不润,面色萎黄。舌质淡体小,脉细弱,乃血虚之候。

治法:养血益气,佐以补肾填精。

方药:圣愈汤(《兰室秘藏》加菟丝子。

组成:人参、黄芪、当归、川芎、熟地黄、生地黄。

方义分析:方中熟地黄、生地黄、当归、川芎养血益阴;人参、黄芪补气生血;菟丝子补肾填精,盖精血同源,精能化血。若血虚源于脾胃之虚,气血生化不济者,气血双补,方用八珍汤(《正体类要》):熟地黄、白芍、当归、川芎、人参、白术、茯苓、炙甘草。方中四物汤补血;四君子汤益气,气血充盈,则经调而能受孕。

(四)肝郁

主要症状:婚后多年不孕,盼子心切,焦虑不宁,月经正常,或经行先后无定期,经量或多或少,色暗红,夹血块,经前乳房、胸胁胀痛,经前经期少腹胀痛,舌质正常或暗,苔薄白,脉弦。

证候分析:情志不遂,或盼子心切,肝气郁滞,气机失调,气血失和,冲任失调,以致婚后多年不孕,经行先后无定期,经量或多或少。肝气郁滞,疏泄失常,经血运行不畅,故色暗红,有块。肝经佈胁肋,过乳头,肝气郁滞,气机不畅,失于条达,故经前胸胁、乳房胀痛。肝脉佈少腹,肝气郁结,冲任淤阻则少腹胀痛。舌质黯,脉弦,为肝郁之征。

治法:舒肝解郁、调理冲任。注重心理治疗法为上,消除焦急情绪。

方药:逍遥散(《和剂局方》)。

组成:柴胡、白芍、当归、白术、茯苓、甘草、煨干姜、薄荷。

方义分析:肝藏血,以阴为体,故方用当归、白芍养血柔肝;柴胡舒肝解郁,薄荷助柴胡,搜理肝气;《金匮要略》云:"见肝之病、知肝传脾,当先实脾"。方用白术、茯苓、甘草、煨干姜培土抑木。全方舒肝理气,养血扶脾,调理冲任。冲任调和,月事规律,孕事易就。若月经正常者,每周服药2~3剂即可。

(五)胞宫寒

胞宫寒又称宫冷不孕、胞冷无子、胞寒不孕、子脏冷无子等。

主要症状:结婚多年不曾受孕,经行错后,月经过少,色暗红、质薄,经行小腹冷痛,得热痛减,喜揉喜按,带盛色白质稀,或腥臭,四肢不温,舌质淡,苔白滑,脉沉细无力。

证候分析:命门火衰,胞宫失于温养,气血生化失期,则经行错后,月经量少,多年不孕。阳气不足,不能温煦于血,故经色暗红,质薄。阳虚生内寒,寒邪客于胞宫胞脉,血为寒凝,运行不畅,则小腹冷痛。血得热则流畅,故得热痛减。揉之按之,以促气血之运行,瘀滞可缓,则疼痛暂时减轻,故喜揉喜按。命火不足,下元虚惫,气化不利,湿浊下注任带二脉,故带盛色白质稀,或腥臭。命火不足,不能展佈,则四末不温。舌淡,苔白滑,脉沉细无力,乃阳虚之征。

治法:温阳暖宫、养血调经。

方药:暖宫煎。

组成:熟附子、肉桂、菟丝子、党参、炒杜仲、山药、熟地黄、紫石英、白术、煨干姜。

方义分析:方中附子、肉桂温补命门之火;紫石英、煨干姜暖宫以除寒;菟丝子、杜仲、山药、熟地黄滋肾填精;党参、白术益气健脾扶阳。全方合用温补命门,暖宫散寒,益气填精。精气盛,胞胎暖,则孕育易成。若小腹冷痛拒按,经色紫暗,夹有血块,块下痛减,得热痛缓,形寒肢冷,大便溏薄,面色青白,脉沉紧,此属实寒之候。上方加吴茱萸、艾叶、细辛以温经散寒;加丹参、鬼箭羽以活血行瘀止痛。

(六)痰湿壅盛

主要症状:婚后无子,形体肥胖,月经不调,经血色淡,或经闭不行,头晕头重,胸脘满闷,口淡黏腻,痰多色白稠黏,带盛色白质稠,舌质淡。舌体胖大,苔白腻,脉滑。

证候分析:痰湿内停,阻塞气机,躯脂壅滞于胞中,而影响摄精成孕,并致形体肥胖。水谷之精气,生痰而不生血,冲任不足,故月经不调,经血色淡。痰湿壅塞于胞中,血海之波不流,故经闭不行。痰湿内盛,浊阴上泛,清阳不升,则头晕头重,湿困中州,脾失健运,故胸脘满闷,口淡黏腻。湿浊上出,故痰多。痰湿流注下焦,则带盛色白质稠。舌淡体胖,苔白腻,脉滑,乃痰湿内停之象。

治法:燥湿化痰、理气调经。

方药:苍附导痰丸(《叶天士女科诊治秘方》)。

组成:茯苓、半夏、陈皮、甘草、苍术、香附、天南星、枳壳、生姜、神曲。

方义分析:方中茯苓、半夏、陈皮、甘草健脾化痰,燥湿和中;苍术燥湿健脾,天南星豁痰除湿;香附、枳壳理气行滞,气行则水行;生姜、神曲温胃消滞。全方共奏燥湿化痰,理气行滞之功,以复胞宫之洁净之府,经调则胎孕乃成。若经行不畅,或经闭不行者,加用当归、丹参、川芎以养血活血调经。若胸脘痞满,泛恶欲呕者,加姜竹茹、厚朴、石菖蒲理气化痰、芳香醒脾;若痰多稠黄,大便干燥者,用鲜竹沥汁以清热化痰。形体肥胖而带下甚少,房事时阴中干涩疼痛者,此属阴津枯涸之表现,当以滋阴为先,不可概投燥湿化痰之剂,复耗伤阴津。

(七)气滞血瘀

主要症状:婚后多年不孕,或曾生育过而又2年不孕,经行滞涩不畅,色暗红,多血块,小腹疼痛拒按,血块排出之后痛减,或乳房、胸胁胀痛,心烦易怒,平日少腹痛胀,舌质黯,有瘀点、瘀斑,脉弦涩。

证候分析:肝气不舒,血随气结,久而成瘀,瘀血内阻,气机不畅,冲任不调,不能成孕。瘀阻冲任,经血受阻,故经行滞涩不畅,色暗红,多血块。胞脉阻痹,不通则痛,故小腹疼痛拒按。血块排出之后,瘀滞暂时缓解,故块下痛减。肝经郁滞,脉络瘀阻,故乳房、胸胁胀痛,心烦易怒。肝经过少腹,肝气郁结,故少腹痛胀。舌质黯,瘀点、瘀斑,脉弦涩,皆血瘀气滞之候。

治法:理气活血、祛瘀调经。

方药:血府逐瘀汤(《医林改错》)。

组成:当归、生地黄(改熟地黄佳)、桃仁、红花、枳壳、赤芍、柴胡、甘草、桔梗、川芎、牛膝。

方义分析:方中柴胡、枳壳舒肝理气;桃仁、红花活血化瘀;四物汤养血调经;赤药、甘草缓急止痛;桔梗理气;牛膝引血下行。全方合奏舒肝理气、活血化瘀、养血调经之功。瘀去经调,则胎事易成。

(八)寒凝血瘀

主要症状:多年不曾孕育,经行后期,月经量少,色紫暗,多血块,经行小腹冷痛、拒按,块下痛减,得热痛缓,形寒喜暖,大便不实,或伴有少腹症瘕胀痛时作,舌质紫黯、瘀斑、瘀点,苔薄白滑,脉沉紧。

证候分析：血为寒凝，日久成瘀，阻痹冲任、胞脉，故多年不孕，经行错后，月经量少，色紫暗，多血块。寒凝胞中，瘀血停滞，故经行小腹冷痛，拒按。血块排出之后，瘀滞暂缓，故疼痛减轻。血得热则行畅，故得热痛缓。寒为阴邪，易伤阳气，故形寒喜暖。寒伤阳气，脾阳受损，运化失司，则大便不实。血瘀日久，易形成症瘕，或痛或胀。舌质紫黯，瘀斑、瘀点，苔薄白滑，脉沉紧，均为寒凝血瘀之征。

治法：温经散寒、活血调经。

方药：少腹逐瘀汤（《医林改错》）。

组成：小茴香、干姜、延胡索、没药、当归、川芎、肉桂、赤芍、蒲黄、五灵脂。

方义分析：方中肉桂、小茴香、干姜温经散寒；蒲黄、五灵脂、延胡索、没药行气活血，祛瘀止痛；当归、赤芍、川芎养血活血调经。全方具有温经散寒、养血活血、化瘀调经之功。

四、其他疗法

寒去瘀化，胎孕可成。根据中医学的理论，胞宫乃奇恒之府，经期应泻而不藏。经水既行，陈去新生，此时，胞宫冲任空虚，故应以养血育阴为主。临床研究认为：滋肾温阳活血有促排卵之功效。排卵之后，为培本之时，《景岳全书·妇人规》认为："补脾胃以资血之源，养肾气以安血之室。"血旺精充则胎孕乃成。正如《经脉诸脏病因》所云："血旺则经调而子嗣，故以补脾肾而固其本。"循此提出中药序贯疗法。

（一）养血活血

经至即用此法，方用养血调经汤：熟地黄、当归、赤芍、川芎、桃仁、红花、丹参、党参、泽兰、益母草、川牛膝。月经第1～3天连服3剂。

方义分析：方中四物汤养血，桃仁、红花、丹参、泽兰、益母草活血调经；党参益气，气旺则血行；川牛膝引药下行。若证兼小腹不温，或痛者，可加肉桂、炒艾叶或小茴香，温经活血。若兼气滞者，宜加制香附，理气停滞。若兼寒凝血瘀者，宜加桂枝、附子、芍药、化瘀经通。

（二）滋补肝肾、养血调经

方用育胞饮：菟丝子、女贞子、枸杞子、黄精、当归、紫河车、党参、淫羊藿、锁阳。经行第4天始，服5～10剂。

方义分析：方中紫河车、菟丝子、女贞子、枸杞子滋肾填精；当归养血，党参益气，黄精益气养阴，三药合用益气养血，调理冲任；《景岳全书·妇人规》云："善补阴者，必于阳中求阴，则阴得阳升而泉源不竭。"故用淫羊藿、锁阳以补肾温阳。本方有促卵泡发育之功能。

（三）滋补肝肾，温阳活血，促排卵

方用促排卵汤：菟丝子、枸杞子、当归、丹参、羌活、紫河车、何首乌、党参、淫羊藿、黄精。服35剂。

方义分析：方中菟丝子、紫河车、枸杞子、何首乌、当归滋肾养肝，补益冲任；淫羊藿补肾阳、温督脉；党参益气健脾，资助化源；丹参养血活血；黄精气阴双补；羌活芳香开窍。全方合用滋补肝肾，温阳活血，促排卵以助孕。

（四）补肾健脾

脾肾为经血之本，盖"胎脉系于肾""胎气系于脾"，补益脾肾，又是养胎安胎之本。方用两固汤：菟丝子、枸杞子、党参、山药、何首乌、杜仲、淫羊藿、当归、锁阳。服7～12剂。

方义分析：方中菟丝子、杜仲、淫羊藿、锁阳温肾扶阳，填精固本；当归、枸杞子、何首乌养肝

补血;党参、山药健脾益气。通过临床观察,全方温补脾肾、益气养血,有改善黄体功能的作用。若经期大便溏薄者,重用炒白术以健脾止泻,或加茯苓为之辅。

五、子宫内膜异位症引起不孕的治疗

子宫内膜异位症继发不孕者,目前大有上升之趋势,在不孕症中成为重要因素。有文献报道:在不孕症患者中,约有 10%左右患有子宫内膜异位症;子宫内膜异位症的患者中,不孕症的发生率为 20%～66%。采用中药序贯疗法:活血化瘀、补肾养肝、温阳活血、调肝补肾法,可取得较好效果。

(一)活血化瘀法

月经第 1～3 d 服用。若痛经较重者,可经前 1～2 d 开始服用,4～5 剂或腹痛消失即止。方用逐瘀调经汤:桂枝、三棱、莪术、赤芍、丹参、水蛭、当归、没药。

方义分析:方中桂枝温阳通络;三棱、莪术、赤芍活血化瘀;当归、丹参养血活血,使逐瘀而不伤血;没药理气活血止痛。全方具有活血化瘀、理气止痛之功效。

(二)滋补肝肾,养血调经法

方用育胞饮。若腹痛剧烈者,加虻虫、川牛膝、血竭粉以增活血祛瘀之功。不效者,加失笑散。

(三)补肾养肝、温阳活血法

排卵前 2～3 d 开始服用,至基础体温有双相升高止。方用促排卵汤加红花、桃仁 4～5剂。若小腹冷痛,下肢不温者,加附子以温肾阳、补督脉。

(四)调肝补肾法

调肝补肾法用于黄体期。方用益肾调肝汤:醋柴胡、当归、白芍、菟丝子、覆盆子、何首乌、炒杜仲、川续断、淫羊藿、党参。

方义分析:方中菟丝子、杜仲补肾益精;醋柴胡舒肝理气;当归、何首乌、白芍养血调经,兼以柔肝;淫羊藿、覆盆子、川续断补肾温阳;党参补益元气。若经期便溏者,重用炒白术、茯苓以健脾止泻。

(五)子宫颈管炎引起不孕的治疗

子宫颈管炎症所造成的不孕,近年来引起许多学者的重视和研究其临床表现主要为宫颈管黏液稠、黏如脓,镜检可见大量白细胞,排卵期宫颈黏液中,精子数量少,精子活动力弱,或不活动。可内服红藤解毒汤同时配合宫颈及宫颈管上药。

组成:金银花、连翘、红藤、黄柏、黄芩、薏苡仁、鸡冠花、茯苓、炒芡实、生甘草、车前子。

方义分析:方中红藤、金银花、连翘清热解毒;黄柏、黄芩清热燥湿;薏苡仁、鸡冠花、茯苓、芡实、车前子利湿止带;甘草清热解毒、调和诸药。

六、其他疗法

(一)针灸疗法

1.毫针

治法:调理冲任,补肾促孕。

主穴:关元、三阴交。

配穴:肝肾不足者,加肾俞、肝俞、照海、命门、足三里。

胞宫寒冷者,加命门、归来、气海。

肝气郁滞者,加肝俞、太冲、期门、内关。

痰湿壅盛者,加中极、脾俞、胃俞、丰隆、足三里、血海。

手法:虚则补之,实则泻之。平补平泻法。寒证加用灸法。

2.耳针

配穴:内分泌、肾、子宫、肝、皮质下、卵巢。每次选2～3穴,隔日1次,双耳交替使用。或压豆法。每周2次。

3.灸法

取穴:关元、神阙、子宫穴、足三里。

方法如下。

(1)艾条灸。每穴5～10 min,每日1次。

(2)隔姜灸。中等艾炷,每次2～3壮,隔日1次。

(3)隔附子饼灸(附子研细末,水调作饼状,直径2.5～3 cm,厚0.2 cm)。每次2～3壮,隔日1次。

(二)外治法

清洁散:用于宫颈糜烂及宫颈管炎。药物组成:金银花、黄柏、黄连、百部、苦参、生甘草共为极细末,宫颈及宫颈管消毒后,将药喷涂于宫颈及宫颈管外口,隔日1次。

七、转归与预后

本病为妇科疑难病之一。能够引起不孕的原因颇多,如全身性疾患(甲状腺功能失调、肾上腺皮质功能失调等)、阴道炎(滴虫性阴道炎)、性传播疾病(如衣原体感染等)、免疫因素等。经过系统而详细检查,治疗,预后较好。

应将绝对不孕症予以排除,同时应消除环境污染,不良生活习惯及心理因素,一般效果良好。

八、文献辑录

"风虚劳冷者,是人体虚劳,而受于冷也。夫人将摄顺理,则气血调和,风寒暑湿,不能为害。若劳伤血气,便致虚损,则风冷乘虚而干之,……若风冷入于子脏,则令脏冷,致使无儿。"(《诸病源候论·妇人杂病诸候一》)。

"窃谓妇人之不孕,亦有因六淫七情之邪,有伤冲任,或宿疾淹留,传遗脏腑,或子宫虚冷,或气旺血衰,或血中伏热,又有脾胃虚损,不能营养冲任。审此,更当察男子之形气虚实何如……。"(《校注妇人良方·求嗣门》)。

"妇人所重在血,血能构精,胎孕乃成。欲察其病,惟于经候见之,欲治其病,惟于阴分调之。其阴既病,则阴血不足者不能育胎,阴气不足者不能摄胎,凡此摄育之权,总在命门,正以命门为冲任之血海。而胎以血为主,血不自生而又以气为主,是皆真阴之谓也。然精血之都在命门,而精血之源又在二阳心脾之间……亦无非补阴之源也。使不知本末先后妄为之治,则又乌足以言调经种子之法。"(《景岳全书·妇人规》)。

"丹溪曰妇人无子者,多由血少不能摄精。俗医悉谓子宫虚冷,投以辛热之药,煎熬脏腑,血气沸腾,祸不旋踵。或有服艾者,不知艾性至热,入火灸则下行,入药服则上行,多服则致毒,咎将莫挽。若是瘦怯性急之人，经水不调，不能成胎，谓之子宫干涩，无血不能摄受精气，宜凉血降火，或四物汤加香附、黄芩、柴胡，养血养阴等药。"(《济阴纲目·求子门》)。

"沈尧封曰：求子全赖气血充足，虚即无子。故薛立斋曰：至要处在审男女尺脉。若右尺脉细，或虚大无力，用八味丸。左尺洪大，按之无力，用六味丸。两尺俱微细或浮大，用十补丸。…若本体不虚而不受胎者，必有他病。

谬仲淳主风冷乘袭子宫，朱丹溪主冲任伏热，张子和主胞中实痰；丹溪主肥盛妇人，主脂膜塞胞；陈良甫谓二、三十年全不产育者，胞中必有积血。主以荡胞汤。诸贤所论不同，要皆理之所有，宜察脉辨证施治。"(《沈氏女科辑要笺正·求子》)。

第二节 月经过多

月经周期正常，或基本正常，经量明显增多者，称为"月经过多"。《金匮要略方论·妇人杂病脉症并治第二十四》，中有"月水来过多"的记载。《圣济总录》称之"月候过多""经乍来乍多"，《素问病机气宜保命集》中称"经水过多"。正常月经量每次为 50~100 mL。妇人各有其常度，比其正常经量明显增多者，则为经量过多。月经过多可与月经先期，月经后期等周期异常同时出现，诊断以周期为本，唯月经周期正常者再以量诊断之。西医妇科学"有排卵型性功能失调性子宫出血"、黏膜下子宫肌瘤、盆腔炎等引起的月经过多与本病相似，可参照月经过多辨证治疗。

一、病因病机

本病的主要病机为：冲任不固，经血妄行。常见者有：气虚统摄无权，冲任不固；热伏冲任，血海沸溢；瘀血阻滞，新血不得归经，导致月经过多。

1. 气虚

素体气虚，或经期剧烈运动，或劳倦过度，饮食失节，思虑过极，损伤脾气，脾气虚弱，统摄无权，血海不固，遂经量过多。《景岳全书·妇人规》云："若中气脱陷及门户不固而妄行者亦有之，此由脾肾之虚，不得尽言为火也。"又如《证治准绳·女科》所说："经水过多，…，为气虚不能摄血。"

2. 血热

素体阳盛内热或素嗜辛辣燥热之物，或过用辛热助阳暖宫之品，或外感热邪，热扰血海，迫血妄行而致月经过多。如《女科百问·卷上》云："若阳气盛束阴，则血流散溢，《经》所谓天暑地热，经水沸溢。"

3. 郁热

素性抑郁，或恚怒伤肝，肝郁化火，肝失条达，疏泄太过，血失所藏，而致经量过多。

4. 湿热

或由外感湿热之邪，或因脾虚失运，水湿内停，蕴久化热，湿热下注冲任，血海不得安宁，以致经行量多。

5.血瘀

多由气滞血结，或寒凝血滞，或经、产之际，余血未尽，行滞于内，瘀血阻滞，新血不得归经，而致月经过多。

二、诊断与鉴别诊断

（一）诊断

本病之诊断，须是月经周期正常或基本正常，只是经量明显多于正常经量者。若周期不正常，同时经量过多者，以周期异常诊断。如月经常见先期，兼经量过多，此周期异常经量亦异常，当以周期异常诊断之。

（二）鉴别诊断

本病应与黏膜下子宫肌瘤相鉴别。黏膜下子宫肌瘤可表现为月经量增多，或伴有大血块。可通过妇科检查 B 超和宫腔镜检查进行鉴别。其治可参照本病辨证施治。

三、辨证论治

本病以经量过多为主症，故其辨证重在辨经色、经质及兼证、舌脉。经期以治标为主，以减少经量为要务。经净之后，以澄源为大法。

（一）气虚

主要症状：月经过多色淡或鲜红，质薄，或夹大血块，而腹痛隐隐或无，稍事劳累则经量增多，体倦乏力，气短懒言，小腹下坠，面色苍白，唇舌色淡，苔薄白，脉细弱。

证候分析：脾虚气陷，统摄无权，冲任不固则经量过多。气虚不能温煦于血，故经色淡、质薄。气虚运血无力，血行迟滞，结而成块，但非血瘀之实证，故虽有大血块，而腹痛隐隐或无。劳则耗气，使气更虚，气虚不能摄血，则稍劳则血量即增多。脾气虚弱，阳气不佈，故体倦乏力，气短懒言。脾虚气陷，则小腹下坠。气虚血少，不能外荣，故面色苍白。唇舌色淡，苔薄白，脉细弱，均为气虚征象。

治法：益气升陷、固冲摄血。

方药：益气摄血汤。

组成：党参、黄芪、山茱萸、生蒲黄（重用）、白芍、阿胶、升麻炭、赤石脂、陈棕炭、三七粉。

方义分析：方中党参、黄芪健脾益气以固冲摄血；生蒲黄重用配参、芪，摄血力强；升麻炭升陷止血；山茱萸、白芍酸敛以摄血；阿胶养血止血；赤石脂、陈棕炭收涩止血；三七粉止血之上品。全方益气升陷，固冲止血。若兼大便溏薄者，重用焦白术以健脾止泻止血；若小腹、手足不温者，酌加鹿含草、鹿角霜、杜仲炭温阳止血。

（二）血热

主要症状：月经过多，色紫红，质稠，或夹血片、血条，面赤唇红，口干喜饮，溲黄便干，舌质红，苔黄，脉滑数有力。

证候分析：热扰冲任、血海沸溢，则经行量多。血为热灼，故色紫红、质稠。血为热煎，津液耗伤，则夹血片、血条，口干喜饮，溲黄便干。热盛于内而形于外，故面赤唇红。舌红、苔黄，脉滑数有力，乃血热之候。

治法：清热凉血调经。

方药：保阴煎（《景岳全书》）加味。

组成：生地黄、熟地黄、黄芩、黄柏、白芍、山药、续断、甘草、地榆、马齿苋。

方义分析：方中黄芩、黄柏，清热泻火；生地黄清热凉血，养阴生津；熟地黄、白芍养血育阴；山药、甘草益气和中；续断固肾止血；地榆、马齿苋凉血止血。全方寓清热凉血于养阴生津之中，虽有黄芩、黄柏之苦寒亦有山药、甘草、续断之反佐，而不损脾肾。血止之后，可用两地汤调理。

（三）郁热

主要症状：月经过多，色暗红，多血块，经前胸胁、乳房、小腹胀痛，心烦易怒，口苦咽干，善叹息，舌质暗红，苔黄，脉弦数。

证候分析：肝郁化火，热灼阴血，血海沸腾，肝失藏血之职，则经量过多。气郁血行不畅，热灼阴津耗伤，则经色暗红，多血块。肝郁气滞，条达失司，经脉瘀滞，则胸胁、乳房胀痛，小腹胀痛，心烦易怒，善叹息。肝经郁火上炎，则口苦咽干。舌质暗红、苔黄、脉弦数，为肝郁化热之象。

治法：疏肝解郁、清热凉血。

方药：丹栀逍遥散（《内科摘要》）加减。

组成：牡丹皮、栀子、当归、生白芍、柴胡、白术、茯苓、生地黄、黄芩炭、甘草。

方义分析：方中牡丹皮、栀子、柴胡疏肝解郁，清热凉血，当归、白芍养血柔肝；生地黄、生白芍养阴补血，凉血清热；黄芩炭清热止血；白术、茯苓、甘草培土抑木。经净后，方用丹栀逍遥散去煨姜之辛热，加地骨皮、白薇之清热凉血，以善其后。

（四）湿热

主要症状：经量过多，色红，质黏稠，头重头痛，口干不欲饮，脘腹痞满，纳呆食少，带盛色黄，秽臭，舌质红，苔黄腻，脉滑数。

证候分析：湿热之邪，下注冲任，血海不宁，则经量过多，色红。湿热下注，与血搏结，故经质稠黏。湿热之邪上犯清明之腑，则头重头痛。热伤津液而口干，湿浊内停则不欲饮。湿困脾土，脾失健运，则脘腹痞满，纳呆食少。湿热下注，损伤任带二脉，则带盛色黄、秽臭。舌质红，苔黄腻，脉滑数，皆湿热蕴结之候。

治法：清利湿热、固冲调经。

方药：利湿调经汤。

组成：苍术、白术、黄柏、薏苡仁、茯苓、猪苓、栀子、荆芥穗、车前子、生甘草、秦皮炭。

方义分析：方用苍术、白术健脾燥湿；黄柏、栀子清利湿热；薏苡仁、茯苓、猪苓、车前子利湿兼止带；荆芥穗入血分、清血热；秦皮利湿清热，炒炭以止血；甘草清热，调和诸药。

（五）血瘀

主要症状：月经过多，色暗红，多血块，小腹疼痛拒按，血块排出之前腹痛较重，血块下后痛减，舌质正常或暗，或有瘀点、瘀斑，脉弦涩。

证候分析：瘀血内阻于经隧，新血难以归经而妄行，故经量过多。血瘀于内，血行不畅，则色暗，多块。瘀血留滞，血行滞涩，"不通则痛"，故小腹疼痛拒按。块下之后，瘀滞暂缓，故块下痛减。舌质暗，瘀点、瘀斑，脉弦涩，皆瘀血之证候。

治法：活血化瘀、养血调经。

方药：化瘀安冲汤。

组成：当归、川芎、赤芍、白芍、熟地黄、丹参、益母草、生山楂、大黄炭、三七粉。

方义分析:方中当归、川芎、赤芍、丹参、益母草、生山楂活血行瘀止痛;白芍、熟地黄及当归养血活血;芍尚有敛阴之功。大黄炭、三七粉活血止血。全方活血行瘀、养血敛阴、止血调经。其治化瘀而不损阴血,止血而不留瘀滞。若小腹痛剧者,可酌加失笑散、水蛭、没药行气化瘀止痛。若兼胸胁、乳房胀痛者,加郁金、延胡索以行气舒肝止痛。若兼小腹、下肢不温者,加肉桂鹿含草温阳止血。

四、其他疗法

挑治疗法:患者取坐位,于脊柱正中自阳关穴至腰俞穴间,任选一点,消毒皮肤后,用特制三棱针将挑治部位表皮横行挑破 0.2～0.3 cm,深 0.1～0.15 cm,自下而上连续挑三针,间隔 0.1 cm。患者自觉有弹弦感,皮肤略有出血为度。挑后碘酒消毒并用纱布覆盖,胶布固定。每次经潮时挑治一次,连续 1～3 个月。一般 1 次可以见效,经量多时挑治效果更显著。

五、转归与预后

月经量多为妇科常见病,预后良好。若病势加重,可转化为崩漏。

六、讨论

月经量过多而夹有大血块,但腹痛隐隐或不痛者,不可以"血瘀"论治,此乃气虚不能帅血,血行迟滞所为。若用攻伐破血之剂,易致崩下。

七、文献辑录

"痰多占住血海地位,因而下多者,目必渐昏,肥人如此,用南星、苍术、川芎、香附,做丸子服之。"(《金匮钩玄·妇人科》)。

"妇人有经水过多,行后复行,面色萎黄,身体倦怠而困乏愈甚者,人以为血热有余之故,谁知是血虚而不归经乎。"夫血旺始经多,血虚当经缩。今日血虚而不经多,是何言与殊不知血归经,虽旺而经亦不多;血不归经虽衰而经亦不少…治法宜大补血而引之归经。"(《傅青主女科·调经》)。

第三节　月经过少

月经周期正常,或基本正常,经量明显少于正常经量,甚至经来点滴即净者,称为"月经过少"。

《诸病源候论》称其为"月水不利",《太平圣惠方》谓之"月水滞涩",《圣济总录》称之"经水痞涩",《丹溪心法》称为"经水涩少",《女科指掌》名曰:"月经涩少",《女科医宗大成》称为"经血乍来乍少"。更年期妇女若出现月经量逐渐减少,为绝经过程中常见的生理现象,不作"月经过少"诊断。初潮 1 年以内,月经量少者亦常有之,可不作病论。

一、病因病机

月经过少的发病机制有虚、实两端:虚者乃因阴血虚少,冲任不能充盈,经行所下无几;实者则为经脉受阻,经血滞涩,行而不畅。常见病因为:血虚、肾虚、寒凝血淤、气滞血瘀、痰湿阻滞。

1.血虚

素体阴血亏虚,或饮食劳倦,思虑伤脾,脾胃虚弱,化源不济,或久病、失血,阴血耗伤,血海不得满盈,以致经行量少。《万氏妇人科·经水多少》云"瘦人经水来少者,责其血虚少也。"

2.肾虚

先天禀赋不足,精亏血少,或房事劳伤,或多孕多产,精血亏耗,冲任不足,而致经水过少。口服避孕药物而致经量过少者,多属肾虚。

3.寒凝血瘀

经期、产后血室正开,胞宫胞脉空虚,摄生不慎,冒雨涉水,为风冷所客或内伤生冷,或误服寒凉之品,血为寒凝,胞脉阻滞,经血行涩,以致经量过少。《诸病源候论·妇人杂病诸候一》云:"妇人月水不利者,由劳伤血气致令体虚而受风冷,风冷客于胞内,损伤冲任之脉…血得冷则壅滞,故令月水来不宣利也。"

4.气带血瘀

情怀不舒,多郁善怒,肝气郁滞,疏泄失司,血行痞涩,或结而成瘀,冲任受阻,经量过少。

5.痰湿阻滞

素体脾虚,不能运化水湿,湿聚生痰,痰湿壅盛,阻滞经隧,以致经来量少。《万氏妇人科·经水多少》说:"肥人经水来少者,责其痰碍经隧也。"

二、诊断与鉴别诊断

(一)诊断

本病以经量明显减少为其诊断依据,而须是月经周期正常或基本正常者。若周期不正常而经量过少者,当以周期异常诊断之。

(二)鉴别诊断

本病以经血量少为特点,易与子宫发育不良、清宫术后、经间期出血、激经、先兆流产、宫腔部分粘连相混淆,故应注意鉴别。

1.子宫发育不良

可以出现初潮延迟,月经量少,甚至闭经,不育。多数由于先天发育异常所致,妇科检查、B超或者子宫造影可以鉴别。其治可参照本病。

2.清宫术后(或宫腔部分粘连)

发生在清宫术后,可由手术损伤内膜,或者内膜部分粘连导致月经量明显减少甚至闭经,可伴周期性下腹疼痛,由病史及宫腔镜检查可与本病相鉴别。

3.经间期出血

其月经周期正常,而在两次月经中间(即排卵期)阴道有少许血,或带中夹血,每次经量正常或基本正常。可通过排卵监测,如基础体温,排卵试纸、B超监测等检查与本病鉴别。

4.激经

少数妇女于妊娠早期,在应届月经期,仍会有少量的阴道出血,有人误认为是"月经",其实为"激经",对母体及胎儿不会产生影响,通过妊娠试验,超声检查与本病不难鉴别。

先兆流产,怀孕早期阴道不时少量出血,或为血性带下,可伴有轻度少腹坠痛,腰酸,腰痛;

可伴有择食、恶心等早孕反应。通过尿妊娠试验或 B 超可与本病鉴别。

三、辨证论治

首当辨其虚实，虚者多因冲任不足，阴血虚少，所下无几；实者则为冲任滞涩下行艰难而少。本病的治疗，虚证之治重在滋养阴血，不可妄行攻逐，以免复伤阴血，如谷糠榨油，以竭其源。如《女科证治准绳·调经门》所说："经水涩少，为虚为涩，虚则补之，涩则濡之。"实证当活血通经，用药宜偏温而忌寒凉，盖血得热则流畅。中病即止，谨防用药太过反伤气。

(一)血虚

主要症状：经行量少，色淡，质稀，甚至点滴即无，头晕眼花，或双目干涩，心悸怔忡，健忘失眠，肌肤不润，面色萎黄，唇舌爪甲淡白，脉细弱。

证候分析：证因营血虚少，冲任不足，血海不能按时满盈，故经行量少，色淡，质稀，甚或点滴即无。血虚不能生精，精血亏虚，清窍失养，则头晕眼花，双目干涩。血虚不能上奉于心，心失所养则心悸怔忡，健忘失眠。血虚不能外荣，故肌肤不润，面色萎黄。唇舌爪甲淡白，脉细弱，皆血虚之候。

治法：养血补血，佐以益气调经。

方药：八珍汤(《正体类要》)加阿胶、何首乌。

组成：人参、白术、茯苓、炙甘草、熟地黄、当归、白芍、川芎。

方义分析：方中四物汤养血补血；阿胶、何首乌滋阴养血；四君子汤健脾益气，即景岳所云："补脾胃以资血之源"，使生化之源不绝，血充则经自调。若脾虚不思饮食者，加陈皮、砂仁以健脾益胃；熟地黄改黄精，以防碍胃；若兼大便溏薄者，重用土炒白术，加炒山药以健脾止泻。

(二)肾虚

主要症状：初潮较晚，经行量少，色暗淡，质薄，头晕耳鸣，腰膝酸软，或夜尿频多，或性欲淡漠，带下甚少，面色晦暗，舌质淡，脉沉细尺弱。

证候分析：缘由先天不足，天癸不充或早婚早育，房事不节，肾精亏损，以致月经初潮晚。肾气既亏，水火两虚，水不足，冲任虚则经来量少；火不足，血失温养则经色暗淡、质薄。精亏髓海失充，则头晕耳鸣；肾虚外腑失养则腰膝酸软。肾气不固，膀胱失约，故夜尿频多。肾气虚怯则性欲淡漠。精亏阴液虚少，则带下甚少。面色晦暗，舌质淡，脉沉细尺弱，均为肾虚之象。

治法：滋肾填精、养血调经。

方药：归肾丸(《景岳全书》)加鹿角胶、淫羊藿。

组成：熟地黄、山药、山茱萸、茯苓、当归、枸杞子、杜仲、菟丝子。

方义分析：方中鹿角胶、熟地黄、山茱萸、菟丝子、杜仲补肾益精以化血；当归、枸杞子养血育阴；淫羊藿补肾温阳；山药、茯苓健脾益气，以资化源。全方合用滋肾养阴，养血益气。精血充足，冲任得充则经自调。若夜尿频多，腰腿不温者，加补骨脂、益智仁以温肾、缩小便。若大便不实者，加炒白术、肉豆蔻健脾止泻。

(三)寒凝血瘀

主要症状：经来量少，行涩不畅，色暗红，质稀薄，或点滴即止，或夹血块，小腹冷痛，得热痛减，畏寒肢冷，带下色白质清稀，舌质淡，苔白滑，脉沉紧。

证候分析：寒邪客于胞宫、胞脉，血为寒凝，血行涩滞，故经来量少，行涩不畅，色暗红，或点滴即止，或夹血块。寒为阴邪，易伤阳气，阳虚血失温养，故经质稀薄。寒凝胞宫，则小腹冷痛。

得热寒凝稍减,血行稍畅,故得热痛减。寒邪内盛,损伤阳气,则畏寒肢冷,带下色白质清稀。舌质淡,苔白滑,脉沉紧,乃寒凝之候。

治法:温经散寒、活血通经。

方药:温经汤(《校注妇人良方》)。

组成:当归、川芎、芍药、肉桂、莪术、牡丹皮(改用丹参)、人参、牛膝、炙甘草。

方义分析:方用肉桂温经散寒,人参益气,气旺以帅血;当归、川芎养血活血;莪术、丹参、牛膝活血通经;芍药、甘草缓急止痛。若小腹清冷,大便溏薄者,加附子、艾叶以扶阳暖宫,温经散寒;炒白术健脾止泻。

(四)气滞血瘀

主要症状:经行月水过少,色暗,有块,经前胸胁、乳房胀痛,心烦易怒,经行小腹疼痛,拒按,舌质正常或紫暗,苔薄白,脉弦或弦涩。

证候分析:肝气郁滞,气机不利,血行不畅,冲任瘀阻,故经来月水过少,色暗,有块。肝经郁滞,失于荣滋故胸胁、乳房、小腹胀痛,拒按,心烦易怒。舌质紫黯,脉弦,弦涩,乃气滞血瘀之象。

治法:疏肝理气、活血行瘀。

方药:血府逐瘀汤(《医林改错》)。

组成:当归、生地黄(改熟地黄)、桃仁、红花、枳壳、赤芍、柴胡、甘草、桔梗、川芎、牛膝。

方义分析:方中当归、熟地黄养血;柴胡、枳壳舒肝理气,桔梗配枳壳一上一下,调理气机;桃仁、红花、川芎、赤芍活血行瘀;牛膝引血下行,甘草调和诸药。若伴腹痛拒按,块下之前痛甚,块下之后痛减者,加苏木、生山楂活血化瘀止痛。

(五)痰湿阻滞

主要症状:经来量少,色淡质黏,或经血中夹有黏液,胸脘满闷,口淡乏味,带盛色白、质稠黏,形体肥胖,苔白腻,脉濡细。

证候分析:痰湿壅滞于胞宫胞脉,经血运行受阻,则经来量少、色淡质黏,或经血中夹有黏液。

湿困脾土,健运失司,故胸脘满闷,口淡乏味。痰湿下注,损伤任带二脉,则带盛色白、质稠黏。形体肥胖,苔白腻,脉濡细,为痰湿壅盛之征。

治法:燥湿化痰、活血通经。

方药:调经导痰汤(方见月经后期)。

四、转归与预后

月经过少预后良好。若病情加重,常可演变为闭经。因此,常常把月经过少视为闭经的先兆。

五、讨论

月经减少,诚虚实皆有,然尤以虚证居多,不可妄用攻逐之剂,而虚其虚遗患无穷。

六、文献辑录

"脉经曰:有一妇人来诊,言经水少,不如前者何也？师曰:曾更下利,若汗出小便利者可。何以故？师曰:亡其津液故令经水反少。"(《济阴纲目·调经门》)。

"脉经曰:尺脉滑,血气实,妇人经脉不利;尺脉来而断绝者,月水不利;寸关如故,尺脉绝不至者,月水不利;当患少腹痛;肝脉沉,月水不利,主腰腹痛。(《女科经纶·月经门》)。

"经水涩少,渐渐不通,潮热瘦弱者,宜四物汤倍加泽兰治之。"(《邯郸遗稿经候》)。

第四节 闭 经

女子年逾 16 岁而月经仍未来潮,或月经周期建立后又停经 6 个月以上者,称为"闭经"。前者称为原发性闭经,后者称为继发性闭经。闭经是妇科常见疑难病症之一。历来医家均颇为重视,论述亦颇多。《黄帝内经》中称其"不月""月事不来""血枯"。《神农本草经》谓之"血闭""月闭"。《脉经》名曰"不月水""月使不来""经闭不利""经水不通""经水不来"。《金匮要略》则称"经断""经水断绝",《诸病源候论》中称其"月水不通",《妇人良方大全》名为"经闭""经候不行",《圣济总录》称作"月经不行""月经不通""经脉不行",《世医得效方》称"月信不行",《寿世保元》中名为"经脉不通",《女科经验方传灯》谓之"歇",《女科切要》称谓"歇经",《儒门事亲》则谓之"月事沉滞"等。

青春期前、妊娠期、哺乳期及绝经后之妇女月经不来潮者,均属正常生理现象,是为生理性闭经。初潮后 1 年内,或绝经前期,月经数月不来者,亦属生理现象,可不作闭经病论。少数妇人之特异月经周期,如避年、暗经等不属病理性闭经范畴。闭经又是许多疾病所可见的症状,可因全身性因素或局部的原因所引起,因此,对闭经的诊断和治疗,尤应从整体出发,加以详察。西医妇科学之"闭经"与本病相同。对于先天性无阴道、无子宫、无子宫内膜、无卵巢,或后天因手术、放射治疗等因素所引起的闭经(如子宫、卵巢、子宫内膜损伤、缺失及子宫腔粘连),或由于子宫颈管粘连、处女膜闭锁引起的"假性闭经",均非药物治疗范畴,在此不作讨论。

一、病因病机

引起闭经的原因颇多,归纳之,不外虚实两端,即血枯、血隔也。血枯者,是指精血虚少,冲任匮乏,血海枯涸,无余血可下。常见病因如肾气虚衰,肝肾亏损,气血虚弱;血隔者,血本不虚,只因冲任受阻,经隧瘀滞,经血不得下行所致。常见病因如气滞血瘀,寒凝血瘀,痰湿阻滞。

1.肾气虚衰

多缘禀赋薄弱,先天不足,或幼年多病,戕伐肾气,肾虚精亏,天癸失养以致不能按时泌至,任脉不通,冲脉不盛,月事不能以时来潮。或月经虽至,或延后,或量少,渐及闭止不行。《妇人大全良方·调经门》曰:"女子二七而天癸至,肾气全盛,冲任流通,经血既盈,应时而下,否则不通也。"或因早婚早育,房劳过度,产育过众,屡屡堕胎,或长期服用避孕药物,或行流产手术,操作不当等,损伤肾气,精血衰少,冲任空匮,无以行经。

2.肝肾亏损

缘由禀赋不足,肾精虚少,肝血亏虚,或因早婚多产,房事不节或大病久病,耗伤精血,精血亏虚,冲任失养,血海空虚以致经闭。如《医学正传妇人科》所说:"月经全借肾水施化,肾水既乏,则经血日以干涸"。《陈素庵妇科补解·调经门》也指出:"女子多合,则精耗而肾亏,……肾水绝生化之源,经血自闭。"

3.气血虚弱

素体阴血虚少,或饮食不节,思虑劳倦过度,损伤脾气,气血化源不足;或暴崩久漏,长期失血,大病久病,堕胎小产,耗伤气血;或多产乳众,哺乳过久,或虫积噬血,营血耗伤,冲任空虚,源断其流,经闭不行。《素问·腹中论》云:"病名曰血枯,此得之年少有所大脱血,若醉入房中,气竭肝伤,故月事衰少不来也。"又如《陈素庵妇科补解·调经门》:"经血应期三旬一下,皆由脾胃之旺,能易生血。若脾胃虚,水谷减少,血无由生,始则血来少而色淡,后且闭绝不通。"

4.气滞血瘀

性素抑郁,或善怒多妒,郁怒伤肝,或因精神过度紧张,精神压力大,肝失调达,气机不畅,血随气滞,冲任淤阻而经血不得下行。《万氏妇人科经闭不行》曰:"经人女子,闭经不行,其候有三……一则忧愁思虑,恼怒怨恨,气郁血滞而经不行。"

5.寒凝血瘀

经期、产后,余血未尽,血室正开,若少衣赤足,居室温度过低,当风取冷,或冒雨涉水,或恣食生冷,阴寒之邪乘虚而入,直袭胞宫、胞脉,血为寒凝,冲任瘀滞不通,经血不得下行而令闭经。《诸病源候论·妇人杂病诸候》:"妇人月水不通者,由劳损血气,致令体虚受风冷,风冷邪气客于胞内,伤损冲、任之脉血气不通故也。"

6.痰湿阻滞

素体脾阳不振,不能运化水湿,聚湿生痰,湿痰下注,滞于冲任,胞脉阻痹,以致月水不行。《女科切要》云:"肥人经闭,必是痰湿与脂膜壅塞之故。"

二、诊断与鉴别诊断

(一)诊断

主要依据病史,首先除外生理性闭经及假性闭经,凡年满16岁而月经尚未来潮者,即可诊断为原发性闭经;凡月经周期建立后,又停经6个月以上者,即可诊断为继发性闭经。

(二)鉴别诊断

闭经应注意与早孕、避孕药引起、宫腔粘连、长期行人工周期调经停药后、减肥引起等月经闭止相鉴别。

1.早孕

早孕者既往月经周期正常而突然停经;闭经者多由月经后期、月经过少发展而成,或有明显的诱因(如愤怒、感寒等)引起突然月经停闭。早孕者多伴有恶心呕吐、择食、厌食、乳房胀、形寒倦怠等早孕反应;而闭经则无。早孕之脉多滑,闭经之脉多沉涩或细弱(偶可见滑而无力之脉)。

检查早孕者,乳房增大,乳晕着色而有光泽,阴道及子宫颈变软、着色,子宫增大与停经月份相符合,质软;闭经者则无此体征变化。早孕者妊娠试验呈阳性,超声波探查可见胎囊,胎芽、胎心音;闭经则妊娠试验为阴性,查血中绒毛促性腺激素、孕酮均无增多。早孕者,血清中β-HCG、孕酮明显升高,超声波检查均可以协助诊断。

2.避孕药引起

服用避孕药物之前月经正常。较长时间服用各种长效、短效或者皮下埋植避孕药物停用后,月经超过6个月不来潮者。病因、病史均很明确。

3.宫腔粘连

发生在清宫术后,闭经伴有周期性下腹疼痛,宫腔用探针探查可流出少许经血,宫腔镜可诊断粘连。

4.人工周期停药后

发生在较长时间的人工周期治疗停药后,需注意患者是否进入围绝经期。减肥通常发生在服用减肥药物或过度节食后,体重指数明显低于正常,伴有全身各个脏器的功能低下,有明确的病史,可资鉴别。其治可参照本病辨证用药。

三、辨证论治

闭经是疾病,又是症状,作为症状可见于多种疾病,以及多种生理病理状态。作为疾病,其原因较多,全身性因素和局部原因均可引起,而以全身功能的失调,气血失和为主要原因。因此治疗闭经必当详查全身情况,不能只注意局部表现。治疗闭经,首先应当辨别其虚实。虚者补之、濡之;实者通之、行之。诚如《景岳全书·妇人规》所说:"血枯之与血隔,本自不同。盖隔者阻隔也,枯者枯竭也。阻隔者,因邪气之隔滞,血有所逆也;枯竭者,因冲任之亏败,源断其流也……岂知血滞者可通,血枯者不可通也。血既枯矣,而后通之,则枯者愈枯,其与榨干汁者何异?为不知枯字之意耳,为害不小,无或蹈此弊也。"此为治疗闭经之大法。

年龄是治疗闭经必须详询的重要内容,年少之人多属肾虚;三旬之人,当详查有无肿瘤、炎症之由,并当详询其避孕方法为何,宫腔手术操作怎样等。形体肥胖之人,故多痰湿,然亦有肾虚而经血不行者。其辨证重点在于带下之多少,有无。带下甚少或无,属阴液枯涸之征,见于闭经时,则示其病笃重,当以滋阴养血为首务,不可妄加通利。

(一)肾气不足

主要症状:或年不及六七,经行延后或经量递减,转而闭经。或年逾16岁月经至或初潮晚,经行延后,量少、色淡,或淡暗、质稀,渐及闭经,头晕耳鸣,腰膝酸软,性欲淡漠,面色晦黯少泽,舌质淡,苔薄白而润,脉沉细无力。

证候分析:先天禀赋不足,肾气衰弱,天癸无以滋养,冲任不足而年逾十八岁月经仍未来潮。或肾气虚损,冲任失养,以致经行延后,量少而致闭经。肾虚精亏,故经量少,色淡或淡暗,质稀。肾虚精亏清窍失养则头晕耳鸣。外腑失养则腰膝酸软。肾者作强之官,主生殖,肾虚故性欲淡漠。面色晦黯少泽,舌质淡,苔薄白润,脉沉细无力,皆肾气虚衰之征。

治法:补益肾气、养血调经。

方药:鹿胶益肾汤。

组成:鹿角胶、菟丝子、枸杞子、熟地黄、当归、何首乌、黄精、党参、炙甘草、淫羊藿。

方义分析:方中鹿角胶补肾生精,八脉空虚,非血肉有情之品之峻补而不可及;菟丝子、枸杞子、熟地黄、何首乌补肾填精;当归及枸杞子、熟地黄养血调经;党参、黄精、炙甘草益气健脾,补益后天以养先天;淫羊藿温阳补肾。若夜尿频多者,加山药、分心木以缩尿。若大便溏薄者,加巴戟天、炒白术温肾健脾止泻。若兼胸闷胁胀,经不来而乳房时胀痛,心烦易怒,属肾虚肝郁之候者,酌加白芍、玉蝴蝶、制香附,以柔肝、舒肝。

(二)肝肾亏损

主要症状:月经由量少、后期而渐及闭止,头晕耳鸣,目涩昏花,健忘失眠,腰膝酸软,足跟痛,带下甚少或无,形体消瘦,舌淡体小,苔薄白或少苔,脉沉细。

证候分析:肝肾俱虚,精亏血少,无以充盈血海,源断其流,故初始月经量少、延后以致闭止不来。精血亏虚,不能上充脑髓,濡养清窍,则头晕耳鸣,目涩昏花,健忘失眠。精血不足,失于濡养,故腰膝酸软,足跟痛。精亏血少,阴液枯涸,则带下甚少或无。精血不足,不能濡养四肢百骸,故形体消瘦。舌淡体小,少苔,脉沉细,为肝肾亏损之候。

治法:滋补肝肾、益精养血。

方药:归肾丸(方见月经先后不定期)。

若子宫发育不良者,加紫河车滋肾养血;若证兼五心烦热,两颧潮红,盗汗出,口干咽燥,舌质红嫩,少苔或无苔,脉细数者,证属阴虚血燥,治宜滋阴清热,养血调经。方用加减一阴煎(《景岳全书》)加当归、青蒿。组方:生地黄、白芍、麦冬、熟地黄、炙甘草、知母、地骨皮。方中生地黄、地骨皮、知母、麦冬滋阴清热;熟地黄、当归、白芍养血调经;青蒿退虚热;甘草和中。

(三)气血虚弱

主要症状:月经周期逐渐延长、经量递减,色淡,质稀,继而闭止不行,头晕目涩,心悸怔忡,健忘失眠,倦怠乏力,肌肤不润甚或肌肤甲错,毛发干枯少泽或脱落,面色萎黄,或苍白。唇舌淡,苔薄白,脉细弱。

证候分析:气血虚弱,冲任失养,血海不能依时盈溢,故经行周期逐渐延长逾六月以上,经量递少,色淡,质稀,继而闭经不行。气血虚弱,不能充髓以濡养清窍,则头晕目涩。不能奉心养神,则心悸怔忡,健忘失眠。不能营养肌肤,则肌肤不润或肌肤甲错。发为血之余,血虚故毛发干枯少泽,或脱落。气血俱虚,中气不足,故倦怠乏力。面色萎黄或苍白,唇舌淡乃血虚气弱失于外荣之象。脉细弱为气血两虚,不能充脉之征。

治法:益气养血调经。

方药:参芪补血汤(方见月经先后不定期)。

若产后大出血引起者,宜重用血肉有情之品,峻补奇经,填精养血,如阿胶、紫河车、鹿胎膏等。

(四)气滞血瘀

主要症状:初始月经或先或后,经量逐渐减少,继而月事不行。或月经突然中止,继而不再来潮,情志抑郁,心烦易怒,胸闷胁胀,乳房、小腹胀痛,善太息。舌质正常或紫暗,苔薄白,脉弦。

证候分析:性素抑郁。情志不遂,或郁怒伤肝,肝气郁结,疏泄失常,血随气滞,而致经行不定期,量少,继而闭经。肝郁气滞,气机不畅,经脉循行受阻,故胸闷胁胀,乳房、小腹胀痛。肝气不舒,失其条达之性故情志抑郁,心烦易怒,善太息。舌质紫暗,脉弦,均为肝气郁滞之征。

治法:疏肝理气、活血调经。

方药:血府逐瘀汤(方见月经过少)。

(五)寒凝血瘀

主要症状:月经突然中止,数月不行,小腹冷痛拒按,得热痛减,形寒肢冷,带下量多,色白质稀,或大便溏薄,舌质紫暗,或有瘀点,苔薄白,脉沉紧。

证候分析:寒为阴邪,主收引。血为寒凝,结而成瘀,胞脉阻痹,冲任不通,经血不得下行。瘀血阻滞,寒伤阳气,故小腹冷痛、拒按。血得热则流畅,瘀阻稍缓,故得热痛减。寒为阴邪,易伤阳气,而生内寒,故形寒肢冷。寒邪损伤脾阳,脾失运化,湿浊下注,则带盛色白质稀,大便溏薄。舌质紫暗,瘀点,苔薄白,脉沉紧,为寒凝血瘀之象。

治法：温经散寒、活血通经。

方药：少腹逐瘀汤（《医林改错》）。

组成：小茴香、干姜、延胡索、没药、当归、川芎、肉桂、赤芍、蒲黄、五灵脂。

方义分析：方用肉桂、干姜、小茴香温经散寒，当归、川芎、赤芍、蒲黄、五灵脂以活血祛瘀，调经止痛，延胡索、没药下气行滞，止痛。可酌加水蛭、䗪虫、川牛膝等，活血化瘀通经之品。

（六）痰湿阻滞

主要症状：形体肥伴，月事沉滞，逾6～7个月不潮，停经后体重增长迅速，胸脘满闷，倦怠乏力，呕恶痰多，或口淡黏腻，不思饮食，带盛色白，苔白腻，脉弦滑。

证候分析：肥胖之人，痰湿内盛，阻滞经隧，躯脂满溢，壅塞胞宫，血海之波不流，月经由后期转而为闭经。冲任阻痹，气机不畅，脾虚益甚，运化不及，生痰而不生血，故尔形体肥胖，停经后体重增长迅速。湿痰阻于中州，故胸脘满闷，呕恶痰多，倦怠乏力，口淡黏腻。湿困脾土，故不思饮食。痰湿下注，则带盛。苔白腻，脉弦滑，乃痰湿壅盛之征。

治法：燥湿化痰、活血通经。

方药：调经导痰汤（方见月经后期）。

四、其他疗法

（一）针灸疗法

1. 肝肾亏损

主穴：肾俞、肝俞、关元、三阴交、太溪、足三里。

配穴：肾阳虚者，加命门；潮热盗汗，阴虚内热者，加膏育俞、然谷。

手法：用补法。

2. 气血虚弱

主穴：气海、脾俞、胃俞、肝俞、足三里、三阴交。

手法：提插或捻转补法。

3. 气滞血瘀

主穴：合谷、血海、中极、子宫穴、三阴交、太冲。

手法：捻转或提插泻法。

4. 寒凝血瘀

取穴：气海、关元、归来、三阴交、合谷、腰阳关。

手法：气海、三阴交、腰阳关、用补法，余穴用泻法。气海、关元加灸法。

5. 痰湿阻滞

取穴：脾俞、中脘、三焦俞、地机、丰隆。

手法：平补平泻。

（二）外治法

1. 养血调经膏

微火化开贴脐上，具有温经散寒养血调经之功。用于气血虚弱胞宫虚寒型。

2. 调经回春膏

微火化开贴脐上。功能：理气行滞，化瘀通经。用于气滞血瘀型。

五、转归与预后

本病常常是引起不孕症的原因。一般治疗效果较好。中西药结合治疗，可进一步提高疗效。

六、讨论

闭经者有因先天发育不良，子宫仅如雀卵大小者；亦有因罹患食管裂孔疝，食后反呕吐食物仅剩十之一、二者；或因慢性腹泻，日数行已 4～5 年之久者；有因脾胃虚弱，日进食仅1～2 两者，凡此种种而月经不行者，医者不视其虚笃，动辄大黄蟅虫丸攻逐者，屡妥见不解。凡此不识此乃血枯之经闭，冲任空匮，实无血可下，虽枯大剂破血通经之剂亦罔效，反伤其气血，经何以调？详询病史，如有经期恚怒，恣食生冷，冒雨涉水，感受风冷之诱因者对辨证有很大帮助。闭经而带下甚少或干涩者乃阴津枯竭之候，应注意滋补肝肾之阴血，勿用峻攻破血、燥湿利湿之剂，以防更伤其阴血。

七、文献辑录

"月事不来者，胞脉闭也。胞脉者，属心而络于胞中。"（《黄帝内经素问·评热病论》）

"血枯一证，与血隔相似，皆闭经不通之候。然而枯之与隔则相反有如冰炭。夫枯者，枯竭之谓，血虚之极也。隔者阻隔之谓，血本不虚，而或气或寒或积有所逆也。隔者病发于暂，其证则或痛或实，通之则血行而愈，可攻者也。枯者其事也渐，冲任内竭，其证无形，必不可通也"。（《类经·疾病类·血枯》）。

《经》云："二阳之病发心脾，有不得隐曲者，女子不月。其传为风消，为息贲者，死，不治。二阳，阳明也。足阳明胃、手阳明大肠发于心脾，及于心脾也。不得隐曲，阳道衰也；不月，阴血竭也；风消，肌肉消瘦也；息贲，息粗气喘也。而其发病，则由于胃。治宜清心火，养脾血，可服升阳益胃汤。"（《陈素庵妇科补解·调经门》）。

"脾胃伤损，饮食减少，气耗血枯，而经不行。宜补脾胃养气血，气充血生经自调矣。切忌用通经药，恐损中气，阴血亦干，误成痨疾，则不治矣。"（《竹林寺女科秘要·卷四》）。

"室女月水不行，宜以养血为上；妇人月经不通，宜以和血为要。不可擅用通经，有伤血室之患。"（《医林绳墨·妇人调经论》）。

"经闭有虚有实，实则少腹多痛，脉亦非革即涩；虚则少腹如绵，脉亦非细即微。"（《琉球百问》）。

第五节　崩　漏

崩漏是指妇人经血非时而下，日久不止而言。其临床表现以月经周期紊乱，经量忽多忽少，日久不净为特点。若量多如注，来势猛急者，是为"崩"，亦称"崩中""经崩"；如量少淋漓而下，病势轻缓者是为"漏"，又称"经漏""漏下"。崩与漏，虽出血量表现不同，但二者之病因病机相同，皆因冲任虚损，血海不宁不能固摄经血使然。其次，在疾病发生、发展过程中，二者常可互为因果,相互转化,如崩势稍缓,可转为漏;漏久不止,病势加剧,亦可成崩。其三,崩与漏常常交替出现,难以截然划分。其四,崩与漏的治法,基本相同。尤其在固本调经,恢复月经正常周期方面,其治则一也。故常以崩漏统称。如《济生方》所云:"崩漏之疾,本乎一证,轻者谓之漏下,甚者谓之崩中。"通常又称"崩中漏下。"崩漏是妇科常见之疑难重病。崩漏一病的内涵历代医家之说多有不同。如《黄帝内经》论崩证,乃泛指妇人阴道大量出血而言,范围较广。《金匮要略·妇人脉证并治篇》论漏下:"妇人有漏下者,有半产后因续下血都不绝者,有妊娠下血者。"内容亦较多。由此可见,古之论崩漏系泛指妇人阴道异常下血之证候。诸如经乱之崩中漏下,妊娠病胎漏、产后病之血崩及恶露不绝,白崩等,皆在其内。今之论崩漏,仅限于经乱之暴崩漏下者。崩漏亦可由月经先期、月经过多、经行先后不定期及经期延长发展而来。

西医妇科学之"功能失调性子宫出血"(简称"功血"),其无排卵型者的临床表现与本病极为相似。其辨证施治可归本病范畴内讨论。

一、病因病机

崩漏之由,非止一端。且兼夹证颇多。常见之原因,主要有肾虚、血热、脾虚血瘀。崩漏的主要发病机制是:脏腑虚损、冲任损伤、不能固摄经血所致。

1. 肾虚

肾虚是造成崩漏的重要原因之一。缘肾者生殖之本,月经之本故也。由于年龄的差异,妇人崩漏之发病特点亦不尽相同。少女则多因禀赋薄弱,肾气虚怯,天癸初至尚不充盛;青年之妇则多因早婚、多产,或屡孕屡堕,或房劳过度或胞宫胞脉为手术不当而损伤于肾;妇人六七之后,肾气本已虚衰,若摄生不慎而致重虚。肾气虚衰,封藏失司,冲任不固,故而崩漏下血。《医林指月十二种·血崩》:"若因房事太过或生育太多,或暴怒内损真气,致任脉崩损,故血大下,卒不可止,如山崩之骤也。"

2. 血热

有因素体阴虚,或失血伤津,或久病阴血耗伤,阴虚则内热由生;或体素阳盛,或过食辛辣炙煿之物而致血热;或郁怒伤肝,久而化热;亦有因外感热邪者,热扰血海,血海沸腾,冲任不固,以致经血非时而下,可崩或漏。《傅青主女科》:"冲脉太热,而血即沸,血崩之为病,正冲脉之太热也。"

3. 脾虚

多因劳倦过极,思虑过度,或饮食不节,损伤脾气,脾虚中气下陷,统摄无权,冲任不约,故而崩中漏下。《万氏妇人科·崩》:"妇人崩中之病,皆固中气虚,不能收敛其血,加以积热在里,迫血妄行,故令经血暴下而成崩中。崩久不止遂成漏下。"

4. 血瘀

或因七情过极,气滞血瘀;或因经期、产后,胞宫空虚,风寒侵袭,与血搏结成瘀,瘀血阻于冲任,新血不得归经,遂生崩漏。《傅青主女科》:"肝主藏血,气结而血亦结,何以反至崩漏?益肝之性急,气结则其急更甚、更急,则血不能藏故崩不免也。"

二、诊断与鉴别诊断

(一)诊断

崩漏之诊断,应掌握 3 个要素:即月经周期紊乱、经期冗长、经量忽多忽少。

周期紊乱者,指经行无一定规律,或数十日不潮,或经停数日又至;经期冗长者,即经行十数日或数十日而不能自止;经量忽而暴下如注,忽而滴沥不尽,或时断时续。具此三要素者,即可诊断为崩漏。

(二)鉴别诊断

崩漏的主要临床表现为月经周期、经期、经量的异常。临床上,应与盆腔炎、多囊卵巢综合征、子宫内膜炎、宫颈、宫腔息肉、子宫内膜癌引起的阴道不规则出血相区别。

1.盆腔炎

盆腔炎主要表现为慢性盆腔疼痛,带下量多。偶有月经淋漓不断,或崩漏不止,或经前淋沥下血者等月经异常的表现,可通过妇科检查,B超与崩漏相区别。

2.多囊卵巢综合征

多囊卵巢综合征多数以闭经表现为主,但因无排卵可致内膜增厚,出现月经淋漓,或者大出血的现象,类似崩漏。内分泌检查或盆腔B超检查可诊断多囊卵巢综合征,能与本病相鉴别。

3.子宫内膜炎、宫颈、宫腔息肉

子宫内膜炎、宫颈、宫腔息肉均可有阴道出血,量多或者淋漓不净的特点,经妇科检查、B超或者阴道镜、宫腔镜等息肉可作诊断。从而与崩漏相区别。

4.子宫内膜癌

子宫内膜癌多数发生在更年期或者绝经后妇女,或葡萄胎后及流产后。可见阴道下血淋漓弥月不止,白带伴有赤色,腹痛等症状,可通过诊断性刮宫或者宫腔镜检查等来确诊。

临证时还须注意与胎漏、胎动不安、异位妊娠等疾病相鉴别。

三、辨证论治

崩漏的治疗,历代医家非常重视,提出过不少的理论和经验。崩与漏之出血,有缓急之不同,新久之异,因此,治疗崩漏,应掌握"暴崩宜止""久漏宜通"的原则。盖因暴崩者来势猛急,犹"溃溃乎若坏都",应急防虚脱的发生,故以益气固冲止血为主;漏下之证,日久不止,多有离经之血稽留,瘀血不去,新血难安,宜用活血止血之法,俾瘀血去则新血自安。崩漏之疾,非独阴道出血,日久不止一证,周期紊乱,经血妄行为基本。因此宋代丁凤提出治崩三法之说"治崩症初用止血,以塞其流;中用清热凉血,以澄其源;末用补血,以还其旧。"明代·方广:"若止塞其流,而不澄其源,则滔天之势不能遏。若止澄其源。而不复其旧,则孤子之阳无以立。"(《丹溪心法附余·崩漏》)因此,塞流、澄源、复旧为治疗崩漏之大法。

(一)塞流

崩中之际,当以止血为急务,以防虚脱。一般用益气固摄法。若病势危笃,急煎独参汤频服,或生脉散(人参峻补元气,益气固脱,麦冬养阴滋水,五味子益气固肾、收涩止血,汗出多加山茱萸肉)频服。若证见四肢厥逆,大汗淋漓,脉微欲绝之危象,用参附汤(人参、附子)回阳救逆。病非危笃欲脱之候,当辨其寒热虚实而施治。

1.肾虚

(1)偏肾阴虚证

主要症状:经血非时而下,或崩中,或漏下或崩漏交替日久不止,色鲜红,头晕耳鸣,腰膝酸软,心烦少寐,舌红少苔,脉细数无力。

证候分析：肾阴亏虚，冲任不固，以致经乱无期，经血非时而下，或崩或漏，日久不止。肾精不足，不能上荣于脑则头晕耳鸣。肾虚失养，故腰膝酸软。肾水不足，不能上济于心，故生心烦少寐。舌质红、少苔、脉细数无力，均属肾阴虚之象。

治法：滋肾益阴、固冲止血。

方药：左归丸（《景岳全书》）合二至丸（《医方集解》）。

组成：熟地黄、山药、枸杞子、山茱萸、菟丝子、鹿角胶、龟甲胶、川牛膝、女贞子、墨旱莲。

方义分析：熟地黄、女贞子、墨旱莲峻解冲任之虚，滋肾育阴以止血；龟甲胶、鹿角胶乃血肉有情之品，滋肾填精养血；枸杞子、山茱萸、菟丝子补肝肾、益冲任；山药补脾益气，因川牛膝能引血下行，故去之。全方有滋肾益阴，补气固冲之功。鹿角胶善于补肾之阳气，此处用它，如《景岳全书》所云："善补阴者，必于阳中求阴，则阴得阳升而泉源不竭。"老年血崩者，可益以桑叶，以增补肾止血之力。

（2）偏肾阳虚证

主要症状：经乱无期，崩、漏日久不止，经色淡，经质稀，或如黑豆汁，头晕耳鸣，腰痛腿软，肢冷畏寒，夜尿频，面色晦暗，舌质淡，苔薄滑，脉沉细，两尺尤弱。

证候分析：肾气虚弱，命门火衰，肾之封藏失司，冲任失约，故经乱无期，崩漏不止。真阳虚衰，血失温煦，故色淡质稀，或如黑豆汁。精亏血少，上不能充养髓海，外不能营养其府，故头晕耳鸣，腰痛腿软。下焦元阳虚惫，则肢冷畏寒。肾阳不振，气化不利，则夜尿频。面色晦暗，舌淡，苔薄滑，脉沉细尺弱，均为肾阳虚之征。

治法：补肾扶阳、固冲止。

方药：右归丸（《景岳全书》）加减。

组成：制附子、肉桂、熟地黄、山药、山茱萸、枸杞子、菟丝子、鹿角胶、当归、杜仲、去肉桂、当归，加人参、陈棕炭。

方义分析：附子温补命门之火，菟丝子、杜仲、鹿角胶助附子温肾扶阳，固冲任以复封藏之职；熟地黄、山茱萸、枸杞子填精养血。张景岳云："善补阳者，必于阴中求阳，则阳得阴助而生化无穷。"山药补脾益肾以固冲任；肉桂入血分，能宣通血脉，当归辛温行血，欲使血静者不宜，故二者去之。增人参以大补元气，固冲摄血，加陈棕炭以固涩止血。

2.血热

（1）虚热证

主要症状：月经周期紊乱，经行量如注或淋漓不尽，经色鲜红，质稠，双目干涩，五心烦热，小便黄，大便秘结，唇红，舌质嫩红，少苔或无苔，脉细数。

证候分析：阴虚生内热，热伏冲任，迫血妄行，故月经周期紊乱，崩漏日久不止色鲜红。热灼津伤，则质稠。阴血亏虚，不能上注于目、上奉于心、外达四末，故目涩、五心烦热。阴津虚少、则小便黄。津亏易燥故大便秘结。唇红，舌质嫩红，少苔或无苔，脉细数为阴虚内热之象。

治法：清热、凉血止血。

方药：育阴止崩汤。

组成：女贞子、墨旱莲、人参、麦冬、沙参、五味子、山茱萸、生地榆、仙鹤草、地骨皮。

方义分析：《黄帝内经》云："阴虚阳搏，谓之崩。"方用女贞子、麦冬、沙参、地骨皮滋阴壮水；山茱萸滋阴敛阴，酸收止血，配五味子酸敛之力更佳；墨旱莲、生地榆、仙鹤草均为养阴清热、凉血止血之佳品；久病气随血耗，元气必伤，故用人参益气止血。

（2）实热证

主要症状：经血非时而下，忽崩忽漏，日久不止，经色深红，或紫红，质稠，口渴喜饮，烦躁少寐，小便短黄，大便干结，舌红，苔黄少津，脉滑数有力。

证候分析：热扰血海，损伤冲任，血海沸腾，迫血妄行，故经血非时而下，崩漏交替，日久不止。热为阳邪，易灼伤津液，故经血深红或紫红，质稠，口渴喜饮，小便短黄，大便干结。热扰心神，则烦躁少寐。舌红，苔黄少津，脉滑数有力皆为实热之象。

治法：清热凉血、安冲止血。

方药：清热宁坤汤。

组成：生地黄、地骨皮、黄芩、黄柏、栀子、龟甲、牡蛎、生地榆、生藕节、马齿苋、陈棕炭。暴崩者，加阿胶、山茱萸肉；漏下日久者，加大黄炭。

方义分析：方用生地黄、黄芩、黄柏、栀子清热泻火、凉血清营。崩漏日久，阴血必伤，阴虚而阳必亢，故用地骨皮、龟甲配生地黄以养阴清热；龟甲、牡蛎又有育阴敛血之功，生地榆、马齿苋具有凉血止血之功；生藕节、陈棕炭收涩止血；全方寓清热凉血于滋阴壮水之中，"水既足，火自消。"清中有补，再益收涩固冲，血自止矣。暴崩时阴血必伤，可加阿胶、山茱萸肉以增养血止血之力；久漏多有瘀血稽留，当以大黄炭祛瘀止血。前症若兼胸胁、乳房胀痛，烦躁易怒，口苦咽干，脉弦数者，此为肝郁化火，热扰血海所致。治宜：舒肝解郁、清热止血。方用丹栀逍遥散（《内科摘要》）加秦皮炭：牡丹皮、栀子、当归、芍药、柴胡、白术、茯苓、炙甘草。

3.脾虚

主要症状：经血非时暴下或淋漓不断，稍劳则血量即增，经色淡红，或鲜红，质稀，时有大血块，但无腹痛或虽痛甚轻，精神萎靡，气短懒言，倦怠乏力，小腹空坠，面目虚浮，面色苍白，舌体胖大、质淡、多齿痕，脉细弱。

证候分析：脾主统摄，其气主升。脾气虚中气下陷，统摄无权，冲任不固，故经血非时暴下或淋漓不断。劳则伤气，故稍劳则血量即增。气虚不能温煦于血，故色淡质稀。气虚运血无力，血行迟滞故而结块，血块虽大，但非瘀血所为，故腹不痛或虽痛甚微。面目虚浮，面色苍白，舌体胖大质淡、齿痕，脉细弱，均为脾虚之象。

治法：益气摄血、升陷固冲。

方药：益气摄血汤。

组成：党参、黄芪、白术、茯苓、山茱萸肉、炒蒲黄、白芍、升麻炭、赤石脂、陈棕炭、阿胶（烊化）、三七粉（分冲）。

方义分析：方中党参、黄芪益气摄血；重用生蒲黄、白芍与之相伍，益增摄血之力；升麻炭升陷止血；山茱萸肉、阿胶滋阴敛血止血；赤石脂、陈棕炭固冲涩血；三七有良好的祛瘀止血作用。全方合用，健脾益气、升陷固冲、摄血止血。若形寒肢冷者，酌加鹿含草、鹿角霜以温阳止血；大便溏薄者，可加焦白术健脾止泻止血；手足心热者加女贞子、墨旱莲以滋阴清热止血；子宫肌瘤之月经过多，属气虚者，用之亦颇效。

4.血瘀

主要症状：经血非时而下，经血量多或淋漓不止，色紫暗，多血块，小腹疼痛拒按，血块排出之前腹痛加重，血块排出后疼痛减轻，舌质紫黯，或有瘀点、瘀斑，苔薄白，脉涩或弦涩。

证候分析：瘀血内滞，胞脉乖戾，新血不安，故经血非时而下，经血量多或淋漓不止。胞脉阻痹，血行不畅，故经色紫暗，多血块，小腹疼痛拒按；瘀块排出后，胞脉暂时得以流通，则块下痛减。舌质紫黯、瘀点、瘀斑,脉涩均为血瘀之表现。

治法:活血化瘀、止血调经。

方药:桃红四物汤(《医宗金鉴》)加丹参、益母草、延胡索、三七粉。

方义分析:方用桃红四物汤养血活血;加丹参、益母草以增活血化瘀之力;延胡索理气止痛。三七粉活血止血,若因寒而瘀者,可加桂枝、吴茱萸、艾叶温经散寒,缘血得热则流畅瘀血易去,新血自安;若因气滞而瘀者,可增香附、郁金之属,行气以活血;疼痛剧烈者,益以失笑散,化瘀止痛力更强;气虚血瘀者,加党参、黄芪,气旺则能帅血故也。

(二)澄源

澄源即澄清崩漏之本源,亦即辨证求因,审因论治。《黄帝内经素问·阴阳别论》云:"阴虚阳搏,谓之崩。"认为阴虚为本。加之崩漏日久,阴血大伤。阴血者经之本。经实验室研究认为:补肝肾之剂,有提高促卵泡发育成熟之效应。故以滋补肝肾、养血调经为主。

方用育胞汤(《自拟方》):菟丝子、女贞子、枸杞子、当归、何首乌、黄精、党参、紫河车、熟地黄、墨旱莲。

方义分析:方中菟丝子、枸杞子、当归、何首乌、熟地黄滋补肝肾、益阴养血;紫河车,大补气血;党参、黄精能益气养血;女贞子、墨旱莲,有补肾益肝、退虚热止血之功。

若证属肾阴虚者,重用女贞子,酌加天冬、沙参;兼肾阳虚者,加淫羊藿;气虚者加黄芪、白术;血热者,加地骨皮、鳖甲;兼气滞者,加香附、延胡索。

(三)复旧

复旧即调经固本,恢复月经之常度,而善其后。如《景岳全书·妇人规》云:"调经之要,贵在补脾胃以资血之源,养肾气以安血之室,知斯二者,则尽善矣。"经病之本在肾,总以补肾养血,调理冲任为要诀。有研究指出,补脾肾之剂,有促进孕激素水平之作用,治疗可用两固汤:巴戟天、菟丝子、枸杞子、当归、肉苁蓉、党参、何首乌、锁阳、淫羊藿、山药、炒杜仲。

方义分析:方中用巴戟天、炒杜仲、菟丝子大补元阳、补肾益精;枸杞子、当归、何首乌养血调经;肉苁蓉、锁阳、淫羊藿补肾扶阳;党参、山药健脾益气,以资化源;若阳虚并见腰酸、下肢寒凉者,可增以肉桂、附子峻补命门之火;经期便溏,频频临者,加炒白术、茯苓以健脾止泻;经前乳房胀痛、心烦易怒者,用柴胡、白芍、橘叶理气舒肝,活络止痛。

四、其他疗法

(一)针灸疗法

1.断红定

二、三掌骨之间,指端下一寸,先针后灸,分别为 20 min、10 min。

2.主穴

关元、三阴交、隐白。

配穴:实热加血海、水泉;

阴虚者,加内关、太溪;

脾虚者,加气海、足三里。

方法:虚证用补法,热证用泻法,阳虚或兼寒者加用灸法。

3.灸法

百会、气海、隐白,用于气虚崩漏引起之虚脱者。

（二）童便

每次 200～300 mL，每日 2～3 次。

五、转归与预后

经过治疗，一般均可治愈。少数久治不愈者，应考虑生殖器官器质性病变的存在，进行必要的检查。余曾遇少女崩漏而为子宫内膜腺癌者，及宫颈息肉过大而崩漏者。

六、讨论

1. 在治疗过程中，塞流必兼澄源，澄源必顾复旧，复旧又当注意塞流，三者不可断然分开。因年龄的不同，对复旧的要求亦不同。育龄期妇女，当以恢复排卵及正常周期为目的，而对青春期及更年期患者，不必促其排卵。

2. 人皆以经血中的血块为瘀，有气虚而有大血块，但无腹痛，或其痛轻微者，实为气虚不能帅血而成，非瘀血之块，不可妄作瘀血而攻逐之。

3. 少数患者，因暴崩而致严重贫血者，可配合输血及其他支持疗法。必要时，做诊断性刮宫，除外炎症、肿瘤等病变的存在。

4. 崩漏沉顽，用药难取效时，可中西药结合治疗。方法：在中药序贯用药同时于月经第5天起口服己烯雌酚每日 0.125～0.25 mg，连服 20 d，月经第 15 天起加服安宫黄体酮 2～4 mg，连服 10 d。连续用药 3 个月后，用中药调理。临床常获良效。注意：己烯雌酚最大量不超过 0.25 mg，后 2 个月，与安宫黄体酮用量递减。

七、文献辑录

"盖血崩而至于黑暗昏晕，则血已尽去，仅存一线之气，以为护持，若不急补其气以生血，而先补其血而遗气，则有形之血，恐不能遽生，而无形之气，必且至尽散，此所以不先补血而先补气也。"（《傅青主女科·血崩》）。

"世人一见血崩，往往用止涩之品，虽亦能取效于一时，但不用补阴之药，则虚火易于冲击，恐随止随发，以致经年累月不能全愈者有之。是止崩之药，不可独用，必须于补阴之中行止崩之法，方用固本止崩汤。"（清·傅山《傅青主女科·上卷血崩》）。

"要知崩漏皆由中气虚，不能受敛其血，加以积热在里，迫血妄行，或不时下血，或忽然暴下，为崩为漏。此证初起，宜先止血，以塞其流，急则治标也。血既止矣，如不清源，则滔天之势必不可遏。热既清矣，如不端本，则散失之阳，无以自持。故治崩漏之法，必守此三者次第治之，庶不致误。"（《叶氏竹林女科·调经》）。

"崩证热多寒少，若血大至色赤者，是热非寒。倘色紫黑者，出络而凝，其中有阳虚一证，……渐渐变紫变黑，然必须少腹恶寒，方可投温。"（《沈氏女科辑要·血崩》）。

第八章 小儿病症的中医治疗

第一节 汗 证

一、病因病机

小儿汗证的发生,内因由体虚所致,外因由邪气侵犯和过食肥甘。病位在肺,与脾胃、心、肾相关。小儿汗证的形成主要因为先天禀赋不足、后天调护失宜,脾胃受损,阴阳气血虚弱,卫外不固,营不内守而汗出过多。外感之后,余邪未清;或大病之后,气血受损;或过食肥甘,郁而化热,均可导致汗出。此时汗出过多是疾病过程中出现的一个主要症状。本病的基本病机是阴阳失和。

汗是人体五液之一,由阳气蒸化津液而来。如《素问·阴阳别论》所说:"阳加于阴,谓之汗。"心主血,汗为心之液,卫气为阳,营血为阴,阴阳平衡,营卫调和,则津液内敛。反之,若阴阳脏腑气血失调,营卫不和,卫阳不固,腠理开阖失职,则汗液外泄。体表之卫气为人身之藩篱,外御邪气;若小儿先天禀赋不足,或后天脾胃失调,或病后失养,致使卫气虚弱,卫阳不固,腠理开泄,导致津液外泄而汗出。营卫为水谷之精气,化血生脉,营行于经隧之中,卫充实于皮毛分肉之间。营阴内守,卫阳外固,玄府致密,不令汗出。若四时杂感,或过用发散,卫阳受损、营阴内亏,使营卫失和,开合失司,卫气虚则不能外护而固密,营气虚则不能内守而敛藏,故汗液外泄。

气属阳,血属阴,脏腑的气血、阴阳平衡,则津液内守。若暴病、重病、久病之后,气血虚弱,气虚不能敛阴,血虚心失所养,心液失藏,汗自外泄。小儿生理特点为阴常不足,阳热易亢,若温热病后,阴津耗伤;或泻痢后阴血受损,或病后失调,虚火内生,津液受迫,外泄为汗。小儿脾胃运化功能尚未健全,若恣食肥甘,积滞不化,郁而生热,积热蒸腾而汗出。或热病后里热未清,郁积脾胃,迫津外泄。

由此可见,小儿汗证有虚实之分,虚证有表虚不固、营卫失调、气阴亏损、阴虚火旺,实证多因脾胃积热所致。

二、临床表现

汗证多发生于5岁以内的小儿。临床以小儿在安静状态下,正常环境中,全身或局部出汗过多,甚则大汗淋漓为主要特征。

三、诊断

1.小儿安静状态下,正常环境中,全身或局部出汗过多,甚则大汗淋漓。

2.寐则汗出,醒时汗止者称为盗汗;不分寤寐而出汗者称为自汗。

3.排除环境等客观因素的影响及风湿热、结核病等传染病引起的出汗。

四、鉴别诊断

1.脱汗

脱汗发生于其他疾病病情危笃之时,出现大汗淋漓,或汗出如油,伴有肢冷、脉微、呼吸浅弱,甚至神识不清等。

2.战汗

战汗表现为恶寒发热,全身战栗,随之汗出淋漓,或但热不寒,或汗出身凉,过后再作,常出现在热病过程中。

3.黄汗

汗色发黄,染衣着色如黄柏色,多见于黄疸及湿热内盛者。

此外,要与药物和中毒因素、急性感染性疾病、佝偻病活动期、营养不良,或因风湿热、结核病等传染病引起的出汗相鉴别。

五、辨证治疗

(一)辨证要点

1.辨生理性汗出与病理性汗出。因环境及活动因素而引起的与其他小儿相比无明显差异的汗出,不属病态;若小儿睡时常常头面微汗出,而无其他病症者,亦不属病态。若在同样的条件下,汗出明显增多者,则属汗证。

2.虚汗。气虚者,汗出恶风,动则益甚;阴虚者,睡中汗出,醒则汗止,潮热,心烦,口干。

3.实汗。热淫于内者,表现为蒸蒸汗出,烦躁,面赤或口唇红。

4.虚实夹杂营卫不和者,汗出恶风,时寒时热。

(二)治疗原则

1.基本治则

调燮阴阳。

2.具体治法

治疗汗证,当标本同治,以治本为主,治标为辅。治本,即虚则补之,实则泻之,热则清之;治标,指敛汗止汗而言。临证总以辨证为要,审因论治,则不止汗而汗自止。

(三)分证论治

1.卫表不固

主要证候:自汗为主,时时汗出,以头部及胸背部为多,动则益甚,神疲乏力,面色少华,肢端欠温,平素易感冒。舌质偏淡,苔薄白,脉细弱,指纹色淡。

治法:益气固表,调燮阴阳。

(1)常用中成药:玉屏风口服液。

(2)简易药方:玉屏风散(《世医得效方》)合牡蛎散(《太平惠民和剂局方》)加减。基本方:黄芪 15 g,炒白术 10 g,煅牡蛎 20 g,麻黄根 6 g,浮小麦 15 g。加减:脾胃虚弱,纳呆便溏者加山药、炒白扁豆、砂仁健脾助运;汗出不止者,每晚在睡前用龙骨、牡蛎粉外扑,敛汗潜阳。

2.营卫不和

主要证候:自汗为主,汗出遍身,或恶风怕冷,不发热或伴有低热,精神倦怠,胃纳欠佳,舌淡红,苔薄白,脉缓。

治法:调和营卫,调燮阴阳。

简易药方:黄芪桂枝五物汤(《金匮要略》)加减。基本方:黄芪 15 g,桂枝 10 g,白芍 10 g,大枣 10 g,生姜 2 片。加减:若汗出不止,可加浮小麦养心敛汗,龙骨、牡蛎潜阳敛汗;若精神倦怠,胃纳不振,面色少华者可加山药、太子参、生山楂等健脾;口渴、尿黄、虚烦不眠者加酸枣仁、石斛、柏子仁养心安神;汗出恶风,表证未解者,用桂枝汤祛风解表。

3.气阴不足

主要证候:以盗汗为主,也常伴自汗,汗出较多,神萎不振,形体消瘦,心烦少寐,寐后汗多,或低热,口干,口唇淡红,舌质淡或嫩红,苔少或见花剥苔,脉细弱或细数。

治法:益气养阴,调燮阴阳。

(1)常用中成药:虚汗停颗粒。

(2)简易药方:生脉散(《内外伤辨惑论》)。基本方:太子参 10 g,麦冬 15 g,五味子 10 g。加减:若精神困顿、不时汗出、汗液偏凉、面色无华者,乃阳气偏虚,方中去麦冬加炙黄芪加强益气之力;若睡眠汗出,醒则汗止,口干心烦,容易惊醒,口唇淡红,为心脾不足,脾虚血少,心失所养,可用归脾汤合龙骨、牡蛎、浮小麦补养心脾,益气养血,敛汗止汗;若低热口干,手足心灼热,加白芍、地骨皮、牡丹皮清其虚热。

4.阴虚火旺

主要证候:盗汗为主,头身汗出较多,形体消瘦,口渴颧红,烦躁易怒,夜寐不宁,唇燥口干,便结溲赤,舌尖红起刺,苔光或剥,脉数。

治法:滋阴降火,调燮阴阳。

简易药方:当归六黄汤(《兰室秘藏》)加减。基本方:当归 8 g,黄芪 10 g,生地黄 10 g,熟地黄 10 g,黄连 2 g,黄柏 8 g,黄芩 10 g。加减:汗出淋漓者加麻黄根以敛汗;潮热甚者加知母、地骨皮、龟甲、鳖甲。

5.脾胃积热

主要证候:自汗盗汗并见,头额、心胸、手足汗多,手足心热,病程较短,面赤,或见口臭纳呆,腹胀腹痛,大便或秘或泻,夹有不消化食物残渣,睡卧不宁,或夜间潮热,苔黄腻较厚,指纹滞,脉滑。

治法:清热消积,调燮阴阳。

(1)常用中成药:小儿化食丸。

(2)简易药方:曲麦枳术丸(《医学正传》)加味。基本方:焦神曲 8 g,炒麦芽 10 g,炒枳实 10 g,生白术 10 g,生山楂 10 g,鸡内金 10 g,槟榔 6 g,炒莱菔子 10 g,黄芩 10 g,黄连 2 g,银柴胡 10 g。加减:热盛者加龙胆草;低热者加地骨皮;大便秘结者加大黄;食积湿阻,热象不太明显,苔白腻者,用保和丸加减;口臭口渴者,加胡黄连、牡丹皮清胃降火;少色黄者,加滑石、车前草清利湿热。若余热未清,郁于脾胃者,可用凉膈散清热泻火。

六、临证心得

1.生理性出汗

小儿为纯阳之体,处于"阳常有余"的状态。和成人相比较,小儿有余之阳气蒸腾阴液于外,便有汗出,所以小儿生机勃勃,休息、睡眠、饮食及运动都正常,生长发育正常的情况下,无需用药物治疗。

2.阳有余的出汗

五脏化液,在心为汗。汗为心液,故治汗首当治心。心血由津液所化,心藏神,汗液的排泄需靠心神的调节,心属火,为阳中之阳。汗出过多,首先考虑到阴阳偏盛,特别是阳气偏旺,直接原因就是心火偏亢。治以清心火为主,泻肝利小便为辅,利小便使邪有出路,小便利之则汗自止,可获意想不到之功效。用黄连 2 g,竹叶 3 g,生地黄 10 g,炒栀子 10 g,莲子心 3 g,车前子 8 g,生甘草 3 g。

3.表虚不固的出汗

《素问·评热病论》曰:"人所以汗出者,皆生于谷,谷生于精。"故说脾胃为后天之本、气血津液的生化之源,出汗多常常与脾胃关系较密。表虚与脾胃失运同见的情况在小儿比较常见,需在玉屏风散的基础上要加健脾消食的药物,如焦槟榔 6 g,焦山楂 12 g,炒麦芽 10 g,炒稻芽 10 g,连翘 8 g,炒枳壳 15 g 等。

4.注意个人卫生

勤换衣服,保持皮肤清洁和干燥,出汗后及时用柔软干毛巾或纱布擦干,勿用湿冷毛巾,以免受凉。多饮开水,汗出过多致津伤气耗者,应补充水分及容易消化而营养丰富的食物。不喝或少喝饮料,忌食辛散食品及药物。合理喂养,饮食有节,避免饥饱无度及肥甘过度。

第二节　痿　证

一、病因病机

引起痿症的病因颇多,常见的有邪热伤津、湿热浸淫、脾胃虚弱、肝肾亏损。本病病位在筋脉、肌肉,主要与肺、胃、肝、肾关系密切。痿症的形成主要是先天禀赋不足,后天调护失宜,肾脾不足,累及五脏所致。其病机可概括为正虚和邪实两个方面。正虚是五脏不足,气血虚弱,精髓不充;邪实为痰瘀阻滞心经脑络,心脑神明失主所致。

本病的基本病机是脏虚痿废。小儿易罹外感,又因小儿为少阳之体,阳气偏盛。受邪之后,极易化热化火,伤津耗液。若外感风热暑湿之邪或感受风寒入里化热,或病后邪热未清,皆可耗伤肺之阴津。肺津受伤,气化失司,宣降失常,不能布送津液以润泽五脏,四肢筋脉失养,导致手足痿废不用。若久居阴暗潮湿之地,或冒雨涉水、外感湿邪;或由小儿过食肥甘厚味,碍脾伤胃,导致湿浊内蕴。湿热浸淫经脉,营卫运行不畅,郁而生热,久则气血运行不利,筋脉肌肉失濡而发为痿证。湿热之邪困脾,久则影响脾胃功能,使气血生化无源,无以养五脏,润筋肉,利关节,以致痿证加重。湿热既是病因,又是病理产物。脾主四肢,主肌肉。若小儿素体脾胃虚弱,或因病致虚,脾胃气虚,运化失司,则气血乏源,肌肉筋脉失养,肌体痿废不用,可致痿证。肝主筋,为罢极之本;肾主骨生髓,为作强之官。精血充盛,则筋骨坚强,活动正常。若小儿先天禀赋不足,或体虚病久,均可致肝肾阴精气血亏损。肝血虚则不能濡养宗筋,肾精虚则骨枯髓减,故见关节松弛,骨骼畸形,运动受阻,而成痿证。

痿证的病因复杂,其病机属性分为虚实两大类。一般认为起病急,病程短,伴有恶寒发热者,多为实证;起病缓慢,病程迁延,或症状进行性加重者,其病机属性以虚为主,或虚中夹实。新痿多因感受暑湿温热之邪,如若治疗不当,毒邪未净,也可出现阴虚之证;久痿失治、误治,阴损及阳,可致阴阳两伤。

二、临床表现

患儿自觉肢体软弱无力,活动不利,足不胜地,不能步履,甚至不能起坐、握持等,形成弛缓性瘫痪或肌肉萎缩,可发于上肢、下肢、单侧或双侧。

三、诊断

1.肢体经脉弛缓,软弱无力,活动不利,甚则肌肉萎缩,弛纵瘫痪。

2.可伴有肢体麻木、疼痛,或拘急痉挛。严重者可见排尿障碍,呼吸困难,吞咽无力等。

3.常有久居湿地、涉水淋雨史。或有药物史、家族史。

4.CT、磁共振等辅助检查有助于诊断。

四、鉴别诊断

1.痹证

痹证后期,由于肢体关节疼痛,运动障碍,肢体长期废用,也有出现痿证的瘦削枯萎的症状。

其鉴别要点主要在于痿证以肢体软弱无力为主,伴有或不伴有肢体关节疼痛,而痹病则是先有关节疼痛,后期出现痿软症状。

2.中风

痿证与中风均可见肢体瘫痪,但中风起病急骤,临床表现为突然昏仆,口眼㖞斜,半身不遂,日久可见患肢萎缩;而痿证多见一侧或双侧上下肢痿软无力,运动不利,虽日久可有肌肉萎缩,但无神识变化。

五、辨证治疗

(一)辨证要点

1.辨病因

发病突然,并伴有恶寒、发热等症,继而出现两足痿软无力,或四肢瘫痪者,多由外感风温之邪,伤及肺胃之阴所致;若见两下肢痿软,足跗微肿麻木,伴有舌红,苔黄腻者,则因湿热浸淫,气血阻滞而致;倘若病程较长,渐见下肢痿软无力,肌肉萎缩者,应责之脾胃虚弱,气血乏源,筋脉失养;伴有腰膝酸软,头晕遗尿者,则为肝肾亏损,精血不足,筋失濡养而成。

2.辨轻重

发病有轻重之分,一般以一侧下肢或一侧上肢痿软不用,不伴有肌肉萎缩者为轻证;若出现四肢软瘫,呼吸困难者多为重证;如若发病年龄较早,一般在5～6岁前发病,出现某些肌群假性肥大,其他部位肌肉萎缩现象,最后假性肥大的肌群亦出现萎缩,并进行性加重者,大多在青春期前死亡。

(二)治疗原则

1.基本治则

养脏祛痿。

2.具体治法

《素问·痿证论》有"治痿者独取阳明"之名论,所谓"独取阳明",一般指补益后天的治疗法则。阳明者胃也,为五脏六腑之海,主润宗筋,宗筋主束骨,以利机关。肺之津液来源于脾胃,肝肾之精血亦有赖于脾胃受纳运化而成。因此,脾胃功能健旺,饮食得增,津液得复,则肺津充足,脏腑气血功能正常,筋脉得以濡养,有利于痿证的恢复。

(三)分证论治

1.邪热伤津

主要证候:突然出现两足痿软无力,或四肢全瘫,伴恶寒发热,皮肤干燥,心烦口渴,咳嗽无痰,咽干,溲赤热痛,大便干燥,舌红苔黄,脉数。

治法:清热润肺,养脏祛痿。

(1)常用中成药:养阴清肺膏。

(2)简易药方:清燥救肺汤(《医门法律》)加减。基本方:桑叶 8 g,石膏 20 g,麦冬 15 g,太子参 10 g,沙参 10 g,杏仁 15 g,枇杷叶 10 g,阿胶 10 g,黑芝麻 10 g,甘草 6 g。加减:口渴甚者加石斛、天花粉。注意要选用甘寒清热之品,不能过用苦寒清热辛散之品。

2.湿热浸淫

主要证候:两下肢痿软无力,或兼微肿麻木,身热不扬,肢体困重,或足胫热气上腾,面黄,胸脘痞闷,小便赤涩热痛,舌苔黄腻,脉濡数。

治法:清热利湿,养脏祛痿。

(1)常用中成药:二妙丸、四妙丸。

(2)简易药方:三妙丸(《医学正传》)加减。基本方:黄柏 10 g,苍术 20 g,川牛膝 15 g。加减:小便短赤甚,加萆薢、防己、薏苡仁、泽泻渗湿分利,湿热从小便而出。胸脘痞闷,纳呆,苔腻加厚朴、藿香、佩兰;若素体瘦弱,下肢无力伴热感,或两足奇热,心烦,舌边尖红,中剥无苔,脉细数者,此为湿热伤阴,可加沙参、麦冬、天花粉等。

3.脾胃虚弱

主要证候:平素纳少便溏,或久病脾胃虚弱,下肢渐渐痿软无力,甚则肌肉萎缩,纳呆食少,大便溏薄,神疲乏力,面色无华,舌质淡,苔薄白,脉细。

治法:健脾和胃,养脏祛痿。

(1)常用中成药:参苓白术丸、人参健脾丸。

(2)简易药方:参苓白术散(《太平惠民和剂局方》)加减。基本方:人参 5 g,白术 15 g,茯苓 15 g,山药 15 g,莲子 12 g,白扁豆 15 g,薏苡仁 20 g,砂仁 8 g,桔梗 6 g,炙甘草 8 g。加减:肢冷者,加附子、桂枝;病久体虚,气血两亏者,加当归、白芍、生地黄、黄芪。

4.肝肾亏虚

主要证候:起病较缓,肢体软弱无力,甚则步履全废,腰膝酸软,头晕耳鸣,遗尿,舌红少苔,脉细数。

治法:补益肝肾,养脏祛痿。

(1)常用中成药:健步虎潜丸、六味地黄丸。

(2)简易药方:虎潜丸(《丹溪心法》)加减。基本方:虎骨(代)15 g,牛膝 15 g,锁阳 15 g,黄柏 6 g,知母 6 g,熟地黄 20 g,龟甲 30 g,当归 8 g,白芍 15 g,陈皮 10 g,干姜 6 g。加减:方中虎骨(可用猫骨替代),热盛者去锁阳、干姜;病久阴损及阳,见畏寒肢冷,小便清长,舌淡,脉沉细者,则虎潜丸去黄柏、知母,加鹿角胶、补骨脂、巴戟天、肉苁蓉、杜仲、肉桂等补益肾阳。

六、临证心得

1.气虚为主

清代《银海指南》曰:"中气不足则眼皮纵宽。"气陷则升举无力,故眼睑下垂,伴周身乏力,气短,纳差便溏,苔白厚腐,脉沉略滑数。可以大剂量使用黄芪,黄芪量在 $60\sim120$ g,疗效较好。重用黄芪,大补脾肺之气,外可益气固表,内可补虚通络,还可加用桂枝,桂枝辛温,温经通络。

2.解表药的应用

《素问·痿论》:"论言治痿者独取阳明,何也? 曰:阳明者,五脏六腑之海,主润宗筋,宗筋主束骨而利机关也。"在调理脾胃,补养后天之本的基础上加入麻黄、细辛,可引气血上达头面,升发全身阳气。

3.湿热较重

《张氏医通·痿》:"痿证,脏腑病因虽曰不一,大都起于阳明湿热,内蕴不清,则肺受热乘而日槁,脾受湿淫而日溢,遂成上枯下湿之候。"湿热遏阻中焦,伤及下焦,湿热邪气浸淫经脉,致使筋失所养而出现下肢痿软乏力等症,选用升降散加减疗效较好,该方出自《伤寒瘟疫条辨》,由僵蚕、蝉蜕、姜黄、大黄四味药组成,可清热除秽、升清降浊,疏通阻塞的气机。

4.点穴按摩

上肢拿肩井筋,揉捏臂臑、手三里、合谷部肌筋,点肩髃、曲池等穴,搓揉臂肌来回数遍。下肢拿阴廉、承山、昆仑筋,揉捏伏兔、承扶、殷门部肌筋,点腰阳关、环跳、足三里、委中、犊鼻、解溪、内庭等穴,搓揉股肌来回数遍。手劲刚柔并济,以深透为主。

5.注意孕期营养,减少产伤

婴幼儿应及时接受预防接种。避免居室潮湿,慎防湿邪侵袭。对长期卧床,不能翻动体位,或翻动较少者,应勤给患儿翻身、按摩,避免局部受压时间较长,影响血液循环,发生压疮。

第九章 眼科病症的中医治疗

第一节 眼底病证治述要

　　起病较缓的内障眼病,多为肝肾不足所致,治疗当以补肝肾为要务,以逐渐充养精血,缓取疗效。每用枸杞子、女贞子、生熟地、当归、白芍等养血填精,固本培元之品,从而使精血充沛,上荣两目,又可达到扶正驱邪的目的。应用当中应注意,凡有实邪者,如络伤血溢,气机阻滞,水气上泛,痰湿不化等,均不宜早补或单纯补益。脾胃虚弱,纳谷不佳者,当佐以理气开胃消食之品。

　　对内、外障眼病的辨证,应注重脾胃情况,作为拟定治法的依据之一。属脾胃为患者,调治脾胃无疑。一些眼病,其病机主要矛盾不在胃,但治疗过程中也酌情调治中土。盖中气旺则气血充盛,升降有序,脏腑和谐,有利于眼病的恢复。久病而常服中药,药之寒热温凉,走窜滋腻之偏,难免损及脾胃,故治慢性眼病不知顾及脾胃者,是治之失着。

　　调理脾胃的形式多种多样,以治中土为主者,补脾健胃、益气升阳温中健脾、利湿化痰、补脾摄血等酌情选用;属兼顾中土者,或将调中之品佐于组方之中,或另开丸药辅佐汤剂,或分阶段暂停他药,专事调整脾胃一时,或病后收功,专调脾胃以巩固疗效。

　　制方用药宜轻灵精巧。

一、药性轻扬

　　凡宜解发散、清扬上浮,透泄疏通等升浮轻扬之品,在组方中占重要地位。因目为上窍,方药之轻扬才能升举上浮,在上窍奏效。

二、用量宜轻

　　羌活、细辛、蝉衣、薄荷、黄连、桔梗、砂仁、沉香、肉桂等药,常用1～3 g;荆芥、防风、白芷、辛荑、桑叶、牛蒡子、豆豉、栀子、黄柏、龙胆草等,多用3～6 g;甘菊花、木瓜、草决明、青葙子、蔓荆子等,多用9 g左右。

三、制方精巧

　　制方选药贵在对症,宜精专而不宜庞杂,如治眼底出血,每加用槐花清热凉血止血,对老年高血压动脉硬化者更宜;年轻患者,多加用白芨粉,冲服。阴虚火旺导致出血者,常加玄参、生地;血热妄行,出血甚者,常加丹皮、三七粉。眼底反复出血,多为久病正虚,常配以党参、黄芪益气摄血;积血难以吸收者,选加丹参、三棱、莪术破血消积;属实证者,常加火麻仁缓通大便,使菀于上的气血得以平复。

四、补药及泻药的应用

　　应用补阴药时,宜与轻清宣扬之品相伍,既可标本同治,又可防止滋腻碍胃敛邪,如炙鳖甲、龟板配桑叶；何首乌、冬虫夏草配蔓荆子；熟地、当归配羌活、防风等。临床应用补益之品，如人参、黄芪、熟地、阿胶等，宜从小剂量开始，逐渐加大，因初起正虚，虚不受补，病不受药，徒然重用，于病无益，甚至会"因补阴而滋腻碍胃，因补阳而引动相火"。应用泻药时（包括泻火解毒药），如大黄、玄明粉、番泻叶、黄连、竹茹等，使用剂量应从大到小，因实证初起，邪盛而正未衰，重剂泻火除邪，才能刹住邪气猖獗之势。泻后邪减，则药亦随之而减，以免药过病所，伤于正气。

第二节　中心性浆液性脉络膜视网膜病变

本病主要侵犯黄斑区，多数患者有视力疲劳，发病初期有同侧偏头痛，特点是容易复发，所以应及早治疗，控制复发，减少后遗症，其治分述如下。

一、肝肾阴虚

除眼部症状外，兼见头晕耳鸣，失眠多梦，腰酸盗汗等。舌红少苔，脉弦数或细数。常用杞菊地黄汤或明目地黄汤加减，滋补肝肾。兼口干神烦者，为阴虚火旺，可选用知柏地黄汤或加焦栀子、生石膏，滋阴降火清热，并可同时服犀角地黄丸。

二、心脾两虚

除眼部症状外，伴见失眠多梦，心悸健忘，眼睑无力，食欲缺乏，大便溏薄。舌淡脉细。治宜补益心脾。方用人参归脾汤加减。

三、脾虚气弱

视力迟迟不能恢复，兼纳少便溏，头痛绵绵，神疲气短。舌质淡胖，脉沉细。治宜益气升阳为主，辅以调脾健胃。常以补中益气汤或益气聪明汤为主。

四、肝气郁结

除眼部自觉症状外，常伴有头晕，眼胀，神烦易怒，胸胁胀满，食欲缺乏等症状。脉弦细或弦，舌红苔微黄。治宜舒肝解郁为主。常以丹栀逍遥散为主，酌加平肝清热、明目之品。

五、血瘀气滞

病情较久，视力恢复较慢，视力疲劳或眼胀，眼底有陈旧出血未消。常用活血破瘀，软坚散结法治之。方用血府逐瘀汤或桃红四物汤加减。若余邪未尽，正气未复，宜加党参、太子参、黄芪等益气扶正，对防止复发有一定作用。

若遇除眼部症状外，全身无任何症状，舌正脉平者，均按"肝肾不足"论治，常以六味地黄汤为基础，结合眼底改变的不同阶段，给予不同治疗。

（一）早期

眼底黄斑水肿明显，伴有渗出，中心窝反射消失。治以滋阴降火，利水消肿，补益肝肾。方用知柏地黄汤,加利水消肿药。

(二)中期

眼底水肿消失,渗出减少,中心窝反射仍未见者。治以滋补肝肾为主,辅以益气活血。方用杞菊地黄汤或明目地黄丸,加清肝明目,益气活血药。

(三)后期

黄斑部水肿已消,或仍有轻度水肿,渗出迟迟不能吸收,或陈旧积血尚未吸收,黄斑部色素紊乱,中心窝反射不明显,视力尚未恢复。治以益气升阳为主配用软坚散结,破血消积。若渗出不吸收,视力尚未恢复者,用补中益气汤加海藻、昆布软坚散结;如积血尚未吸收,视力迟迟不恢复者,用桃红四物汤或血府逐瘀汤加三棱,莪术破血消积,适加益气扶正药。尚可根据自觉症状和全身情况,结合眼底改变,灵活加减,随证选药。

眼底水肿明显,加车前子、茯苓,赤小豆、木通、泽泻、通草,地肤子等利水消肿;气虚水肿者,选用党参、黄芪益气利水退肿;脾虚湿困,水湿不化,选加薏仁、芡实、苍术、白术健脾燥湿;虚火上炎,口鼻干燥,选加生地、天花粉、北沙参、石斛、麦冬、五味子、玉竹养阴生津;肺胃有热者,选加生石膏、生地、玄参、知母、黄柏、栀子、淡竹叶清热降火;肝热偏重者,加石决明、珍珠母、白蒺藜、菊花平肝明目;头晕眼花,则用决明子、青葙子、黄芩、夏枯草、桑叶等清肝明目;积血难吸收者,常加丹参、三棱、莪术等破血消积;用桃仁、红花、归尾、赤芍、茺蔚子、鸡血藤等活血破瘀;渗出难吸收者,选加海藻、昆布、夏枯草软坚散结。恢复期眼前黑花飞舞,或飞蝇幻视、云雾移睛(玻璃体混浊),选加桑叶、黑芝麻、枸杞子、菟丝子、女贞子、五味子、制首乌滋补肝肾明目。

例1:张××,男,40岁,2014年6月27日初诊。

1个半月前,右眼视力减退,视物变形,一直在某医院治疗。伴头晕,目眩,口干,神烦。检查:右眼视力0.8,近视力耶格表3。右眼视神经盘色正,动静脉比例大致正常,黄斑区水肿,组织混浊,伴有黄白色渗出点,中心反射未见。舌质稍红,脉弦。此为右眼视惑,系肝肾阴虚,相火偏亢所致。治当滋阴降火,辅以和营明目。处方:知柏地黄汤,加车前子10 g(包煎),全当归10 g,五味子6 g,红花10 g,北沙参5 g。14剂。

二诊(7月21日):自觉视力进步,视物变形已基本消失,口干,神烦亦消,唯失眠多梦。黄斑部水肿明显减退,尚有细小黄白色渗出点,中心窝光反射未见。脉弦细,舌质稍红。证属肾水不足,心肾不交。治宜滋阴补肾,养心宁神,活血明目。处方:生熟地各10 g、山药12 g、丹皮10 g、茯苓10 g、泽泻10 g、五味子6 g、柏子仁15 g、青葙子15 g、枸杞子10 g、茺蔚子10 g。

三诊(8月24日):14剂药后,视物变形已消失,睡眠仍欠佳,心烦。检查:右眼黄斑部水肿已全部消失,黄白色点状渗出已基本吸收,中心窝光反射已可见。脉弦细,舌尖红。证属阴虚内热。治宜滋阴清热活血安神,清肝明目。处方:炒知柏各9 g、车前子9 g(包煎)、茯苓9 g、茺蔚子9 g、决明子15 g、青葙子9 g、五味子6 g、炒枣仁15 g、柏子仁15 g、丹参15 g、夜交藤30 g、枸杞子9 g。

服药7剂后诸症消失,视力已经正常。检查右眼视力1.5,近视力耶格表1。右眼视神经盘血管正常,黄斑部渗出全部吸收,中心窝光反射可见。

第三节　渗出性视网膜病变

本病亦称寇茨（Coats）氏病，是一种较少见又难治的眼底病。多发于青年或儿童，以男性为多。通常侵犯单眼，病因尚不清楚。

本病发展缓慢，早期自觉症状不明显，待病变发展视力严重障时才被发现。根据临床症状，本病似与中医的"视瞻昏渺""视瞻有色""视正反斜"以及"视惑"等证近似。

例2：杨××，男，53岁，2014年5月30日初诊。

患者右眼视力明显下降已2周，眼前有黑影，头目眩晕，两眼干涩，口苦，舌燥咽干，尿黄，神烦。检查：右眼视力0.3^{+1}，近视力耶格表1；左眼视力1.5，近视力耶格表1。右眼散瞳检查，视神经盘颞侧稍淡，但在正常范围内，筛板可见，边缘清楚，动静脉充盈，颞侧偏下区域视网膜水肿，伴有大片黄白色渗出斑，隆起，位于视网膜血管后，黄斑部有黄白色状渗出，黄斑下方有硬性渗出，色素较紊乱，中心凹光反射不明显。左眼底正常。舌红少津，脉弦细而数。诊为右眼视瞻昏渺，视瞻有色，视大反小症。证属阴虚火旺。治宜滋阴降火，平肝明目。

方用加味知柏地黄汤：炒知母6 g、生地20 g、山药10 g、淡竹叶10 g、丹皮10 g、茯苓10 g、五味子5 g、泽泻10 g、黄芩10 g、生石决明30 g、车前子10 g（布包）、木通6 g。

二诊（6月6日）：服药7剂，右眼视力明显进步，但较模糊，眼前有黑影，视物仍小，近日右眼有分泌物，纳可，尿黄。检查：右眼视力1.0，近视力耶格表1（较模糊）。舌质稍红，脉弦细。仍守原方，7剂。

末诊（6月13日）：右眼已无暗影，视力清楚，视物已不变小，其它症状全部消失，唯小便时清时黄。检查：右眼视力1.0，近视力耶格表1（清楚）。右眼散瞳检查眼底，视神经盘颞侧稍浅，动脉充盈，视网膜反光较强，颞侧偏下部分渗出尚未吸收，黄斑下方硬性渗出如前，中心凹光反射可见。舌尖稍红，脉弦细。内热未清，余热未尽。仍宗原法，14剂（隔日1剂），未见复诊。

本病多为进行性，严重者可发生各种并发症，目前尚无特效方法控制其发展。

本例年已53岁，其肝肾阴虚，脾虚气弱是本；水湿内困，湿浊凝聚，久而化火，虚火上炽是标。故投以六味地黄汤以治其本；用知母、黄柏以折其标；复加淡竹叶、木通、车前子清热泻火利尿，以治心烦口苦、尿黄。三药并用，有助于消退眼底水肿和渗出，补中有泻，泻中有补，标本兼顾，服药14剂后基本痊愈。

第四节　视网膜色素变性

本病是一种视网膜色素上皮的原发变性，具有遗传基础，双眼同时受累。其特点为夜盲及视野缩小，直至失明。

本病属"高风雀目内障"范畴，是眼科的疑难眼底病变。目前现代医学尚缺乏较好办法，而中医根据病情辨证施治对本病的控制发展及提高视力有一定作用。

例 3：彭××，男，19 岁。1992 年 6 月 7 日初诊。

患者 4 岁时发现从地上捡东西困难，9 岁时晚上走路经常跌跤。5 年前在北京某医院检查，确诊为视网膜色素变性，曾用组织疗法和其他对症治疗半年无效。现黄昏视力较差，晚上看不见路，经常跌跤，视野狭窄，视力疲劳，头晕眼干，神烦，胃纳尚可，二便调。据云：出生后有佝偻病，3 岁时小便色白且混浊如米泔水，经治疗后好转，以后经常鼻衄。检查：视力，双 1.2；近视力耶格表 1。双眼屈光间质清晰，乳头色蜡黄，边界清楚，动脉细，黄斑中心凹光反射可见，视膜网赤道部可见散在骨细胞样及条样色素沉着，右眼较左眼多，伴有灰白色圆形小点，边界整齐而清楚，脉网膜血管可透见。舌质稍红，脉细。诊为双眼高风雀目内障。证属脾虚气弱，清阳下陷，兼有肝肾阴虚。治宜益气升阳为主，兼以平肝益肾明目。方用人参补胃汤合决明夜灵散加减：党参 10 g、蔓荆子 10 g、炒白术 10 g、炙甘草 3 g、炙黄芪 6 g、黄柏 5 g、石决明 25 g、夜明砂 25 g（包煎）。

另：黄连羊肝丸，每日 1 粒。

二诊（7 月 5 日）：14 剂药后视物较前清楚，视疲劳及头晕等症状已减轻，鼻衄 2 次。舌质稍红，脉细。周边视野向心性缩小，用 10 mm 白色视标检查，右上下及鼻侧均为 30 度，颞侧 80 度，左上下及鼻侧均为 30 度、颞侧 50 度。仍以上方去黄芪，加白蒺藜 12 g，谷精草 10 g，以助平肝明目之效，同服黄连羊肝丸 1 粒。

末诊（1993 年 9 月 26 日）：服方 1 年多来，夜盲自去年 8 月下旬开始明显好转，现在晚上有灯光能看见东西，没有灯光也能走路，视野范围已扩大。去年 9 月份已复学，改服丸剂，以人参养荣丸、石斛夜光丸、明目地黄丸、明目还睛丸交替服用，每日服 2 种。

1994 年 10 月 9 日复查时，双眼视力 1.5，近视力耶格表 1。视野基本正常，周边视野右上 40 度、下 45 度、鼻侧 50 度、颞侧 90 度，眼底同前。仍按前法，服药 1 个月，以巩固疗效。

本病属肝肾不足，脾虚气弱，脉道阻塞，清窍失养，精明失用，因而夜视不清，视野狭窄。根据气行则血行的理论，治以益气升阳为主，平肝清肝，益精明目为辅。本例主用人参补胃汤合决明夜灵散，加谷精草、白蒺藜等以助清肝明目之功，配五味子加强滋阴生津之效，并服黄连羊肝丸清肝养血明目。同时选服石斛夜光丸、明目地黄丸、明目还睛丸等补肝益肾明目。对提高扩大视野，控制病情发展有一定作用。

第五节　球后视神经炎

视神经炎是一个概括性总称，指发生于视神经任何部位的炎症，如炎症开始于球后视神经阶段，乳头正常或仅有轻微出血性改变，则称为球后视神经炎。本病多发于青壮年，儿童亦不少见，而老年人则发病率较少。根据发病缓急，可分为急性与慢性两种。

本病的临床特点是：急性者中心视力急剧下降，甚至完全失明。如光感完全消失则瞳孔扩大，对光反射消失；如尚有部分视力，其瞳孔大小虽然正常，但对光反应不能持久（瞳孔颤动）。有眼球压痛感或眼球转动痛，亦有眼眶深部钝痛，甚或偏头痛。视野随损害部位不同而有中心暗点、旁中心暗点、象限性缺损或向心性缩小等改变，其中尤以中心暗点最为多见。慢性者视力逐渐下降,轻症预后较好,重症预后较差,但一般都留有不同程度的视乳头变浅或萎缩。三分之二患者为双侧性,儿童患者双眼发病率高达 90％左右。

本病视力急剧下降而失明者,属中医"暴盲"范畴;视力逐渐减退而失明者,则属"青盲症";若视力减退或视物模糊,眼前有中心暗点者,属"视瞻昏渺""视瞻有色"证。本病大致分为4种类型如下。

(1)肝有郁热,或肝气郁结,均可导致玄府郁闭,目失荣养,治以舒肝清热为主,活血破瘀为辅。方用丹栀逍遥散为主。

(2)脾气虚弱,或病后气阴两虚,清阳下陷,清窍失养,治宜益气升阳,滋阴明目,方用补中益气汤为主,适加滋阴益肾明目之品。如脾胃虚寒,腹胀肠鸣,治宜益气健脾,温中散寒,方用香砂六君子汤为主,适加温中散寒之品。

(3)素体阴虚火旺,或肝火郁结者,风邪易侵,风火相煽,上犯目窍,头眼剧痛或偏头痛者,治宜祛风止痛为主,滋阴降火为辅,方用偏正头痛方加减。如湿热内困,气机不畅,邪浊阻窍而头身重沉者,改用芳香化浊,祛风利湿法,方用暑湿头痛验方加减。

(4)肝肾阴虚,双眼干涩,治宜滋肝补肾明目为主,适当加清肝明目之品,以杞菊地黄汤或明目地黄汤加减,并服明目还睛丸、犀角地黄丸、石斛夜光丸。阴虚火旺,目干,神烦较重者,改用滋阴降火法,以知柏地黄汤或滋阴降火汤为主。虚烦少寐者,则以三仁五子汤,养血安神,补益肝肾。

竭视苦思,用眼过久,视力疲劳,眼珠疼痛者,属于久视伤血,肝血不足,风邪乘虚而侵,血不养睛所致,治宜养血祛风止痛为主,常用当归养荣汤加蔓荆子。

随症选药方面,凡是眼底病,常用枸杞子、决明子、青葙子清肝益精明目;平肝明目选用石决明、白蒺藜、珍珠母;郁热阻络,不通则痛,可加茺蔚子、丹皮、丹参活血行瘀而明目;夜明砂能清肝益精明目,与石决明配用(决明灵散)可提高视力,治疗夜盲、雀目,用此药加谷精草可获显效;热伤阴液,大便困难,常用生熟地、玄参、麦冬、火麻仁、决明子等滋阴润燥。特别是温热病后虚实互见之患儿,既可攻实,又可防虚,祛邪而不伤正,可谓一举两得。

例4:王××,女,50岁。2014年4月10日初诊。患者右眼视力急剧下降已半个月。伴有右侧偏头痛,眼前有暗影,恶心,纳少,失眠,大便干。经某医院确诊为急性球后视神经炎,治疗无效而来诊。患肺结核,现仍服异烟肼和 PAS。2010年左眼曾患同样眼病,经服中药好转。检查:右眼视力 0.1,近视力耶格表不能见;左眼视力 0.9,近视力耶格表 4^{+3}。双眼压 5.5/6＝14.57 mmHg,视神经盘颞侧色淡,右眼尤为明显,边缘清楚生理凹陷转大,动静脉比例大致正常,中心凹光反射可见,周边部未见异常。脉象弦数。舌质红、苔微黄,诊为双眼视瞻昏渺,右眼视瞻有色,双眼视远怯近症。证属阴虚火旺,风邪外侵,风火相煽,上乘目窍,致眼痛及偏头痛;肝胃不和而纳少,泛恶,夜寐不安,腑气燥结而大便干。治宜祛风止痛,平肝和胃。方用偏正头痛方加味:防风 6 g、荆芥 6 g、木瓜 6 g、蝉蜕 3 g、黄芩 6 g、苏叶 5 g(后下)、甘草5 g。

二诊(4 月 16 日):5 剂药后,视力继续下降,自觉头目疼痛,眼珠转动痛。复查:右眼2.5 尺手动;左眼 0.9^{-1},近视力耶格表 4。舌质红,苔微黄,脉弦数。证属风热未解,邪热伤阴。治宜滋阴降火,祛风止痛。以原方加熟地 30 g,焦栀子 10 g,玄参 15 g。14 剂。

三诊(4 月 30 日):视力进步,眼前视野变淡,泛恶已消,胃纳佳,大便通畅。检查:右眼视力 0.1,近视力耶格表 7;左眼视力 1.0,近视力耶格表 3^{-1}。右眼周边视野正常,中心视野暗对暗点5度;左眼视野正常。舌质白腻,脉滑数。证属湿浊内蕴,气机不畅。治以芳香化浊,祛风利湿为主。以暑湿头痛验方加减:藿香10 g、佩兰10 g、滑石10 g、生薏苡仁12 g、黄芩5 g、菊花5 g、炒薏苡仁12 g、防风6 g、羌活6 g、白芷6 g、细辛3 g、甘草3 g、白蒺藜12 g、木贼草10 g。

四诊(5月27日):上方共服23剂,右眼视力明呈进步,近日口眼干涩。检查:右眼视力0.2,近视力耶格表6;左眼视力1.0,近视力耶格表3。脉细数,舌红少津。肝肾阴虚,滋补肝肾为主,辅以清肝明目。方用杞菊地黄汤加减:枸杞子10 g、菊花6 g、熟地12 g、山药10 g、丹皮10 g、茯苓10 g、泽泻10 g、当归6 g、白芍10 g、桑叶6 g、青葙子12 g。

另:明目还睛丸,每日2次,每次5 g。

末诊(6月8日):10剂药后,视力已恢复正常,眼前暗点消失。检查:右眼视力1.0^{-1},近视力耶格表5;左眼视力1.0^{+3},近视力耶格表3。右眼中心视野相对暗点已消,眼底大致同前。予明目还睛丸10袋,1日3次,每次6 g,温水送服,以善其后。

例5:王××,男,4岁。2016年2月22日初诊。

双目失明已2周。半个多月前高烧昏迷,抽风呕吐,经某医院诊断为"流脑",抢救苏醒后至今双目失明,双耳失聪,口噤。检查:双眼视力光感。双瞳孔对光反射存在。双眼底大致正常。舌质红、苔薄,脉细数。证属余热未尽,肝窍郁滞,络脉受阻。方取验方逍遥散加味:柴胡6 g、当归10 g、白术10 g、白芍10 g、茯苓10 g、丹皮6 g、甘草5 g、菊花6 g、炒栀子10 g、麦冬6 g、枸杞子10 g、石菖蒲6 g。

二诊(3月2日):服7剂药后已能讲话,听觉有进步,自己可以捡起较大物品。脉细数,舌苔薄。仍服原方20剂。

末诊(3月24日):听觉和讲话已恢复正常,左下肢较软弱。检查:双眼视力1尺半远,能捡取3 mm大的红色小球,双眼底正常。病后气血耗损,筋骨失养,故下肢软弱。嘱再服原方10剂,巩固疗效,并服健步虎潜丸,每日1丸。

第六节　小儿皮质盲

皮质盲是各种因素所致的大脑皮质视觉中枢损害而引起的双目全盲。其临床特点是:视力黑矇,眼底正常,瞳孔对光反应正常。清·刘耀先《眼科金镜·青盲症》中指出:"小儿青盲眼,此症极危险,盖因病后热留,经络壅闭,玄府精华不能上升之故,……疹后余热未尽,得是病者不少……以速急治,缓则经络郁久不能治疗"。根据中医文献,小儿皮质盲应属中医"青盲"症范畴。同时对本病的症状,病因,以及预后,均有生动的描述。

例6:马××,男,1.5岁,2009年6月1日初诊。

双眼失明近1个月。初病高烧抽风,原因不明,第4天双目失明。病前能走,现下肢瘫痪。双眼视力黑矇,瞳孔对光反应正常,眼底正常。舌质淡红,脉弦数。诊为双眼青盲。证属血虚肝郁,治拟养血活血,疏肝益肾。方用验方逍遥汤:当归身9 g、白芍9 g、枸杞子9 g、焦白术6 g、柴胡6 g、丹皮6 g、焦栀子6 g、茯苓12 g、甘草3 g、白菊花6 g、石菖蒲10 g。

二诊(6月15日):14剂药后视力进步,2尺远手电筒、1尺远铅笔,均能迅速抓取。舌脉同前。原方加决明夜灵散,14剂。

末诊(6月29日):药后视力恢复正常,能从床上抓取果粒大纸片。检查:双眼视力,2尺远捡取2mm×2 mm大红、白双色纸团,瞳孔对光反应正常,眼底正常。仍守原方14剂,巩固疗效。

本病无论是"风温""暑温"或其他原因所致在治疗上守方都很重要。

温热病后,热留经络,玄府壅滞,脏腑精华不能上升充养于目,发为"青盲"或"暴盲"。盖目为肝窍,若肝经郁滞,脉络受阻,治疗应舒肝解郁养血活血。本例皮质盲患儿,按此法自始至终用验方逍遥汤加味,而获佳效。

第七节　视神经萎缩

视神经萎缩是由神经胶质纤维增生和血液循环障碍而导致的视神经纤维退行性病变。这是一种慢性进行性眼底疾病。多发于青壮年。临床特点是视力逐渐下降,最后终至失明;眼底视乳头颜色变淡或苍白;视野向心性缩小或呈扇形缺损,有的无暗点,有的有相对或绝对暗点。早期可无自觉症状,直至中心视力及色觉(先红后绿)发生障碍时才被注意。

本病是逐渐进展的,轻者属"视瞻昏渺",外观和好眼一般,患者视力减退、模糊;重者属"青盲症",外观俨如好眼,而患者双眼已失明。"视瞻有色症"是指在视觉中有大片模糊不清之处,重则整个视野均模糊不清,但模糊程度有轻有重,即"青绿蓝碧"诸色之分,严重者眼前大片黑影,此与现今所称之中心相对暗点和绝对暗点等视野改变相似。

本病的发病原因虽多,但与肝肾不足、气血虚弱有直接关系。其总的治则是滋补肝肾、益气升阳、舒肝解郁、养血活血。目为肝窍,瞳神属肾,凡是瞳神内部的慢性眼底病,多数以补益肝肾为主,以杞菊地黄汤或明目地黄汤为基本方,随症加减,同时在治疗中要重视调整脾胃。撞击伤目,肝窍郁闭而精血不能上承,目失所养,常用丹栀逍遥散加减,舒肝解郁而通利玄府。养血活血常以四物汤为基本方,气血两亏兼见肝肾不足者,常用四物五子汤,如遇久视伤血,血不养睛而睛珠痛者,则以当归养荣汤治之。可随症选加枸杞子、制首乌。枸杞子有补肾益精明目之功,对提高视力确有实效。在滋阴明目方面与以助药力。

例7:侯××,男,18岁。2006年5月19日初诊。

双眼视力减退已2年多。其左眼于2004年2月开始视力减退,1个月后,右眼视力亦见减退。眼前有暗影、神烦。检查:视力,双眼0.01,近视力耶格表7。双眼周边视野正常,中心视野相对暗点约10度(10 mm大红、白视标检查)。双眼视神经盘颞侧色泽苍白,边缘清楚,筛板清晰可见,动脉较细,黄斑中心窝光反射弱,周边部未发现异常。舌质稍红、苔微黄,脉弦细。证属阴虚肝旺。治以滋阴益肾。平肝明目,适加活血行瘀之品。处方:熟地25 g、女贞子10 g、五味子5 g、草决明25 g(先煎)、滁菊花6 g、白蒺藜10 g、桑叶5 g、茯苓10 g、川芎10 g、芜蔚子10 g、怀山药10 g。

隔日1剂,水煎服。

二诊(12月3日)：共服90剂,自觉视力进步,眼前仍有暗影,但较前缩小。右眼视力0.2,左眼视力0.1,双眼近视力耶格表4。证见气短、神疲、纳差,脉弦细。仍用滋补肝肾法。六味地黄汤加减：熟地25 g、怀山药10 g、丹皮6 g、茯苓10 g、山萸肉6 g、五味子6 g、黄芪6 g、党参15 g、天冬6 g、炒神曲12 g、全当归10 g、苍术6 g。

每日1剂,水煎服。

另：黄连羊肝丸,每日服10 g。

三诊(2007年3月7日)上药共服30剂,视力明显进步,能看书报,但视力疲劳。检查：右眼视力0.6,左眼0.1。双眼视乳头色泽全部苍白,尤以颞侧明显左较右重,黄斑中心窝光反射弱,周边部所见范围未发现异常。原方去山萸肉,加枸杞子10 g,隔日1剂。

四诊(2007年6月22日)：用药后视力显著进步,右眼1.2,左眼0.4。因感冒曾一度停药,现胸腹胀满,神疲食少,头晕目眩。舌质淡细,脉弦细。证属玄府郁滞未解,久病本虚。治宜疏肝解郁,辅以养阴益气,滋补肝肾。处方：柴胡6 g、当归6 g、炒白芍10 g、茯苓10 g、党参12 g、焦白术10 g、制首乌25 g、麦冬10 g、炙甘草5 g、五味子3 g。

另：犀牛地黄丸90 g,每日10 g,服完为止。

末诊(2007年8月10日)：30剂药后,右眼视力已恢复正常,左眼视力显著进步,相对暗点已缩小,劳累后眼有不适感。舌质淡红,苔薄白,脉细稍弦。给服杞菊地黄丸、明目地黄丸、补中益气丸,三药交替服用,日服2次,每次10 g。至2008年4月30日,右眼视力1.5,左眼视力1.0,双眼近视力耶格表1,中心视野暗点消失。停止服药。

第十章 老年病症的中医治疗

第一节 老年生理与病理特点

老年人之所以会罹患青年人不发生、较少发生的某些疾病,或者罹患了与青年人相同的疾病却与青年人发病有不同的特点,这是与他们的特有的生理和病理分不开的。

一、生理特点

(一)现代医学对老年人生理特点的认识

随着年龄的增长,体内各器官系统可出现一系列形态学的退行性变化,这种改变缓慢而直线式地表现出生理功能降低,老年人这种增龄性改变在个体之间和器官之间有着显著差异。即使在同一机体内,各器官的功能减退情况也不一致,尽管老年人各器官功能或多或少的有所减退,但对其日常生活无明显影响,因为各器官都有一定的储备功能。若老年人长期处于高度应激状态则容易出现一个或多个器官功能不全。

1. 器官和系统水平的老化

器官可分为实质性器官和空腔器官。老年人的实质性器官肝、肾、脾、胰、脑及甲状腺等器官呈萎缩性改变,其功能逐渐减退,这是由于血管硬化、细胞减少或萎缩及结缔组织增生所致。如胰腺退行性变使胰淀粉酶和脂肪酶分泌减少,使消化功能降低。老年人空腔器官的衰老变化主要是肌纤维萎缩,可表现如下。

(1)管腔变小,如膀胱容量减少。

(2)管腔扩大和松弛,如胃和结肠下垂,食管、十二指肠及乙状结肠憩室。

(3)管壁变硬,如血管硬化影响血流,胆囊和胆管壁增厚易发生结石。

(4)管壁腺体萎缩,如胃黏膜变薄变白的萎缩性改变,从而影响胃液的分泌。

2. 整体水平的老化

适应能力是指机体在维持内环境稳定的前提下,对周围环境变化所能发生的最大限度的反应能力。随着增龄老年人对周围环境的适应能力日趋降低。适应能力可根据机体对刺激所做出的反应幅度和速度来确定。内环境的稳定不仅依赖于各种细胞、组织及器官的自身调节,而且还依赖于神经、体液的调节。随着年龄的增长,维持内环境稳定的调节机构效率降低。由于机体各细胞、组织、器官及系统功能的减退,以及它们之间互相联系、互相协调的能力下降,老年人对内外环境改变的适应能力降低。主要表现为对环境温度的适应能力减退,如夏季易中暑、冬季易感冒甚至低温症;对体位改变的适应能力下降,如易发生体位性低血压;体力活动时易出现心悸、气短,停止活动后恢复的时间也长;老年人做糖耐量试验,血糖升高较中青年人明显,恢复到试验前水平所需时间也较中青年人长。

3. 细胞水平的老化

衰老在细胞水平上的老化有以下改变。(1)生物膜:生物膜是细胞和细胞器外膜的总称。

膜上的酶和受体随增龄而改变,胆固醇与磷脂的比值随增龄而加大,从而影响膜的通透性。

(2)线粒体:线粒体是细胞内物质氧化磷酸化产生能量的重要结构,细胞衰老表现在线粒体数目减少及膨大变形,使细胞代谢功能受影响。

(3)细胞核:细胞核含有与遗传有关的物质,老化表现在染色质凝聚、皱缩、破碎及溶解,核体增大,核腔内陷,核内常出现包涵体,核周隙内代表 RNA 的染色体储备减少。这些变化可能是 DNA 复制和转录功能降低所致。

(4)溶酶体:衰老表现在酸性水解酶等多种酶活性降低,对各种外来物不能及时消化和吸收,使之蓄积在细胞内,形成衰老色素。

(二)中医学对老年人生理特点的认识

中医学认为老年人真元之气不足,脏腑功能日虚,阴阳气血随着年龄的增长逐渐衰退。另一方面,老年人一生中还积累了各种劳伤,或起居无常,饮食不节,或忧悲恚怒,劳欲过度,或嗜好烟酒,罹患疾病等,这些必然加重脏腑功能的衰退。正常人体阴阳气血在营养脏腑,维系其功能活动的过程中不断被消耗,又不断地从食物里得到生化和补充,但进入老年以后,这种正常的生化供求关系便难以继续维持。因此,与小儿为"稚阴稚阳之体"相比,老年人就称得上是"残阴残阳之身"了。残阴、残阳,就是老年人的基本生理特点。这一基本生理特点直接影响着一切老年病的发生、发展和转归,有时甚至起着决定性作用。

1. 五脏渐虚

从五脏的生理功能来看,心有化生血液,与脉管息息相通、推动血液在经脉中运行,心藏神,能主持人的思想意识活动,心开窍于舌、其华在面等功能。老年人因衰老,脏腑功能衰退,气虚血少,血少则脉道失充,气虚则推血无力,血流缓而易滞,脉道失于通利,机体由于得不到充足的营养而出现衰老征象,如《灵枢·天年》曰:"六十岁,心气始衰,苦忧悲,血气懈惰,故好卧。"肝的疏泄功能与周身气机的升降出入密切相关,而人体气机是否调畅,直接关系到情志、消化、血运是否正常,以及水道是否通调。在《灵枢·天年》中指出"五十岁,肝气始衰,肝叶始薄,胆汁始减,目始不明。"老年人 50 岁后肝气始衰,故常寡言少欢,多疑善虑,急躁易怒,失眠多梦,嗳气腹胀,食纳减少。脾有主运化、升清、统血、主肌肉与四肢、开窍于口、荣华于唇等功能。老年期脾的生理变化主要表现在脾气衰,运化之力变弱,升清之功衰减;统血功能下降;精微输布能力减弱,四肢乏养。《灵枢·天年》中指出"七十岁,脾气虚,皮肤枯。"年老以后,脾气逐渐虚弱,至七十岁时脾气大虚,故常有头昏目眩、纳呆乏味、脘腹作胀、疲惫懒动、肌肉瘦削、唇淡不华等表现。肺有司呼吸、主管一身之气、宣发卫气与津液、温养并滋润肌腠皮肤,以及主肃降、通调水道、开窍于鼻等多种功能。老年人肺气渐弱,特别是 80 岁以后,肺气大虚,故往往呼吸微弱,胸闷气短,唇青舌紫,不耐劳作,皮肤枯燥,易感外邪,痰涕多,嗅觉差,甚至小便失畅。如《灵枢·天年》记载:"八十岁,肺气衰,魄离,故言善误。"肾藏精,内寓真阴、真阳,有主管体内水液平衡、纳气以协调呼吸、主骨生髓并通于脑、开窍于耳及二阴、荣华于发等功能。到了老年,随着肾气的虚衰,五脏六腑生化功能亦相继减退,表现为生殖器官萎缩,性功能逐渐消失,精神疲惫,腰膝酸软,记忆力减退,呼吸气短并随劳加重,步态不稳,牙齿稀疏脱落或易于折断,牙根外露,毛发变白或枯槁不荣,耳聋失聪,眼睑水肿,目下如卧蚕,小便排出无力,夜尿频繁,大便秘结或滑泄等。若发展至肾精枯竭,不能化生阴阳,濡养脏腑,即《灵枢·天年》所言"九十岁,肾气焦,四肢筋脉空虚"之时,则脏腑百脉空虚而天年将尽。

综上所述,五脏日虚是人体衰老的根源,使老年人阴阳气血衰少,抗邪能力低下,易于发病而难于康复,故有老年人是"虚若风烛,百疾易攻"之说。

2.易感外邪

老年人脏腑薄脆,肾精亏乏,阴不能营守于内,阳不能固护于外,适应能力和防御能力都比较低下,即所谓"腠理不密,卫外不固",容易感受外邪而发病。因此,《养老奉亲书》说老年人"神气浮弱,返同小儿""易于动作,多感外疾"。主要表现如下。

(1)外感以阴邪为多:《灵枢·营卫生会》指出:"老壮同气",强调年龄是影响体质的重要因素。老年人正气虚衰,以阳气不足更为突出。体质的壮羸、抗病能力的强弱,主要取决于阳气之盛衰。老年人阳虚不能温运气血,寒自内生,"阴得阴助"故外感常以寒、湿阴邪居多,再加上从化,因此,老年人易患风寒感冒、寒凝腹痛、寒湿吐下,及寒痹、湿痹等阴邪引起的病症。

(2)反复受邪且兼感杂邪:老年人受邪以后,常常因为正气虚弱,无力抗邪,邪气留恋而不能骤解,如果饮食起居不慎,就会出现宿邪未去,又感新邪,新邪宿邪相引,互为博结不散之"反复受邪而兼感杂邪"的现象。临床上,老年人患咳喘,往往"前证未罢,又受新凉"而延久不愈;或老年人患痹证,每因反复受邪而呈风寒湿热兼夹为患。

(3)微邪即感和感邪深重:人进入老年以后,阴阳的虚衰,血气的匮乏,是与日俱增的,向有"人年五十始衰""人年七十以后血气虚怠"之说。《锦囊秘录》说:"虚为百病之由……正气弱者,虽即微邪,亦得易袭,袭则必重,故最多病,病亦难痊。"故临床每遇节气迭变之时,老年人患时令感冒、夏月中暑、秋冬喘咳等病的发生率都明显高于青年人,而且患病之后常常由急转慢,延久难愈。

另外,《医原纪略·风无定体论》说:"邪乘虚入,一分虚则感一分邪以凑之,十分虚则感十分邪。"指出在一般情况下,正气虚弱的程度决定着感邪的浅深轻重。因此,老年人感受外邪,具有越是年老,越是"感邪深重"的随龄递增的特点。

3.易生积滞

老年人脾胃之气衰减,食欲渐退,容量渐少,日久生化乏源,精血、脏腑的充养,都会受到影响。肾元亏损,中气大虚时,则食更难化。故老年人易生积滞的根本原因是脾胃虚薄。此外,老年人还有牙齿松动而咀嚼困难,儿孙敬孝而食纵口福,调养身体而进补无度,以及兴居怠惰、饮食不洁、偏食五味、嗜好烟酒等情况,也都是易停积滞的原因。

4.易伤七情

人之情志,是在脏腑正常生理活动基础上,对周围事物产生反应的结果。老年人由于心力渐退,肝胆气衰,疏泄和决断功能不力,思想意识和精神活动低下,加上各种社会因素的影响,易产生异常情感,并为异常情志所伤而发病。故《千金翼方》说:"人年五十以上,阳气日衰,损与日至,心力渐退,忘前失后,兴居怠惰,计授皆不称心,视听不稳,多退少进,日月不等,万事零落,心无聊赖,健忘嗔怒,性情变异……"常见情志改变如下。

(1)情志抑郁:老年人容易产生忧、思、悲、哀、惊、恐等负性情绪而情志抑郁,因为老年人经历了一生的操劳,又面临着离开工作岗位后处境和地位发生的变化,以及对死亡的恐惧,所以常常沉溺在回忆过去有留恋有遗憾的情感之中。即使境遇顺利者,也难免"夕阳无限好,只是近黄昏"的感慨。易产生所谓"老朽感""孤独感""被遗弃感""忧郁感",甚至"死亡感"而表现得心灰意冷,郁郁寡欢,或爱唠叨,爱发脾气,或怕癌恐病,经常自寻苦恼,或猜疑他人。

(2)性情不定:老年人与青年人相比,性格不够稳定,情绪容易变化,即所谓"性气不定"。老年人的情志态度、好恶习惯等常是经历的概括反应,有一定的经验性,容易表现得主观、自信，或保守、固执，当经验脱离实际，客观不能符合主观时，又会产生精神上的压力，表现为急迫、沮丧，或自卑、自怜而喜怒无常。《千金要方》说："老年之性，必持其老，无有籍在，率多骄恣，不循轨度，忽有所好，即须称情。"

二、病理特点

（一）现代医学对老年人病理特点的认识

机体的老化使器官组织的结构与功能发生许多的变化，这种变化无疑对疾病的病理过程产生一定的影响。

1. 炎症反应

炎症过程是全身防御反应的局部表现，机体的全身状态和局部组织的特殊性，都影响炎症的发生和发展。从全身状态来看，机体进入老年期以后，各种功能都明显下降，如机体组织再生能力低下、营养不足、激素失衡，特别是免疫功能减退等原因，使老年人比中青年人易于发生感染，而且混合感染的机会增加，急性炎症如支气管肺炎等患病率明显高于中青年人。从局部状态来讲，各脏器的老化也为炎症的发生、发展提供了条件。如呼吸道纤毛上皮的破坏、黏液分泌亢进，咳嗽反射的减弱，肺组织的弹性降低，肺小叶中心型肺气肿的形成等都是促成肺部感染的基础；前列腺肥大易于造成排尿困难而继发泌尿道感染；胃肠黏膜上皮萎缩，胃酸分泌减少，淋巴组织的萎缩等又易于造成胃肠道的感染。上述这些因素不仅是造成炎症发生的原因，而且也是炎症过程易于迁延转为慢性的主要因素。与中青年人比较，老年人炎症反应有以下特点。

（1）炎性渗出减少：局部组织炎性的渗出反应老年人较青壮年减弱，如渗出液中蛋白含量较少，中性白细胞的渗出不多，近似于滤出液。

（2）炎性增生增强：老年人炎症的增生过程较青少年显著，特别是纤维增生尤为突出。因而老年人的炎症过程容易转为慢性，也很容易造成反复急性发作，致使组织损伤不断加重。

2. 组织再生能力低下

机体老化时组织细胞再生能力减弱，主要表现在器官组织的实质细胞减少，这是由于实质细胞的丧失与再生能力失衡所致。大量研究表明，随着年龄的增长，上皮细胞、骨髓及淋巴等组织核分裂减少，细胞增生率降低，细胞周期尤其是 G_1 期延长，提示细胞的生理性再生能力低下。由于成纤维细胞的增生和胶原合成的速度随增龄而减慢，老年人伤口愈合所需时间比年轻人长。肝叶部分切除后，残余肝的再生能力也随增龄而降低。

3. 动脉粥样硬化

动脉粥样硬化主要累及主动脉、冠状动脉、脑动脉、四肢动脉、肾动脉和肠系膜动脉。病变分布多为数个器官的动脉同时受累。病理过程缓慢而隐匿，在症状发生前许多年就已开始。动脉粥样硬化随增龄而加重，因而老年患者有以下特点。

（1）复合病变多：老年主动脉粥样硬化的特点是粥样斑块、溃疡、出血及钙化等多种病变同时存在，其发生率为72.7%，而中青年人仅占25.9%。因此，老年主动脉粥样硬化易并发血栓形成和动脉瘤。

（2）多支病变常见：在冠心病中，老年患者病变范围广泛，多支病变占34.1%～57.0%，而中青年人仅占9.5%～25.0%。老年心肌梗死再梗率高，因而在病理形态上67.8%的患者新、旧梗死灶同时存在。

4.恶性肿瘤

40岁后肿瘤患病率开始增加,到50～60岁时达到顶点,70岁以后又逐渐减少,但前列腺癌、甲状腺癌、结肠癌等患病率随增龄而逐渐增多。与中青年人比较,老年人癌症有以下特点。

(1)癌的形态学特征:由于年龄的不同,癌的形态学也可以呈现出一些特点。例如胃癌的大体形态,按Borman的分类将其分为四型:第一型及第二型是较为局限、浸润性较弱的类型,第三型及第四型则属于浸润性较强的类型。随着年龄的增加,一型和二型逐渐增多,三型和四型却逐渐减少。从胃癌的组织学类型来看,分化型胃癌多从胃的肠上皮化生而来,而未分化型胃癌则多从胃固有腺上皮发生。前者多见于老年人,后者则多见于中青年人。从肺癌来说,鳞状细胞癌多发生于男性老人,腺癌则没有性别的差异,而且年龄较轻者也可出现。从癌的间质来看,老年人癌间质疏松,结缔组织较少,细纤维的特征逐渐增多,也显示了年龄上的差别。

(2)癌的生长与转移:青年人的癌生长迅速,易于形成广泛的转移。从转移性生长来看,多数研究资料都认为高龄的人转移率低。胃癌转移至双卵巢称为克洛根勃瘤(Krukenberg tumor)者主要见于年轻人,老年人则非常少见。

(二)中医学对老年人病理特点的认识

老年人的病理很复杂,从总体而言,基本离不开“虚”。因为老年病是在老年人五脏日虚、阴阳渐衰的基础上发生和发展的,历代许多医家都指出老年病的根本病理是“以虚为本”。而所谓“虚”是指以正气不足为主要矛盾的病理变化。在老年病过程中,正虚无力驱除,则正邪相持而虚中夹实;无力运血化津,则血停为瘀、津凝为痰而多瘀多痰为患;无力抗邪,则邪乘虚侵入而易传易变;无力修复,则气血乏源而阴阳易竭。因此,虚实夹杂、易传易变、多瘀多痰、阴阳易竭是老年病的基本病理特点。

1.虚实夹杂

老年人除了腠理不密而感受外邪,年暮志衰而内伤七情,脾胃虚薄而内生积滞所引起的许多疾病之病理都是虚中夹实之外,还有一类由于阴阳衰残、内生邪气而引起的疾病也表现为虚中夹实的病理。因为阳衰气耗,温煦失职,则生内寒、内湿;阴损血虚,不能潜阳,则生内热与内火。一方面阴阳气血耗损,另一方面是寒湿火热羁留,自然也构成了“真气虚而邪气实”的虚中夹实病理。总之,老年病本虚标实而虚中夹实的病理特点如下。

(1)正邪交争不力:老年人由于正气虚弱,抗邪不力,正邪交争常处于非激烈的状态,以致许多老年病缺乏典型的临床表现。如老年人患感冒,而鼻塞、喷嚏等症状不明显,无发热或只有微热。又如老年人患糖尿病,大多没有口渴、多尿和消瘦表现,常因突然出现昏迷,检查血糖数值增高才被发现。

(2)正邪相持不下:老年人正气虚与邪气实在病变过程中,往往长期处于一种正邪交争而相持不下的病理状态,表现为病程缠绵,日趋恶化。因此,老年病大多有慢性、进行性且代偿力差的表现。

如老年人一般不常发热,但若发热,则发热的时间持续较长。而且老年人还比较容易发生动脉硬化、冠心病、脑血管疾患、高脂血症、糖尿病、关节劳损等,病情多呈进行性加重并难以治愈的慢性疾病。

(3)虚实不断变化:老年病过程中,正邪双方的力量对比,处于经常不断地变化中。正气虚则邪气实,并且产生新的内邪,邪气盛则正气虚,又会产生新的内伤,以致虚证可以转实,实证可以转虚,虚实夹杂中还有虚多实少、实多虚少的变化。

2.易传易变

老年人由于正气虚衰,脏腑薄弱,故患病后容易传变,甚至会很快发生突然的变化,而出现意外的情况。疾病是否传变,主要取决于邪正双方力量的对比。老年病这种易传易变的特点主要表现如下。

(1)脏腑相传,同患数病:病邪在内脏之间的传变取决于五脏之间生理上的联系和病理变化的具体情况。《金匮要略·脏腑经络先后病脉证第一》:"……见肝之病,知肝传脾,当先实脾",指明脏腑之间的传变规律是邪实正虚则传,邪实正不虚则不传。老年人各脏腑的功能均趋衰减,因而一脏有邪,其他各脏受邪发病的机会自然增多。老年患者因为同时患有数种不同的疾病,这些疾病的基本病理或相似,或截然不同,互相交织,互相影响,造成病症的寒热虚实、阴阳表里、脏腑经络和营卫气血变化错综复杂,主次难分,规律难寻。

(2)外感逆传,常致突变:外感病邪若不按一般规律由表及里依次递传,呈现暴发性突变的,称作逆传。逆传是疾病的一种特殊传变形式,原因是邪气太盛或正气太虚,特点是来势凶猛、病情危重。老年人由于真元亏损,阴阳衰残,若患外感温病,就比较容易发生"逆传"。如老年人患风温病,邪气可从卫分不经气分而直接传入营血,蒙蔽心包,以致患者在发病不久后就神志昏迷。

3.多瘀多痰

在老年病的发生发展过程中,瘀血和痰饮,尤其是瘀血的作用不容忽视。老年人外感与内伤发病致邪的机会都要比青年人多,因而邪阻气滞而变生瘀血与痰饮的途径相应亦增多。或外邪留着,情志郁结,积滞内阻;或劳力伤气,劳心伤血;或内寒凝滞,虚热灼炼,都能产生瘀血与痰饮。同时由于不少老年人兴居怠惰,往往既少劳动,又少运动,久逸而导致气机壅滞,血气不行,津液内停。这也是老年人多瘀多痰的一个重要原因。历代医家都十分重视瘀血与痰饮在老年病过程中所造成的危害,总结出了老年病"兼虚夹瘀""多瘀多痰"的特点。根据瘀血与痰饮停留的部位不同,老年患者常产生头、身、四肢、胸背、脘腹疼痛,咳逆倚息,痴呆健忘,半身不遂,两目黯黑,肌肤甲错,唇黯舌青,舌苔厚腻等。故在临床上,许多老年病的治疗都离不开活血化痰的方药。

4.阴阳易竭

亡阴和亡阳是阴液或阳气极度衰竭,往往导致生命垂危的两类病证,在中青年患者多见于外感病中,如不及时抢救,患者就会"阴阳离决,精气乃绝"而死亡。而老年患者,除在外感病时比中青年患者更容易发生外,内伤病发生的机会也很多。因为残阴、残阳构成了老年病阴阳易竭,以致发生猝死或死亡的病理基础。临床上,老年人亡阴除多见于外感热邪逆传心包外,在高热、剧烈吐泻、大出血时也常发生。患者多见有身体干瘪低热,皮肤皱褶,目眶凹陷,手足温,口渴喜冷饮,呼吸急促,脉虚数或细数。老年人亡阳多见于素体阳虚者罹患中风、真心痛、厥证、痉证、血证等内伤急症,邪盛而正不能敌,或外感邪气直中三阴者,也有各种内伤久病,正虚邪恋,最终致亡阳。患者表现为皮肤冷汗,手足厥逆,神疲倦卧,脉微欲绝。

第二节　老年病用药特点

由于老年人各重要器官功能逐渐衰退,往往需要多种药物治疗,并长期用药,老年人对药物的吸收、排泄、代谢、分布及其作用与青年人不同,老年人往往一人多病,用药种类较多,药物不良反应比青壮年多2~3倍,故老年人的药物治疗有其特点。老年人治疗用药成为现代老年病学临床备受关注的问题。

一、老年药物代谢动力学特点

老年药物代谢动力学是研究药物在老年人体内的吸收、分布、代谢、排泄及血液浓度随着时间变化规律的科学。老年人生理的变化可以影响到对药物的代谢,胃肠道组织及功能的变化会影响到口服药物吸收的速度和程度;皮肤的角化程度也会影响到经皮吸收的药物的吸收等。

(一)药物的吸收

口服给药是大多数药物最常用、最方便的给药途径。水溶性药物经被动扩散和主动转运而吸收,脂溶性的药物则便于被动扩散而吸收。老年人对主动转运的药物吸收减少,而对被动转运的药物则吸收不变。老年人胃肠功能发生改变,影响药物的吸收,其中主要是主动转运吸收过程减慢。老年人胃壁细胞功能降低,胃黏膜逐渐萎缩,基础及最大胃酸分泌减少,使胃液pH升高。这对药物的解离和溶解有明显的影响,因而影响药物在胃肠道的吸收。65岁以上的老年人,胃肠道血流量约减少40%,所以会减少或推迟药物的吸收。老年人胃肠道表面有吸收功能的细胞减少,进而影响药物在胃肠道的吸收。由于老年人胃肠黏膜及肌肉萎缩,使胃的蠕动减慢,从而使胃排空速度变慢,因此使药物在胃肠道停留时间延长,有利于药物的吸收。

(二)药物的分布

随着年龄的增长,身体的构成会发生改变,老年人体内水分分布特点主要是细胞内液和肌肉组织减少,一些主要分布在机体水分内或肌肉组织内的水溶性药物(如水杨酸盐、青霉素、乙醇、吗啡、钾盐等)在老年人体内可达到较高的血药浓度。老年人体内脂肪逐渐增加,男性由18%增至36%,女性由33%增至48%,逐渐取代了有代谢活性的组织,脂溶性药物(如地西泮、苯巴比妥、利多卡因等)分布的容积增大,在脂肪组织中暂时蓄积,使之作用持久、加强,易在体内蓄积中毒。老年人可能是由于肝内合成清蛋白减少的缘故,使清蛋白含量降低(40~70岁,清蛋白含量自41 g/L减至30 g/L),从而使血中易与清蛋白结合的药物(如磺胺类、华法林、哌替啶、对乙酰氨基酚等)的结合量减少,使游离、非结合的药物量增多,即血药浓度增大,易致毒性反应。

(三)药物的代谢

药物代谢的主要器官在肝脏,许多药物在肝脏经微粒体细胞色素P450酶系统的氧化、还原或水解,然后与硫酸或葡萄糖醛酸结合为水溶性物质排出体外。而肝脏微粒体细胞色素P450酶的生成与活性随增龄而降低,导致药物的半衰期延长,如氨基比林和保泰松的平均血浆半衰期在老年比青年分别增加45%和29%。此外,老年人对肝脏药酶诱导剂不敏感,但对药酶抑制剂却很敏感。例如,红霉素是肝脏药酶抑制剂,与卡马西平合用时患者易发生嗜睡、恶心等中毒症状,主要是由于红霉素的酶抑制作用使卡马西平的血浓度增高所致。

(四)药物的排泄

肾脏是药物排泄的主要器官,老年人的肾脏重量减轻约 1/5,肾小球滤过率及肾血流量均减少 50%左右。自 40 岁以后,肾小球滤过能力和肾小球排泄能力按每年 1%的速度降低。因此,老年人药物的排泄受到限制,由肾排泄的药物如地高辛、普鲁卡因胺、氨基糖苷类抗生素、钾盐等药物的血浓度随增龄而升高,血浆半衰期延长。此外,老年人蛋白质摄入量减少,饮水量减少,尿液趋于碱性,而碱性药物如氨茶碱、抗酸药、氯化钾在碱性尿中容易再吸收,从而使药物在血浆中的半衰期延长,易出现药物的蓄积、超量反应和毒副作用。

二、老年药物效应动力学特点

老年药物效应动力学主要研究老年人对药物反应随增龄而改变的情况。药物进入人体后,药效的大小除与所用药物的剂量、血中药物浓度等有关外,也与老年人对药物的敏感性有关。老年人由于脑细胞减少,脑血流量减慢和脑代谢降低、高级神经系统功能减退,对中枢抑制药物敏感性比年轻人高,研究表明苯二氮卓使老年人产生醒后困倦的不良反应比年轻人高 2 倍。老年人调节各器官系统的整合功能随增龄而减退,老年人内环境稳定机制减弱,稳定机制的调节能力降低。对某些药物不良反应,老年人则不能及时而有效地调节,产生老年人特有的药物不良反应。如老年人使用丙氟拉嗪可引起跌倒,非甾体类抗炎药引起水肿,氯丙嗪、巴比妥类等可引起体温下降。老年人肝脏合成凝血因子能力减退,维生素 K 的摄入和吸收减少,以及由于老年人血管变性、止血反应减弱,故对华法林和肝素的作用比年轻人敏感,易产生出血等并发症。老年人免疫功能低下,药物(尤其是青霉素)变态反应发生率增高。随着年龄的增长,老年人对少数药物的敏感性减低,反应减弱。如老年人对 β 受体激动药(异丙肾上腺素)和阻滞药(普萘洛尔)的敏感性降低,加快或减慢心率的作用减弱。此外,由于衰老和疾病的影响,老年人对药物的耐受性降低。如对胰岛素和葡萄糖的耐受力降低,应用时可发生低血糖或高血糖;对损害肝脏的药物耐受性降低,应用利福平、异烟肼等药物易引起肝脏损害;对多药联合应用的耐受性降低,老年人对单一药物有较好的耐受性,但若多药合用时则易发生各种不良反应;对排泄慢或易引起电解质紊乱的药物耐受性降低。

三、老年人药物不良反应的特点

药物的不良反应是指在常规剂量的情况下,由于药物及其相互作用而发生意外的与防治目的无关的不利或有害的反应,包括药物不良反应、毒性作用、过敏反应、继发反应及与特异性遗传素质有关的反应等。老年人的药物不良反应特点如下。

(1)发生率高:老年人药物不良反应发生率通常比年轻人高 2～3 倍,研究发现,年龄越大,药物不良反应发生率越高,年轻人药物不良反应发生率为 3%～12%,而 60～69 岁为 15.4%,70～79 岁为 21.3%,≥80 岁为 25%,可以看出药物不良反应发生率随增龄而升高。同时,老年人用药种类多,药物不良反应的发生率也随之升高,用药<5 种药物不良反应发生率为 12.8%,≥5 种为 20.6%。

(2)病情重:老年人由于组织器官的老化和长期慢性病对组织器官的损害,在药物治疗中可以发生严重的不良反应和后果,甚至使病情恶化而不可挽救。如在老年心脏传导系统退行性变的基础上,使用抗心律失常的药物,可导致完全性房室传导阻滞,从而引起阿-斯综合征发作。

(3)特有的:由于老年人内环境稳定机制减弱等原因,使老年人产生特有的药物不良反应,而在年轻人中极少见到。如西咪替丁引起老年人的精神症状,可能与阻断中枢神经系统 H_2 受体有关。

四、老年人用药原则

(一)合理选择药物

老年人由于生理衰老、病理变化,病情往往复杂多变,若药物使用不当可使病情恶化,甚至无法挽救。故在老年人药物治疗时,要严格掌握适应证,对于可用可不用的药物尽量不用,要做到有依据地治疗。老年人用药种类越多,药物不良反应越高。因此,要求老年人同时使用的药物不宜超过 5 种。而对于多病共存,需要多药联合应用的老年患者,应根据病情的轻重缓急,抓住当时的主要矛盾,同时还要避免药理作用或不良反应相同的药物合用,制订合理的用药方案。

(二)合理调整剂量

老年人由于肝脏代谢功能和肾脏排泄功能减退,药物在体内半衰期延长。因此,老年人的用药剂量应比年轻人小,一般根据老年人的健康状况、病情轻重、体重、肝肾功能等因素确定用量和间隔时间。对于年龄较大、体重较轻、一般情况较差的老年患者应从"最小剂量"开始。此外,老年个体之间因平常用药量多、对药物的反应、同一器官衰老程度等各方面不同,使老年人药物效应的个体差异特别突出,因此老年人用药要遵守个体化治疗的原则。

在遵循以上治疗原则的同时,还应注意以下几点。

(1)年高体虚,首顾胃气:调理脾胃,为"养老人之大要"。调脾胃之法,或以甘温补益,或以清淡滋润,但又不可呆补,呆补易滞。当补中寓消,补中寓通,补中寓运,以轻剂调拨气机,方可使脾升胃降,运化正常。

(2)有故无殒,当下则下:老年病有邪实之证,则不必囿于年高体虚不可下之虑。但老年病之攻邪,须"中病即止",切不可妄用攻泻,或过度用药。

(3)体虚邪实,通补共进:虚实夹杂是老年病的病机特点。此时祛邪恐伤正,扶正又虑助邪,故治当以扶正祛邪,通补兼施或疏益共进。且不可拘于年高体虚而一味进补,致邪恋于内,留着难解,遗患无穷。

第三节　老年性白内障

老年性白内障是最常见的白内障类型,是目前世界上主要致盲眼病之一。多为双侧发病,但发病时间和病程进展可有不同。其临床症状为渐进性视力减退。在早期患者常有固定不动的眼前黑点,亦可有单眼复视或多视的症状。根据其发病初期晶体混浊的部位不同,可将老年性白内障分为皮质性、核性及囊膜下白内障三种。皮质性白内障最为多见,约占 70%;其次为核性,占 25%;囊膜型仅占 5%。近年来,随着显微手术和人工晶体植入技术的应用,多数白内障患者可恢复有用视力。属中医"圆翳内障""如银内障"的范畴。是指晶珠混浊,视力缓降,渐至失明的慢性眼病,因最终在瞳神中间出现圆形银白色或棕褐色的翳障而得名。其发病率随年龄的增长而增加。

如 50～60 岁老年性白内障发病率为 60％～70％,70 岁以上可达 80％。关于白内障在人群中的患病率,目前资料尚缺乏。

一、病因

在全身老化,晶体代谢功能减退基础上加上多种因素形成的晶体疾患。研究证明,遗传、紫外线、全身疾患、营养状况等因素与白内障形成有关。老年性白内障的病因仍未确定。认为与老年性退变、过度调节、营养代谢紊乱、内分泌失调、遗传和环境因素影响有关。

二、临床表现

双侧性,但两眼发病可有先后。视力进行性减退,有时在光亮的背景下可以看到固定的黑点。由于晶体不同部位屈光力变化,可有多视,单眼复视,近视度增加。临床上将老年性白内障分为皮质性、核性和囊下三种类型。

(一)皮质性白内障(cortical cataract)

以晶体皮质灰白色混浊为主要特征,其发展过程可分为四期。

1.初发期(incipient stage)

混浊首先出现在晶体周边部,皮质,呈楔形,其尖端指向中心,散瞳后可见到眼底红反光中有黑色楔形暗影,瞳孔区仍透明,视力无影响。

2.未成熟期(immature stage)或称膨胀期(intumescent stage)

混浊的皮质吸收水分肿胀,混浊加重并向周围扩展,体积渐增大,虹膜被推向前方,前房变浅,有发生青光眼的可能。在未成熟期晶体前囊下皮质尚未完全混浊,用斜照法检查时,可在光源同侧瞳孔区看到新月形投影,这是此期的特征。

3.成熟期(mature stage)

混浊扩展到整个晶体,皮质水肿减退,晶体呈灰白色或乳白色。视力降至眼前指数或手动以下,此时晶体囊腔内的张力降低,晶体囊与皮质易分离,是白内障手术最理想的时期。

4.过熟期(hypermature stage)

成熟期白内障经过数年后,皮质纤维分解变成乳汁状,晶体核下沉,晶体体积缩小,对虹膜的支持力减弱,可见虹膜震颤现象,乳化状的晶体皮质进入前房,可刺激产生晶体源性葡萄膜炎;若皮质被巨噬细胞吞噬,堵塞房角可产生晶体溶解性青光眼。

(二)核性白内障(nuclear cataract)

晶体混浊多从胚胎核开始,逐渐扩展至成人核,早期呈黄色,随着混浊加重,色泽渐加深如深黄色、深棕黄色。

核的密度增大,屈光指数增加,患者常诉说老视减轻或近视增加。早期周边部皮质仍为透明,因此,在黑暗处瞳孔散大视力增进,而在强光下瞳孔缩小视力反而减退。故一般不等待皮质完全混浊即行手术。

(三)后囊下白内障(posterior subcapsular cataract)

在晶体后极部囊下的皮质浅层出现金黄色或白色颗粒,其中夹杂着小空泡,整个晶体混浊区呈盘状,常与皮质及核混浊同时存在,因混浊位于视轴区,早期即影响视力。

三、疗效评定标准

（一）近期疗效

1.有效

视力增进 1～2 行者。

2.显效

视力增进 3～5 行者。

各种药物治疗的疗程，根据各种药物不同疗效而定，一般以 3 个月为宜，已治疗 3 个月无效者，则为无效。

（二）远期疗效

停止治疗后，随访半年以后的视力情况。

1.特效

停药半年以上，视力继续增进。

2.显效

停药半年以上，视力仍保持进步的视力。

3.有效

停药半年以上，视力还保持治疗前的视力（因白内障系进行性疾病，能阻断其发展也算有效）。

4.无效

停药半年以上，视力比治疗前减退者。

注：对近视眼又患有白内障者，用药后远视力虽无进步，而近视力进步者，也算有效，记述同上。

四、中医治疗

圆翳内障病程较长，药物治疗适用于初中期，若晶珠灰白混浊，已明显障碍瞳神，则药物治疗难以奏效，宜待翳定障老之后，施行手术治疗。本病多虚证，当以滋阴、补阳、益气、养血立法，视兼证不同，佐以清热、祛湿等法。

1.肝肾阴虚

治法：滋补肝肾。

方药：杞菊地黄丸（《医级》）加减：枸杞子 10 g，菊花 10 g，熟地 15 g，山萸肉 10 g，泽泻 10 g，茯苓 10 g，菟丝子 10 g，当归 10 g，白芍 10 g，楮实子 10 g。

阴虚有热，加知母、黄柏以滋阴清热。

腰膝酸软，加杜仲、桑寄生以益精补肾，强壮腰膝。

2.脾肾阳虚

治法：温补脾肾。

方药：明目大补汤（《审视瑶函》）加减：生熟地各 15 g，白术 9 g，茯苓 15 g，党参 9 g，白芍 9 g，甘草 6 g，当归 9 g，黄芪 15 g，制附子 6 g，肉桂 6 g。

脾虚湿停，大便溏薄，去当归，加薏苡仁、扁豆健脾渗湿。

四末发凉，改肉桂为桂枝，并加细辛以辛温通阳；完谷不化，纳差者，加焦三仙以开胃化食。

3.气血不足

治法:益气补血。

方药:益气聪明汤(《东垣试效方》)加减:黄芪 15 g,党参 9 g,葛根 15 g,蔓荆子 9 g,炙甘草 6 g,当归 9 g,枸杞子 15 g。心虚惊悸,头晕少寐,加五味子、远志、茯神以养心宁神;若纳滞无味,加枳壳、焦三仙以利气和胃。

4.肝热上扰

治法:清热平肝。

方药:石决明散加减:石决明 12 g,草决明 12 g,赤芍 12 g,青葙子 12 g,木贼 12 g,荆芥 12 g,麦冬 12 g,栀子 9 g,羌活 9 g,大黄 6 g。肝火不盛或脾胃不实者,酌去大黄、栀子;无外邪者,去荆芥、羌活;头痛目涩,生眵流泪,加蔓荆子、菊花、白芷以祛风止泪,清利头目;急躁易怒加柴胡、制香附以疏肝理气。

5.阴虚挟湿热

治法:滋阴清热,宽中利湿。

方药:甘露饮(《阎氏小儿方论》)加减:生熟地各 15 g,麦冬 9 g,枳壳 9 g,甘草 6 g,茵陈 15 g,枇杷叶 9 g,石斛 9 g,黄芩 9 g。若湿热重,酌去生熟地,加茯苓、厚朴、黄连等健脾清热利湿;若阴虚重,加枸杞子、菟丝予以滋阴补肾。

五、其他疗法

(一)点药疗法

中药经提炼加工制成眼药水,据临床观察疗效较好,具有广阔的发展前景。

(1)昆布眼药水:由昆布醇提取,配成 0.1% 剂量,同时配合三维眼药水(由维生素 B_1 0.02 g,维生素 B_2 0.002 g,维生素 C 0.1 g 加蒸馏水 100 mL)滴眼,治疗本症 100 例 199 只眼,在 3 个月的疗程中,视力改善的达 62.3%。

(2)麝珠明目散:由麝香、冰片、珍珠及多种软坚散结药物的复方制剂。

(3)珍珠明目滴眼液:由珍珠、冰片精制而成,用以治疗本症 250 只眼,通过 3 个月的治疗,显效 60 眼,有效 115 眼,总有效率 70%。

(二)针灸疗法

可针灸并用,选用补法。选穴:光明、太阳、睛明、攒竹、丝竹空、承位、三阴交,每次 4～6 穴。若肝肾亏虚加太冲、肾俞、百会、太溪、神阙以滋补肝肾;若脾胃虚弱加脾俞、胃俞、足三里、合谷以补益脾胃、益气养血;若肝热上扰,加胆俞、风池、阳白以清肝泻热;若阴虚湿热加脾俞、三焦俞、膀胱俞、太溪、阴陵泉以养阴清热除湿。

(三)电离子导入法

采用直流感应电,将珍珠明目滴眼液导入眼内。由于珍珠明目液内阴阳离子均存在,所以每次导入时,正负极交替使用,电流强度 0.5～1.5 mA,时间 30 min,隔日 1 次,以 5 次为 1 疗程。

(四)中成药

(1)复明片:口服每次 5 片,每日 3 次。本方滋补肝肾,益精明目。适用于肝肾阴虚之内障患者。

(2)障眼明片:口服每次 4 片,每日 3 次,本方补益肝肾、健脾和中,升阳利窍、退翳明目,适用本病肝肾阴虚、脾胃虚弱证。

（3）石斛夜光丸：口服每次 1 丸，每日 2 次。本方滋补肝肾，清热明目，用于本病肝肾两亏、阴虚火旺证。

（4）明目地黄丸：口服每次 6 g，每日 2 次，本方滋阴清热，平肝明目，用于本病阴虚肝热，风火上攻证。

第四节　老年性痴呆

老年性痴呆多发生于 60 岁以上的老人，是表情迟钝、呆傻愚痴的一种神志方面的疾病，主要表现为神情淡漠、寡言少语、智力减退、记忆颠倒、昼夜混淆、寐逆行等症，中医认为高年无记性者，髓海渐空。其机制为年老虚衰，精血不足，肝肾亏损，脉络失养，而致髓海失充，心神失养。

一、诊断与评定

1. 诊断与鉴别诊断

（1）根据年龄及其智力变化进行分析，老年性痴呆患者老年期以后记忆力明显减退或丧失，定向力、计算力障碍，判断力减退，神情迟钝，对周围事物缺乏兴趣，甚至发音不清，语无伦次，终至丧失自理生活能力。

（2）老年性痴呆应与癫狂症相鉴别。狂证多狂乱无知，其性刚暴，逾墙上屋，骂詈不避亲疏，或毁物殴人，气力过人。由痰火壅盛、走寒心窍所致。癫证以精神抑郁、表情淡漠、沉默痴呆、语无伦次、静而少动为特征，多由痰气郁结、蒙蔽心窍所致，且在年龄上老少皆有，或与精神受刺激有关。

2. 评定

老年性痴呆经治疗后，精神症状明显好转，轻症患者记忆力、理解力、定向力、判断力、计算力等大部分恢复，情绪稳定，生活能够自理。

二、治疗措施

1. 中医治疗

（1）传统药物疗法。传统药物疗法应视病情轻重因症施治。

1）痴呆轻症。证见反应迟钝、口中流涎、喃喃自语、哭笑无常、世事茫然。治当补肾填精，益髓养血。方选七福饮加减（人参、熟地黄，当归、白术、炙甘草、枣红、远志、龟板、鳖甲、莲子肉等）。

2）痴呆重症。痴呆重症在其轻症之证加饮食、二便、洗漱均不能自理，治当补肾填精，益髓养血。选参茸地黄丸加鹿角胶、龟板胶、阿胶等。

若由血瘀所致，证见表情淡漠、善忘善恐、妄想离奇、头痛如刺。治当活血行气，通窍健脑。方用通窍活血汤加减（赤芍、川芎、桃红、红花、老葱、鲜姜、红枣、麝香、黄酒、当归等）。

若由痰阻所致，证见衣被不敛、善恶不辨。治当益气健脾，化痰通窍。方用洗心汤加减（人参、甘草、半夏、陈皮、菖蒲、附子、神曲、茯神、远志等)。

3)单方验方。除上述采用辨证论治外,还可用单方验方治疗。

益肾宁心方:党参、黄芪、生熟地、山萸肉、茯苓、淮山药、远志、枣仁、龙骨、龟板、泽泻、五味子、菖蒲。连续服用 2～3 个月,为老年痴呆经验方。

强力脑心康:每次 1 支,每日 2 次,连续服 3 个月。

参茸精:每次 1 支,每日 2 次,1 个月为一疗程,可重复 3 个疗程。

桑葚子、黑芝麻、胡桃肉、乌枣各等分,碾末备用,每次 3 g,每日 3 次,3 个月一疗程。

参芪蜂王浆:每次 5 mL,每日 2 次,连续服 3 个月。

(2)针灸疗法

1)体针疗法。取穴第一组:大椎、神门、足三里。第二组:百会、风池、内关。每日 1 次,两组交替进行,可加电针中等强度刺激,15 次为一疗程,休息 5 d 后继楼第二疗程治疗。

2)梅花针疗法。用梅花针叩打督脉、膀胱经及百会、哑门、印堂、风池、大椎、心俞、肾俞诸穴,用中度刺激手法。每日 1 次,10 次为一疗程,可重复 3 疗程。

3)耳针疗法。取肾、脑、枕、神门、皮质下等穴,采用针刺或耳穴埋针、埋丸。针刺,每日 1 次,10 次为一疗程。埋丸、埋针,3～5 d 埋 1 次,1 个月为一疗程。可重复三个疗程。

4)穴位注射。取 25% 复方当归注射液或丹参注射液,选用风池、肾俞、足三里、三阴交等穴。每次取两侧穴位,每穴分别注入 1 mL 药液,每日 1 次,两组穴位交替进行。

5)刺络疗法。瘀血较明显的患者,可在耳背静脉处用三棱针点刺放血,每处 4～5 滴或在曲泽、委中静脉处点刺放血,每处 5～10 滴。

6)艾灸疗法。若患者兼低血压,适用灸法,取风池、大椎、涌泉、足三里诸穴,每穴灸 10 min,每日 1 次,疗程不限。

(3)推拿疗法。痴呆患者的推拿治疗着重在头面部的手法,兼以督脉与膀胱经的手法,可采用拿捏肩井、天柱、风池,点按大椎、百会、人中,捏脊法,椎脊背法等,可配台气功的按摩和保健功。

2.养生康复

患者通过康复治疗后,病情基本好转稳定者,可给予以情制情法,宜思疗、意疗、喜疗,引导思考,开拓智慧,从简单到复杂,从生活上的到知识上的,逐步提高智能,音乐疗法可用轻快、优雅、奔放的旋律,促进智力增长;还可进行游戏、玩具、棋牌、书画、弹琴等活动,并积极参加群众体育、娱乐活动,尽力阻缓病情的发展,享受老年生活的快乐。

第五节　老年期抑郁

老年期抑郁症(senile melancholia)是指首次发病于老年期,严格地说是指首次发病于 60 岁以后,以持久的抑郁心境为主要临床表现的一种精神障碍。临床特征以情绪低落、焦虑、迟滞和繁多的躯体不适症状为主。精神障碍不能归因于躯体疾病或脏器质性病变。

一、概述

抑郁是一种负性、不愉快的情绪体验,以情感低落、哭泣、悲伤、失望、活动能力减退,以及思维认知功能的迟缓为主要特征。一般病程较长,具有缓解和复发倾向,部分患者预后不良,可发展为难治性抑郁。抑郁是一种情绪障碍,过去常认为是精神疾患,属于精神病学范围。在19世纪和20世纪初,许多精神病学者认为,首次发病的老年期抑郁性疾病多为老年期原发性退行性脑病的早期表现,确信老年期抑郁症的结局为痴呆。1921年,Kraepelin发现随年龄的增长,抑郁症的发病有增加的趋势,从而对老年期抑郁症的"脑器质性"观点提出质疑。20世纪40年代对精神病理学的研究表明,初发于老年期的抑郁症,并无大脑病理变化。Roth通过多年随访研究证实,大多数老年期情感障碍并不一定发展为痴呆。Kay(1959)和Post(1963)以及其他学者相继提出,多数老年期首次发病的抑郁患者,不以退行性脑病为结局,也与脑血管病无关,从此改变了老年期抑郁症的"脑器质性"疾病的观念。近年来国外研究趋于一致的看法是,有相当高比例患有抑郁或其他心理障碍的老年患者未被临床医师识别。不要将正常的情绪波动看成抑郁障碍,也不应对将抑郁症视而不见。随着精神病学的不断发展,许多研究者以长期临床观察为基础,结合生物学、心理学和社会学等多方面的研究,发现老年期与青年期发病的抑郁症有众多的不同之处,认为老年期抑郁症可能是情感性精神病的一个典型。但此观点尚存在着诸多争议。

由于目前国内外尚无老年期精神障碍分类,本病诊断仍依据国内外现有的疾病分类与诊断标准。有些研究者认为制订老年期起病的抑郁症亚型标准会有助于本病的深入探讨。

1.新诊断标准

(1)60岁以后缓慢起病,可有一定诱发因素。

(2)临床表现除具有持久的抑郁心境外,还具有精神运动性激越和迟滞的表现以及繁多的躯体化症状和疑病等妄想症状,并具有生物性症状的特点。

(3)排除脑器质性疾病及躯体疾病所致的抑郁综合征。

2.抑郁发作的诊断标准(DSM-Ⅲ-R)

(1)主要标准

1)抑郁心境。

2)丧失兴趣。

(2)相关标准

1)显著的体重减轻或增加。

2)失眠或睡眠增加。

3)精神运动性激越或迟缓(可被他人察觉)。

4)几乎每天均有疲劳感或觉精力不足。

5)无价值感或有过度不恰当的内疚感。

二、疾病病因

老年人易患抑郁症是一个受到广泛关注的问题,其病因无疑是多因素的。早年发病的抑郁症患者,具有明显的遗传倾向,晚年发病者遗传倾向小。近年来研究已积累了大量的生物学和心理学的资料。研究表明,老年期抑郁症的病因可能与机体老化,特别是脑细胞的老年退行性改变有关,也与老年人频繁遭受的精神挫折有关。

（一）增龄引起的中枢神经系统生物化学变化

随着年龄的增长，中枢神经系统会发生各种生物化学及神经内分泌、神经递质的变化，而这些变化对老年期抑郁症的发病起着重要的作用。

1.去甲肾上腺素（NE）系统

近年来积累的一些研究结果提示，情绪抑郁与脑组织内受体部位儿茶酚胺，特别是 NE 的绝对或相对缺乏有关。有研究报道，NE 系统的活动性随年龄的增长而降低。以往的研究表明，随年龄的增长，蓝斑核的神经细胞数目减少。由于这种神经核向中枢神经系统广泛分布NE 能纤维，所以随着年龄的增长，脑组织内 NE 的含量下降。此外也有报道，在这种神经细胞减少的同时，合成 NE 所必需的酪氨酸羟化酶、多巴胺脱羧酶活性降低，而有降解作用的单胺氧化酶（MAO）活性反而随年龄增长而升高，特别是女性，绝经期后雌激素分泌减少，造成脑组织内 NE 浓度降低，但也有相反的报道。

2.5-羟色胺（5-HT）系统

近来研究认为 5-HT 直接或间接参与调节人的心境。5-HT 功能活动降低与抑郁症患者的抑郁心境、食欲减退、失眠、昼夜节律紊乱、内分泌功能紊乱、性功能障碍、焦虑不安、不能对付应激、活动减少等密切相关；而 5-HT 功能增高与躁狂症有关。

由于 5-HT 含量减少与抑郁症发病有重要关系，许多学者在研究探讨年龄增长引起的5-HT变化。采用正电子发射断层摄影术（PET）研究 5-HT 受体的结果表明，随年龄的增长，$5-HT_2$受体的结合在苍白球、壳核、前额叶均减少。这一结果提示，5-HT 神经细胞减少或与$5-HT_2$受体结合的 5-HT 过剩，形成代偿性变化。Robinson 等（1971）对 55 例因衰老死亡而精神正常的老人进行尸体解剖，分析他们后脑部位 NE 和 5-HT 的浓度，发现两个神经介质的浓度随年龄增长而减少。但也有研究报道称，人脑脊液中的 5-HT 代谢产物 5-HIAA（5-羟吲哚醋酸）随年龄增长而上升。因此，5-HT 系统随年龄增长的变化，尚无一致的研究结果。色氨酸是合成 5-HT 的前体，有报道说抑郁症患者血液中色氨酸下降，支持 5-HT 功能低下的假说。

3.多巴胺（DA）系统

大脑组织中的 DA 含量降低，与机体老化有关。已有的研究表明，随着正常老化过程，一些特定的脑区，特别是黑质纹状体 DA 含量明显下降，可能是酪氨酸羟化酶和多巴胺脱羧酶不足所致。近期研究提示，DA 功能减少是老年人易患抑郁症的原因之一。

4.乙酰胆碱（Ach）系统

Tanowry（1972）年认为乙酰胆碱能与肾上腺素能神经元之间存在张力平衡，脑内乙酰胆碱能神经元过度活动，可导致抑郁；而肾上腺素能神经元过度活动，可导致躁狂。因此，抗抑郁药的抗胆碱能效应在这种类型的抑郁症中可能发挥抗抑郁作用。

现有的研究提示，Ach 与双相情感障碍有关。Dilsaver 曾报道，停用具有抗胆碱能作用的抗抑郁剂后，可使躁狂症状"反跳"，提示与药物所致的胆碱能毒蕈碱受体超标有关。近年来的研究表明，胆碱能系统与记忆障碍、情感障碍应激状态密切相关。胆碱功能增强，可导致抑郁发作；增加胆碱能活力，可加重抑郁状态，并可使一些正常对照者出现抑郁发作。故有学者认为，胆碱能系统参与情感调节，并提出情感调节的胆碱能—肾上腺素能平衡学说。即肾上腺素能增强，可引起人和动物兴奋，乙酰胆碱能增强则引起抑郁。正常时二者相互制约，保持正常的神经功能状态。Newhouse 提出，毒蕈碱能神经功能障碍与老年性抑郁的认知和情感变化密切相关。但是,年龄造成的 Ach 系统变化还不能肯定。由此可见,机体老化过程明显影响单胺机制,可能是一个重要的易感因素。

5. 促肾上腺皮质激素(ACTH)系统

在抑郁症的发病过程中,神经内分泌系统的明显异常是 ACTH 系统增强,这可从血浆皮质醇浓度上升以及在地塞米松抑制试验(DST)中不出现抑制血浆皮质醇浓度的反应性上升观察到。Rosenbaum 等人(1984)对 20～78 岁抑郁症患者进行地塞米松抑制试验。结果发现,18% 的 65 岁以上老人血浆皮质醇浓度出现不受抑制反应,年轻患者仅有 9.1% 不受抑制,这是否反映了老年人有下丘脑—垂体—肾上腺(HPA)系统功能紊乱的倾向,是否是由于难以吸收和代谢地塞米松造成,还在研究探讨之中。此外,所有神经内分泌系统,尤其是 ACTH 系统容易受睡眠—觉醒节律、饮食、疾病、医疗、应激等非特异性因素影响,老年人更容易出现异常。最近研究发现,抑郁症患者不仅血浆皮质醇浓度增加,而且分泌昼夜节律也有改变,正常人肾上腺皮质分泌皮质醇有典型的昼夜节律,即早上开始升高,傍晚和午夜最低,而抑郁症患者无晚间自发性皮质醇分泌抑制。多数研究认为皮质醇分泌过多,与应激无关,而与抑郁本身有关,且随临床症状缓解而渐趋正常。其次,4.0% 抑郁症患者在上午 11 时服地塞米松 1 mg 后,次日下午 4 时及 11 时测定血浆皮质醇高于 37.95 nmol/L(5 mg/dl)为阳性,即地塞米松不能抑制皮质醇分泌。近研究发现,老年期抑郁症患者 DST 的阳性率高。DST 异常在抑郁症患者中是比较常见的,往往随临床症状缓解而恢复正常。DST 异常者提示需用药物治疗。用药物治疗的患者 DST 改变往往出现在临床症状缓解之前,DST 持续阳性者,提示预后不良。还有研究发现,重抑郁症患者脑脊液中促皮质激素释放激素(CRH)的含量增加,而认为抑郁症 HPA 异常的基础是 CRH 分泌过多。

6. 生长激素(GH)系统

抑郁症患者 24 h 的 GH 分泌量是上升的,但通常 GH 随年龄增长而减少,而且对促性腺激素释放因子(GRF)的反应亦降低。最新研究发现,抑郁症患者 GH 系统对可乐定刺激反应是异常的,通过测定突触后 α 受体敏感性发现,抑郁症患者 GH 反应低于正常对照组,这种异常在治疗后仍持续存在并被认为是抑郁症的特殊性标志。尽管有证据表明抑郁症患者 GH 的调节不正常,但其机制尚未明确。免疫组织学研究表明,分泌 GH 的神经细胞的大小和数量均随年龄增长而减少。故有人认为,GH 系统功能随年龄增长而降低。

7. 促甲状腺激素(TSH)系统

研究发现抑郁症患者血浆 TSH 显著降低,游离 T_4 显著增加,而患者对抗抑郁药的反应可能与游离 T_4 下降有关。许多研究发现,25%～70% 抑郁症患者的 TSH 对 TRH 的反应迟钝,TSH 反应随抑郁症状缓解而趋于正常。TSH 反应迟钝的患者预示对抗抑郁药治疗效应好。有人提出根据治疗前后 TRH 试验改变指数(△△TSH)的变化来预测复发可能性,并认为△△TSH 可能有助于医生决定何时中止治疗。TSH 反应迟钝的病理生理意义不明,有人认为 TRH 分泌增多,可使垂体 TRH 受体敏感性降低,因而出现 TSH 反应迟钝。

8. 各种胺代谢与修正胺假说

有人认为抑郁症患者脑内 5-HT 含量低下是遗传决定的物质基础,但必须伴有其他生物胺系统的功能失调才可导致发病。即在 5-HT 偏低的基础上,若 NE 增多,就会导致躁狂症,而如果 NE 减少,就会导致抑郁发作。也有研究认为患者发病不但与生物胺数量有关,且与受体敏感性有关。即当体内游离胺减少时,突触前后膜受体敏感性降低,导致抑郁发作。

（二）生物节律变化

生物的生理活动水平有与昼夜变动相对应的周期性变化，它是生物在不断变动的环境中进化和适应的结果。人类的体温、睡眠—觉醒、内分泌、消化、代谢和排泄，都有接近 24 h 的生理节律。

（三）脑组织结构改变

Jacoby 对 50 例正常老人（60 岁以上）做头部 CT 检查，发现有脑室扩大的倾向。1983 年，Jacoby 又对 41 例老年抑郁症患者做头部 CT 检查，发现 9 例（22％）有脑室扩大，故认为器质性脑损害可能在一些老年抑郁症患者中有重要的病因学意义。经过对上述患者的随访，并与无脑室扩大的老年抑郁症患者比较，发现具有脑室扩大的老年抑郁症患者的 2 年病死率明显增加。同时还发现除脑室扩大外，老年抑郁症患者还有脑沟增宽，小脑蚓部萎缩，第三脑室扩大，脑密度降低等改变。半数以上患者的症状与左侧额叶病灶显著相关。病灶前缘越靠近额极，病情就越严重。有学者认为，晚发病的老年性抑郁病患者与早发病者比较，脑室扩大和皮质萎缩更明显，故脑组织退行性改变可能对晚发病的老年抑郁症病因学意义更为重要。单光束发射计算机体层摄影术（SPECT）研究发现，抑郁症患者左下额、左前颞及扣带回皮质的局部脑血流显著下降，而右上额、右下额和内侧顶叶、枕叶的局部脑血流也有下降，上额皮质局部脑血流还存在两侧不对称性。磁共振成像（MRI）发现老年抑郁症患者皮质下白质显示对MRI 信号超敏感，而重症抑郁症则表现为壳核容积缩小。

（四）遗传因素与 APOE 基因

情感障碍有明显的遗传倾向。在其病因中，遗传因素是主要内因，其影响远甚于环境因素。近年对 APOE 基因与阿尔茨海默病（AD）之间的关系研究最多，许多研究已明确发现APOE 基因与 AD 易感性有关。虽然遗传因素在老年抑郁症患者中似乎显得不太重要，但老年抑郁症与 AD 关系密切，在症状学特征、病理、生理或解剖上都可能有类似于 AD 的变化，而这些特征和变化又与 APOE 基因密切相关，所以，APOE 基因仍有可能是老年抑郁症的潜在病因。总结有关老年抑郁症与 APOE 基因关系的研究发现，与临床观察、病理学和神经生化研究及 CT、MRI 检查等方面一致。老年抑郁症与 AD 还有着共同的遗传危险因素。

（五）心理、社会因素

老年期间，一方面是对躯体疾病及精神挫折的耐受能力日趋减退，另一方面遭遇各式各样的心理刺激的机会越来越多，不幸的应激生活事件，如老伴亡故、子女的分居、地位的改变、经济的困窘、疾病缠身、居住地动迁等，都给予或加重老年人的孤独、寂寞、无用、无助感，成为心境沮丧、抑郁的根源。长期的生活逆遇或挫折也可产生或诱发抑郁症。另外，个性的自卑、压抑与逆来顺受、过分内向、对挫折和不幸习惯性地采取悲观的认知态度与消极被动的应对方式，以及缺乏社会支持（交友甚少），也易产生抑郁症。Post（1972）报道，92 例老年期抑郁症，78％在发病前不久有不幸应激生活事件。Paykeil（1978）报道，老年期抑郁症患者，1/3 在病前不久有过生离死别的生活事件，1/4 在病前患躯体疾病，其余的也遭遇了诸如退休、经济困难之类的生活事件。国内林其根（1978）比较了老年期和青壮年期抑郁症发病前生活事件的作用，发现病前 1 年内，其不幸生活事件发生率都相当高，青壮年为 39.6％，老年为 83％。可见，不良生活事件的致病作用在老年人中更为显著和突出。老年人在生理老化的同时，心理功能也随之变化，心理防御和心理适应能力减退，一旦遭遇不幸，便不易重建内环境的稳定。如果又缺乏社会支持,心理活动的平衡更难维持,有可能导致抑郁症的发生、加重或复发,即使是轻、中度不幸生活事件也可能致病,这一点在老年人具有重要意义。

三、病理生理

近年来,有关情感性障碍发病机制有一个较新的学说,即昼夜节律的失同步作用。情感性障碍有反复发作的病程,每次发作后恢复良好,可以推想其发作与生物节律有关,预示抑郁症是在正常生化和生理的昼夜节律紊乱基础上发生的。Vogel(1980)描述了的临床表现,特别是睡眠障碍和昼夜性的心境变化,揭示了抑郁症与节律同步障碍的关系。随年龄增长而发生的睡眠周期紊乱,表明昼夜问题有可能成为老年期抑郁症的病因。另据报道,多巴胺 β 羟化酶的活性有昼夜节律。如果此酶节律改变,可使 NE 和其前体 DA 失同步。NE 有时过剩(躁狂发作),有时不足(抑郁发作)。总之,情性障碍时,生物节律有改变,并且这种改变与临床症状变化相关。对于生物节律变化的机制目前所知甚少,一般认为与单胺和丘脑下部神经内分泌功能状态有密切联系。动物实验中,应激亦可引起昼夜节律失同步。生物节律的改变不能看作解释老年期抑郁症的一个独立的模式,它可能是各种生化异常和社会环境因素共同作用的结果。

综上所述的生化、生物节律、脑组织结构、遗传基因及心理社会综合因素,促成老年期抑郁症的发生、发展。通过对老年期抑郁症的长期随访观察,人们发现其中的器质性痴呆发生率并不比一般社会人群中的发病率高。因此,很多学者推测,老年期抑郁症的发病也许与某种老化有关,但在质与量上都未达到像痴呆那样明显的病变程度。

四、症状体征

(一)老年期抑郁症特点

1. 疑病性

疑病性即疑病症状。表现为以自主神经症状为主的躯体症状。Alarcon(1964)报道,60 岁以上的老年抑郁症中,具有疑病症状者男患者为 65.7%,女患者为 62%,大约 1/3 的老年组患者以疑病为抑郁症的首发症状。因此有学者提出疑病性抑郁症这一术语。疑病内容常涉及消化系统症状,尤其便秘、胃肠不适是此类患者最常见也是较早出现的症状之一。患者常以某一种不太严重的躯体疾病开始,如史鸿璋医生叙述的一病例:始患角膜炎,久治不愈,患者担心双目失明,尽管其目疾日益好转,但抑郁、焦虑却与日俱增。所以,对正常躯体功能的过度注意,对轻度疾病的过分反应,应该考虑到老年抑郁症的问题。

2. 激越性

激越性即焦虑激动。Post 早在 1965 年即明确指出激越性抑郁症最常见于老年人,此后的研究也证实了这一点。如 1979 年,Strian 等指出,激越性抑郁症的平均年龄为 51 岁;1984 年 Avery 等报道 40 岁以下激越性抑郁症为 5%,40~60 岁为 47%,60 岁以上为 49%;1988 年,Wesner 等认为 55 岁以下为 40%,55 岁以上为 63%。由此可见,激越性抑郁症随年龄而增加。焦虑激越往往是比较严重的抑郁症的继发症状,也可能成为患者的主要症状。表现为焦虑恐惧、终日担心自己和家庭将遭遇不幸、大祸临头、搓手顿足、坐卧不安、惶惶不可终日。夜晚失眠,或反复追念着以往不愉快的事,责备自己做错了事导致家人和其他人的不幸,对不起亲人,对环境中的一切事物均无兴趣。轻者喋喋不休诉其体验及"悲惨境遇",寻求安全的人物或地点,重者则勒颈、触电、撕衣服、揪头发、满地翻滚、焦虑万分,以致企图自杀。

3.隐匿性

隐匿性即躯体症状化。许多否认抑郁的老年患者表现为各种躯体症状,而情绪障碍很容易被家人所忽视,直到发现老人有自杀企图或行为时方到精神科就诊。陈学诗等(1990)对综合医院中诊断为"神经官能症"的患者纵向观察,无选择地给予抗抑郁剂治疗。结果发现7%的患者获得缓解,17%显著进步。两者共占观察患者的24%,说明这部分患者并非神经官能症,而属抑郁症。因其抑郁症状为躯体症状所掩盖,故称为"隐匿性抑郁症"。诸多的躯体症状可表现如下。

(1)疼痛综合征:如头痛、嘴痛、胸痛、背痛、腹疼及全身疼痛。

(2)胸部症状:胸闷、心悸。

(3)消化系统症状:厌食、腹部不适、腹胀、便秘。

(4)自主神经系统症状:面红、手颤、出汗、周身乏力等。在这些症状中,以找不出器质性背景的头痛及其他躯体部位的疼痛为常见。此外,周身乏力、睡眠障碍也是常见症状。

因此,在临床实践中对有各种躯体诉述(尤其各种疼痛),查不出相应的阳性体征,或是有持续的疑病症状的老年患者,应考虑隐匿性抑郁症,不妨投以抗抑郁剂治疗。倘确属此症,则各种症状可较快地消除。

4.迟滞性

迟滞性即抑郁症的行为阻滞。通常是以随意运动缺乏和缓慢为特点,影响躯体及肢体活动,并发面部表情减少、言语阻滞。多数老年抑郁症患者表现为闷闷不乐,愁眉不展,兴趣索然,思维迟缓,对提问常不立即答复,屡问之,才以简短低弱的言语答复,思维内容贫乏。患者大部分时间处于缄默状态,行为迟缓;重则双目凝视,情感淡漠,无欲状,对外界动向无动于衷。抑郁症行为阻滞与心理过程缓慢具有一致性关系。

5.妄想性

Meyers 等(1984)曾报道,晚发抑郁症具有比较普遍的妄想性。他们对 50 例内源性抑郁症的住院患者进行研究,比较了 60 岁以前和 60 岁以后发病者妄想的出现率,发现 60 岁以后起病的抑郁症比前者有较丰富的妄想症状,认为妄想性抑郁症倾向于老年人。2 年后 Meyers 等再次报道,单相妄想性抑郁症的老年患者发病年龄晚于那些无妄想的抑郁症患者。在妄想状态中,以疑病妄想和虚无妄想最为典型,其次为被害妄想、关系妄想、贫穷妄想、罪恶妄想。这类妄想一般以老年人的心理状态为前提,同他们的生活环境和对生活的态度有关。

6.抑郁症性假性痴呆

抑郁症性假性痴呆即可逆性的认知功能障碍。人们已经普遍地认识到,抑郁症假性痴呆常见于老年人,这种认知障碍经过抗抑郁治疗可以改善。但必须注意,某些器质性的、不可逆性痴呆也可以抑郁为早期表现,需加以鉴别。

7.自杀倾向

老年期抑郁症自杀的危险比其他年龄组大得多。Sainbury 报道,老年人有 55% 的病例在抑郁状态下自杀。自杀往往发生在伴有躯体疾病的情况下,且成功率高。Pankin 等调查显示,自杀未遂与成功之比在 40 岁以下是 20:1,60 岁以上者是 4:1。导致自杀的危险因素主要有孤独、罪恶感、疑病症状、激越、持续的失眠等。人格和抑郁症的认知程度是决定自杀危险性的重要附加因素,如无助、无望及消极的生活态度。但是也有相反的研究结果。马辛等

(1993)对老年期与非老年期抑郁症的研究发现,非老年组的自杀行为明显多于老年组。这是否能反映国内老年期抑郁症自杀的危险性相对较低,还有待于进一步探讨。

8.季节性

Jacobsen 等(1987)描述了老年人具有季节性情感障碍的特点。Dan 将其诊断标准归纳如下。

(1)抑郁症的诊断符合 DSM-Ⅲ-R 重性抑郁的标准。

(2)至少连续 2 年冬季抑郁发作,春季或夏季缓解。

(3)缺乏其他重性精神障碍的表现或缺乏季节性心境变化的社会心理方面的解释。此类型用普通的治疗方法难以奏效。

9.其他

Post 在"神经症性"和"精神病性"抑郁的对照研究中发现,常见于神经症性抑郁的表演样行为和强迫或恐怖症状,在精神病性抑郁中也可见到,但是年轻人的抑郁症没有此方面的报道。Whitehead 描述老年抑郁症可表现有急性精神错乱状态(意识障碍)。严重的激越,往往被误诊为急性精神错乱,而老年抑郁症患者因食欲缺乏导致的营养不良、维生素缺乏、脱水都可发生真正的急性精神错乱状态。由此可见,老年期抑郁症的临床表现具有比较明显的特殊性,这是由老化过程的心理和生理变化所致。

(二)典型症状

抑郁是以显著的心境低落为主要特征,对平时感到愉快的活动丧失兴趣或愉快感的一种心境状态。抑郁心境是一种常见的正常情绪体验,但严重的抑郁发作与正常的情绪抑郁不同,其状态较重,持续时间较久。还有一些特征性症状(如睡眠障碍)。最常见的情绪、行为、躯体典型症状有以下几种。

1.显著的抑郁心境,晨重暮轻。

2.丧失兴趣或愉快感。

3.自信心下降或自卑。

4.无价值感和内疚感。

5.感到前途黯淡。

6.有自伤或自杀的观念或行为。

7.睡眠障碍,早醒为特征之一。

8.进食障碍。

9.性欲减退。

10.精力下降,容易感到疲劳,活动减少。

11.注意力集中困难或下降。

(三)非典型症状

抑郁症的临床表现有较大的个体差异,以下为非典型症状。

1.心境改变

随着好事情发生而好转或减轻。

2.非典型症状(出现 2 种或 2 种以上表现)

(1)食欲增加或体重明显增加。

(2)睡眠增加(比不抑郁时至少增加 2 个多小时)。

(3)感到四肢沉重或有铅样感觉,有时会持续数小时之久。

(4)个性增强在与他人交往被拒绝时表现特别敏感,以致使社交能力受损。

五、诊断检查

(一)诊断

1.患者在老年期首次发病,一般起病缓慢,可由躯体疾病和(或)其他精神因素诱发。

2.临床症状具有老年期心理和生理特点,抑郁心境持久,但情绪体验常不如青壮年患者鲜明。焦虑或精神运动性抑制比较明显,躯体不适症状繁多,应重视抑郁症状的躯体化倾向。

3.生化和神经内分泌异常以及 EEG 等阳性发现的诊断参考价值不大。

4.排除脑器质性疾病伴发的抑郁综合征以及生物因素直接引起抑郁的躯体疾病。

(二)实验室检查

1.全血细胞计数、尿常规、快速血浆抗体测定、胸片、心电图。

2.T_3、T_4 和促甲状腺素水平测定以明确甲状腺功能。

3.若怀疑巨细胞性贫血,应测定叶酸和维生素 B_{12} 水平。

(三)其他辅助检查

怀疑药物中毒时,应测定常用药物的血浆浓度;脑电图、头颅 CT 检查等。有学者研究表明,快速动眼睡眠(REM)潜伏期缩短,快速动眼活动度、强度和密度增加是内源性抑郁症电生理特有的指征,为本病的诊断和鉴别诊断提供了生物学方面的客观依据。

(四)鉴别诊断

1.与继发性抑郁症鉴别

老年期容易患脑器质性疾病和躯体疾病。也经常服用有关药物,这些情况都容易引起继发性抑郁综合征。如癌症(特别是胰腺癌)、病毒感染(如流行性感冒、肝炎)、内分泌性疾病、贫血、维生素 B_6 或叶酸缺乏、脑血管病、帕金森病、多发性硬化等。容易引起继发性抑郁的药物有甲基多巴、利舍平、皮质激素等。继发性抑郁综合征的诊断主要依据病史、体格检查、神经系统检查以及实验室检查中所发现的与抑郁症有病因联系的特异性器质因素。例如,继发于躯体疾病的抑郁综合征可依据下列要点诊断。

(1)有躯体疾病的证据。

(2)抑郁症状在躯体疾病之后发生,并随躯体疾病的病情变化而波动。

(3)临床表现为躯体、神经系统的症状和体征以及抑郁综合征。

但值得注意的是,对于某些器质性疾病,如癌症、感染以及帕金森病、Huntington 病等,抑郁可以作为首发症状出现于躯体症状之前,而造成诊断的混淆。有的学者把这种情况称为预警性抑郁或先兆性抑郁。

2.抑郁症性假性痴呆与老年期器质性痴呆的鉴别

在老年期抑郁症中,有些患者可出现既有抑郁症状,又有记忆、智能障碍的表现。因其痴呆是可逆性的,故有人称之为抑郁症性假性痴呆。而在脑器质性损害的老年期痴呆的病例中,疾病初期也可能出现抑郁、焦虑状态,此时智能障碍尚未明确化。此外,有些症状如个人习惯的改变、精神运动迟缓、情绪不稳定、性欲减退、食欲缺乏、便秘、体重减轻等,可为抑郁症和器质性痴呆所共有的症状。因此,要区别究竟是假性痴呆还是真性痴呆(老年期器质性痴呆)往往是比较困难的。

3.与焦虑症的鉴别

由于抑郁症常常伴有焦虑,所以描述抑郁状态和焦虑状态的分界线是困难的。焦虑状态具有如下 3 方面的表现。

(1)情绪障碍:表现为大祸临头的恐惧、激动、注意力缺乏。

(2)躯体障碍:表现为心悸、呼吸困难、震颤、出汗、眩晕和胃肠道功能紊乱。

(3)社会行为障碍:表现为寻求安全的人物或地点,反应厌恶离开安全的人物或地点。

Murphy(1986)提出,如果抑郁状态与焦虑状态并存时,一般的规律为抑郁症的诊断优先于焦虑症;如果抑郁心境伴焦虑症状,并有生物性症状,首先诊断抑郁症。在临床实践中,抑郁症常常作为一个新的事件发生在那些具有终身的焦虑性人格或慢性焦虑的人们中。对于个别晚年首发的抑郁症,一旦抑郁症状消除,持续的焦虑症状就可能成为唯一的残余症状。

4.与过度悲伤相鉴别

生离死别是人生中的最大悲痛之事。老年期容易遇到丧偶、丧子或丧失亲人的严重生活事件。因此居丧期间的悲痛反应是十分常见的。居丧不能被当作心境障碍,其悲伤、失去亲人感是正常的情感体验。精力不足、丧失兴趣、频繁哭泣、睡眠问题、注意力不集中是常见的,不是丧失亲人后的额外症状。自罪自责可以表现在老年人,但不像在抑郁症时那样普遍。典型的悲痛反应在 6 个月内改善,悲痛反应除了附加的与悲痛原因有关的生活事件或丧失亲人后的第 1 个纪念日,一般不呈发作性。但抑郁症则呈发作性、周期性病程。悲痛反应一般不导致工作能力及社会适应能力的下降,能继续维持他们的生活,进行他们每天正常的活动。而抑郁症早期便有人际交往能力减退和工作能力下降的症状。悲痛反应一般无昼夜节律的变化,而抑郁症则呈晨重晚轻的节律。悲痛反应无精神运动性迟滞,很少有真正的消极观念和自杀企图,自杀的危险性仅发生在悲痛反应的低文化层次的人群中。必须注意,对抑郁症易感的个体,居丧可以成为突然的发病诱因。

六、治疗

(一)心理治疗

大多数患者适合心理治疗。由于老年患者理解能力降低,语言交流可能受到限制,故主要应采取支持性心理治疗。非语言的支持对于改善老年患者的无力感和自卑感也有效。

下列情况的患者适合用心理治疗。

(1)患者以前对心理治疗有效。

(2)对药物有禁忌证者。

(3)患者愿意接受心理治疗,且抑郁不严重,也无精神病性症状。

心理治疗最好是由经过培训的专业心理治疗医师进行。在大多数情况下,认知行为治疗(以抑郁症状为治疗靶目标)与人际心理治疗(以抑郁相关的人际关系或心理社会问题作为治疗靶目标)的疗效相似,单用心理治疗有效率可达 50% 以上。虽然心理治疗的方法有 200 多种,但大多缺乏疗效的对照研究,或者研究结果显示其疗效不如认知行为治疗或人际心理治疗。有效的心理治疗一般具备:短程限时,侧重目前问题,治疗目的是解决症状而不是改变人格。认知治疗、行为治疗以及人际治疗需由经过训练的有经验临床医师进行。

1.认知治疗

抑郁患者常常认为他们的问题将永远得不到解决。如果他们在某一领域不成功,他们就会过度引申,认为在所有领域他们都将没有希望;当有不好的事情发生时,他们就会过分夸大失误,责备自己,而当好的事情发生时,则过分缩小成效,认为仅仅是幸运;他们不能认识、珍惜好的事情,倾向于注重坏的事情,并反复想这些事情。认知治疗的目的就在于帮助患者识别并纠正这些被歪曲的负性想法,识别并纠正其潜在的不合理假设和信念,鼓励患者重建对生活的思考方式,能从失败中站起来。认识并相信生活中会有好的事情发生,学会控制事情的发生,这种心理治疗的好处在于一旦起效,他们将终身获益,而很少复发。

2.行为治疗

抑郁患者常常不想动,他们常常坐在那儿反复想他们的问题。行为治疗旨在识别并改变可能引起抑郁或使抑郁持续的行为。行为治疗包括:制定活动计划,进行社交技能训练,指导解决问题,制订治疗目标等。像认知治疗一样,这些方法可以终生受益,所以也可减少抑郁复发。

3.人际关系治疗

人际关系治疗旨在了解和解决 1 个或多个人际方面的困难,理论假设认为是这些人际方面的困难引起抑郁并使抑郁持续存在。这些困难包括:角色冲突、社交技能缺乏、悲伤反应延长或角色转变。

4.教育

在所有有效的治疗方法中,对患者、患者家属或照顾患者的人进行恰当的教育是非常有益的。如果患者不理解他的问题及其治疗方案,那么就很难有效地治疗。教育提供给患者一些基础知识,使患者能更好地控制其疾病。而有效的控制反过来又会减轻无助感,增加幸福感,改善健康。教育的主要内容强调以下几点。

(1)抑郁是一种疾病,而不是人的一种缺点或性格的缺陷。

(2)抑郁大多能康复。

(3)经过治疗,抑郁能够好转,有许多治疗抑郁的方法,每位患者都有适合自己的治疗方法。

(4)治疗的目的是 100％地恢复并维持健康。

(5)抑郁复发率很高。发作 1 次的患者,复发率为 50％,而发作 2 次的患者复发率为 75％,而发作 3 次以上者,复发率高达 90％。

(6)患者及家属可学会识别抑郁复发的先兆,从而及早进行治疗,使发作的严重性大大减轻。

(7)提供给患者 1 个有下列信息的清单可大大提高依从性。所提供的信息包括如下。

1)每天有规律的饮食起居。

2)未经医师同意不要擅自停药,如果出现什么问题,请打电话给医师。

3)不良反应会慢慢减轻,如果感到不合理,请通知医师。

4)需 2～3 周病情才会有好转。

5)当感到病情有好转时不要停药,否则抑郁会复发。

在健康教育过程中,下列内容的提供也将是有益的:抑郁性质和预后的介绍;治疗抑郁的方案(如心理治疗、药物治疗或 ECT)及各种治疗有关知识(如不良反应、价钱以及使用时间)的介绍;介绍如何识别先兆症状并及早进行治疗。在教育过程中要鼓励患者提问,督促患者积极参与治疗。这样,患者才能学会有效地控制抑郁,从而减轻对自身及其家属的影响。通过让患者家属参与到教育中来,可使患者家属能更好地理解患者的抑郁,从而给予患者更多的理解、帮助和支持。

(二)中医治疗

1. 中医中药,辨证论治

(1)肝气郁结型:此类患者精神抑郁,表情愁苦,情绪低落,意志消沉,悲观厌世;沉默寡言,少与人语,消极孤独,喜静恶声,心绪不宁,时或心烦易怒;胸部胀满,胁肋、小腹胀痛,脘闷嗳气,食少纳差,大便失调。女性可见月经不调。舌苔薄白或薄腻,脉弦。治法为疏肝理气,解郁和中。常用方剂有柴胡舒肝散等。

(2)气郁化火型:此类患者面色微红,性情急躁,易怒,见人强装笑脸,背人则悲泣厌世。终日长吁短叹,懊恼难解。胸胁胀满疼痛,口苦咽干,心烦躁扰,坐卧不宁,夜不安寐或噩梦频现,或头痛眩晕,耳鸣耳聋,或嘈杂吞酸,大便秘结,小便黄赤。舌红苔黄,脉弦数。治法为疏肝解郁,泻火安神。常用方剂有柴胡清肝汤等。

(3)血行郁滞型:此类患者面色晦暗不泽,精神紧张,抑郁不伸,长吁短叹,急躁易怒,烦闷欲死,时时号啕大哭,坐卧不宁,头痛如刺,目眩眼花,健忘,夜不能寐或合目多梦,记忆减退。胸肋疼痛,或身体时有发冷发热。舌质紫暗或有瘀点,脉多弦细而涩。治法为理气解郁,活血化瘀。常用方剂有血府逐瘀汤等。

(4)痰气郁结型:患者精神抑郁,情绪低落,表情呆板,悲伤恐惧,少言寡语,胸胁胀痛,胸部闷塞;咽中梗阻,咳之不出、咽之不下;或见头晕目眩,神识不清。舌苔白腻,脉沉弦滑。治法为行气开郁,化痰散结。常用方剂有半夏厚朴汤等。

(5)心阴亏虚型:患者面色潮红,头晕目眩,失眠多梦,心悸健忘,反应迟钝,孤僻离群,情绪低落,悲喜不定,懊恼欲死,辗转不宁;或见五心烦热,心烦意乱,手心出汗,口燥咽干。舌红少苔,脉细数。治法为滋阴养血,补心安神。常用方剂有天王补心丹等。

(6)心脾两虚型:心脾两虚型的患者面色萎黄,多思善虑,神思恍惚,语声低怯,多喜独处,善悲欲哭,心悸怔忡。头昏头晕,失眠善忘,饮食减少,倦怠无力,腹胀腹痛。妇女月经量少,色淡,或淋漓不尽。舌质淡嫩,脉细弱。治法为健脾益气,补心安神。常用方剂有归脾汤等。

(7)肝肾阴虚型:患者面色潮红,两目红赤,头晕耳鸣,失眠多梦,目涩畏光,视物昏花,急躁易怒,喜怒无常。头痛且胀,胸胁作痛,肢体麻木,或手足蠕动。舌红少津,脉弦细数。治法为滋养阴精,补益肝肾。常用方剂有杞菊地黄汤等。

2. 其他治疗

(1)电针治疗:在常用治疗精神疾病的穴位上通以适当的脉冲电流,可增加疗效。有学者用电针刺激百会、印堂穴治疗抑郁症,并与阿米替林进行对照。据称两组疗效近似,且前者对焦虑、躯体化综合征与认知障碍效果较好。此外,电针组不良反应少见。

(2)耳针治疗:耳针治疗是指在耳穴上贴敷王不留行、埋磁珠、埋耳环针等方法,常与体针配合使用。临床可用于失眠的辅助治疗,常取耳穴有"心""神门""脑点""耳尖"等,多梦者可加"胆"穴。患者每天自行按压,以加强刺激。

(3)激光治疗:激光医学是一门新学科。据报道,目前激光可治疗的病种可达130多种。目前多用氦氖光进行穴位照射,选穴原则同普通体针。

(三)康复治疗

从国内外的发展趋势来看,康复医学工作的重点正逐渐地从医院康复向社区防治康复转移。这也是我国卫生保健事业的一个重要改革方向。

WHO 早已提出"医院所为基础的康复不可能满足绝大多数病残者的需要,而以社区为基础的康复中心能给至今尚未得到帮助的病残者提供基本的康复服务。"即康复医学既有医院康复任务,也有社会防治康复任务。

1. 功能训练

功能训练指训练心理、躯体、日常生活、社会生活及职业等方面的活动能力或技能。

2. 全面康复

全面康复指医疗康复、教育康复、职业康复、社会康复四大领域中全面地获得康复。

3. 重返社会

重返社会指通过功能改善及环境条件改变而促使康复对象重返社会,并力争成为独立自主和实现自身价值的人。

4. 提高生活质量

提高生活质量指在康复过程中最大限度地提高生活质量而尽量达到最理想的整体生活功能。

从临床实用出发,试列出如下康复工作要点。

(1)认真训练行为(生活、学习、工作),并应用维持性药物。

(2)大力调整和改善周围环境和社会条件,尽可能适应患者的心理需求。

(3)始终贯彻心理支持与心理教育,从情绪上和理智上支持心理处境。

(4)积极采取各种心理社会干预,促使家庭、社区担负起应尽的责任。

(5)力争以不同方式和途径重返社会,尽可能促进建立社会康复服务设施。

(6)努力提高康复过程中的生活质量,尽量在物质生活、社会功能及身心健康的质量上有新增进和突破。

七、预后及预防

(一)预后

抑郁症如果不治疗可以有多种结局。多数患者短期内出现症状,然后自然缓解。在某种程度上,这种短期的、较轻的抑郁可看成是人的一种正常情绪体验。但也有部分患者症状持续 6 个月以上,无助及绝望逐步加重。还有一部分患者,抑郁持续存在而导致慢性残疾。换句话说,抑郁症是一个慢性、易复发的疾病,需要长期维持治疗。一般来说,急性期治疗 6～12 周,症状缓解后需巩固治疗 4～9 个月,然后维持治疗 1 年以上。否则,抑郁症很容易复发。如果给予恰当的治疗,绝大多数患者能完全康复。不过有些患者仍需要强化和长期治疗。"难治性抑郁"是指对常规疗程的抗抑郁药治疗或 ECT 治疗仍无反应的抑郁。该术语是临床医师给患者贴的一种标签,对诊断无价值。

大多数"难治性抑郁"的定义有下列特点。

(1)没有考虑到抑郁亚型对某些治疗可能最有效。

(2)没有很好地区别难治性抑郁、慢性抑郁与抑郁发作或反复。

(3)没有考虑到心理社会因素对抑郁持续存在的影响。

(4)没有考虑到患者是否接受适当的心理治疗(如认知—行为治疗、婚姻治疗、家庭治疗,或其他的治疗)。

（二）预防

1. 早发现、早诊断、早治疗

如果能及早地识别抑郁症的早期表现，对患者自身的病情特点、发病原因、促发因素、发病特征等加以综合考虑，就可制订出预防复发的有效方案，做到"防患于未然"。

2. 加强心理治疗与社会支持

对于病情趋于恢复者，应为其介绍卫生常识，进行多种形式的心理治疗，要求患者能正确对待自己，正确认识疾病，锻炼自己的性格，树立正确的人生观，面对现实生活，正确对待和处理各种不利因素，争取社会支持，避免不必要的精神刺激。

3. 危险因素及干预措施

老年期抑郁症与心理社会因素息息相关，因此预防危险因素并采取干预措施是十分必要的。预防的原则在于减少老年人的孤独及与社会隔绝感，增强其自我价值观念。具体措施包括：鼓励子女与老年人同住，安排老年人互相之间的交往与集体活动，改善和协调好包括家庭成员在内的人际关系，争取社会、亲友、邻里对他们的支持和关怀。鼓励老年人参加有限度的一些力所能及的劳动，培养多种爱好等。

此外，由于老年人不易适应陌生环境，应尽可能避免或减少住宅的搬迁。夫妻疗法是一种生物效应，是比任何药物都有疗效的好办法。故丧偶的老年人再婚，保持融洽的夫妻关系，包括和谐适度的性生活，均有助于预防老年期抑郁症的发生。否则，由孤独而产生忧郁，而忧郁不但令人产生"心因性幻觉"，还会使人体免疫功能下降，诱发抑郁症、痴呆症、心脑血管疾病及肿瘤。

4. 社区干预及家庭干预

争取在社区康复服务中心进行社会技能训练和人际交流技能训练，提高独立的生活能力，发展社会支持网络，帮助患者重新获得人际交往的能力。家庭干预包括以心理教育与亲属相互支持为主的干预及生存技能、行为技能训练为主的措施。

第六节　老年慢性腰腿痛

老年慢性腰腿痛，是老年人最易发生的常见病。其临床表现轻重不一，一般常与活动有关，活动多，疼痛加重，休息后可缓解或减轻。但久卧久坐后疼痛又增加，需再经过适当活动后才能减轻。如继续过多活动，疼痛又会加重，常使老年人坐也不是，动也不得。

一、病因

腰腿痛是一种自觉症状，形成原因很多。可见于多种慢性疾病过程中，如风湿性关节炎、脊柱或脊髓病变、结核、肾脏疾病等，大体归纳如下。

（1）急、慢性损伤，腰部肌肉、筋膜、韧带、椎间小关节急、慢损伤等。

（2）感染性疾病，脊柱结核、化脓性脊柱炎、硬膜外感染。

（3）非感染性炎症，如强直性脊柱炎、致密性骶髂关节炎。

（4）退行性疾病,脊椎骨质疏松症、腰椎管狭窄症。

（5）功能性缺陷,如姿势性脊柱侧凸、驼背。

（6）结构性缺陷,如腰椎横突肥大、椎弓崩裂等。

（7）肿瘤,如神经源肿瘤。

（8）内脏疾病,如肾结石、盆腔炎等。

（9）其他,如代谢性软骨病。老年人腰腿痛主要原因多见于骨骼、脊椎系统的退行性病变,如骨质增生性关节炎、骨质疏松症、腰椎间盘突出症、腰椎管狭窄症。

二、临床表现

（一）骨关节炎

骨关节炎又称增生性关节炎、退变性关节病、老年性关节炎、骨性关节炎。由于构成关节的软骨、椎间盘、韧带等软组织变性、退化,关节边缘形成骨刺,骨膜肥厚等变化,而出现骨磨损、破坏,引起继发性的骨质增生,导致关节变形。当受到异常载荷时,引起关节疼痛、活动受限等症状的一种疾病。本病好发于肢体膝、髋、腰椎等部位。主要表现如下。

1.关节疼痛

早期表现为活动后关节疼痛,休息常能缓解。随着病情进展静止或休息时也感疼痛,甚至有夜间痛,往往因为疼痛而使关节活动受限。

2.关节僵硬感

一般不超过 30 min,出现在早晨或固定于同一体位时间较长,甚至患者下楼、下蹲困难。

3.功能障碍

由于骨赘形成,严重的软骨骨赘造成关节面不平滑或关节周围肌肉痉挛所致。

4.关节畸形

关节畸形可见。

（二）老年骨质疏松症

老年骨质疏松症是指因年龄的增长（或老化）,骨矿物质和骨基质减少,纤维结构发生改变,骨折的危险增加的慢性代谢性骨病,又称退行性骨质疏松症。主要表现如下。

1.疼痛

腰背疼痛是骨质疏松症患者的最常见症状。初期表现为开始活动时腰背部疼痛,此后逐渐发展为持续性疼痛。

疼痛于久立、久坐等长时间保持固定姿势时加剧,并在日常活动,如手向上持物、绊倒、用力开窗等情况下诱发或加剧。

2.身长缩短、驼背

隐匿起病,患者身高变矮是一个重要的早期体征,常在连续测量身长时才能做出正确判断。

3.骨折

骨质疏松症发生骨折的特点如下。

（1）在扭转身体、持物等日常室内活动中,即使没有明显较大的外力作用,便可发生骨折。

（2）骨折发生的部位较固定,多发于胸腰椎椎体及股骨上端。

（3）各种骨折的发生分别与年龄及绝经有一定关系。

（三）腰椎间盘突出症

腰椎间盘突出症，是指椎间盘变性、纤维环破裂和髓核组织突出，刺激和压迫马尾神经、神经根所引起的一种综合征。50 岁以上多见，男性多于女性，临床表现如下。

1.腰痛

由于髓核突出压迫纤维环外层及后纵韧带所致，故早期仅有腰痛，常表现为急性剧疼或慢性隐痛。

2.坐骨神经痛

大部分患者腰$_{4\sim5}$腰椎和腰 5 至 骶 1 椎间盘突出，故会发生坐骨神经痛，走行于下腰部向臀部、大腿后方、小腿外侧，直到足背或足外侧，并可伴麻木感。

3.马尾神经受压

中央型突出的髓核及脱垂游离的椎间盘组织，可压迫马尾神经，引起鞍区感觉迟钝，大、小便功能障碍。

4.体征

(1)腰椎侧突：是腰椎缓解神经根受压，减轻疼痛的姿势性代偿畸形。

(2)腰部活动受限，以前屈受限明显。

(3)压痛：在相应的病变间隙，棘突旁侧 1 cm 处有深压痛、叩痛，并可引起下肢放射痛。

(4)直腿抬高试验或（及）加强试验阳性。

(5)感觉、肌力、腱反射改变。

（四）腰椎管狭窄症

腰椎管狭窄症是指腰椎管因某种因素产生骨性纤维性结构异常，导致一处或多处管腔狭窄，使马尾神经或神经根受压所引起的一种综合征。50 岁以上多见，其临床表现如下。

1.症状

(1)神经源性(马尾)间歇性跛行。多数患者在走一段路后，出现下肢疼痛、麻木、无力以致不能继续行走，稍休息或下蹲、弯腰、抬高腿后又可走一段路，如此周而复始。

(2)腰腿痛。多数表现为腰痛或腿痛，腿痛可单侧或双侧。疼痛多限于站立位、过伸位或行走较久，若取前屈位、卧位、坐位、蹲下以及骑自行车时疼痛消失或减轻。

2.体征

(1)脊柱腰椎生理前凸减少或消失。

(2)下肢感觉、运动、反射改变。

(3)直腿抬高试验阳性。

三、诊断

有以下的症状即可诊断。

1.自发性腰腿痛。

2.局部压痛。

3.放射性或牵扯性神经痛。

4.背伸肌或臀大肌痉挛。

四、预防

腰腿痛是可以进行自我保护和预防的。这里应注意两个方面的问题：一是日常生活中的保护;二是腰椎功能的自我锻炼。在日常生活中除非躺下,无论是站或坐都不要使腰椎保持一个姿势过久,要做一下向前挺腰的动作,动作要轻柔。尽量避免弯腰过久,不要弯腰搬抬重物,在地下拣东西时要先弯曲膝关节,再弯腰。如果发生了较剧烈的腰腿痛,应该平卧在硬床上,可以在腰部垫一个小枕头,不要让腰悬空。腰腿痛急性发作时,可以在局部用冰袋或热水袋(塑料或橡胶袋里放冰块或热水)敷,也可以用热疗器(如周林频谱仪或红外线灯等)做局部热疗,还可以口服一些消炎止痛的药物如布洛芬(芬必得)、双氯芬酸钠(扶他林)等。通常经过卧床休息、理疗和药物治疗,腰腿痛症状都会有不同程度的缓解。腰背肌锻炼的方法有两种。第一种是平卧在床上,双膝弯曲把脚放在床上,而后用力将臀部抬起,离开床面约 10 cm,这时你会感到腰背肌在用力。坚持 3～5 s 放下,如此反复 10 下。依此方法每天做 3 次。第二种是俯卧在床上,双上肢伸直放在身体两侧,上身用力抬起约 10 cm,这时会感到腰背肌在用力,同样坚持 3～5 s 放下,如此反复 10 下,依此方法每天做 3 次。而腹肌的锻炼就是做仰卧起坐,同样是每次做 10 次,每天 3 次。通过上述的锻炼方法,可以得到强壮的肌肉来支撑保护腰椎,从而减少和减轻腰腿痛的发生。

五、治疗

(一)骨关节炎的治疗

1.药物止痛

常用阿司匹林 0.6 g 口服,每日 4 次,无效时再加大剂量。或吲哚美辛(消炎痛)25 mg,一日 3 次。

2.中医治疗

针灸配合推拿治疗慢性腰腿痛。针灸选穴为大肠俞、委中、环跳、殷门等,继发性病痛在原发性局部取穴的基础上,再加选相应的体穴、耳穴。推拿采用揉法、滚法、推法等。针灸配合推拿治疗能疏通经络,消除或缓解肌肉紧张与痉挛,松解肌肉或关节的粘连,消除肿胀、痉挛、疼痛和麻木,是一种较好的治疗方法。

(二)骨质疏松症治疗

1.药物治疗

常用乳酸钙每次 1～2 g 口服,1 日 2 次。或葡萄糖酸钙每次 0.25～2 g 口服,1 日 3 次。疗程一年左右,并辅以维生素 D 治疗,以促进钙的吸收。

2.中成药治疗

如地黄丸、金匮肾气丸、杞菊地黄丸、健肾宝等。

(三)腰椎间盘突出症治疗

(1)绝对卧硬板床休息,可减轻机械性负荷,解除疼痛。

(2)持续牵引,采用骨盆水平牵引,牵引重量 7～15 kg,抬高床脚,持续 2 周左右。

(3)皮质类固醇硬膜外封闭,常用醋酸泼尼松龙 75 mg,加 1% 利多卡因到 20 mL,分 4 次注药,每周封闭 1 次,3 次为一个疗程。

(4)推拿,选择适当,手法正确,效果较好。

(四)腰椎管狭窄症治疗

1.保守治疗

卧床休息,腰肌锻炼,手法按摩,硬膜外封闭等均有一定疗效。

2.手术治疗

(1)活动时疼痛难忍,保守治疗无效者。

(2)间歇性跛行进行性加重,行走距离逐渐缩短。

(3)神经功能出现明显障碍者。

六、护理

1.按需要让患者卧硬板床休息,在床上翻身时指导患者张口呼气,遵医嘱给予止痛药减轻疼痛。如需绝对卧床,则在日常生活活动方面给予帮助。

2.指导患者采取合理的方法从床上爬起来。

(1)滚向一侧;

(2)抬高头部;

(3)将腿放于床的一侧;

(4)用胳膊支撑自己起来;

(5)在站起前,坐在床的一侧,把脚放在地上;

(6)腿部肌肉收缩使自己由坐位到站位,随后,按相反的顺序回到床上。

3.指导患者避免弯腰动作,用髋关节弯曲下蹲,腰背伸直拾地上的物品。

4.术前即训练床上使用大小便器,以免术后因取平卧位,大小便排泄不习惯。

5.根据手术情况,一般卧床 2 周,如脊柱稳定性受损,卧床时间可适当延长。

6.卧床期间坚持呼吸肌及四肢脊背肌锻炼,预防肌肉萎缩,增强脊柱稳定性,逐步练习直腿抬高,防止神经根粘连。

第七节　老年性退行性心脏瓣膜病

一、概述

老年性退行性心脏瓣膜病,又称为老年钙化性心脏瓣膜病,或老年性心脏瓣膜病,是由于年龄的增长,心脏瓣膜结缔组织发生退行性变化、纤维化、钙化,从而使瓣膜或其支架的功能异常所引起的一组心脏病。它是引起老年人心力衰竭和猝死的重要原因之一。

二、病因病机

根据中医理论推断,本病多属于中医的心痹、心悸、怔忡、厥脱等病证,病位涉及心、脾、肾,其病因病机可归纳为心气不足、心血亏虚、脾肾阳虚、气滞血瘀、阴阳虚脱。

三、辨证论治

1.心气不足

证候:心悸,气短,活动后加重,疲乏无力,自汗少气,面色苍白、舌淡苔白,脉细弱或结代。

治法:补益心气。

方药:养心汤加减。

组成:黄芪、党参、茯神、柏子仁、当归、酸枣仁各15 g,远志、五味子、川芎各9 g,肉桂、炙甘草各6 g。

加减:若脉细数、出汗较多,加龙骨、牡蛎各30 g,山茱萸15 g,以收敛心气;若兼咳嗽、咳白痰者,加桑白皮、贝母各10 g,以清肺化痰。

2.心阴亏虚

证候:心悸,健忘,失眠多梦,五心烦热,盗汗,口咽干燥。舌红少津,脉细数。

治法:滋阴安神。

方药:补心丹加减。

组成:太子参、五味子、天冬、生地黄、远志各10 g,玄参、丹参、当归、柏子仁、酸枣仁各15 g。

加减:若面唇青紫、舌质紫黯者,加川芎、红花各9 g,以活血化瘀;若兼见气虚者,加黄芪、党参各12 g,以补养心气。

3.脾肾阳虚

证候:心悸,喘促,咳嗽,畏寒肢冷,腰膝酸软,尿少,水肿。舌淡苔白,脉细或结代。

治法:温阳利水。

方药:真武汤加减。

组成:附子、茯苓等各15 g,白术、干姜、汉防己10 g,车前子30 g,肉桂3 g。

加减:若高度水肿者,加五苓散以化气行水;若兼气虚者,加黄芪、党参各15 g;兼血瘀者,加丹参、红花各10 g,以祛瘀。

4.气滞血瘀

证候:胸闷胸痛,心悸怔忡,口唇发绀,两颧红暗。舌质暗黯或有紫斑,脉涩或结代。

治法:行气活血化瘀。

方药:血府逐瘀汤加减。

组成:当归、桃仁、红花、赤芍、延胡索、五灵脂、川芎各10 g,黄芪、车前子各20 g。

加减:若见心烦、失眠多梦者,加远志、酸枣仁各12 g,以养心安神;若见下肢水肿者,加桂枝、茯苓、泽泻各10 g,以化气行水。

5.阳气虚脱

证候:心悸憋闷,面色青灰,张口抬肩,喘促鼻扇,烦躁不宁,小便量少,肢体水肿,大汗淋漓,四肢厥冷。舌淡,脉沉细欲绝。

治法:回阳固脱。

方药:参附龙牡汤加减。

组成:人参、附子、炙甘草各10 g,龙骨、牡蛎、山茱萸各30 g,麦冬、五味子各15 g。

四、单方验方

1.黄芪注射液

可用于治疗老年退行性心脏瓣膜病伴心功能不全。

2.麝香保心丸

治疗老年退行性心脏瓣膜病伴左心功能不全。

五、其他疗法

参见风湿性心脏病和冠状动脉粥样硬化性心脏病。

六、预防措施

（1）保持良好情绪及愉悦心态，避免情志刺激，使阴阳趋于平衡，脏腑功能保持健全。

（2）饮食适宜，避免高热量饮食，多吃富含粗纤维、维生素及植物蛋白之食物，防止肥胖。

（3）劳逸结合，适当参加体育锻炼，增加心脏储备。

第十一章　中医体检

第一节　全身望诊

全身望诊是医生对患者进行望神、望色、望形体和望姿态等观察，以搜集临床资料，推断病情的方法。

一、望神

神，指人体生命活动总的外在表现，也包含人的精神、意识和思维活动。

望神，就是通过观察人体生命活动的整体表现来判断病情的方法。

（一）望神的原理

神的物质基础是精气，其来源于先天之精，有赖于后天水谷精气的不断充养，经脏腑组织功能加以体现。因此，神是脏腑精气盛衰的外在征象。神与精、气的关系非常密切，三者盛则同盛，衰则同衰。即精充气足则神旺，精亏气虚则神衰。通过望神，可以了解精气的盛衰、脏腑功能的强弱，并对于分析病情的轻重、推测疾病的预后有重要意义。

（二）望神的主要内容

望神主要诊察患者的神志和精神意识状态、表情、面色、眼神、语言、呼吸、形体动态及对外界反应等。由于五脏六腑之精气皆上注于目，且目系通于脑，其活动受心神支配，故眼神是心神的外在反映。所以，诊察眼神的变化是望神的重点。望神，就是通过诊察上述各方面的情况，辨别得神、少神、失神、假神和神乱，以判断正气的盛衰，脏腑功能的强弱、病情的轻重和预后的吉凶。

二、望色

望色，又称"色诊"，是通过观察人体全身皮肤的色泽变化来诊察病情的方法，其中重点是对面部颜色与光泽的望诊。

临证望面色时除了注意具体色泽的变化外，还应注意整体观察，包括面色与其他组织部位（如肤色、唇色、舌色等）的综合观察，并结合其他诊法综合判断。望色诊断病证时尤应注意排除光线所造成的误差，最好在自然光线下诊察。

（一）色、泽的意义

色是指皮肤的颜色，能反映气血盛衰和运行的情况，并在一定程度上反映疾病的不同性质和不同脏腑的病证。

泽是指皮肤的明润或晦暗枯槁，是脏腑精气外荣的表现，可反映脏腑精气的盛衰，对判断病情的轻重和预后有重要的意义。

脏腑气血通过经络上荣于面，因此，面部色泽是脏腑精气的外荣征象。且面部皮肤薄嫩，色泽变化易显露于外，便于诊察，所以，望面色诊病是望诊的重要内容。

（二）常色和病色

面色可分为常色和病色两类。

1.常色

常色指人在正常生理状态时面部的色泽。其特点是明润、含蓄。中国人的常色为红黄隐隐，明润含蓄。表示脏腑精气充盛，脏腑功能正常。由于体质禀赋的不同和受气候、环境等影响，常色又有主色、客色之分。

（1）主色：也称正色，是人生来就有的基本面色，一生基本不变。主要与种族和个体禀赋有关。

（2）客色：是指受各种客观因素影响而发生相应变化的正常面色。客色的变化往往是暂时的，并可随客观条件的变化而发生相应的改变。

引起客色的常见客观因素有季节、气候、日晒、饮酒、饥饱、情绪、运动、职业、水土等，只要具有明润含蓄的特点，即属常色，临证时应注意与病色相鉴别。

2.病色

病色指人因病而出现的面部异常色泽。其特点是暴露、晦暗。暴露指病色显露，晦暗指失却明润的特点而枯槁无华。诊察病色的重点，在于辨别五色善恶及五色主病。

（1）五色善恶：不论何色，凡明润者为善色，提示虽病而脏腑精气未衰，胃气尚能上荣于面，称为"气至"。多属病变轻浅，其病易治，预后较好；凡晦暗枯槁者为恶色，提示脏腑精气已衰，胃气不能上荣于面，称为"气不至"。多属病变深重，其病难治，预后不良。

（2）五色主病：病态的面色大致有赤色、白色、黄色、青色和黑色。根据中医学五行理论和临床实践总结，五色既可以反映不同脏腑的病变，又可以反映疾病的不同性质。

三、望形体

望形体，观察患者形体的壮弱、胖瘦、肢体、体型等情况来诊察病情的方法。

（一）望形体的原理

形体赖脏腑精气的充养，脏腑功能的强弱、精气的盛衰，又可通过形体反映于外。因此，通过望形体，可以了解脏腑功能的强弱、气血阴阳的盛衰、邪正的消长。

（二）望形体的内容

1.形体壮弱

通过诊察形体壮弱，可以初步得知脏腑功能的强弱和气血的盈亏。一般地说，机体形体的壮弱，与脏腑功能的强弱和气血的盛衰是一致的，内盛则外壮，内衰则外弱。

（1）强壮：表现为骨骼粗大，胸廓宽厚，肌肉充实，皮肤润泽。同时精力充沛，食欲旺盛。一般提示体质强壮，内脏坚实，气血旺盛，抗病力强，有病易治，预后较好。

（2）羸弱：表现为骨骼细小，胸廓狭窄，肌肉瘦削，皮肤枯槁。同时精神不振，食少乏力。一般提示体质虚衰，内脏脆弱，气血不足，抗病力弱，有病难治，预后较差。

2.形体胖瘦

形体过于肥胖或消瘦，并伴有相应的病理表现，常为脏腑病变、阴阳失调的表现。

（1）肥胖：指形体肥胖。其体形特点是头颈短粗，肩宽胸厚，大腹便便。若伴有食少懒动，乏力气短，动则气喘，此为形盛气虚，提示阳气不足，痰湿内盛，易患眩晕、中风、胸痹等病。故有"肥人多痰湿""肥人善中风"之说。

（2）消瘦：指形体消瘦。其体形特点是头颈细长，肩狭窄，胸扁平，腹臀平瘪。若伴面色淡白，少气懒言，常为气血亏虚；若伴有五心烦热，皮肤干枯，此为形瘦阴虚，提示阴血亏虚，虚火内生，多见于肺痨、虚劳内伤患者。故有"瘦人多火""瘦人多劳嗽"之说。

若久病、重病，全身肌肉极度瘦削，卧床不起，转侧艰难，提示脏腑精气衰竭，预后不良。

3.体质形态观察

体质形态有助于了解诊察对象的阴阳气血的盛衰，对不同病证的特有易感性和预测病证的发展转归。

（1）阴脏人：指体形矮胖，惯常姿态喜后仰，平时喜暖怕寒者。其体质特点是阳气较弱，患病易感寒湿痰浊，从阴化寒。

（2）阳脏人：指体形瘦长，惯常姿态喜前屈，平时喜凉怕热者。其体质特点是阴液较虚，患病易伤阴伤津，从阳化热。

长期的临床实践证明，体形均匀，阴阳平和之人（又称平脏人），常具有气血调匀，健康少病的特点。而不同的体质形态所提示的禀赋特点可作为临床诊治及判断病情发展的参考。

四、望姿态

望姿态，是观察患者的动静、姿势和体态以诊察病情的方法。

（一）望姿态的原理

患者的动静姿态与形体的阴阳盛衰和病性的寒热虚实密切相关。因此，患者的动静姿态、肢体的异常动作都是疾病的外在反映。不同的疾病及不同性质的病证，常表现出不同的体位和动态。通过望姿态，有助于判断病性的寒热虚实和某些疾病的诊断。

（二）望姿态的内容

1.望动静姿态

阳主动，阴主静。患者坐、卧、行走的姿态及意义，一般规律为：动者、强者、仰者、伸者，病属阳，多为热证、实证；静者、弱者、俯者、屈者，病属阴，多为寒证、虚证。

（1）坐姿：患者坐而俯首，气短懒言，多为肺气虚或肾不纳气；坐而仰首，气喘息促，多为肺实气逆；喘而但坐不得卧，卧则气逆喘甚，多为肺胀、水饮停于胸腹的病证。

（2）卧姿：患者卧时面常喜向外或光亮处，自觉身轻能自转侧，多为阳证、热证、实证；面常喜向里或背光处，自觉身体沉重难以自转侧，多为阴证、寒证、虚证。卧时仰而伸肢，常欲揭去衣被，多为阳盛实热证；卧时蜷缩成团，喜加衣被，多为阳虚阴盛或腹有疼痛。咳逆倚息不得卧，每至秋冬寒邪引动而发，多为内有伏饮。但卧不能坐，坐则眩晕，常为气血两虚的病证。

（3）步态：步态不稳，肢体颤动不宁，常与眩晕并见，多属肝风内动，或筋骨受损。

此外，下肢畸形、外伤及关节损害等皆可引起步态异常，需配合相关检查作出诊断。

2.望异常动作

患者肢体的异常动作，往往反映了某些疾病的特征。如四肢抽搐、颈项强直、角弓反张，为肝风内动，多属热极生风，常见于外感温热病热盛期。外感温热病后期，或内伤病阴血亏虚者，见指、趾颤动或蠕动，为虚风内动，属阴虚或血虚，筋脉失养所致。肢体骨节疼痛，屈伸不利，或手足拘挛，关节肿胀、强直、变形，多属痹证。肢体软弱、行动不便，或肌肉萎缩，属痿证。单侧肢体行动不便，或麻木不仁，伴口眼歪斜，则属中风偏瘫。

第二节　局部望诊

局部望诊是在全身望诊的基础上,根据病情及诊断的需要,对患者的某些局部进行重点、细致的诊察,以进一步获取与疾病诊断相关的临床资料。

局部望诊时,要熟悉所望部位的生理特征及其与脏腑经络的内在联系,将病理体征与正常表现相比较,并联系其与脏腑经络的关系,结合其他诊法,从整体角度进行综合分析,通过望局部状况,不仅有助于对各局部组织器官病变的诊断,而且可以了解相应脏腑的病变情况。

局部望诊的内容,本节主要包括望头面五官、躯体、四肢、二阴、皮肤以及小儿食指络脉等。

一、望头面五官

(一)望头部

头为诸阳之会,脏腑精气皆上荣于头。头中内藏脑髓,髓为肾所主。肾又主骨。颅骨和脑髓的生长发育,全赖肾精充养。发为血之余,肾之外华。脾胃为气血生化之源。故望头部的情况,主要可以诊察肾、脑的病变和脏腑精气的盛衰。望诊时应注意观察头颅、囟门、头发的异常。

1.头颅

主要诊察头的外形和动态。

(1)头大:小儿头形过大,颜面较小,两目下视,伴智力低下,多因肾精不足,水液停聚所致,常见于水饮停于脑的患儿。

(2)头小:小儿头形过小,头顶部尖圆,颅缝闭合过早,伴智力低下,多因肾精不足,颅脑发育不良所致。

(3)方颅:小儿头颅前额、两颧部突出,头顶平坦呈方形,多因先天肾精不足,或后天脾胃失调,颅骨发育不良所致,常见于佝偻病患儿。

(4)头摇:无论大人或小儿,头摇不能自主者,皆为肝风内动之兆,或为老年气血虚衰,脑神失养所致。

2.囟门

1岁半以内的婴幼儿,尤须诊察囟门。囟门是婴幼儿颅骨未闭合时所形成的骨间隙,有前囟、后囟之分。后囟呈三角形,约在出生后2～4个月内闭合;前囟呈菱形,约在出生后12～18个月内闭合。

(1)囟填:即囟门高突。多为实证的表现,因外感温热火毒,或脑髓有病,或颅内水液停聚所致。但小儿在哭泣时囟门暂时突起为正常。

(2)囟陷:即囟门凹陷。多为虚证的表现,因泄泻伤津,或脾胃虚弱,中气下陷,或先天不足,脑髓失养所致。

(3)解颅:即囟门迟闭。是肾气不足,发育不良的表现,多见于佝偻病患儿,常兼有"五软"(头、项、手足、肌肉、口软)、"五迟"(立、行、发、齿、语迟)等表现。

(二)望面部

面部又称颜面,是脏腑精气上荣的部位。观察面部的色泽形态和神情表现,不仅可以了解神的旺衰,而且可以诊察脏腑精气的盛衰和有关的病变。

望面部主要包括面形异常、特殊面容等内容。

1.面形异常

（1）面肿：多见于水肿。水肿有阴水与阳水之分。阳水肿起较速，眼睑头面先肿；阴水肿起较慢，先从下肢、腹部肿起，最后漫延及头面。若头面皮肤焮红肿胀，色如涂丹，压之褪色，伴有疼痛，是抱头火丹，多由风热火毒上攻所致。

（2）腮肿：一侧或两侧腮部以耳垂为中心肿起，边缘不清，按之有柔韧感及压痛者，为痄腮，由外感温毒之邪所致，多见于儿童。若颧骨之下，腮颌之上，耳前发红肿起，伴有寒热、疼痛者，为发颐，或为托腮痈，由阳明热毒上攻所致。

（3）面削颧耸：又称面脱。指面部肌肉消瘦，两颧高耸，眼窝、颊部凹陷。因气血虚衰，脏腑精气耗竭所致，多见于慢性病的危重阶段。

（4）口眼歪斜：单见口眼歪斜，肌肤不仁，患侧面肌弛缓，目不能合，口不能闭，不能皱眉鼓腮，为风邪中络。口眼歪斜兼突然昏倒，半身不遂者，多为风中脏腑。

2.特殊面容

（1）惊怖貌：指患者面部呈恐惧的症状。多见于小儿惊风、癫病等。若遇声、光、风刺激，或见水、闻水声时出现者，多为狂犬病所致。

（2）苦笑貌：指患者面部呈现无可奈何的苦笑样症状。是由于面肌痉挛所致，乃破伤风的特殊征象。

（三）望五官

五官，指目、耳、鼻、口、舌五种器官。五官与内脏有着密切而复杂的关系，每一器官都与多个脏腑存在着直接或间接的关系。因此，诊察五官的异常变化，不仅有助于对其本身病变的辨证施治，而且可以了解脏腑的病变。这里主要阐述目、耳、鼻、口唇、齿龈和咽喉的望诊，望舌另作专述。

2.望耳

耳为肾之窍，又为宗脉之所聚，手、足少阳经行耳之前后，手、足太阳和阳明经之脉也布于耳，耳赖经络与机体各部密切联系。所以，许多脏腑病变都可以从耳反映出来。但一般来说，通过耳的望诊，主要了解肾精的盛衰和胆的病变。

望耳应注意耳的色泽、形态和耳内病变。

3.望鼻

鼻为肺窍而属脾经，与足阳明胃经亦有联系。所以诊察鼻的异常变化，可以了解肺和脾胃的一些变化。

望鼻，主要观察鼻的色泽、外形及鼻内病变。

4.望口、唇

脾开窍于口，其华在唇，与胃互为表里。脾胃为气血生化之源。所以，诊察口与唇，可以了解脾胃的功能和全身气血的病变。

望口与唇，主要诊察口唇的色泽、润燥和形态。

5.望齿、龈

齿为骨之余，而肾主骨。齿龈为阳明脉络所系，所以，诊察齿、龈的异常变化，可以了解肾、胃的一些病变。

望齿、龈，主要诊察其润枯、色泽与形态的变化。

6. 望咽喉

咽喉为肺、胃之门户，呼吸、饮食之要道，又系肾经循行之处。故望咽喉主要可以了解肺、胃、肾的病变。

望咽喉主要诊察咽喉色泽、形态的变化。

二、望体肤

望体肤的内容包括望颈项、胸胁、腹部、腰背部、四肢、二阴及皮肤等。

（一）望颈项

颈项是联接头颅和躯干的部分，其前部称颈，后部为项。正常人的颈项端直，两侧对称，气管居中。男性喉结较突出，女性喉结不显露，站立或正坐位时，摇转俯仰自如。颈项部的望诊应注意外形和动态变化。

望颈项主要诊察外形、动态的异常变化。

1. 外形变化

其外形异常变化常见的如下。

（1）瘿瘤：指颈部喉结处的单侧或两侧有肿块如瘤，或大或小，可随吞咽移动，称为瘿瘤。多由肝郁气结痰凝所致，或与地方水土有关。

（2）瘰疬：指颈侧颌下肿块如垒，按之累累如串珠，称为瘰疬。多由肺肾阴虚，虚火灼津结成痰核，或感受风火时毒，致气血壅滞，结于颈项。

（3）颈瘘：指颈部痈肿、瘰疬溃破后，久不敛口，形成管道。多由痰火互结，气血壅滞，疮孔不收而成。

（4）颈（项）痈：指颈（项）部两侧红漫肿，疼痛灼热，甚至溃烂流脓。多由风热邪毒蕴蒸，气血壅滞，痰毒互结于颈项所致。

（5）气管偏移：指气管不居中，向一侧偏移。多见于悬饮、气胸、肺部肿瘤等。

2. 动态变化

其动态的异常变化如下。

（1）项软：颈项软弱，无力支撑头颅，称为项软。婴儿出生 4 个月后项软，不能抬头，系先天禀赋不足，精亏髓少，或后天失养，气血亏虚，筋骨失充所致。久病、重病后项软，神疲乏力，多为精气衰竭的表现。

（2）项强：项部筋脉肌肉拘急强硬，不能前俯后仰、左右转动者，称为项强。睡眠后，颈项强痛，不能转侧，或一侧颈项拘急疼痛，称为落枕，多因睡姿不当，或颈部感受风寒所致。项强，兼壮热、头痛、呕吐，多属温病热邪上攻。项背强直拘急，头向后仰，躯干前挺，背脊反折如弓，兼四肢挛急，称为角弓反张，多见于破伤风、外感热病热极生风等，须结合其他检查作出诊断。

（二）望胸胁

横膈以上，锁骨以下的躯干正面谓之胸；胸部两侧，由腋下至十一、十二肋骨端的区域谓之胁。胸腔由胸骨、肋骨和脊柱等构成，内藏心、肺等重要脏器，属上焦，为宗气所聚，是经脉、血管循行布达之处。胸廓前有乳房，属胃经，乳头则属肝经；胁肋是肝胆经脉循行之处。望胸胁主要可以诊察心、肺的病变和宗气的盛衰，以及肝胆、乳房疾患。

（三）望腹部

腹部指躯干正面剑突以下至耻骨以上的部位，属中、下焦，内藏肝、脾、肾、胆、胃、大肠、小肠、膀胱、胞宫,亦为诸经循行之处。故望腹部可以诊察内在脏腑的病变和气血的盛衰。

望诊时应注意观察腹部的形态表现,如是否对称,有无隆起、凹陷、青筋暴露,以及脐部的异常情况等。正常人腹部平坦对称,直立时腹部可稍隆起,约与胸平齐,仰卧时则稍凹陷。其异常表现主要如下。

1. 腹部膨隆

腹部膨隆即仰卧时前腹壁明显高于肋骨至耻骨中点连线。若单腹鼓胀,四肢消瘦者,多属鼓胀病,为肝气郁滞,湿阻血瘀所致。若腹部胀大,周身俱肿者,多属水肿病,为肺、脾、肾三脏功能失调、水湿泛滥肌肤所致。腹局部膨隆,则多见于积聚患者,须结合按诊进行辨证。

2. 腹部凹陷

腹部凹陷即仰卧时前腹壁明显低于胸骨至耻骨中点连线。若腹部凹陷,形体消瘦,多属脾胃虚弱,气血不足,可见于久病脾胃气虚、机体失养,或新病吐泻太过、津液大伤的患者。若腹皮甲错,深凹着脊,可见于长期卧床不起、肉消着骨的患者,为精气耗竭,属病危。

3. 腹壁青筋暴露

患者腹大坚满,青筋怒张,多属肝郁血瘀。因肝郁气滞、脾虚湿阻日久,导致血行不畅,脉络瘀阻所致。可见于鼓胀病的重证。

4. 脐部异常

新生儿脐部色青或黑,局部发硬,多为脐风危证。婴幼儿脐部红肿糜烂,或流脓水,称为"脐疮",多因脐部不洁,湿热蕴结而发。水肿、鼓胀患者脐部突出,多为脾肾虚衰,属病重。

5. 腹壁突起

腹壁有半球状物突起,多发于脐部、腹正中线、腹股沟等处,每于直立或用力后发生者,多属疝气。

(四)望腰背部

背以脊柱为主干,为胸中之府;腰为身体运动枢纽,为肾之府。腰背部的异常表现,可以诊察有关脏腑经络的病变。

望腰背时应注意观察脊柱及腰背部有无形态异常及活动受限。

1. 外形

正常人腰背部两侧对称,俯仰转侧自如,直立时脊柱居中,颈、腰段稍向前弯曲,胸、骶段稍向后弯曲,但无左右侧弯。

2. 动态

正常人腰背部俯仰转侧自如。

(五)望四肢

就四肢与脏腑的关系而言,因心主四肢血脉,肺主四肢皮毛,脾主四肢肌肉,肝主四肢之筋,肾主四肢之骨,故五脏均与四肢有关,而脾与四肢的关系尤为密切。就其与经脉的关系而言,则上肢为手三阴、手三阳经脉循行之处,下肢为足三阴、足三阳经脉循行之处。故望四肢主要可以诊察五脏病变和循行于四肢的经脉病变。

望诊时应注意观察四肢的外形变化和动态的异常。

第三节 闻 诊

闻诊是四诊方法之一，包括听声音和嗅气味两个方面。是医生通过听声音和嗅气味来诊断病变的主要手段。听声音包括听患者的话声、语言、呼吸、咳嗽、呕吐、呃逆、嗳气、叹息、喷嚏、肠鸣等声音；嗅气味包括嗅患者身体及其排出物发出的气味和病室弥散的气味等。

声音的产生主要是"气"的活动。无论外感、内伤引起脏腑气机的异常和发声器官的病变，皆可使发音异常。因此听声音的异常改变，可以诊察内在脏腑的病变和病性的寒、热、虚、实。一般规律是，凡发音重浊、响亮、气粗有力者多属实热证，而发音轻清、低弱、气微无力者多属虚寒证。语言的异常主要是心神的病变。闻呼吸的变化，能判断五脏以及宗气的虚实。而咳嗽则是肺失肃降、肺气上逆最常见的表现。

患者身体、口气、分泌物和排泄物等发出的气味的异常改变，亦与疾病的性质有关。其一般规律是，气味酸腐臭秽者，多属实证、热证；气味不甚明显或微有腥臭者，多属虚证、寒证。

一、正常的声音

健康人的声音，虽有个体的差异，但发声自然、音调和畅、刚柔相济，此为正常声音的共同特点。由于人们性别、年龄、身体等形质禀赋之不同，正常人的声音亦各不相同，男性多声低而浊，女性多声高而清，儿童则声音尖利清脆，老人则声音浑厚低沉，与情志的波动也有相应变化。均属正常。

二、病变的声音

病变声音的一般规律是：凡发音重浊、响亮、气粗有力的多属实证、热证；而发音轻清、低弱、气微无力的多属虚证、寒证。

（一）发声

病者言语声音的强弱，一方面可以反映正气的盛衰，同时也与邪气的性质有关。一般来说，语声高亢有力，多言而躁动者，多属实证、热证；语声低微无力，少言而沉静者，多属虚证、寒证。

1.音哑

音哑与失音、声音嘶哑，称为音哑；失音为完全不能发出声音，古称"喑"。新病音哑或失音，多属实证；久病音哑或失音，多属虚证；久病重病，突然声音嘶哑，则是脏气将绝的表现。妊娠后期发生失音，称为"子喑"。

因胎儿渐长，压迫肾之络脉，从而使肾精不能上荣于咽喉舌所致，一般不属病态，分娩后不治而愈。

2.语声重浊

语声重浊多为肺气失宣，鼻窍不通所致，常见于外感风寒或湿浊内困等证。

3.呻吟、惊呼

呻吟、惊呼常与疼痛、胀满等病证有关。

（二）语言

言为心声，语言的异常主要是心神的病变。

1. 谵语

谵语指神识不清,语无伦次,声高有力的表现。多属热扰心神之实证。

2. 郑声

郑声指神识不清,语言重复,时断时续,声音低弱的表现。属于心气大伤,精神散乱之虚证。

3. 独语

独语指自言自语,喃喃不休,见人则止,首尾不续的表现。为心气不足,神失所养,或痰气阻蔽心神所致。

4. 错语

错语指神识清楚而语言时有错乱,但错后自知的表现。为心气不足,神失所养,或痰瘀阻窍。

三、嗅病体气味

(一)口气

口气是指从口中散发出的异常气味。正常人呼吸或说话时无异常气味散出。患者口中散发出臭气,称为口臭,多与口腔不洁、龋齿及消化不良有关。口气臭秽者,多属胃热;口气酸臭者,多属食积胃肠;口气腐臭或兼咳吐脓血者,多属内有疮疡溃脓;口气臭秽难闻,牙龈腐烂者,多为牙疳病。

(二)汗气

汗气是指患者身体随排汗所散发的气味,汗气腥膻是湿热久蕴皮肤,津液蒸变所致;汗气臭秽可为瘟疫病热毒内盛之征;腋下汗气阵阵膻臊难闻,称为"狐臭",多因湿热郁蒸所致。

四、嗅病室气味

病室臭气熏人,多为瘟疫类疾病;病室有血腥味,病者多患失血;病室散有腐臭气,病者多患溃腐疮疡;病室尸臭,多为脏腑衰败,病情重笃;病室尿臊气(氨气味),多见于水肿病晚期患者;病室有烂苹果样气味(酮体气味),多为消渴病重症患者。

第四节　问　诊

问诊的内容主要包括问一般情况、主诉、现病史、现在症状、既往史、个人生活史、家族史等。临诊中需根据患者的具体情况,进行有重点、有目的的系统询问。

一、问一般情况

一般情况主要包括姓名、性别、年龄、婚否、民族、籍贯或出生地、职业、工作单位、现住址或联系方法等。有些病证还应注意其发病季节。

问一般情况的临床意义在于:一是可使医生获得与疾病有关的部分资料,为某些地方病、职业病、传染病、妇科病、男性病、儿科病及老年病的诊断治疗提供一定依据。如妇女在生理上有经、孕、产、乳、带等特点,病理上则有经、带、胎、产等方面的特殊病证;男子生理上有阴茎勃起及排泄精液等现象,病理上则有遗精、滑精、阳痿、早泄等病变。小儿易患麻疹、水痘、百日咳等病,老人易患胸痹、中风、肺胀等病。如工作中经常接触有害物质,则可能发生铅中毒、汞中毒、矽肺等。如居处高山地区缺碘易患瘿瘤;岭南地区多山岚瘴气易发疟疾。冬春季节多发感冒、咳喘;夏秋季节易患痢疾、秋燥等。二是便于与患者或家属进行联系和随访,对患者负责。

二、问主诉和现病史

(一)问主诉

主诉,即患者就诊的主要症状或体征及其持续的时间。

主诉是患者此次就诊的最主要的原因,往往是疾病的主要矛盾所在。确定主诉可为初步估计疾病的范畴、类别、病位、病性以及病势的轻重缓急等提供重要线索,具有重要的诊断价值。临床问诊时要善于抓住主诉,围绕主诉进行深入细致的询问。确定主诉时应注意以下三方面。

(1)主诉是患者最痛苦的症状或体征,就诊时往往最先叙述,但也可能叙述凌乱而主次不清。医生应抓住其一个或2～3个主要的症状,用简洁、精练的文字按症状发生的时间顺序予以归纳确定为主诉。如"头目眩晕10年,手指发麻1个月,突然昏倒2 h"。

(2)要将主诉所述症状或体征的部位、性质、程度、时间等询问清楚,不能笼统、含糊。如"右上腹剧烈绞痛,伴发热、恶心、呕吐3 h"。

(3)不能把病名、证名或检查结果列为主诉。如"发热、咳嗽3 d",不能写成"感冒3 d"或"风热袭肺3 d"。若患者无症状,是因在正规医疗机构体检时发现异常检测指标而来就诊时,则可以例外。

(二)问现病史

现病史指围绕主诉从起病到就诊时疾病的发生、发展的演变过程,以及诊疗的经过和患者现在的症状表现。它记录了疾病发生、发展演变的全过程,是整个病史的主体部分,为临床诊病辨证的主要依据。现病史的内容包括以下四个方面。

1.起病情况

起病情况包括发病时间、新久缓急、发病时的环境、起因或诱因、最初的症状及其性质、部位,当时曾作何处理等。临床病证的发生或发作都有各自的特点,详细了解发病情况,对探索病因、辨别病位、病性等具有重要的鉴别作用。如起病的时间急缓,可辨虚实内外。一般起病急、病程短者,多为外感病,属实证;起病较缓、病程较长、反复发作者,多为内伤病,属虚证或虚实夹杂证。而起病的起因或诱因,可辨病位与病性。如因情绪刺激而发者,多属肝气不舒;随气候变化而发者,多属外邪袭肺;暴饮暴食或饮食不洁者,多伤脾胃等。

2.病变过程

病变过程指从发病后至就诊时病情变化的主要情况。包括疾病过程中主要症状的变化、新症状的出现、病情变化有无规律等。一般按发病时间的先后顺序进行询问,以便了解病证的病机演变趋势和特点。

3.诊治经过

诊治经过是患者患病后至本次就诊前曾作过的诊断和治疗情况。包括曾在何处诊治、诊断方法及结果、治疗措施及效果等。了解患者此前的诊治经过,对当前的诊断与治疗有重要的参考价值。

4.现在症状

现在症状指患者就诊时所感觉到的所有痛苦与不适,以及与疾病相关的全身情况。包括主要症状的特点(时间、部位、程度、性质等)、伴随症状以及饮食、睡眠、二便、精神情绪等。这些是临床诊病辨证的主要依据或基本依据。因此,现在症状是问诊的核心内容,以下将详细介绍。

三、问现在症状

问现在症状的内容较多,包括问寒热、汗、头身胸腹、疼痛、饮食、二便、情志、睡眠等方面的异常情况,以及针对妇女、男子和小儿特有疾病的问诊。询问时应注意主症的特征、伴随症状等。

(一)问寒热

问寒热是指询问患者有无怕冷或发热的症状、寒热是否同时出现、出现的时间、持续的长短、轻重及其伴随症状等。询问寒与热的表现特征,可辨别病邪性质和机体阴阳盛衰。

怕冷与发热是临床最常见的症状。怕冷有恶寒、畏寒、恶风、寒战的不同。恶寒指患者自觉怕冷,加衣被或近火取暖仍不能缓解的表现。畏寒,指患者身寒怕冷,但加衣被或近火取暖即可以缓解的表现。恶风,即患者遇风觉冷,避之可缓的表现,较恶寒轻。寒战指患者恶寒严重,且伴有身体战栗的表现。

发热是指患者体温升高,或体温正常,自觉全身或局部发热的表现。临床有壮热、潮热、微热之分。壮热,即患者身发高热(体温多见 39 ℃以上)持续不退,不恶寒、反恶热的表现。潮热指患者按时发热;或按时热甚,如潮汐之有规律。微热,即轻度发热,其热势较低,一般不超过 38 ℃,或仅自觉发热而体温正常者。患者自觉胸中烦热,伴有手足心热者,称为五心烦热。一般发热不高,属微热范畴。若患者自觉有热自骨内向外蒸发者,称为骨蒸潮热。

临床常见的寒热症状有恶寒发热、但寒不热、但热不寒、寒热往来四个类型。

1.恶寒发热

恶寒发热指患者恶寒与发热同时并见的症状。多见于外感病初期,是外感表证的重要特征。其机制为外邪侵袭肌表,郁遏卫阳,肌腠失煦则恶寒;邪气外束,玄府闭塞,正气奋起抗邪,卫阳失于宣发则郁而发热。所以,恶寒与发热并见是诊断表证的重要依据。由于感受邪气的不同,寒热的轻重表现也各不相同,据此可辨表证的类型。

(1)恶寒重、发热轻:即患者感觉恶寒明显,并有轻微发热,常伴有无汗、头身疼痛、脉浮紧等表现。多由外感寒邪,郁阻阳气所致。

(2)发热重、恶寒轻:即患者感觉发热较重,同时又感轻微怕冷,常伴有微汗出、咽红肿痛、舌边尖红、脉浮数等表现。多由外感热邪,卫阳被郁所致。

(3)发热轻而恶风:即患者感觉有轻微发热,并伴有恶风、自汗、脉浮缓等表现。多由外感风邪,腠理疏松开泄,阳气郁阻不甚所致。

应当指出,外感表证的寒热轻重,除与病邪性质有关外,还与邪正盛衰有密切关系。如邪正俱盛者,恶寒发热皆较重;邪轻正衰者,恶寒发热均较轻;邪盛正衰者,多为恶寒重而发热轻。

此外,少数里证也有寒热并见者,如疮疡在火毒内发的早期,或酿脓的中期,以及疮疡已溃而毒邪未去,正不胜邪的末期,均可出现寒热并见的症状,为邪正相搏的反映,应当详辨。

2.但寒不热

但寒不热指患者只觉怕冷而不发热的症状。多见于里寒证。临床常见两个类型。

（1）新病恶寒：指病程短，患者自觉怕冷，加衣被或近火取暖不缓解的表现。多见于寒邪直中脏腑的里实寒证，或部分外感表证初期尚未发热之时和表里俱寒证。

（2）久病畏寒：指病程长，患者身寒怕冷，得温可缓的表现。多见于阳气不足，温煦失职的里虚寒证。

3.但热不寒

但热不寒指患者但感发热、恶热而不觉寒冷的表现。多属里热证。临床根据发热的时间、轻重等特点不同分为壮热、潮热、微热三个类型。

（1）壮热：指患者高热（体温39℃以上）持续不退，不恶寒、反恶热的表现。若伴有汗出、口渴、面赤、心烦、舌红苔黄、脉洪数等症者，多属阳热亢盛的里实热证。

（2）潮热：即按时发热；或按时热甚，如潮汐之有规律的表现。常见的有以下三个类型。

1）日晡潮热：特点是热势较高，日晡之时（15：00～17：00）更甚。多见于热邪与肠中糟粕互结，腑气不通之阳明腑实证，故又称为阳明潮热。

2）湿温潮热：特点是身热不扬（肌肤初扪之不觉很热，但扪之稍久即感灼手），午后发热明显。多属湿温病，湿遏热伏所致。

3）阴虚潮热：特点是午后或夜间低热。若见五心烦热，或骨蒸潮热，伴有颧红、消瘦、盗汗、舌红少苔、脉细数者，多属阴虚内热。若温病热入营分，灼伤营阴，亦可见身热夜甚，但热势较高，常伴心烦失眠、口干不甚渴饮、斑疹隐现、舌红绛、脉细数等症。

（3）微热：即轻度发热。其热势较低，一般不超过38℃，或仅自觉发热而体温正常者，称为微热。午后或夜间低热者，多属阴虚内热。若长期微热，甚或发热不退，伴有神疲乏力、气短自汗、纳呆腹胀、舌淡浮胖、边有齿痕等症者，多属气虚发热。情志不舒，气郁化火而时有微热，称为郁热。若在夏季气候炎热之时长期低热不止，常伴有倦怠、纳差，至秋凉时不治自愈者，属疰（苦）夏，气阴不足或脾胃虚弱所致。

4.寒热往来

寒热往来指恶寒与发热交替发作，故又称往来寒热。是正邪相争于半表半里，互有进退所致。临床常见两个类型。

（1）寒热往来无定时：表现为恶寒发热交替出现而无时间规律，伴见口苦、咽干、目眩、胸胁苦满、不欲饮食、脉弦等，属伤寒少阳病。

（2）寒热往来有定时：表现为寒战与高热交替发作而有时间规律，常见有每日发作一次，或二、三日发作一次，并兼头痛剧烈、口渴、多汗等症，多为疟疾。

（二）问汗

问汗，即询问患者有无汗出的异常情况，如有无汗出、出汗的时间、多少、部位及其主要兼症等。汗由津液所化，津液属阴，由阳气蒸化从皮肤汗孔而出即为汗。一般人阴阳平衡，在体力活动、进食辛辣、温度过高、衣被过厚及情绪紧张等情况下适当出汗，属生理现象。若患者全身或局部，当汗出而无汗，不当汗出而汗多者，皆属病理现象。询问汗出异常的具体表现及伴随症状，可辨病邪性质及人体的阴阳盛衰。

1.有汗无汗

询问外感患者汗的有无，可判断感受外邪的性质和机体营卫是否失常。

（1）表证有汗：兼见发热恶风、脉浮缓者，多属外感风邪所致的伤风表证。风为阳邪，其性开泄，风邪袭表，腠理玄府开张，津液外泄而有汗出。若兼见发热重、恶寒轻、咽红肿痛，脉浮数者，为外感风热所致的风热表证。热为阳邪，其性升散，风热袭表，腠理疏松，津液外泄而见汗出。

（2）表证无汗：兼见恶寒重、发热轻、头项强痛、脉浮紧者，多属外感寒邪所致的表寒证。寒为阴邪，其性收敛，寒邪束表，腠理致密，玄府闭塞，因而无汗。

（3）里证有汗：需根据出汗的时间、部位、汗量多少及伴随症状等情况辨别病证的寒热虚实。询问内容在"特殊汗出"中详述。

（4）里证无汗：指里证患者当汗出时而不出汗，常因阳气不足，蒸化无力，或为津血亏耗，生化乏源所致。

2.特殊汗出

特殊汗出是指出汗的时间、多少、部位、兼症等情况具有某些特征的病理性汗出。临床常见下列四种类型。

（1）自汗：指清醒时经常汗出不止，动则更甚的表现。常伴神疲乏力、少气懒言，或有畏寒肢冷等症，多属于气虚、阳虚证。由气虚肌表不固，津液外泄所致。活动则更加耗伤阳气故而汗出更甚。

（2）盗汗：指睡着后汗出，醒则汗止的表现。常伴潮热、颧红、舌红少苔、脉细数等症，多属于阴虚内热证。入睡之时，卫阳入里，肌表不固，虚热蒸津外泄，故睡时汗出；醒后卫阳复归于表，肌表得固，故醒后汗止。

自汗、盗汗并见者，属气阴两虚。

（3）大汗：指出汗量多，津液大泄的表现。属里实热证，或亡阴证、亡阳证。临床应辨别虚实。若大汗兼发热面赤、口渴喜饮、尿黄便秘、舌红苔黄燥、脉洪数者，属里实热证，由里热炽盛，蒸迫津液外泄导致。若危重患者出现大汗不止的表现，称为绝汗或脱汗，见于亡阴证或亡阳证。若汗出如油，热而黏手，并见高热烦渴，脉细数疾者，多为亡阴之汗；若大汗淋漓，汗稀而凉，肢厥脉微者，多为亡阳之汗。

（4）战汗：指病势沉重之时，先见全身战栗抖动，表情痛苦，几经挣扎而后汗出者，是邪正剧烈相争的表现，为疾病发展的转折点。若汗出热退，脉静身凉，是邪去正复、疾病好转；若汗出而身热不减，甚或烦躁不安，脉来疾急者，为邪盛正衰，病情恶化。

四、问既往史

既往史，称过去病史，指患者患病以前的身体健康状况以及过去曾患其他疾病的情况。

（一）既往健康状况

患者过去的健康状况，如强壮、无病，或体弱、多病等，可能与其现患疾病有一定关系，可作为分析判断病情的参考依据。一般素体健壮，正气充足，抗病能力强，患病多为实证；素体衰弱，正气亏虚，抵抗力弱，患病多为虚证；素体阴虚，易热化燥化，病性多属热；素体阳虚，易寒化湿化，病性多属寒。

（二）既往患病情况

询问既往病史，包括询问患者过去曾患过何种其他疾病，尤其是传染病、地方病、职业病等，是否复发过，现在是否痊愈，现在还有何病情表现，对现患疾病有无影响，是否接受过预防接种,有无药物或其他物品的过敏史,做过何种手术治疗等内容。由于这些情况可能对本次所患病证产生某些影响,故对现患疾病的诊断有一定作用。如"中风"患者多有"眩晕"病史,"肝病"患者可出现"传脾"的症状,而痢疾、疟疾、白喉、麻疹等疾病的发生,与传染病接触史和预防接种情况有直接关系,等等。

五、问个人生活史

个人生活史主要包括患者的生活经历、饮食起居、精神情志、婚姻生育情况等。

(一)生活经历

问生活经历主要指询问患者的出生地、居住地、经历地及居留时间(尤其是疫源地和地方病流行区)、受教育程度、经济生活和业余爱好等情况,以便诊断或排除某些地方病和传染病。

(二)饮食起居

问饮食起居主要是了解患者平时的饮食嗜好,生活起居习惯等情况,对分析患者的体质、判断病因病性等有一定意义。如嗜食肥甘厚味,易致痰湿壅盛;嗜食辛辣香燥,易生热化燥;贪食生冷瓜果,易中寒伤阳;嗜烟伤肺;嗜酒则易伤肝胃;劳累过度,耗伤气血。

(三)精神情志

问精神情志状况是指了解患者平素的性格特征,当前精神情志状况及其与疾病的关系等。由于精神情志的变化,对许多疾病的发生发展、演变趋势有双向影响,仔细询问与疾病发作的关系,既有助于这些病证的诊断,又可提示医生在药物治疗的同时,辅以思想开导等心理疗法,促使病情缓解,以利疾病康复。尤其对因精神情志刺激所导致的疾病有特别意义。

(四)婚姻生育

问婚姻生育情况是指询问成年男女患者是否结婚、结婚年龄、生育情况、配偶健康状况、有无传染病、遗传病等,对诊断妇科病和男性病都有重要意义。如女性患者应询问其经、带、胎、产等情况。如月经周期、行经天数、经色、经量及带下的量、色、质、味等。青年女性注意问初潮年龄,老年妇女应问绝经情况,育龄期女性还应询问妊娠次数、生产胎数、有无流产、早产、难产等。对男性患者也应询问有无影响生育的疾病。

六、问家族史

问家族史指询问与患者有血缘关系的直系亲属以及与其生活工作密切接触的人(如父母、兄弟姐妹、配偶、子女等)的健康状况和患病情况。

问家族史的意义在于帮助诊断某些遗传性和传染性疾病以及共同的不良生活条件、方式所造成的病证。

第五节　切　诊

切诊主要介绍了脉诊和按诊两部分,是中医诊断的特色之一。

诊脉的部位中现今最为普遍采用的是"寸口诊法"。正常脉象具有有胃气、有神、有根的特征,受性别、年龄、体质、解剖结构、情绪、劳动、饮食、气候、地理等体内外因素影响而存在生理差异。本章主要介绍了常见的病理脉象,若按其脉位、至数、形势可大致划分为六类,其中,浮脉类包括浮、洪、濡、散、芤、革 6 种脉象,沉脉类包括沉、伏、牢、弱 4 种脉象,迟脉类包括迟、缓、涩、结 4 种脉象,数脉类包括数、疾、促 3 种脉象,虚脉类包括虚、细、微、代等脉象,亦是一切无力脉的总称,实脉类包括实、滑、弦、紧等脉象,亦是一切有力脉的总称。相兼脉是指两个或两个以上的单脉象在同一病程中相兼出现,这些相兼脉象的主病,一般为各组成脉象主病的相合。真脏脉是缺乏胃气、神、根的脉象,一般提示脏腑精气的衰败,病情危重,预后不良。

　　按诊的手法主要有触、摸、按、叩。按诊包括了按胸胁、按脘腹、按肌肤、按手足、按腧穴等,对诊断病证的部位、寒热、虚实、表里,具有重要的意义。

一、脉诊的意义

　　脉诊又称为切脉、诊脉、按脉。脉诊是医生用手指触按患者一定部位的脉搏,以体察脉象、了解病情的诊察方法,是中医在几千年的医疗实践经验的积累中所摸索形成的独特的诊察方法。脉象即脉动应指的形象,包括了脉动的部位、长度、宽度、频率、节律、充盈度、流利度和紧张度等。脉象的形成与诸脏腑的功能、气血的盛衰关系密切,尤其是与心、血、脉直接相关,并与各脏腑的功能及其相互间的协调有着不可分割的关系。因此,人体各脏腑气血津液的盛衰和运行的状况都可以直接或间接地对脉象产生影响。当人体发生病理变化,脏腑脉象也随之发生变化。所以通过切脉可以诊察人的健康情况。脉诊虽是中医诊断疾病的宝贵经验,但临床上还要根据气血津液的生理状态和功能出现失常来判断身体的健康状况和病证。值得提出的是,必须四诊合参,才能作出正确的诊断。

二、脉诊的部位和方法

(一)脉诊的部位

　　根据诊脉的部位可分为三种方法,即"遍诊法""部诊法"和"寸口诊法"。

　　1.遍诊法

　　遍诊法即对患者头部、上肢、下肢三部动脉的普遍切诊,每部又有上、中、下不同的诊脉部位。

　　2.三部诊法

　　三部诊法即对人迎脉、寸口脉、趺阳脉的诊察方法,亦有加太溪以候肾者。

(二)脉诊的方法

　　1.时间与环境

　　诊脉的最佳时间是清晨尚未进食及活动的时候,体内外环境都比较安静,气血运行所受干扰较少,脉象易反映患者的真实状况。虽然临床实际中难以均在患者清晨初醒时切脉,但应注意诊脉时使患者处于平静的内外环境之中,避免在患者活动后立即诊脉,患者前来就诊时应先让患者休息片刻,使呼吸调匀,气血运行恢复原态,同时诊室保持安静,以利于医生体察脉象。

　　2.体位

　　患者取坐位或正卧位,手臂放平和心脏近于同一水平,直腕,手心向上、并在腕关节背垫上脉枕,以便于切脉。不正确的体位,会影响局部气血的运行而影响脉象;只有采取正确的体位,才能获得比较准确的脉象。

3.指法

一般以医生的左手切按患者的右侧寸口脉,以医生的右手切按患者的左侧寸口脉。

(一)正常脉象的特点

正常脉象的特点可以概括为"有胃""有神""有根"。

1.脉有胃气

诊察脉象胃气的盛衰有无,对于判断脾胃的功能、气血的盛衰及疾病的进退吉凶有重要的临床意义。

脉象有胃气的基本特征为不浮不沉,从容、和缓、流利。即使是病中,不论出现浮、沉、迟、数何种病脉,只要有从容和缓之象,便是有胃气。

2.脉象有神

神反映了脏腑精气的状况,心主血、脉而藏神,故诊察脉象神之有无,可判断心气之盛衰和全身神的得失。脉象有神的特点主要是柔和有力,节律整齐。

3.脉象有根

诊察脉的有根与否可以了解肾气的盛衰和肾精的盈亏情况。脉象有根的特点主要表现为尺脉沉取应指有力。

脉象的有胃气、有神、有根,三者是相互补充而不能截然分开的。无论何种脉象,只要脉象有力不失柔和或脉象和缓而不失有力,节律整齐,尺部沉取应指有力,就是有胃、神、根的表现,反映了机体健康或病情尚轻、预后较好。

(二)正常脉象的生理性变化

正常脉象可因人体内外因素的影响而有相应的生理性变化。

1.年龄

年龄越小脉搏越快,婴儿每分钟脉搏 120～140 次;幼儿每分钟脉搏 90～110 次;青年体壮,脉搏有力;老人气血虚弱,精力渐衰,脉搏较弱。

2.体格

身躯高大之人,脉的显现部位较长;矮小之人,脉的显现部位较短。瘦人肌肉和脂肪较薄,故脉常浮;肥胖之人皮下脂肪较厚,故脉常沉。凡常见六脉沉细,而无病象者,叫作六阴脉;六脉常见洪大而无病象者,称六阳脉。

3.脉位部分

人桡动脉解剖位置呈现生理性变异,如脉不见于寸口,而从尺部斜向手背,名叫斜飞脉;若脉出现于寸口的背侧,名叫反关脉,均不属病脉。

4.性别

妇女脉象一般较男子脉象濡弱而略快,妊娠脉常见滑数而冲和。

四、常见的病理脉象

因病而脉象发生变化,简称病脉。现将常见病脉的脉象特征、临床意义和简要机制分析介绍于下。

(一)浮脉

1.脉象特征

脉位表浅,轻取即得,重按稍减而不空,举之泛泛有余。

2.临床意义

主表证,也可见于虚阳外浮的里虚证。

3.机制分析

邪袭肌腠,卫阳抵抗外邪,则脉气鼓动于外,应指而浮。但久病体虚,虚阳外浮而出现的浮脉,多浮大无力,不可误作外感论治。

浮脉亦可见于某些生理状态,如形体较瘦而脉位相对表浅者;夏秋之时阳气升浮,脉象也可微浮。

(二)沉脉

1.脉象特征

脉位深沉,轻取不应,重按始得。

2.临床意义

主里证。有力为里实,无力为里虚。

3.机制分析

邪滞于里,气血内困,故脉沉而有力;若正气不足,虚气陷,脉气鼓动无力,则脉沉而无力。浮脉亦可见于某些生理状况,皮下脂肪较厚而脉位相对较深沉者。

(三)数脉

1.脉象特征

脉来一息六至(相当于每分钟脉博90次以上)。

2.临床意义

数脉主热证,有力为实热,无力为虚热。

3.机制分析

邪热亢盛,迫使气血运行加速,故见脉象数而有力;虚热内生,脉象数而无力;若虚阳外浮而见数脉,则脉象浮数无力,大而内空。

脏腑虚弱,或阳如形体肥胖,久病阴虚,虚热内生,脉象数而无力;若虚阳外浮而见数脉,则脉象浮数无力,大而内空。

儿童可见生理性数脉,如3岁以下的小儿,脉来一息七至为正常;5～6岁的小儿脉来六至为正常。

(四)迟脉

1.脉象特征

脉象迟缓,脉率减慢,一息不足四至(相当于每分钟脉博60次以下)。

2.临床意义

迟脉主寒证,有力为里实、寒积,无力为虚寒。

3.机制分析

阴寒凝滞,脉象可迟而有力;阳气不足,无力推动气血运行,则脉象迟而无力。脉迟并非都主寒证,如邪热结聚,阻滞气血运行,也可见迟而有力的脉象。故脉迟不可一概认为寒证,应当脉症合参。

迟脉亦可见于某些生理状态,如久经锻炼的运动员以及正常人入睡之后。

五、按诊的方法

首先,要选择正确的体位,充分暴露所要按诊部位。一般情况下,患者取坐位或仰卧位。

当患者取坐位时,医生要面对患者,用左手稍扶病体,右手触摸按压某一局部,多用于皮肤、手足、腧穴的按诊。胸腹或腰背按诊时,患者需采取仰卧位或俯卧位,医生站在患者右侧,用右手或双手对患者胸腹或腰背某些局部进行按诊。

按诊时,医生举止要稳重得体,体贴患者,态度要严肃认真,手法宜轻巧柔和,避免突然施重力或用冷手按诊。同时,边按诊边询问患者的感觉,边观察患者的表情变化,了解其痛苦所在。按诊的常用手法有触、摸、按、叩四法。

(一)触法

医生以手指或手掌轻轻接触患者局部皮肤,常用于头额部及四肢皮肤,以了解其凉热、润燥等情况。

(二)摸法

医生以手指抚摸患者局部肌肤,常用于肢体腧穴、浅表肿胀等的按诊,以探察局部的感觉情况及肿物的形态、大小等情况。

(三)按法

医生以手重按或推寻局部,常用于胸腹和深部肿物的按诊,以了解深部有无压痛,肿块的形状、质地、活动情况、肿胀程度等情况。

(四)叩法

叩法是医生用手叩击患者身体某部,使之震动产生叩击声、波动感或震动感,以了解病变部位、性质及程度的一种按诊方法。叩法分直接叩击和间接叩击两种。直接叩击法是医生用手指中指指尖或并拢的二、三、四、五指的掌面轻轻地直接叩打或拍打患者被检部位的检查方法。

例如,对鼓胀患者可采用直接叩击法,若叩之产生鼓音者为气鼓,产生浊音者为水鼓。将两手分放在患者腹部两侧对称部位,用一侧手叩击,若对侧手有波动感者,为腹腔积水的表现。间接叩击法是医生用左手掌平贴在患者受检部位体表,右手握成空拳叩击左手背,边叩边询问患者叩击部位的感觉,有无局部疼痛等,以推测病变部位和程度。如腰部有叩击痛,除考虑局部腰椎病变外,还要考虑肾脏疾病。

六、按诊的内容

按诊的应用范围很广,临床上以按胸胁、按脘腹、按肌肤、按手足、按腧穴等为常用,现分述如下。

(一)按胸胁

胸胁是指前胸、侧胸及胁下部的统称。前胸部即缺盆(锁骨上窝)至横膈以上。侧胸部指胸部两侧,由腋下至十一、十二肋骨端的区域,胸部为心肺所居。胁下指侧胸下方、胃脘部两侧的部位,右胁乃肝胆所居,两胁下均为肝胆经脉所分布,因此,按胸胁可诊察心、肺与肝胆的病变。

(二)按脘腹

脘在上腹中部,因主要为胃所在部位,故又称为胃脘。

脐下为小腹,小腹两侧为少腹。按脘腹就是根据病情的需要,有目的地对脘腹部进行触摸、按压,必要时进行叩击,以了解冷热、软硬、胀满、肿块、压痛等情况,从而为疾病的辨证搜集必要的资料。

（三）按肌肤

按肌肤可从其寒热、荣枯、润燥及肿胀等情况以诊察疾病的寒、热、虚、实及气血阴阳盛衰，并可以根据其冷热辨寒热，根据其热的微甚、久暂而分表、里、虚、实。

凡身热，初触觉热甚，久按之反觉热轻者，为热在表；若久按其热反甚，热自内向外蒸发者，为热在里。

第十二章　中医针灸

第一节　须发病证

一、斑秃

斑秃是一种以头发突然成片脱落,头皮正常为特点的皮肤病,因其常无自觉症状而头发脱落故名。根据其发病特点,中医学文献中又有"鬼舐头""鬼剃头""落发"等名。如隋代《诸病源候论》记载:"人有风邪在于头,有偏落处,则发秃落,肌肉枯死,或如钱大,或如指大发不生,亦不痒,故谓之鬼舐头。"本病可发生于任何年龄,但以青壮年居多。常是无意中发现,或被他人发现。可以逐渐自愈,亦能反复发作,随长随落,经久不已。

(一)病因

本病多由于惊恐思虑,忧愁恼怒,使气机逆乱,气血失调,不能上荣毛发;或因脾胃虚弱,肝肾不足,使腠理不密,玄府不固,风邪乘虚外袭,发失所养;或血热内蕴热盛生风,风动发落;或瘀血阻络,新血不生,血不养发等,皆可酿成本病。

(二)临床表现

初起时可于头顶部出现一个或多个近圆形的秃斑,边界清楚,边缘整齐,头皮光滑发亮,毛孔清晰可见。发干上粗下细,易于拔除。逐渐扩展,皮损数目增多,范围加大,亦可融合成片。若全部头发脱光,称"全秃",若毳毛、腋毛、阴毛、眉毛、睫毛、胡须均落者,称"普秃"。

(三)治疗

1.毫针法

选穴:主穴取百会、头维、生发穴(风池与风府连线的中点)、足三里、三阴交穴。配穴取上星、大椎、风池、神门、太冲、太溪穴。

操作:实证施泻法,虚证施补法。每次取穴 6～8 个,交替应用,隔日 1 次,留针 20 min。亦可在足三里、三阴交行温针灸,每穴 3 针。

附:①局部围刺法。斑秃区常规消毒,取 32～35 号毫针成 15°斜刺于皮损区四周,留针15～30 min,每隔 5 min 捻转 1 次,隔日针刺 1 次。②头三针。选穴:防老穴(属督脉,位于百会穴后 1 寸)、健脑穴(双侧,属胆之络脉、位于风池穴下 5 分)。两鬓脱发者加头维穴,头皮瘙痒者加大椎穴,油脂分泌增多者加上星穴。

操作:防老穴针尖斜向前方,穿皮刺,针柄的头部与患者头皮平,进针 1 分,针感较大;健脑穴针尖斜向下方,进针 2 分。此穴在皮里处,要求恰到好处,过深、过浅效果都不好。每日或隔日针刺 1 次,每次留15～30 min,10 次为 1 个疗程。

2.梅花针疗法

先用 75%乙醇在斑秃区常规消毒,再用梅花针轻巧而均匀地叩刺皮损区,直至皮肤轻度发红或有热感,或微有渗血为宜,隔日叩刺 1 次。

3.耳针法

选穴:肺、肾、交感穴。

操作:局部常规消毒,探刺得气。留针 20～30 min,每隔 5～10 min 捻转 1 次,隔日针 1 次。

4.水针法

选穴:肾俞、足三里、肝俞、三阴交、膈俞、血海穴。

操作:以丹参液注入穴位,每穴注入 3～5 mL,每日或隔日 1 次,15 次为 1 个疗程。

5.穴位注射法(头部)

选穴:头维、百会、风池为主穴。斑秃者加阿是穴,前秃或秃顶者加通天穴。

操作:患者取坐位,局部皮肤消毒后,用 5 号皮试针头,快速刺入穴位,待患者出现酸、痛、胀感时,即可注射。每穴注入三磷酸腺苷 5～10 mg,注射后用消毒干棉球稍加揉按。隔日 1 次,10 次为 1 个疗程。

6.梅花针加体针法

用梅花针叩刺脱发区,然后用鲜姜片擦,如局部生长细软鸢毛,2 周后把鸢毛剃掉以刺激毛囊,促使头发加快生长。梅花针叩刺 20 次为 1 个疗程,一般治疗 4～5 个疗程,每疗程结束后休息 7 天。也可配合体针取神门、三阴交、内关、筑宾穴。隔日 1 次,留针 20 min。10 次为 1 个疗程。

二、发际疮

发际疮,近似现代医学的单纯性毛囊炎,是一种好发于枕后发际部位的疮疡而故名。清代《医宗金鉴·外科心法要诀》记载:"此证生项后发际,形如黍豆,项白肉赤坚硬,痛如锥刺,痒如火燎,破津脓水,亦有浸淫发内者。由此内郁热,外兼受风相搏而成也。"本病多见于肥胖男性,好发于枕后发际处。

(一)病因

多因平素恣食肥甘厚味,油腻酒酪,辛辣炙煿,使湿热内蕴,复感风热病毒邪,浸淫肌肤,上壅颈项而发病;或患处抓破不洁,风毒乘虚而入,阻遏经络,发于肌肤;亦有素体虚弱,气血不足,腠理不密者,则风热毒邪,易于袭人,正虚邪实,经久难愈。

(二)临床表现

初起患处骤发红色粟疹,中有毛发穿过,若粟粒黍豆,散在或族集,周边红晕,时有痒痛。数日后疮顶可见白色脓头,疼痛加剧,疮周皮色愀红或脓水渗流。

(三)治疗

1.毫针法

主穴:大椎、陶道、风池、天柱、完骨、新建(在第 4、5 颈椎之间,旁开 1.5 寸,针刺 0.8～1 寸深)穴。配穴:束骨、侠溪、京骨穴。

操作:除每次使用主穴,还要选用一定的配穴。所有穴位都不留针,每日 1 次,7 次为 1 个疗程。如需进行第 2 疗程治疗时,可改为隔日 1 次。

2.远距离取穴法

选穴及操作:用自做的探针在足跟部昆仑穴外侧或大钟穴外侧寻找压痛点,先轻后重,慢慢寻找,找到压痛点就可扎 1 针,然后在针上下隔 1 cm 处,补刺 2 针,有压痛点侧刺 3 针,没压痛点侧刺 2 针,共刺 5 针;两足都刺,压痛点多见于患侧。

3.点刺拔罐法

操作方法:在溃烂化脓的疮口周围,用毫针点刺,然后再拔火罐,留罐 10 min。每隔2～3 d 1 次。

4.电针法

操作:患部常规消毒,用不锈钢针在患部周围直刺或斜刺,上、下、左、右各 1 针。刺入的深度应视患者的胖瘦而定。针刺的位置一般应离患处炎症区 0.5～1 cm 为宜。当针刺患者有针感(无针感亦可)后即可通电,电量大小以患者能忍受为原则。每次电针 15～20 min,隔日 1 次。

5.灸治法

选穴:手三里(双侧)、养老穴。

操作:取手三里(双侧)、养老穴用米粒大艾团,以市售卫生线香点燃施灸,灸至局部由有热感者至不热,由不感热者至感灼热为止,早、晚各 1 次,连续 3 d,患部不灸。

三、白秃疮

白秃疮相当于现代医学的白癣,是一种发于头皮的传染性皮肤真菌病。因其毛发脱落,上有白屑而故名。

根据其发病特点,中医学文献上又有白秃、蛀毛癣、白癞痢等名。如《诸病源候论,白秃候》中记载:"白秃之候,头上白发斑剥,初似癣而上有白皮屑,久则生痂成疮,遂至遍头,洗刮除其痂,头皮疮如筋头大,里有脓汁出,不痛而有微痒时,其里有虫,甚细微难见……乃至有小及长大不瘥。头发秃落,故谓之白秃也。"

本病在卫生条件较差的山区、农村多见。多发于男性,皮损好发于头顶部位,亦可累及枕、额等处。

(一)病因

本病常因感染邪毒而成;或腠理司开,外风袭人,结聚不散,使气血不利,发失所养,因而致病。

(二)临床表现

初起时毛孔处有细小淡红丘疹,上覆白色鳞屑,中有毛发穿过,逐渐扩大、融合成单个或多个近圆形或不规则的灰色鳞屑斑,边界清晰。其上病发干燥无华而变脆,易于折断参差不齐。病发根部有套样白鞘,易于松动,拔除无疼痛。

(三)治疗

1.灸法

选穴:阿是穴、曲池、大椎穴。

操作:将患处毛发剃除,用艾条温灸,局部患处温灸 10～15 min,使其潮红温热。余穴均温灸 10 min,每日 1 次,10 次为 1 个疗程。或用小艾炷隔蒜灸 5～7 壮亦可。

2.穴位贴敷

方法一:选取患处阿是穴。

操作:春季采鲜芫花,趁湿装入玻璃瓶中,并阴凉处深埋,经过三伏天,九月初取出,瓶内药物已成糊状,然后外敷阿是穴上。每日换药 1 次。

方法二：取阿是穴。

操作：取马钱子 3 g，硫黄 10 g，百部 10 g。共研细末，用猪油调匀，敷于阿是穴处。

第二节 形体病证

一、肥胖症

肥胖症是指人体所摄入的热量长期超过其消耗量，而使多余的热量以脂肪的形式储存于体内，当脂肪储存量过多，体重增加超过标准体重 20％时称之为肥胖症。肥胖不仅影响美观，影响生活质量，最重要的是并发症多。现代医学科学早已揭示肥胖与脑血管疾病、心血管疾病、高血压、动脉硬化、糖尿病等有密切关系。肥胖可以加速人的衰老，导致各种疾病的发生，因此肥胖的猝死率明显增高，严重地影响人们工作和生活。目前肥胖已成为一种社会疾病，应予以足够的重视。中医学对此病亦有论述，《灵枢·卫气失常论》记载："何以度知其肥瘦？伯高曰：人有肥，有膏，有肉。黄帝曰：别此奈何？伯高曰：䐃肉坚，皮满者，肥。䐃肉不坚，皮缓者，膏，皮肉不相离者，肉。"这与现代医学有关肥胖症的概念是基本相同的。肥胖可分为两类，一是单纯性肥胖，二是继发性肥胖。单纯性肥胖指无明显内分泌、代谢病病因可寻，表现为全身脂肪组织过度增生，能够合并多种疾患的慢性疾病，约占肥胖患者总数的 95.4％；继发性肥胖则指继发于神经—内分泌—代谢紊乱基础上的，也可由外伤或服用某些药物所引起，肥胖仅仅是患者出现的一种临床表现，占 5％。此章节涉及的有关肥胖内容多属单纯性肥胖，继发性肥胖的治疗则以治疗原发病为主。

（一）整体瘦身

肥胖症的诊断标准为体重超过标准体重 20％时称为肥胖症。目前全世界衡量肥胖程度的通用方法是以体重指数作为标准，若此值在 18.5～24.9 为正常范围，大于 25 属超重，大于 30 为肥胖。亚洲人体型偏小，制定的亚洲人标准为：数值在 18.5～22.9 为正常范围，大于 23 为超重，大于 28 为肥胖。根据中国人肥胖的特点，有关专家认为中国人的肥胖标准正常范围应比亚洲标准低些，其值为 20～22，大于 2 2.6 属超重，大于 30 为肥胖。

（二）病因

本病多因过食肥甘之物，致油脂堆积，脾胃气机凝滞，不能运化转输水湿，痰湿内生而成病；亦可因肺失肃降，不能通调水道或肾失蒸化开阖，不能分泌清浊，均可致痰湿内停而致肥胖。其病位以脾胃为主，还兼及肝、肾、胆、肺、心等多个脏腑。肥胖病的本质为本虚标实，本虚以气虚为主，可兼见阴虚阳虚；标实以痰湿为主，可兼见血瘀、气滞。现代医学认为本病常因过食肥腻、甜食物摄入量超过机体热能的消耗，而致脂肪积聚。这种症状往往与代谢因素、遗传因素、环境因素、社会因素有关。

（三）临床表现

1.脾虚湿阻

脾虚湿阻多见于个性少动，代谢慢，饮食量少者。表现为肥胖虚浮，浮胖，肌肉松懈，乏力，肢体沉重,少动嗜睡,腹满,食欲差,大便稀。舌胖苔腻,脉缓。

2.胃热湿阻

胃热湿阻多见于能吃能喝,喜食肥甘,高热量饮食而久郁化热之人。表现为肥胖肉实,面红身热、头胀眩晕,肢重怠惰,食多易饥,口渴喜饮,怕热,汗多,便秘溲赤。舌苔黄腻,脉滑略数。

3.肝郁气滞

肥胖多与自主神经功能紊乱,内分泌失调有关。多见于性格急躁易激动者或见于女性更年期。表现为形体肥胖,易喜易怒,情绪不稳,性格急躁或忧郁,胸胁苦满,胃脘痞满,月经不调,失眠,多梦。舌质黯红,舌苔白腻或薄黄,脉弦细。

4.脾肾两虚

与内分泌及代谢紊乱有关,多见于中、老年人或曾多法减肥不显著者。表现为肥胖虚肿,面色苍白,畏寒,自汗,腰膝疲乏乏力,懒动嗜睡,性欲减退。舌质淡,苔薄或无,脉细沉缓。

5.阴虚内热

肥胖程度多不重。表现为头昏眼花,腰痛腿软,失眠,五心烦热。舌体偏瘦,舌质红,苔薄,脉细数略弦。

(四)治疗

1.体针疗法

选穴:主穴取中脘、气海、大横、天枢穴。配穴为脾虚湿阻型配足三里、阴陵泉、三阴交、公孙穴;胃热湿阻型配阴陵泉、曲池、丰隆、内庭穴;肝郁气滞型配期门、阳陵泉、太冲、膻中穴;脾肾两虚型配关元、足三里、三阴交、照海穴;阴虚内热型配三阴交、太溪、内关、足三里。食欲亢进配上脘、手三里、足三里、上巨虚、下巨虚穴;便秘配腹结、上巨虚、支沟穴;浮肿配水分、带脉、阴陵泉、复溜、三阴交穴;闭经或月经稀少配膈俞、关元、带脉、三阴交穴。高血压病配风池、太冲穴;高脂血症配太白、足三里、阳陵泉穴;冠心病者配内关、心俞、厥阴俞、膻中穴;糖尿病配胰俞、阳池、三阴交、胃俞、肾俞穴。

操作:根据所取穴位患者采取仰卧位或俯卧位,取双侧穴位。常规消毒后,按照毫针常规刺法进针,进针深度至透过脂肪层即止,以操作者针下发紧有阻挡感,患者有酸、麻、胀、重感为度。行针时应根据证型及兼证酌情选用补泻手法,实证用泻法,虚证用补法,症状较轻或不明显者可采用平补平泻手法。留针30～60 min,每日1次,10次为1个疗程,坚持治疗3个疗程,疗程间隔可为3～5 d。肥胖程度重的患者,连续治疗时间不要过长,一般以3个疗程为阶段,每一阶段间隔0.5～1个月。

2.电针疗法

选穴:按照体针疗法选取主穴与配穴。

操作:针刺得气后,根据证型及兼证行补泻手法。然后将电针治疗仪输出导线的两个电极分别连接在主穴针柄上,具体方法为中脘穴与气海穴连接,同侧天枢穴与大横穴连接,选用连续波,电流强度以患者耐受为度,留针30 min,每日或隔日1次,10次为1个疗程,疗程间隔为5～7 d,连续治疗3个疗程。

3.耳针疗法

选穴:主穴取神门、内分泌、交感、三焦穴。配穴为脾虚湿阻型配肺、脾穴;胃热湿阻型配胃、小肠穴;肝郁气滞型配肝、胆、胰穴;脾肾两虚型配脾、肾穴;阴虚内热型配心、肾穴。食欲亢进配皮质下、口、胃、外鼻穴(饥点);便秘配结肠、直肠、肺穴;水肿虚胖或更年期发胖配脾、肾、三焦、膀胱穴;月经不调配子宫,内生殖器/皮质下、肾、肝穴;与遗传因素有关配肾上腺、肾穴。

操作:针刺以泻法进行强刺激,不留针或留针 20 min 左右。每次取 6 穴,交替使用或双侧均取。每日 1 次,10 次为 1 个疗程。

4.耳穴埋针法

选穴:主穴取内分泌穴。食欲亢进配口、交感穴;情绪烦躁或郁闷者配肝、心穴;伴有高血压、高脂血症经常头晕者配降压沟、肝、脾穴。

操作:患者端坐位,耳廓用 75% 乙醇消毒或用温水擦干净,用探针在每一穴区选择 1 个敏感点,用消毒好的图钉形皮内针或揿针,针尖对准敏感点将其快速推入耳廓皮肤内,每次取单侧耳穴,两侧耳穴轮换使用。留针 2~7 d,留针期间每日至少按压皮内针 3 次,遇饥感和进食前给予刺激,每次每穴按压 1 min,埋针 6 次为 1 个疗程,疗程间隔 5~7 d。

选穴:胃、肺、饥点、交感点。

操作:选以上穴位任意留针一穴。埋皮下针后遇饥感和进食前按压留针穴。

选穴:口、食道穴。

操作:用 O 形耳针,向两耳针刺点置入低过敏性无菌不锈钢 O 形针,置入后患者直接用手指轻叩,从外部给穴位施以刺激。遇饥感和进餐前即给予刺激。每天 3 次以上。

选穴:口、胃、脾、神门、饥点。

操作:每次选 2~3 穴,埋针 1 周,再换穴换针。均按常规操作,注意严格消毒。嘱患者进食前 30 min 或遇饥感即按压埋针。

选穴:胃穴。

操作:采用塑料制耳穴弹力压环,此压环有尖锐顶端,可固定在耳窝内,尖端对准胃穴刺激。留环 1~6 周,餐前或饥时按压胃穴 10 下。

选穴:耳穴取口、食道穴;体穴人中、中脘、气海穴。

操作:用 L 形针先刺耳穴口、食道穴,再用弱磁珠贴压,辅加振荡器以使磁珠吸附在穴位上。另加体穴人中、中脘、气海穴压贴弱磁珠。

选穴:内分泌、丘脑、胃、心、神门、饥点、渴点、脾、卵巢穴。

操作:采用耳穴压丸法,取加工好的半粒绿豆压在以上穴位,根据病情选穴。如内分泌紊乱取内分泌、丘脑、卵巢、脑点;食欲过盛取饥点、渴点、脾、胃穴;嗜睡加丘脑、神门。每次取 4~6 穴,5 次为 1 个疗程,1 个疗程结束休息 1 周进行第 2 疗程。

5.耳针压丸法

选穴:按照耳针疗法选取主穴与配穴。

操作:主穴每次必用,配穴根据伴随症状选用。耳廓常规消毒,用探针在每一穴区选择 1 个敏感点,再用胶布将王不留行籽固定在敏感点上,每次取单侧耳穴,3~4 d 换贴 1 次,两耳交替,10 次为 1 个疗程,疗程间隔 5~7 d。食欲亢进者进餐前或有饥饿感时多按压,便秘者每天早晨起床前多按压。

6.皮肤针法

选穴:主穴取腹部足阳明胃经的不容穴至气冲穴,背部足太阳膀胱经第 1 侧线大抒穴至白环俞穴。配穴的选择,与男性阳痿或女性月经不调有因果关系的肥胖者取肝俞、肾俞、八髎、归来、气冲、三阴交穴;与高血压、高脂血症有关的取膈俞、肝俞、脾俞、梁门、曲池穴;糖尿病早期的肥胖者配胃俞、胰俞、脾俞、肾俞、承满、梁门、三阴交穴;饮食不多虚胖者配脾俞、三焦俞、肾俞、关门、水道穴。

操作:叩刺局部皮肤进行常规消毒,在主穴区从上向下循经叩刺,每条经脉叩刺 10 遍左右,使经脉均匀潮红。位于叩刺经脉上的配穴,在该经脉叩刺完毕后每穴再叩刺 1 min,直至穴位处恍红或微出血。其他配穴每穴叩刺 2 min,叩刺力度由轻逐渐加重,使穴区潮红或恍红。本法每日或隔日 1 次,10 次为 1 个疗程,疗程间隔为 5～7 d。

7.埋线法

选穴:主穴取中脘、足三里、三阴交、脾俞穴。配穴为食欲亢进配上脘、胃俞、梁丘、公孙穴;便秘配大肠、支沟、上巨虚穴;闭经或月经量少配肝、子宫、血海、阳陵泉穴;痰涎壅盛者配肺、气海、丰隆、合谷穴;浮肿虚胖配水分、阴陵泉、三焦穴。

操作:每次选取双侧 1 个主穴和 1 个配穴,主穴用躯干穴时配穴用肢体穴,主穴用肢体穴时配穴则用躯干穴,1 个疗程内主穴依次使用 1 遍,配穴按照症状酌情选用。用注线法埋线时,根据穴位深浅选用 4 号刺针刺羊肠线,用 16 号穿刺针将羊肠线注入穴区组织内。每周 1 次,4 次为 1 个疗程,疗程间隔为 3～4 个月。

8.穴位贴敷法

选穴:取神阙与涌泉穴。

操作:将赤小豆 30 g,吴茱萸、牵牛子各 20 g,沉香、猪苓、泽泻、甘遂、白术各 10 g,混合,研成细末,每晚睡前取药物适量,以温水调成膏状。用温水擦净穴区后,将膏药塞满肚脐,其上覆盖塑料薄膜,再覆盖纱布,并用胶布固定。然后将其余膏药捏成药饼,贴于双足涌泉穴,同上法固定。最后将热水袋置于纱布上面热敷,促进药物渗透和吸收。每穴至少热敷 1 个小时,次日晨起去除药物,并清洁穴区。本法每天 1 次,30 次为 1 个疗程,疗程间隔为 7～10 d。

9.艾灸法

选穴:主穴取百会、大椎、三焦俞、阳池、足三里、三阴交穴。配穴为脾虚湿阻型配肺俞、脾俞、胃俞穴;胃热湿阻型配胃俞、大肠俞、小肠俞穴;肝郁气滞型配膈俞、肝俞、胆俞穴;脾肾两虚型配脾俞、命门、肾俞穴;阴虚内热型配心俞、肾俞穴。

操作:嘱患者先取坐位,用艾条在百会穴上施悬灸,以患者感觉温热为度,灸 5～10 min,再用艾条温和灸法灸大椎 5～10 min。嘱咐患者改俯卧位,背俞穴用温灸盒灸法,每穴灸 30 min,同时用艾条温和灸法灸双侧阳池、三阴交穴,每穴灸 5～10 min。最后改为仰卧位,用艾条温和灸法灸双侧足三里穴,每穴灸 5～10 min。本法每日或隔日 1 次,20 次为 1 个疗程,疗程间隔 5～7 d。

10.拔罐法

选穴:主穴取中脘、气海、大横、滑肉门、外陵穴。饮多溲少配中极、阴陵泉、三阴交穴;便秘配支沟、合谷、上巨虚、行间穴;痰湿较重者配合谷、阴陵泉、丰隆穴;气滞血瘀、月经量少或闭经者配子宫、合谷、血海、三阴交、太冲、膻中穴。

操作:患者仰卧,在腹部以肚脐为中心从内向外施行闪火罐法,反复操作 3～5 遍,直至全腹均匀潮红或患者觉腹部发热。常规消毒后,针刺主穴与配穴,除配穴中的阴陵泉、三阴交穴用平补平泻外,主穴与其余穴位均用泻法。然后在主穴上,以针为中心拔上玻璃火罐,留置 10～15 min,将罐起下后,再用上述手法逐一行针,留针 15 min,出针时用泻法。每日 1 次,10 次为 1 个疗程,疗程间隔为 5～7 d。

11.芒针法

选穴：主穴取中脘、天枢、大横穴。胃热炽盛配支沟、内庭、曲池、上巨虚穴；脾虚湿阻配丰隆、阴陵泉、足三里、太白穴；脾肾两虚配太溪、复溜、命门、三阴交穴；心脾两虚配神门、内关穴。

操作：患者仰卧，用5寸芒针于中脘、天枢、大横穴夹持进针，然后向下斜刺施以较大幅度捻转泻法。复溜、足三里、阴陵泉、太白穴用捻转补法；丰隆、曲池穴行提插泻法；内庭、支沟穴施捻转泻法，针感宜强，必须达到酸胀感觉，留针30 min。每日1次，10次为1个疗程，疗程间隔5～7 d。

12.透针法

选穴：肩髃穴透曲池穴、梁丘穴透髀关穴、梁门穴透归来穴(或天枢穴)

操作：局部皮肤消毒，右手持针，使针尖抵触穴位，然后左手配合，利用指力和腕力，压、捻结合刺入表皮，进针深度应适宜，捻转幅度在180°～360°，针感宜强，必须达到酸胀感觉，留针30 min。每日1次，以10次为1个疗程。疗程间隔5～7 d。

二、瘦腹

摄入量多于消耗量，营养过剩，脂肪组织增加，长期便会形成肥胖。由于遗传、性别、生活习惯、运动习惯、工作性质、人体各部的皮肤弹性等因素的不同，人体在储存脂肪时并不一定平均存储，因此常表现为脂肪分布的不均匀。整个形体根据脂肪的分布形成某些特点，脂肪分布较多的部位，便形成局部肥胖。

脂肪最容易堆积的部位是腹部，腹部肥胖是通过增大脂肪细胞来储存脂肪，当脂肪过剩时脂肪溢向血液，这样容易使血管中脂肪酸沉积，导致动脉硬化、冠心病、高血压病、糖尿病、心肌梗死等诸多疾病的发生。

(一)病因

腹型肥胖多由遗传因素、分娩后、多食少动或长期取坐位等原因，致使局部气机运行不畅，脾胃运化失职，湿浊内聚，日久痰湿膏脂堆积于腹部而成。

(二)临床表现

1.胃热滞脾

胃热滞脾多有肥胖家族史，或由脾虚湿阻、久郁化热所致。表现为腹部肥胖较甚，头涨眩晕，消谷善饥，肢重怠惰，怕热，汗出较多，口渴喜饮，口臭，便溏不爽或便秘，溲赤。舌质红，舌苔腻微黄，脉滑略数。

2.脾肾两虚

脾肾两虚多见于中、老年人或反复恶性减肥并反复反弹者。表现为腹部虚肿肥胖，皮脂松软，面色苍白，疲乏无力，嗜睡，畏寒，自汗，腰腿冷痛，性欲降低。舌质淡红，舌苔薄。

(三)治疗

1.体针法

选穴：主穴取中脘、气海、大横、合谷、内庭穴。配穴为胃热滞脾型取曲池、足三里、阴陵泉穴；脾肾两虚型配肾俞、命门、关元、太溪、脾俞、胃俞、阴陵泉、足三里穴。上腹部肥胖配建里、天枢、梁门穴；中腹部肥胖配肓俞、水分、阴交、滑肉门、外陵穴；下腹部肥胖配石门、水道、外陵穴。

操作：患者取仰卧位，先针刺腹部穴位，直刺进针，得气后行提插抢转泻法，每穴1 min左右,留针 10 min 后,将针全部提到皮下,改为平刺,针尖向下,使针身在脂肪层穿行,再行轻插重提泻法,每穴 1 min,留针 20 min,留针期间间歇行针 1～2 次。

四肢穴位常规针刺用泻法,留针 30～60 min,出针用泻法。本法每日或隔日 1 次,10 次为 1 个疗程,疗程间隔为 5～10 d。饭后 1 h 内不要针刺,针刺后 1 h 内不要进食。上腹部穴位不宜深刺,中腹部及下腹部穴位尽量深刺,但直刺时提插速度不宜过快。

2.电针法

选穴:按照体针疗法选取主穴与配穴。

操作:患者取仰卧位,全部穴位直刺进针,到达常规深度得气后,行较大幅度的提插捻转泻法,每穴行针 1 min。然后接电针治疗仪,用连续波,逐渐调高脉冲强度,以局部肌肉明显跳动,患者能耐受为度,腹部再照射神灯。每次治疗 30 min,每日或隔日 1 次,10 次为 1 个疗程,疗程间隔为 3～5 d。

3.埋针法

选穴:阿是穴(腹部最高点)

操作:患者取仰卧位,将 32 号 1 寸针针柄剪短,并将针尾铝丝暴露端用钳子咬紧,使其光滑,然后再消毒备用,选择腹部的最高点 2～4 点。常规消毒后直刺进针,得气后把针提至皮下,然后平针横刺,针身进入皮下后,外用胶布固定针柄。每次选择的穴位最好与上次不同,同一穴位至少 1 周后可再次埋针。埋针期间,埋针处要注意清洁,不可着水,避免感染。夏天留针一般为 1～2 d,冬天可留置 3～7 d,留针期间每隔 4 h 左右用手按压埋针处 1～2 min,以加强刺激。10 次为 1 个疗程,疗程间隔为 10 d 左右。

4.透针法

选穴:主穴取关元、大横、中脘、归来、腹哀穴。胃热滞脾型配内庭、支沟穴;脾虚湿盛型配足三里、丰隆穴;肝郁气滞型配太冲、曲泉穴;脾肾两虚型配太溪、三阴交穴。

操作:患者仰卧,穴位常规消毒选用毫针平透刺至脂肪层,透针时不强求针感,以刺入脂肪层为度。其中中脘、关元、大横穴 3 针均透向神阙,归来穴透大横穴,腹哀穴透梁门、上脘穴,用小幅度捻转泻法,配穴均直刺得气后留针 30 min。隔日 1 次,20 次为 1 个疗程。

5.腹针法

选穴:中脘、天枢、水分、滑肉门、外陵穴。胃热滞脾型配曲池、内庭穴;脾肾两虚型配足三里、中极穴;脾虚湿阻型配阴陵泉、足三里穴;肝郁气滞型配太冲、阳陵泉穴。

操作:患者取仰卧位,取 1.5～2 寸毫针,主穴均直刺 1～ 1.5 寸,实证选用呼吸泻法,虚证用呼吸补法。配穴太冲穴用抢转泻法,余穴实证选用捻转泻法,虚证选用捻转补法。第 1 疗程每日施针 1 次,后隔日 1 次,10 次为 1 个疗程,疗程间隔 5～7 d,连续治疗 3 个疗程。

6.闪罐法

选穴:神阙穴旁开 4 寸圆周范围及脂肪较厚范围。

操作:出针后用中号玻璃火罐,以闪罐法刺激神阙穴旁开 4 寸圆周范围及脂肪较厚范围,顺时针方向反复闪罐直至局部皮肤潮红为度。隔日 1 次,20 d 为 1 个疗程。

三、瘦面

脸胖最多见于整体肥胖者,在整体减肥过程中首先减躯干和内脏的脂肪,然后才是脸部的。因此只有当减肥效果非常显著时,脸才能瘦下来。对于脸胖得很突出的肥胖者,在针灸整体减肥的同时进行面部的减肥,才能取得较好的效果。

(一)病因

西医认为,面部肥胖的病因归结为以下 5 点:①遗传因素;②下颌骨明显肥大,外翻、内翻型,脸型表现为"国字脸"或"梯形脸";③咬肌肥大、面部脂肪过多;④婴儿期睡姿;⑤病理,如水肿,生理性面部水肿多发时期是月经来潮前的两天。在此期间,体内雌激素异常地高,淋巴系统出现功能性障碍,水分和毒素排泄困难,导致血管扩张,使水分自血管渗出并滞留于组织内。

中医学则认为,由于过食肥甘及膏粱厚味,以致湿热蕴积,膏脂凝聚;或脾不健运,运化失司,水湿停聚,注留肌肤;或痰湿阻络,痰浊内聚;或久坐久卧,气机不畅,水谷精微转输失调,膏脂疾浊内蓄等,均可引起面部肥胖。此外,"人之五官皆存于面,而五脏连经络,面部为经络汇集之处。"因此,面部肥胖可以从经络论。

(二)临床表现

(1)胃肠实热面部肥胖,面色红赤,或有痤疮,食欲亢盛,消谷善饥,渴喜冷饮,多汗,尿短赤,大便秘结。舌红苔黄,脉弦滑数。

(2)脾虚湿阻面部肥胖,疲乏无力,肢体困重,纳少腹胀,便溏少尿,下肢水肿。舌淡边有齿痕,苔白腻,脉濡或缓。

(3)肝郁乘脾面部肥胖,情志抑郁,急躁易怒,胸胁胀满,甚则窜痛,食少乏力,腹胀便溏,肢肿。舌质淡红,舌苔薄白,脉弦或缓。

(4)脾肾两虚面部虚肿肥胖,面色苍白,疲乏无力,嗜睡,畏寒,自汗,腰腿冷痛,性欲降低。脉沉细无力,舌苔薄,舌质淡红。

(三)治疗

1.体针法

选穴:主穴取阿是穴(为面部脂肪堆积明显的部位)、颊车、颧髎、地仓、下关、合谷穴。配穴为胃肠实热型配中脘、天枢、曲池、足三里、内庭穴;脾虚湿阻型配阴陵泉、足三里、三阴交、中脘、丰隆、水分、气海穴;肝郁乘脾型配肝俞、期门、太冲、内关、脾俞、章门、太白、三阴交穴;脾肾两虚型配肾俞、命门、关元、太溪、脾俞、胃俞、阴陵泉、足三里穴。两颊肥胖配巨髎;两颧处肥胖配四白穴;下颌肥胖配大迎、承浆、廉泉穴;两目虚肿肥胖配鱼腰、承泣、中渚、气海、中极、阴陵泉、足三里、三阴交穴。

操作:患者取仰卧位,面部穴区常规消毒,直刺进针,在安全范围内尽量深刺,不用任何行针手法。其他穴位常规针刺,以平补平泻手法为主。留针 30～60 min,每日或隔日 1 次,20 次为 1 个疗程,疗程间隔为 7～10 d。

注意事项:面部穴位用针不宜过粗,出针后应按压穴位稍长一些,避免出血而留瘀痕。可与面部按摩配合应用,以提高疗效。本法与整体减肥同时应用,既可加速面部减肥,也可防止减肥后的面部皮肤松弛。

2.耳针法

选穴:主穴取面颊、胃、脾、三焦、内分泌、皮质下穴。配穴为胃肠实热型配大肠、交感、外鼻穴(饥点脾虚湿阻型配膀胱、胰胆、小肠、神门穴;肝郁乘脾型配胰、肝、胆、神门穴;脾肾两虚型配肾、膀胱、神门穴。

操作:每次选单侧或双侧耳穴 3～5 个,将耳廓皮肤常规消毒后,贴王不留行籽,胶布固定。每日饭前 30 min 按压 1 次,每次每穴按压 50 次,3～5 d 更换。

2.刮痧法

选穴:颧髎、巨髎、地仓、颊车、攒竹、阳白、下关、阿是穴。

操作:先用玉石刮痧板以螺旋手法轻刮,由印堂穴沿额中线往上刮至神庭穴;再由印堂穴往上画圈刮至额角及太阳穴。两边重复1～2次。然后以螺旋方式由鼻翼侧边往斜上方画圈轻刮至太阳穴下,再由嘴角往斜上方画圈轻刮至颧骨下。两边重复1～2次。再以下巴为起点,沿着下颌骨上方,以画小圈方式往斜上方轻刮至耳垂前方,左右各重复1～2次。最后以攒竹穴为起点,沿着鼻梁两侧,以上往下画小圆圈轻刮至鼻翼,左右各重复1～2次。隔日1次,1个月为1个疗程,治疗2个疗程。

四、瘦腿

单纯的下肢肥胖并不多见,有些人腿部粗大是由于运动锻炼、体力劳动使下肢肌肉发达所致,这种情况不必用针灸减肥,因为不会有任何效果。即使是腿部脂肪堆积,也多与全身肥胖同时存在,因此瘦腿也应与整体减肥并举,同时还要特别加强运动锻炼才能取得最好的减肥疗效。

治疗

1.体针法

选穴:主穴取秩边、环跳。大腿前部肥胖配髀关、伏兔、梁丘穴;大腿后部肥胖配承扶、殷门、浮郄穴;大腿外部肥胖配风市、中渎穴;大腿内侧肥胖配足五里、箕门、阴包、血海穴;大腿肥胖还可取阿是穴,每隔1.5寸取1穴;小腿肥胖配阳陵泉、阴陵泉、承山、丰隆、三阴交、悬钟穴。伴有轻微水肿配水分、气海、三焦俞、足三里、阴陵泉、三阴交穴。

操作:根据肥胖部位患者采取仰卧位、俯卧位、或侧卧位。先刺主穴,后刺配穴,各穴均直刺进针,在安全范围内尽量深刺,得气后行轻插重提泻法,每穴1 min左右,然后将针提至皮下,再平刺进针阿是穴针尖朝上或朝下,最好每次治疗与上次针尖方向相反,其他穴位逆经平刺,然后快速捻转,每穴1 min左右,留针30～60 min,期间反复行针2～5次,出针时不按针孔。穴位中足三里、阴陵泉、三阴交穴用补法,水分、气海、三焦俞用平补平泻法。本法每日或隔日治疗1次,20次为1个疗程,疗程间隔7～10 d。

2.电针法

选穴:按照体针疗法选取主穴与配穴。

操作:选用30号1～2.5寸毫针,全部穴位直刺进针,到达常规深度。行较大幅度的提插捻转泻法,每穴至少行针1 min。然后接电针治疗仪,用连续波,逐渐调高脉冲强度,以局部肌肉明显抽动、患者能耐受为度。每次治疗30 min,每日或隔日1次,10次为1个疗程,疗程间隔为3～5 d。局部肥胖往往是整体肥胖的局部突出表现,故腿部减肥要与整体减肥同步进行才能取得明显效果。

五、瘦臀

臀部是女性脂肪容易堆积的第二大部位,除遗传因素外,由于多次生育反复临产,骨盆宽大,脂肪容易在臀部堆积过多,造成臀型肥胖。坐姿过多的人,也容易形成臀型肥胖。臀型肥胖、均匀性肥胖及下半身肥胖者最粗的部位都是臀部,即臀围最大。臀型肥胖较为稳定,对健康危害不大,但臀部肥胖到一定程度会导致臀部下垂,显得臃肿笨拙,严重影响形体美观,行动也不灵活。

臀部肥胖用针灸治疗,其疗效远不如腹部,但坚持时间长一些也会取得一定效果。

治疗

1.体针法

选穴:主穴取白环俞、环跳、秩边穴。臀部下垂配会阳、承扶穴;臀部宽大配阿是穴(臀两侧最宽的部位)、居髎穴。

操作:患者取俯卧位,先刺主穴,直刺进针至局部有酸胀感后,行轻插重提泻法,每穴1 min左右,然后将针提至皮下,改为平刺,先将针尖朝下行提插捻转泻法,至局部酸胀,再将针提至皮下向内侧平刺,用同样手法行针,同法再向外侧、向上平刺。在腹股沟处垫一矮枕,使臀横纹打开并适当抬高,直刺进针得气后行轻插重提泻法,每穴 1 min 左右,然后将针提至皮下改为平刺,将针尖朝上,行捻转提插泻法至局部酸胀。同法操作髂嵴 3 点,平刺时将针尖朝下。刺阿是穴和居髎时,患者取仰卧位,每侧可选择 1~3 个穴位,刺法与髂嵴 3 点相同。留针30~60 min,留针期间间歇行针 2~5 次。本法每日或隔日 1 次,20 次为 1 个疗程,疗程间隔7~10 d。主穴直刺后改为平刺时,针尖方向最好朝向脂肪堆积明显的部位,每次治疗可在方向上有所变化。

2.电针法

选穴:按照体针疗法选取主穴与配穴。

操作:选用 30 号 1.5~3 寸毫针,针刺操作同体针法,然后将电针治疗仪输出导线的 2 个电极分别连接在针柄上。具体方法为同侧主穴连接,同侧配穴相连,选用连续波,电流强度以患者耐受为度。留针 30 min,每日或隔日 1 次,10 次为 1 个疗程,疗程间隔为 5~7 d,连续治疗 3 个疗程。

六、半身不遂

半身不遂又称偏瘫,是指一侧上下肢、面肌和舌肌下部的运动障碍,是脑出血、脑梗死等急性脑血管病最为常见的一个症状,可表现为一侧肢体的运动功能障碍,伴偏身感觉异常或面、舌肌瘫痪而引起口眼歪斜、语言不利。根据原发病灶的部位、大小不同,偏瘫程度可有差别,一般上肢比下肢重,远端比近端重,多数肌张力增高而表现为痉挛性偏瘫,亦有肌张力低者。中医学认为,半身不遂是风中经络或风中腑脏经过救治神志清醒后,留下的后遗症,表现肢体运动障碍、语言不利、口眼歪斜等,一时难以恢复,甚者可成终身之患,严重影响生活质量和形体美观,须抓紧时机积极采取有效治疗。

(一)病因

现代医学认为,偏瘫多因脑血管病变所致,如高血压、动脉硬化、脑血管畸形、或动脉瘤导致的脑出血、蛛网膜下隙出血,以及风湿性心脏病、心房颤动、细菌性心内膜炎等形成的脑血栓、脑栓塞等。从中医学的角度看,偏瘫病因有以下几个,一是由于正气不足,脉络空虚,腠理疏松,风邪乘袭,风中经络,气血痹阻,肌肤筋脉失于濡养;或患者素体痰浊内盛,外风引起痰湿流窜经络,而引起半身不遂。二是由于肝肾阴虚,肝阳偏亢,水不涵木,风阳内动,夹痰走窜经络,经脉阻塞;或因年老体衰,病后体虚,阴阳失调,气血不足,肝肾阴虚,筋脉失养而致半身不遂。三是由于气虚无力运血,气不能行,血不能容,气虚血瘀,脉络痹阻而引起肢体半身不遂,肌肤麻木不仁等症状。

（二）临床表现

1. 风痰瘀阻 半身不遂，肌肤不仁，口眼歪斜，言语謇涩，半身肢体肿胀沉重，反应迟钝，嗜睡。舌质黯，苔白腻，脉细或细滑。

2. 肝肾阴虚 半身不遂，肢体强痉，舌强不语，伴头痛目眩，面红目赤，心烦易怒，舌红，苔黄，脉弦数；或伴头晕耳鸣，视物不清，口干，健忘多梦，腰膝酸软。舌黯红，苔少，脉细弦或细数。

3. 气虚血瘀 半身不遂，肢体瘫软无力，口眼歪斜，言语謇涩，患肢浮肿，面色苍白，心悸气短，动则尤甚，自汗神疲，肢体倦怠，纳呆食少，小便频数或遗尿不禁。舌淡黯或有瘀点，苔白，脉细涩。

（三）治疗

1. 体针法

选穴：主穴取风池、百会、四神聪、肩髃（肩髎）、手三里（曲池）、外关（支沟）、合谷穴（后溪）。风痰瘀阻型配膻中、中脘、丰隆、阳陵泉、太冲穴；肝肾阴虚型配肝俞、肾俞、三阴交、太溪穴；气虚血瘀型配气海、足三里、阳陵泉、太冲穴。

病侧上肢经筋痉挛屈曲者配天泉、曲泽、内关、劳宫穴；腕关节及指关节屈伸不利配阳池、八邪穴；病程日久者配大椎、肩外俞穴。言语謇涩者配廉泉、通里、哑门穴；口眼歪斜者配地仓、颊车、下官、迎香、四白、太冲穴。

操作：患者取卧位，除头部主穴和根据证型选用的配穴取双侧外，其余根据局部症状选用的穴位均取患侧。头部主穴行平补平泻法，配穴根据临床证型和症状酌情选用补泻手法。留针 30 min，留针期间患侧局部穴位间歇行针 2～3 次，每日或隔日 1 次，10 次为 1 个疗程。

4. 电针法

选穴：按照体针疗法选取主穴与配穴。

操作：常规针刺所有穴位，得气后在患侧上肢选 2 个穴位，通常取肩髃与手三里，接通电针仪，采用断续波或疏波，以局部肌肉微颤为度，每次通电 20～30 min，发病早期刺激宜轻，每日或隔日 1 次，10 次为 1 个疗程，疗程间隔 5～7 d。

5. 头针法

选穴：顶颞前斜线中 2/5 段、顶旁 1 线及顶旁 2 线。口眼歪斜可配顶颞前斜线下 2/5 段。

操作：用 1.5～2 寸毫针平刺入头皮下，快速捻转 2～3 min，每次留针 30 min，留针期间反复捻转 2～3 次。行针时和留针后嘱患者活动患侧肢体，此法在半身不遂患者早期应用疗效更好，留针时间可延长至数小时。

6. 水针法

选穴：肩髃、曲池、手三里、外关穴。口眼歪斜配地仓、下关、翳风、太冲、内庭穴；舌强失语配廉泉、通里、哑门、内关、金津、玉液穴；阴虚阳亢、肝胆火旺配太冲、百会、大椎、太溪、肝俞、肾俞穴；肝肾亏损、阴阳俱衰配气海、关元、肾俞、三阴交、太溪、命门穴；脾肾阳虚、痰饮串经配上脘、足三里、丰隆、三阴交穴；气血两虚、经脉失养配足三里、三阴交、曲池、阳陵泉、肾俞、脾俞穴。

操作：患者取卧位，也可取上肢其他穴位 2～4 穴，每穴注射复方当归注射液或黄芪注射液。隔日 1 次，10 次为 1 个疗程，疗程间隔为 10 d。

7. 透针法

选穴：肩髃穴透极泉穴，曲池穴透少海穴，合谷穴透少府穴。

操作:穴位皮肤常规消毒,持针迅速刺入肩髃穴,针入 1 寸左右,得气后行提插捻转补法,然后继续捻转进针,直至针尖抵达极泉穴,待气至之后,行提插捻转补法。同法透刺曲池穴和合谷穴,留针 30 min,将针快速拔出,速接针孔。每日 1 次,10 次为 1 个疗程,疗程间休息 2 d,治疗 9 个疗程。

8.艾灸法

选穴:主穴取肩髃、曲池、外关、合谷、肝俞、脾俞、肾俞穴。口眼歪斜配地仓、颊车、阳白、合谷、内庭、养老、昆仑穴;言语謇涩者配哑门、廉泉、通里穴。

操作:患者俯卧位,先用艾灸盒灸法灸背俞穴,每穴灸 30 min。肢体穴位采用艾条温和灸法,每穴施灸 5 min 左右,以皮肤红晕为度。本法可每日 1 次,20 次为 1 个疗程,疗程间隔5～7 d。

本法适用于虚证、病程较长的患者,尤适用于痉挛性瘫痪者。

9.拔罐法

选穴:肩髃、臂臑、曲池、阳池穴。

操作:选小口径玻璃罐,用闪火法将罐吸附于穴位上,留置 15 min,以皮肤潮红为度。1 周 2～3 次,5 次为 1 个疗程。

七、下肢偏瘫

(一)治疗

1.体针法

选穴:主穴取风池、百会穴、四神聪穴、环跳穴(髀关穴)、阴市穴(风市穴)、阳陵泉穴(足三里穴)、解溪穴(悬钟穴)、太冲穴(侠溪穴)。风痰瘀阻型配膻中、中脘、丰隆、阳陵泉、太冲穴;肝肾阴虚型配肝俞、肾俞、三阴交、太溪穴;气虚血瘀型配气海、足三里、阳陵泉、太冲穴。病侧下肢经筋痉挛屈曲者配曲泉、委中、承山、太溪、三阴交穴;足内翻配丘墟、昆仑穴;足外翻配阴陵泉、三阴交、太溪、商丘穴;病程日久者配腰阳关、殷门穴。言语謇涩者配廉泉、通里、哑门穴;口眼歪斜者配地仓、颊车、下关、迎香、四白、太冲穴。

操作:同上肢偏瘫的体针疗法。

2.电针法

选穴:按照体针疗法选取主穴与配穴。

操作:常规针刺所有穴位,得气后在患侧下肢选 2 个穴位,通常取环跳穴与阳陵泉穴,接通电针仪,采用断续波或疏波,以局部肌肉微颤为度,每次通电 20～30 min,发病早期刺激宜轻。每日或隔日 1 次,10 次为 1 个疗程,疗程间隔 5～7 d。

3.头针法

选穴:顶颞前斜线上 1/5 段、顶旁 1 线、顶旁 2 线。口眼歪斜可配顶颞前斜线下 2/5 段。

操作:同上肢偏瘫的头针疗法。

4.水针法

选穴:髀关、风市、足三里、承山穴。腰肌无力配肾俞、命门穴。其他配穴方法同上肢配穴。

操作:同上肢偏瘫的水针疗法。

5.透针法

选穴:伏兔穴透阴包穴,丰隆穴透筑宾穴,解溪穴透中封穴,太冲穴透涌泉穴。操作:穴位皮肤常规消毒,持针迅速刺入伏兔穴,针入 1.5 寸左右,得气后行提插捻转补法,然后继续捻转进针,直至针尖抵达阴包穴,待气至之后,行提插捻转补法。同法透刺丰隆、解溪、太冲穴,留针 30 min,将针快速拔出,疾按针孔。每日 1 次,10 次为 1 个疗程,疗程间休息 2 d,治疗 9 个疗程。

6.刺络放血法

选穴:头部可取风池、风府、百会、前顶、太阳、头维和阿是穴等;胸部可选膺窗、紫宫、膻中穴等。背部:大椎、膏肓、命门、天宗、阿是穴等;其他四肢部位取曲泽、委中、十宣、十二井穴。

操作:刺络拔罐放血部位皮肤常规消毒,用三棱针在每一穴位区点刺 1~3 针,用手捏挤周围皮肤组织,增加出血量。背部腧穴针刺后可加上火罐,留罐 5~10 min,待出血停止时起罐。头部每天选 3~5 个穴刺络放血,胸背部 3 天刺络拔罐放血 1 次。曲泽、委中、十宣、十二井穴,每周刺络拔罐放血 1 次。治疗期间嘱患者注意功能锻炼。1 个月为 1 个疗程,治疗 2 个月。

7.艾灸法

选穴:主穴取环跳、阳陵泉、足三里、解溪、昆仑、肝俞、脾俞、肾俞穴。口眼歪斜配地仓、颊车、阳白、合谷、内庭、养老、昆仑穴;言语謇涩者配哑门、廉泉、通里穴。

操作:同上肢偏瘫的艾灸疗法。

8.拔罐法

选穴:秩边、环跳、风市、伏兔、阳陵泉、丘墟穴。

操作:同上肢偏瘫的拔罐疗法。

第三节　了解针灸的概念和原理

针灸是中医学的重要组成部分之一,是一种"内病外治"的医术。针灸具有汉民族的文化和地域特征,是在汉民族文化和科学传统的基础上产生的宝贵遗产。

一、针灸

针灸是针法和灸法的合称,针是利用不锈钢或其他材料制成的各种针具,刺入人体特定部位的皮下或肌肉,以通经活络调整气血,达到防病治病的目的;艾灸是用艾叶制成的艾条或艾炷点火燃烧,直接或间接温灼人体特定部位的皮肤,以温通气血,达到防治疾病的目的。针与灸都是根据中医学的经络学说,通过体表的特定部位(穴位)来进行治病,在临床治疗时,又常常并用。所以自古以来,人们就把这两种疗法并称为针灸。其中针刺疗法又分为新针疗法、耳针疗法、头针疗法及针刺麻醉等疗法。

针灸作为我们中国特有的一种治疗疾病的方法,可以说是一种"内病外治"的医术。针灸治疗疾病可以根据中医上望闻问切四步诊断方法查出病因,从而探究出发病的关键所在,再深入地辨明患者所患疾病的类型、病变所属经脉、脏腑。根据了解疾病的情况与资料,进行中医治疗。调节气血,疏通经脉,使脏腑趋向于调和,达到阴阳平衡,最终达到治疗疾病的目的。

针灸分狭义与广义,针法和灸法合称便是狭义上的针灸,广义的针灸主要包括拔罐法、灸法、针法。拔罐法包括火罐、抽气罐等。针法的分类也各有千秋，按针具分类，包括电针、皮肤针、三棱针、芒针、毫针、激光针、电热针、小针刀、水针、电火针、声电针、电磁针、火针微波针、指针皮内针和穴位贴敷法、穴位埋线法等；按刺激的部位分包括体针、腕踝针、手针、鼻针、眼针、足针等。灸法包括艾灸和非艾灸。

二、针灸演变史

针灸在中国具有非常悠久的历史和深厚的文化底蕴。史书记载了针灸的起源。它是我国大约 4 万年前的氏族公社制度时期。当时古人的医疗工具为砭石，砭石也可以说是后世刀针工具的基础和前身。这种坚硬的石头在当时是外科化脓性感染的切开排脓的主要的工具，所以又被称为针石。

考古学家在的新石器时代的遗址中发现过一根带有弧形刃的砭石，可以用这种砭石切开脓肿引流，这为判断针刺的起源提供了有力的依据。

《山海经》记载有"高氏之山，有石如玉，可以为箴"，《素问·异法方宜论》记载："其民食鱼而嗜咸，皆安其处，美其食。鱼者使入热中。盐者胜血。故其民皆黑色疏理，其病皆为痈疡，其治宜砭石。故砭石者，亦从东方来。"为石器时代人们使用砭石治病提供了重要的依据。

艾叶是针灸治疗疾病不可或缺的一个角色，它的发现与使用也是历史悠久深远。在古代人们在使用火的过程之中，偶然会发现若身体上某些疼痛经过火的烧灼、烘烤会出现疼痛减轻或缓解的现象，聪明的人们发现这一方法后进行了改良，他们会用动物的皮包住被烧的滚烫的石头或沙土进行局部的热熨，后来他们是用过干树枝、干草等等，但效果都不尽满意，经过不断摸索，他们最终选用了我们目前仍在使用的艾叶。艾叶容易点燃而且具温热和疏通经脉的作用，所以古人将其作为灸治的主要材料让其在体表进行温热，也成为了治疗疾病的重要方法。

《素问·异法方宜论》记载："北方者，天地所闭藏之域也。其地高陵居，风寒冰冽，其民乐野处而乳食。藏寒生满病，其治宜灸。故灸焫者，亦从北方来。"在原始社会，北方的人们离不开烤火取暖，加上他们生活在寒冷的环境中，易患腹部寒痛、胀满等症。经过长期的经验积累，发明了灸法和熨热疗法。

《黄帝内经》曰："中央者其地平以湿，天地之所以生万物之众，其民食杂而不劳，故其病多痿厥寒热，其治宜导引按蹻，故导引按蹻者，亦从中央出也。"这说明按摩治病最早发源于我国中部地区，这里的中央即我国的河南洛阳一带。据《史书》记载，黄帝时代的名医俞跗，已将"案杌"这一古代推拿术应用于临床。

宋代政府支持这一医学技术的发展，此时期医者的创作与探索精神也得到了鼓舞。例如北宋针灸家王惟一撰成《铜人俞穴针灸图经》并由政府颁布发行。他不计辛劳，重新校正了354 个俞穴的位置及所属经脉，对于俞穴的主治病症进行了增加和补充使之更加全面。记述经络、俞穴、刺灸法等内容，并将全书内容雕刻于石碑上。王惟一还设计制作了两具男子的铜人模型，刻上了身体上的经络腧穴，用来针灸教学和考试之用。

在宋朝，印刷术的推广，针灸技术的成熟，推拿书籍、针灸书记都如雨后春笋大量出现，使针灸学被人们了解熟悉，从而推动了针灸学的发展。宋代政府进一步完善针灸推拿教育机构，设立有独立的针灸推拿科，《素问》《难经》《针灸甲乙经》等列为学员的必修课程。

当然还有南宋时期的王执中，他重在实践，亲自下乡到农夫家了解资料，搜集了许多的民间医案，成功地撰写了《针灸资生经》，对后世影响极大。南宋初期的医学家窦材写了并大力地推广烧灼灸法,当时的杨介、张济比较推崇运用解剖学知识指导针灸取穴。而宋朝的医者庞安时运用了腹部按摩的手法给孕妇催产:"有民家妇孕将产,七日而子不下,百术无所效……令其家人以汤温其腰腹,自为上下按摩,孕者觉肠胃微痛,呻吟间生一男子。"这可以说是世界上第一例产科手法帮助生产的医案。

金元时期,很多新的手法被创用,更多的俞穴及其疗效被确认。金代何若愚撰《子午流注针经》,提倡子午流注按时取穴法和经穴行针时间结合呼吸次数。金元名医窦汉卿在《针经指南》中既推崇子午流注,又提倡八法流注,按时取穴,他还编著了针灸歌赋《标幽赋》。元代滑伯仁所著的《十四经发挥》,首次将十二经脉与任、督二脉合称为十四经脉,对后人研究经脉很有裨益。

到了明代,针灸学发展到了鼎盛的时期。针灸出现了很多的学术流派和更丰富的手法,并把没有归经的穴位称为奇穴。书中涉及经络、俞穴、针灸手法及适应症,介绍了针灸与药物综合治疗经验,并记载了针灸治疗成功与失败的医案。陈会的《神应经》记述了催气法,提出平补平泄手法,补泄以捻转为主,并结合提插、呼吸、开阖等法。当时各个医者的著作如雨后春笋出现,有医者徐风的《针灸大全》,医者高武的《针灸聚英发挥》,医者汪机的《针灸问对》和医者李时珍的《奇经八脉考》等,不同流派相互争鸣,促进了针灸的发展。当然针灸学不断的发展,推拿这门技术也在渐渐发展并逐渐走向成熟。在当时《小儿按摩经》是很具有代表性的一本书籍。它是中国现存最早的推拿书籍。《小儿推拿方脉活婴秘旨全书》《小儿推拿秘诀》等书也相继出版问世。可以看出在当时小儿推拿已经有了很大方面的一个突破与进展。除了小儿推拿,还有正骨推拿、保健推拿在当时也已经逐渐形成了丰富的知识体系。人们对于推拿的学习书籍也有了更好的理解,这使人们对于推拿治疗疾病也很推崇。

清初至民国时期,针灸医学由兴盛逐渐走向衰退。清朝的皇帝在 1822 年以"针刺火灸,究非奉君所宜"的荒谬理由,明令禁止太医院的医者使用针灸技术治疗疾病,一般"儒医"也注重汤药轻针灸,使针灸发展受到阻碍。但是明清时期却是我国历史上推拿专著出版最兴旺时期。

第四节　针灸治疗原则

一、标本缓急治病求本

《素问·至真要大论》说广病有盛衰,治有缓急。对于任何一种病证,是先治标,还是先治本,还是标本同治,要根据病证的轻重缓急而定。标本在临床的应用就是要抓住疾病的本质,给以适当的治疗。在针灸治疗上也只有正确地掌握标本缓急,才能做到"用之不殆"。一般情况下,本是主要矛盾,治病当先治本,即"治病必求于本";当标急于本时,当先治标,即"急则治标";当标缓于本时,当先治本,即"缓则治本";当标本俱急或俱缓时,则当标本兼顾,即"标本同治"。

1. 治疗疾病的根本

医者在治疗疾病时应该首先抓住疾病的发生原因与发生机制,从而找出发病的本质,根据线索对疾病进行诊治。从疾病的根本入手，这也是中医医学所倡导的主导思想。

治疗疾病寻求它的根本这同样也是中医治则理论体系中的最高层次的治疗原则，其他的治疗原则是这一最高原则的具体体现，最高的治疗原则对其他治则起到统领的作用。故《素问·阴阳应象大论》说："治病必求于本。"

2.紧急情况先治标

在紧急情况下，标病急于本病，这种时候就应该按照"急则治标"的原则先进行治疗，若不及时有效地处理，严重者甚至会造成生命危险。先治标病，后治本病，急则治标，缓解了病情，就给治本创造了更有利的条件，其目的仍是为了更好地治本。例如心脏病引起的水肿、尿闭，心脏病为本，水肿、尿闭为标。张介宾说："二便不通，乃危急之候，虽为标病，必先治之，所谓急则治其标也。"先取中极、水分、水道、合谷、三阴交、阴陵泉等穴利尿消肿，后取大陵、内关、神门、心俞、厥阴俞等穴治其心脏病。肝硬化腹腔积液，也应先取水分、水道、三阴交、阴陵泉等穴利水消肿，后取太冲、期门、章门、阳陵泉、足三里疏肝理气。肺结核咯血，先取鱼际、孔最、中府、膈俞等穴清热止血，后取太渊、肺俞、身柱、膏肓俞、足三里调理肺气。某些慢性病患者，原有宿疾未愈，又复患外感，恶寒发热，头痛鼻塞等，当先治外感，后治宿疾。再如针灸治疗过程中，如患者突然发生晕针现象，面色苍白，汗出，四肢厥冷，心中烦，此时应采取紧急措施，先治晕针，待晕针解除后，再行治疗。以上这些都是"急则治标"的具体运用。

3.缓则治本

《素问·阴阳应象大论》说："治病必求于本。"就是指要分辨疾病的本质而进行治疗。

4.标本兼治

病有标本缓急，所以治有先后。若标本并重，则应标本兼顾，标本同治。

二、补虚泻实辨证论治

《素问·通评虚实论》邪气盛则实，精气夺则虚。《灵枢·九针十二原》"凡用针者，虚则实之，满则泄之，宛陈则除之，邪胜则虚之。"《灵枢·经脉》"盛则泻之，虚则补之………不盛不虚，以经取之。"

1.补虚

补虚就是扶助正气；泻实，就是祛除邪气。在疾病过程中，正气不足则表现为虚证，治宜补法；邪气亢盛则表现为实证，治宜泻法。

如大病久病，消耗精气，或大汗、大出血损伤阳气、阴液，均会导致正气虚弱，功能减退，表现为精神疲乏、肢软无力、贫血、气短、腹泻、遗精、乳少、形寒肢冷。毫针刺用补法，并灸，常取关元、气海、足三里、肾俞、膏肓俞及与有关经脉的背俞穴和原穴，以达到振奋脏腑的功能，促进气血的生化。如表现为五心烦热、自汗盗汗、大便滑脱、小便失禁、舌红少苔或无苔为阴虚，临床常取太溪、三阴交、膈俞及与相关经脉的背俞穴，毫针刺用补法，以补其阴，达到滋阴养血的目的。

2.泻实

《灵枢·经脉》言盛则泻之。《灵枢·九针十二原》亦曰："满则泄之。"这里的"盛"与"满"即是指邪气亢盛或盛满，而"泻"与"泄"是指治疗方法，即对邪气盛满的实证，应该用泻法进行治疗，以祛除邪气，促进疾病的痊愈。所以"盛则泻之""满则泄之""邪盛则虚之"都是泻损邪气的意思，可统称为"实则泻之"。

疾病的发生、发展和转归过程，就是邪与正斗争的过程。在此过程中，如邪气亢盛，并成为矛盾的主要方面时，其证候表现为实证。

3.补泻兼施

在临床治疗中，有关补泻的内容非常丰富，除上述单纯补泻外，还有补泻兼施、先补后泻、先泻后补、上补下泻、上泄下补、左补右泻、右补左泻等。例如：胆虚而肝实者，既易惊失眠，又兼有两胁胀痛，治疗宜先取丘墟、胆俞以补胆之虚，再取行间以泻肝之实，治疗有序，其效必著。再如《类经图翼》中的腕骨，凡心与小肠火盛者，当泻之。浑身热盛，先补后泻；肩背冷痛，先泻后补等都是补泻兼施的例证。

《难经·六十九难》亦说明："不虚不实以经取之者，是正经自病也。"治疗应按本经循经取穴，以原穴和五输穴最为适宜。当针下得气后，再行均匀的提插捻转（即"平补平泻"）手法，使本经的气血调和，脏腑功能恢复正常。这一治疗原则，因无复杂的配穴方法和针刺手法，临床应用甚为广泛。

三、热疾寒留

《灵枢经脉》热则疾之，寒则留之，陷下则灸之。针刺治疗热证应浅刺而疾出，手法应轻巧快速。《素问·至真要大论》"温者清之"，也是治疗热证应用清热的方法。

所以针灸临床对于热性病证的治疗原则是既可以毫针浅刺疾出，还可以三棱针点刺出血，手法宜轻而快，可以不留针。因为病性属热，故只针不灸。温毒热证，可取委中、曲泽、十宣等，针刺泻法或点刺出血。热闭神昏证，可取水、十二井穴、劳宫，针刺泻法或点刺出血。热如果位于经络局部者，可以使用针驱散刺或者使用三棱针点刺，也可以使用皮肤针运用扣刺的方法达到局部皮肤出血的效果，以此来疏散热邪，治疗疾病。

当然，任何一种治疗原则都不是绝对的，热性病证浅刺疾出的治法也不例外。当热邪入里（即"阴有阳疾"）时，就应该深刺留针；脏腑热证，可取所属脏腑经络的荥穴、经穴，如心热证取少府、肝热证取行间、阳辅等，针刺泻法，并可以配合运用"透天凉"的复式补泻手法。

寒气引起的寒痹，关节剧痛，应深刺久留针，以激发阳气，祛除寒邪。阳气不足引起的内寒证，应针灸补法久留针，以激发阳气，此法常配用灸法以提高疗效。此外，"留"还有暂停之意，并不是停止之意，而是与热者疾之相对而言。《灵枢·九针十二原》则形象地解释为刺寒清者，如人不欲行。即表明治疗寒证，针灸手法应深而久留针。《素问·至真要大论冲言寒者热之》这本书中指出疾病的性质属于寒性，或者是由于外部寒冷之气侵入体内所引起的表寒证；亦或是寒湿之气阻断经络引发寒痹之症；也可以是因为阳气不足引起的脏寒证。"热"则指的是热治疗的方法，例如有艾灸法，可温散寒邪，可温通经络，可益阳怯寒；或用针刺热补法，以益阳温经散寒。

如寒凝经络证，可局部或循经取穴，治用灸法，或留针法或温针灸；对于胃寒证，可取中脘、气海、足三里，留针补法或加灸；阳气衰微、四肢厥冷之证，可取关元、神阙，重用灸法，或采用神阙用隔盐灸法。此外，《灵枢禁服》中有"血寒者灸之"的记载，这是寒证用灸法的一种。血寒是指血脉中阴寒盛，或寒邪袭于血分，成为阳气不足，阴寒内盛，可致血脉凝滞，变生诸病。宗"寒者热之"大法，治用灸法，以扶阳祛寒，温通经脉。如血寒导致血脉凝滞引起的脱骨疽，或血寒经血闭阻引起的痛经，均可采用温通的方法进行治疗。

在临床上，热证和寒证往往表现为错综复杂，变化多端。有表热、里热之分，亦有里寒与表寒之别;有上热下寒,还有真寒假热和真热假寒。所以清热温寒的运用也应灵活机动,辨清寒、热之在表在里,是真是假等,以确定正确的治疗原则和方法。

第五节　针灸治疗优势

针灸原创于中国,到目前为止,已得到146个国家及地区的应用和重视,并被一些发达国家纳入医疗保险体系。针灸作为一种治疗手段,影响其临床运用的因素颇多,因而在运用针灸治疗疾病前,对针灸治疗优势病症的掌握情况确是影响针灸临床疗效的关键因素之一。

针灸治疗疾病与药物治疗疾病有本质的区别,它根据脏腑、经络学说,运用四诊、八纲理论,将临床上各种症状进行分析归纳辨证,从而在明确疾病的病位、病性的基础上,进行相应的选穴、施术,通过刺激人体经络系统或神经系统而发挥调节作用,使机体阴阳归于相对平衡;而药物则是通过外源性物质进入机体而对机体进行干预性治疗。那么,针灸到底能治疗哪些病症呢? 1979年,世界卫生组织(World Health Organization,WHO)正式向全世界推荐了43种可以使用针灸治疗的适应症,并且在他们的机关刊物上正式地刊登过。所刊登的针灸治疗疾病的适应证内容的清单是众多专家在商议讨论之后,并且征集了世界各国相关领域的专家的意见经过研讨之后发表的。把针灸推向了国际化,这可以说是针灸国际化发展的一个重要里程碑。

到今天为止,在针灸治疗疾病的临床研究、教育教学与科研探讨这43种针灸适应症仍然起到指导与引导的作用,它同样也是世界针灸联合会治疗针灸疾病的重要参照标准之一。

近年来,由于实际工作中存在过度依赖专家意见和忽视大量临床试验的现象,从某种意义上说这43种针灸适应证已有一定的局限性,不能真实概括针灸所疗疾病的病症特点。根据针灸学科发展的需要和循证医学的广泛开展,近十年来出现大量针灸临床疗效研究。有学者就国内189种生物医学期刊发表的17 000余篇医学研究论文进行文献计量学研究后发现,针灸学用于应用的深度和广度已经远远不可估量,它所涉及的病症可以说是遍及各科临床,据不完全统计200余种。

针灸涉及病症遍及临床各科200余种,应用的广度和深度已远超过上述范围。有部分学者采用了病症分类法、文献计量法、病谱等级标准、专家咨询法、循证医学证据分级及评价、流行病学等研究方法、数据库建立,选择了20世纪具有代表性的5部针灸临床上比较著名的有权威性的书籍和《世界卫生》上刊登的针灸治疗适应症的43种疾病,经过汇总和整理针灸可以治疗的病症竟然可以达到414种之多。除了这些,这个学者还创造性地引入"世界卫生组织关于疾病和有关健康问题的国际统计分类(ICD-10)"标准,这可以很有力地规范针灸疾病治疗谱的计量分析;通过我们总结中国生物医学文献数据库(1978—2005年)中的临床上的科研关于针灸的文献表示,针灸是可以用于治疗461种病症,大约包括16个病症系统。美国国立卫生研究院(National Institutes of Health,NIH)下属替代医学办公室在1997年11月3日至5日召开了有关针灸的听证会,这场听证会的目的在于提供一个权威的,负责任的可以用来评估针灸治疗多种疾病的有效的疗效报告,使我们的医疗保健工作人员、患者以及大众得到满意的答案,并且努力尽力地回答大众提出的问题,例如针灸能够治疗哪类疾病。这场听证会最终的研究报告主要内容有针灸可以治疗 14 种病症(包括 2 种有效病症和 12 种可能有效的病症)。这场报告是具有专家共识性的。由于针灸适应证存在一定的局限性和临床试验日益增多的现状,WHO 在 2002 年新纳入了将近 300 个临床上的对照试验,这其中包括随机对照和非随机对照两种情况。经过研究探讨,资料正式发表,总结的针灸治疗的适应症有 107 个,比之前新增了 64 种。

系统评价因其制作的规范化、系统化,研究结论的科学性、实用性和及时更新的时效性使其成为循证医学研究中证据等级最高的结论。截至 2008 年,根据从 Cochrane 系统评价数据库(CDSR)中提取的针灸病症系统评价资料发现,针灸优势病症大多为常见病、难治病、神经系统疾病居中,症状以疼痛类为主。此外,针灸被广泛运用于临床疾病的治疗中,既涉及大内科中的消化、泌尿、内分泌和肿瘤等方面的病症,也包括专科中的妇、儿、眼科病症,对慢性疲劳综合征、类阿片依赖、酒精依赖和肥胖症这些非传统的新型病种也有一定疗效。

在已完成并发表的系统评价证据中,术后恶心呕吐(含化疗后恶心呕吐)、慢性功能性便秘、下腰背疼痛、颈肩肌肉疼痛、膝关节骨关节炎疼痛等被证明是针灸治疗的优势病症。本篇将主要针对以上病症的针灸治疗进行详细阐述。

一、膝关节骨关节炎

膝关节骨关节炎(KOA)是一种以膝关节软骨的变性、破坏及骨质增生为特征的慢性关节病,又称为退行性关节炎,但本病实际并非炎症,主要为退行性变,属关节提前老化,特别是关节软骨的老化。临床上以中老年发病最常见,女性多于男性。膝关节骨关节炎发病缓慢,主要临床表现是膝关节疼痛和晨僵,疼痛特点是初起疼痛为阵发性,后为持续性,劳累及夜间更甚。早期疼痛为上下楼梯时的疼痛,尤以下楼时明显,呈单侧或双侧交替出现。晨起时关节有僵硬及黏附感,活动后可缓解,持续时间较短,一般数分钟至十几分钟可消失。膝关节骨关节炎还可表现为膝关节活动受限,活动时可有弹响、磨擦音。部分患者出现关节肿胀,多因骨性肥大造成,也可出现关节腔积液,严重者出现膝内翻畸形,甚则跛行。X 线表现为关节间隙变窄,软骨下骨质致密,骨小梁断裂,出现硬化和囊性变,关节边缘有唇样增生;后期骨端变形,关节面凹凸不平,或关节内软骨剥落,骨质碎裂进入关节,形成关节内游离体。

引发本病主要有两个原因:其一,日常关节正常活动对软骨损伤的积累,随着年龄的增长,加之姿势不良,负重用力等慢性劳损,终引发本病;其二,随着机体的逐渐退化,老年人关节软骨基质中的黏多糖含量减少,纤维成分增加,软骨的韧性减弱,更容易被外力损害而发生关节退行性变。此外,关节畸形、损伤、炎症、骨折、脱位,肥胖及腰椎疾病等使关节负荷增加的疾病均可成为本病的诱发因素。

(一)中医病因病机

根据本病的临床表现,中医多将本病归于"痹证"范畴。《素问·痹论》云:"寒湿三气杂至,合而为痹也",《灵枢·经脉篇》云:"经脉者,所以行血气而营阴阳,濡筋骨,利关节者也。血和则经脉流行,营复阴阳,筋骨强劲,关节清利矣",《张氏医通》云:"膝为筋之府,膝痛无有不因肝肾虚者,虚则风寒湿气袭之",《景岳全书》云:"盖痹者闭也,以气血为邪所闭,不得通行而病也"。总之,经长期临床实践探索,中医学普遍认为肝肾亏虚是膝关节骨关节炎病变的根本,风寒湿邪是致痹的外因,瘀血、痰饮是其病变过程中的病理产物。邪、瘀、痰日久可致虚,虚、邪又相互为患,使疾病缠绵难愈。目前治疗本病多以滋补肝肾,和营养血为大法,强调以补虚为主,再根据邪气的盛衰,佐以祛风除湿、活血通络,标本兼治。

经络辨证如下。

(1)足阳明经:膝髌肿痛;足阳明经筋:足中指支,胫转筋,脚跳坚。

(2)足太阴经:强立(欠)膝股内肿、厥,足大指不用;足太阴经筋:膝内辅骨痛,阴股引髀而痛。

(3)足太阳经:腘如结,踹如裂,是为踝厥;足太阳经筋:腘挛。

(4)足少阴经:是为骨厥;股内后厥痛,痿厥。

(5)足少阳经:膝外至胫、绝骨、外踝前诸节皆痛;足少阳经筋:小指次指支转筋,引膝外转筋,膝不可屈伸,腘筋急,前引髀,后引尻。

(6)足厥阴经筋:足大指支,内踝之前痛,内辅痛,阴股痛,转筋。

(二)治疗

1.主方处穴

以局部阿是穴为主,再配以经脉(经筋)辨证的不同选穴:阿是穴、犊鼻、膝关、膝阳关、足三里。

2.配穴

游走性疼痛,加风市;痰瘀互阻、肌肤肿胀,加阴陵泉、血海、阳陵泉;局部疼痛伴红肿,加委中(可点刺放血);疼痛固定不移且遇冷加重,加委阳穴。

3.操作

毫针刺激,针刺深度以"病位所在,针刺所及"为原则,膝关节局部穴位可在关节腔处寻求针刺得气感,远端所取腧穴刺激以针刺入皮下肌肉层深度为准,行针催气以达到气至病所(膝部)。伴肌肉萎缩、局部不温,或疼痛固定不移、遇冷加重者,以温灸治疗为主,配合手法按摩,穴位可增加腰阳关、关元。

(三)研究进展

1.古代文献记录

(1)膝疼无力腿如瘫,穴法由来风市间。更兼阴市奇妙穴,纵步能行任往返。(《针灸玉龙经玉龙歌》)。

(2)股膝疼,阴市能医,行间治膝肿目疾(《针灸指南·杂病穴法》)。

(3)鹤膝肿劳难移步,尺泽能舒筋骨疼。更有一穴曲池妙,跟寻源流可调停。其患若要便安愈,加以风府可用针。(《针灸聚英·肘后歌》卷四上)。

(4)膝痛三分针犊鼻,三里阴交要七次。但能仔细寻其理,劫病之功在片刻。(《针灸大全·治病十一证歌》)。

(5)膝风肿痛:天枢、梁丘、膝眼、膝关、足三里、阳陵泉、阴陵泉、太冲(寒湿)(《类经图翼·手足病》)。

(6)膝风太白与丰隆,膝眼梁丘针可通,并有膝关足三里,阴阳陵泉及委中。

(7)鹤膝风膝如大瓢而膝之上下皆细身热痛;中脘、委中、风池并针,神效。(《针灸集成·脚膝》)。

2.根据现代临床上的研究表明

(1)英国普利茅斯半岛医学院经过筛选,选取了最终的 8 个通过针刺治疗膝关节骨关节炎的随机对照试验(RCT)进行了 Meta 分析与系统性回顾。

在短时间内,针刺在减缓疼痛和改善功能上比假针刺的治疗效果更好,具有统计学差异;在我们的长期随访过程中,针刺对疼痛和功能的改善效果也比假针刺要好很多,具有统计学差异;且针刺辅助治疗效果在缓解疼痛和改善功能上也优于不加针刺的常规治疗。因而应该鼓励更广泛地将针刺应用到对慢性膝痛的治疗当中。

(2)有学者采用三号陆氏银质针(针身长 12 cm,针柄长 6 cm,直径 1 mm),经内、外膝眼,沿髌骨下斜透刺关节腔,并在针柄上插长约 2 cm 艾条,点燃温灸,2 周 1 次,4 周为 1 个疗程,并与普通毫针对照(2 次/周,4 周为 1 个疗程)。结果:银质针组患者在膝关节疼痛评分、日常活动功能受限评分方面均优于对照组。

(3)取关元、足三里(双)、犊鼻(患侧),置附子饼(炮附子研粉后以黄酒、饴糖调制成直径 2 cm,厚 0.3~0.5 cm 的圆形药饼,中间均匀戳火柴棒粗细小孔 5 个)隔物灸,并与物理热疗加拔罐疗法比较。结果:治疗组患者晨僵、关节肿胀、关节压痛、关节活动障碍及最大步行距离、行不平坦地面改善程度均较对照组有明显好转。

(4)取神阙(温和悬灸)、患侧犊鼻、内膝眼、阳陵泉、阴陵泉、足三里、梁丘、阿是穴选疏密波电针刺激,与单纯电针刺激 1 个月治疗比较。结果:神阙穴悬灸组患者疼痛及膝关节功能积分变化程度均较对照组有明显改善。

(5)采取针灸结合推拿治疗膝关节骨关节炎,并与药物治疗比较。结果:针灸结合推拿治疗膝关节骨关节炎有助于减轻患者膝关节疼痛,恢复膝部肌肉功能,加快膝关节活动功能的恢复。

(6)采用电针加红花注射液穴位注射血海、梁丘、内膝眼、犊鼻、阿是穴治疗膝关节骨关节炎,治疗 12 次后,患者疼痛、步行、关节屈曲动度、膝关节不稳定感、膝关节肿胀、上下楼梯困难等症状均较治疗前有明显改善。

(7)以 30 号 2.5 寸毫针深刺犊鼻、内膝眼、鹤顶、阳陵泉、阴陵泉、血海、梁丘等穴位。内、外膝眼进针与膝关节额状面成 45°角斜刺,阳陵泉与阴陵泉互相透刺,血海、梁丘向膝关节方向斜刺,所有穴位均刺入 2 寸;以患者出现局部酸胀感,伴有向足部放射针感为度;与直刺 0.8~1.2 寸入穴比较,经 12 次治疗,深刺组在减轻患者膝关节疼痛、恢复膝部肌肉功能、加快膝关节活动功能恢复等方面症状改善优于常规深度针刺。

3.膝关节骨关节炎的诊断

(1)近 1 个月内大多数时间内有膝痛。

(2)X 线片示关节边缘有骨赘。

(3)关节液检查符合骨关节炎。

(4)年龄大于或等于 40 岁。

(5)晨僵短于 30 min。

(6)关节活动时有骨响声。

满足(1)(2)或(1)(3)(5)(6)或(1)(4)(5)(6)者可诊断为膝关节骨关节炎。

第六节　面瘫的预防与调护

一、面瘫的预防

疾病的控制和预防一直是医学界的课题,就好像天气预报是气象部门的研究范围一样。那么,对于面瘫这样的疾病,医学界有哪些预防的方法和建议呢? 怎样才能很好地防止面瘫的产生呢?

面瘫的预防要从小事抓起,比如说在大冷天出门的时候,要抖抖手脚,轻按面部的一些穴位,加快血液循环,以增强自己在寒风中的承受力。不能让空调、电扇等制冷器直接吹自己的身体,如果觉得太凉要及时地调整方向或者关掉电器,切不可怕麻烦而任由它乱吹。同时,为了提高面瘫预防的效果,经常按摩面部的肌肉神经和穴位,也是非常必要的。按摩的时间以每次 30~40 min 为宜,每天按摩 3 次左右,也可以根据自己的时间来增减。

二、面瘫的调护

(一)首先是眼部的护理

由于眼睛不能完全闭合,那长期裸露在外的话,会对眼睛的角膜产生很大的影响,还会使外界的灰尘和细菌造成对眼睛的直接伤害,而且要经常用一些润滑眼睛和防止感染的眼药水,一般 1 天滴 2~3 次,1 次 1 滴就可以。可以到专业医院问过医生以后酌情处理。

(二)面瘫的患者也可以使用热敷的方法

以生姜末敷于患有面部神经麻痹的部位,盖上用温水浸湿过的毛巾,每天的时间大概在 30 min,每日 2~3 次。患者还可以每天对着镜子练习闭眼、皱眉、撅嘴等面部表情动作,每个动作做 2 个八拍或 4 个八拍,每天 2~3 次。这对防止面部肌肉的萎缩是很有效果的。

(三)面瘫的饮食调养

中国的各种文化博大精深,饮食的学问当然有很多。尤其是现代人在疲于奔命的同时,特别注意营养膳食和治病健身的食疗效果。很多人也非常乐意通过吃健康的食物,来达到治病或者防病的目的。那么,面瘫患者的膳食搭配应该是怎样的呢?

对于面瘫的食疗,可以根据个人的口味和病情的轻重程度来加以选择。一般来说,面瘫患者应该大量地补充钙和维生素 B 族元素。钙元素不仅对人体骨骼的生长发育有较好的促进作用,它对于由面部神经萎缩引起的面部功能麻痹的辅助治疗,是很有好处的。比如一些奶制品、排骨、水果、绿色蔬菜、胡萝卜、海带等。至于维生素 B 族元素,如维生素 B_1、维生素 B_2、维生素 B_{12} 等,它们对面部神经麻痹的治疗也是很有帮助的,如番茄、苹果、西瓜、木瓜、菠菜、香菜等。面瘫患者还需要特别注意不要吃辛辣和油腻的食物,如辣椒、花椒、大葱、大蒜、年糕、糍粑等。

下面介绍些常见的治疗面瘫的食谱,希望对于面瘫患者会有些帮助。这种汤叫做"生地蝎子汤",它需要用到的食材是生地黄 20 g、枸杞子 10 g、全蝎 3~5 只、天麻 10 g、猪肉 100 g 和适量的陈皮、生姜,放在一起煲汤即可。全蝎有较高的药用价值,与各种其他药物食材一起,有疏导经络和祛风的良效。但是要特别注意,孕妇是不可以服用此汤的。

还有就是大枣粥,相信很多人都会喜欢这种粥,香甜可口,对于需要补充气血的人是很好的,而且对气虚导致的口歪眼斜,有很好的辅助效果。它要用到的是大枣 30 g,粳米 100 g 和适量的冰糖。这些食材放在一起煮烂就可上桌食用了。

我们每天都要吃东西,每天都需要补充不同的能量和营养。对于面瘫患者的膳食搭配,是因人而异的。就比如说有人不太喜欢吃甜食,那大枣粥显然是不适合的,这时就可以选择其他一些对面瘫的辅助治疗有帮助的一些食谱。总之,就是要吃对食物,达到营养的均衡。

说起来还是要加强身体的调摄。避免受风邪是最主要的,但有些人因为日常工作需要吹风,要经常呆在外面,那么,正常、规律的生活起居也是非常重要的,特别是在气候变化很大的时候,更需要注意养生调摄。

(四)面瘫患者的心理疏导

面瘫患者,由于面部神经的麻痹使得自身的形象异于常人,所以很多时候羞于见人,不想出门迎接各种异样的眼光。所以面瘫患者需要专业的心理疏导和慰藉,树立正确的价值观和人生观,勇敢地生活在这个世界的每一个角落。

三、治疗面瘫的体会及探讨

1. 常规治面瘫,多在患侧取穴,或电针,或透刺,都有弊病。一是针刺患侧日久,面肌疲劳,针刺感应性低,皮肤痛阈降低,痛者,产生畏针心理,难以达到预期疗效;二是患侧针刺强度过大,时间过久,易引起面肌痉挛。因此发病初期,宜轻刺浅刺。

2. 在临床治疗过程中,患者亦观察到中青年患者的疗效优于老年患者;病程短者疗效优于病程长者;原发性面瘫患者疗效优于继发性面瘫患者。

3. 对于部分患者除恢复不全外,还有联动、倒错、面肌痉挛等后遗症的患者,建议暂停一切面部针刺治疗,采用双侧对称按摩,力度以舒适为度,时间 20 min,每日 1 次;面部还可贴麝香风湿膏,贴 5~6 穴穴位,每穴药膏 1.5 g 见方即可,每晚 1 次。1 个月为 1 个疗程。

4. 面瘫是属于神经内科和针灸科类别的疾病,根据病情的轻重和复杂程度,一般的治疗方法有药物和针灸治疗。其中常用到的治疗药物是谷维素、维生素 B_2、B_{12}、口斜散等。当然,这些都是比较常规的治疗,其剂量和方法因人而异。

第七节　治疗面瘫的针刺手法

针刺治疗面瘫时,治疗时机的掌握、穴位的选择与配伍等都很重要,尤其是使用合理、恰当的操作手法,在特定的时期、特殊的症状时极为重要。现介绍一些在治疗面瘫时常用的针刺手法及一些特殊手法。

一、常用的针刺手法

(一)直刺

将针体垂直刺入皮肤,针体与皮肤呈 90°。用于肌肉较为丰厚处的穴位,如牵正、足三里、下关等。

（二）平刺

平刺又称横刺、沿皮刺。针身与皮肤表面成 15°沿皮刺入,于肌肉较为浅薄处,如阳白。

（三）深刺

就面瘫治疗而言,直刺深度在 0.5～ 1.2 寸者为深刺;可以用于肌肉较为丰厚的六位,如下关、牵正、翳风均可深刺。

（四）浅刺

直刺深度小于 0.5 寸时为浅刺。治疗面瘫时有些部位浅刺 0.2～0.3 寸,甚至可以更浅。如面瘫急性期,邪气较浅,正气尚足浅刺以调经气;在面瘫恢复期,正气已虚,气血不足,可在远端深刺或用补法,局部用浅刺以疏调面部经气。

（五）提插法

针尖进入到一定深度后,将针从深层提向浅层,再由浅层插向深层的手法。提插的幅度、频率,需视病情和腧穴所在部位而定。可以分为深提插和浅提插。深提插是指针刺层次较深,提插幅度较大,刺激强度也大的提插法,如针刺足三里、中脘、天枢等。浅提插是指针刺层次较浅,提插幅度较小,刺激量小的提插法,如针刺牵正、颧髎。

（六）捻转法

捻转法是指找准需要的穴位,当针体刺入穴位一定的深度之后,医者用自己的食指和拇指拿针,同时用中指轻轻地抵住针体,让拇指和食指来回地做旋转动作,是针体可以转动。在此时,转动针体的拇指和食指必须做到平均用力,不可用力过猛或用力过轻。捻转幅度一般掌握在 180°左右。切忌单向连续转动,捻转的幅度与频率应根据针刺穴位与针感强弱、病情而定。如下关、牵正。

（七）循摄法

循摄法是指在刺针的腧穴附近上下或左右的用针循按或叩击的手法,以此来达到催引其气至。此法可以推动气血,激发经气,用于针后经气不至,或得气后瞬即消失。

（八）刮法

针刺达一定深度后,用指甲刮动针柄,用于催气、行气的针法,以右手拇指抵住针柄顶端,同时用食指或中指指甲从针柄下端向上刮动称为"单手刮针法"。若以左手拇指或食指抵住针柄顶端,右手拇指或食指指甲从上向下、或从下向上刮动针柄叫做"双手刮针法"。此法可以加强针感的扩散,又无捻转时的不适感或疼痛感,故易于接受。

（九）弹法

弹法指的是食指和拇指相互交错,对准要刺入穴内的针柄轻轻地叩击从而可以使针体发生微微震颤的方法。此法可激发针感,用于得气迟缓的患者。操作时应注意弹不可过猛、过频。

（十）飞法

用拇指、食指在针柄搓捻,一搓一放,一合一张,连续数次,如飞鸟展翅之状。此法可加强针感,也可用于催气。

（十一）震颤法

针刺进入穴位一定深度后一手持针柄,做小幅度、高频率、快速的提插,使针身发生微微震颤。操作时注意提插一般保持刺深度不变。此法可用于针刺后气不至催气时,也可用于孔穴较小的关节间隙等不宜做大幅度提插捻转的穴位,如下关。

二、特殊针刺手法

(一)毛刺

"毛刺者,刺浮痹于皮肤也"(《灵枢·官针》)。"浮痹于皮肤"是指皮肤麻木或不仁或疼痛的病症,因其邪在浅表的皮毛部,所以用浮浅的刺法来治疗,如拔毛状,古称"毛刺"。在治疗面瘫时经常用到此种针法。

(二)滞针法

滞针法即在针刺得气的基础上,将针向一个方向捻转360°,使肌纤紧紧缠绕于针体,术者手下出现涩滞感,此时针既不能进也不能退。针感强烈持久,从而加强针感、提高疗效,是一种守气针法。出针时,将针反向捻转取出即可。可用于面瘫后期,或顽固性面瘫,如地仓、颊车等穴,尤适宜不得气的患者。

(三)捻转滞针法

平刺进针后,针尖朝所需的方向徐徐捻转进针,捻转时向一个方向捻360°退180°,边捻转边进针,前捻进后捻退,拇指前捻用力,后捻力轻,进多退少,逐步形成滞针的方法。此法可用于肌肉较为薄弱或针感不易出现之处,如地仓、颊车。

(四)丛刺

集中在某一区域内多针同刺,每针距离0.5~1 cm,最多5~6针,此法针刺效力集中,多用于病灶局限处,如面瘫急性期耳周疼痛、肿胀,可在耳垂前用丛刺法,状似草丛,以加强局部针刺效果。其针刺成排者又称排针。此法适用于面瘫早期耳周疼痛水肿及面瘫恢复期及后遗症期局部麻木、功能恢复缓慢者。

(五)点刺

将针快速刺入皮肤或穴位后即行退出,针刺较浅,速进速出,多用于井穴或刺络拔罐放血。如面瘫急性期,耳后疼痛,可在耳背静脉处点刺放血,令热邪随血外出。

(六)捻转循按法

平刺进针,针尖透向另一穴位或病变部位,右手捻转进针,同时左手拇指桡侧缘沿针尖方向推捋皮肤表面,双手配合,频率一致,直至达到一定的深度并得气。此方法是一种催气、导气法。

尤适宜不易得气的患者,可用于面瘫后遗症期,如地仓透颊车。

(七)推上平刺法

进针前左手将下垂之肌肉推至正常解剖位置,然后右手持针向上平刺进针,边进针边捻转,至一定深度并得气为止。用于眼角、口角下垂之面瘫后遗症期,如丝竹空、地仓等。

(八)平移点刺法

在选定的一段区域内进行接力型的点刺,针刺较浅,0.1~0.2寸,手法较轻,频率适中,如用于眼睑闭合不能或眼睑无力,在上眼睑由内眼角向外眼角方向,按三条线排列点刺,共点六遍。有调理局部经气,激发局部神经兴奋的作用,促进眼睑闭合。

(九)透刺

透刺即从一穴进针,沿皮下透向另一穴的一种针刺方法。为一针透达两个或多个穴位,具有取穴少,针感强的特点。如治疗面瘫时,颊车透地仓、上迎香透睛明、阳白透鱼腰等。

(十)缪刺

采用"左取右,右取左"交叉选穴的针刺方法。

由于我们所说的十二条经脉在人的体内都会有左右或上下可以交会的腧穴位置,因此我们所说的脉气可以达到左右交贯的效果。左经能治右经病,右经能治左经病。如治疗面瘫时局部肿胀,严重者可刺健侧,避免刺激局部,使局部症状得到缓解;也可在出现局部肌痉挛或矫枉过正时使用。

(十一)挂针法

快速直刺进针,针尖刚入皮下即止,约 0.1 寸深,因针体不能直立,均呈倒伏状,如同挂在皮肤,故称为挂针。此手法刺激轻、浅,用于表浅部位及面肌痉挛患者。如眼周、鼻根部及面肌兴奋点。

(十二)丛刺放血法

将 3～5 根 1 寸针为一束(丛),针尖对齐,以右手持针,快速将针一同刺入皮肤 2～3 mm,快速出针,再刺,每 1 刺点相距 0.3～0.5 寸,4～5 刺为限,随后拔罐令出血 3 mL 左右。适用于湿热毒火蕴留局部,或局部瘀血阻络之症,如面瘫急性期。

第八节　顽固性面瘫的中医治疗方法

中医认为顽固性面神经麻痹多由于患者素体正气虚弱,免疫机能低下,各脏腑功能不调,加之得病后失治、误治等因素,导致面部气血俱亏,气虚血瘀;日久经脉失养,面神经轴突变性而形成。中医理论认为:正气存内,邪不可干,邪之所凑,其气必虚,故面瘫主要正虚为本,邪气侵袭致瘫为标,治疗本着急则治标,缓则治本的原则。

一、内服治疗方法

(一)牵正散加减

药物组成:白附子 1 g,僵蚕 10 g,全蝎 10 g,连翘 12 g,板蓝根 12 g,黄芪 8 g,丹参 8 g,当归 10 g,甘草 6 g,每日 1 剂,30 天 1 个疗程。

(二)清利肝经湿热,养血祛风镇痉,以自拟口眼歪斜方治疗

药物组成:生地黄 15 g,赤芍 15 g,柴胡 15 g,防风 12 g,白芷 12 g,乌药 15 g,甘草 10 g,知母 10 g,黄芩 10 g,木通 8 g,大黄 10 g,蚬肉 10 g,僵蚕 20 g,姜黄 10 g,鲜竹沥 15 g(兑服)。

用法:水煎,分 2 次服,每天 1 剂,1～2 周为 1 个疗程。

"邪之所凑,其气必虚",本病多由正气不足,经脉空虚,卫外不固,风邪乘虚入中经络,风寒湿邪郁久化热,导致气血瘀阻,面部脉络、经脉失养以致肌肉纵缓不收而发面瘫。

治疗此病,不能拘泥一方一法,病则思变,变则无穷,应审证求因,施方设法得当,因经络有六经之别,六经又有循行部位之分,盖足厥阴肝经向上循行至目系,出于前额,目系的支脉,下行颊里,环绕唇内,入侵经络,导致气血瘀阻,神经不收而发为此病,治疗应以清泻肝经湿热,佐

以养血柔肝,祛风镇痉化痰为主,投以自拟口眼歪斜方治疗此病,临床效果颇佳。方中黄芩、知母、泽泻、木通清利肝经湿热;生地黄、白芍、柴胡、乌药养血柔肝,防风、白芷、鲜竹沥祛风化痰;蝉蜕、僵蚕属气分药,姜黄、大黄归属血分药,具有一升一举,调畅气机之力,使其起到祛风镇痉、调和气血、升降通畅之功,故获痊愈(如属阴虚阳亢、肝风内动而引起的口眼歪斜者,运用此方则疗效不佳),可见中医治病,贵在辨证施治。

二、中医中药外治方法

(一)猪牙皂角 800 g,醋 150 mL,麝香适量

用法:研牙皂为细末,密封备用,米醋适量煮沸,加入牙皂,边加热边搅动,约 10 min,即成黄褐色糊状药膏。

取敷料 1 块,摊上药膏,药膏上撒麝香,趁热(以不烫伤皮肤为度)敷于患侧面部,包扎固定。每日换药 1 次。

主治:面神经麻痹。

(二)白芥子末 31 g,生地黄 60 g,生姜汁 1 杯

用法:将生地黄打烂如膏,加入白芥末再捣匀,用生姜汁调如糊状。歪右贴左,歪左贴右。

主治:面神经麻痹。

(三)生姜汁 1 mL,生胆南星 1 g

用法:将生胆南星研为细末,以生姜汁调如糊状。斜左贴右,斜右贴左。

主治:面神经麻痹。

(四)中药熏洗

药物组成:老鹳草 30 g,桂枝 12 g,羌活 15 g,防风 15 g,当归 20 g。

用法:取上方加水至 2 000 mL 浸泡 30 min 后再用文火煎煮 15 min,关火加黄酒(普通)100 mL,先熏患侧面部,待蒸汽退后用毛巾蘸取药液洗患侧面部,直至药液微温,早晚各 1 次。

(五)马钱子粉贴敷法

马钱子粉 10 g,用适量白酒调成稠糊状,放入密闭容器中备用。伤湿止痛膏剪成 1.5 cm×1.5 cm 大小方块,将适量马钱子粉糊置于膏药中央,贴于阳白、太阳、颊车、牵正、下关、地仓等穴,稍加按压。当日针灸完毕即贴上,次日针灸前取下,每日按摩穴位 3 次,每次 5 min,以促进药物吸收。一般贴药后患者即感面部有牵扯感,感觉越强烈,治疗效果越好。若无马钱子粉,可取炮制好的马钱子,用白酒浸泡至发软,切薄片,置于药膏上贴穴位。以上治疗 7 d 为 1 个疗程,中间休息 2 d,4 个疗程结束后观察疗效。

马钱子又名番木鳖,性寒味苦,有毒,有通络散结、消肿定痛之功效。临床常用于治疗风湿顽痹、麻木瘫痪。此处用马钱子粉外敷穴位可使药物直接经皮肤吸收,恢复面部瘫痪肌肉。使用白酒调敷,不仅中和马钱子之寒性,且能促进局部毛细血管扩张,改善血液循环,利于药物吸收。

(六)蓖麻散外敷

适用于婴幼儿、孕妇,严重糖尿病,皮肤严重过敏的顽固性面瘫患者。

方法:取蓖麻子研末为散,麻油调配,为黄豆大小丸,面部取阳白、丝竹空、颧髎、四白、颊车、地仓,鲜姜汁涂抹穴位皮肤,脱敏胶布固定蓖麻散于穴位,4~6 h,敷药期间注意询问患者感觉,以能耐受不发泡为度。

(七)回药巴豆丸外敷

适用于面瘫顽症长期不愈者,取巴豆研末,麻油调配,为黄豆大小丸,面部取阳白、丝竹空、颧髎、四白、颊车、地仓,鲜姜汁涂抹穴位皮肤,脱敏胶布固定巴豆丸于穴位,保留 2~4 h,期间注意询问患者感觉,以能耐受不发大泡为度。

第九节　喉头疾患

一、急性喉头炎(旧称喉风、急喉痹)

原因:本病之主因,由感冒而起者居多。亦有由吸入刺激性之气息或尘灰而起,亦有由恶性之热性病及麻疹、腺病、结核病、梅毒等而引起。其他如饮酒、吸烟、长谈、唱歌,常使喉头过劳,亦能引起。

症状:本病之主症为声音嘶哑。自觉症状为喉头部有灼热瘙痒之感,咽下时疼痛,甚则有时作剧烈咳嗽而头痛,或者兼有呼吸困难之感。他觉症状为喉头黏膜发赤而肿胀、咳嗽、咯痰不畅。如因感冒而起者,复有恶寒发热、食欲不振等症状。

疗法:以反射法及诱导法,旺盛喉之血行,解除其喉之炎症肿胀为目的。

取穴:以风池、液门、鱼际穴为主。甚者可加肺俞、手三里、少商穴刺出血等法。有感冒者,再加风府、外关、合谷诸穴。每日 1 次,共针二三次。

护理:安静睡卧,多饮温开水,以冀发汗。饮食则以清淡为宜。

预后:大多良好。

二、慢性喉头炎(旧称阴虚喉痛)

原因:此病多由急性喉头炎移转而成。或由吸入尘埃,或由剧咳,或由谈话过久,以及吸烟饮酒等,使喉头炎肿痛,造成慢性喉炎。其他亦有梅毒、结核、心脏病而致者。

症状:本病之主症为自觉喉头作痒、异常不舒,咳嗽,声音变化。喉头黏膜有潮红肥厚状态,但无急性喉炎之甚,亦无发热恶寒。如声带部炎肿肥厚过甚,有窒息之危险。

疗法:以反射针法传达喉头神经,调整其黏膜之回复与消炎为目的。取穴:天柱、肩外俞、肩井、天突、肺俞、液门、鱼际。风池、肩中俞、天鼎、廉泉、风门、复溜、照海。每日或间日轮换做中刺激之针治,患者与医家,必须耐心做一个月以上之持续针治。或用皮肤针,在颈椎及第一、第二、第三胸椎之两侧,与颈之两侧,及自肘至腕之大肠经线与足踝部之肾经线上,捶击之,每日 1 次(捶击法:每相隔五分捶 3 下)。

护理:注意休养,去其病因。有梅毒、结核、心脏病者,必须同时助以适当之治疗。

预后:不易痊愈。

三、喉头结核(旧称喉麻失音、喉癣)

原因:本病为结核分枝杆菌侵袭所致。大部分为肺结核之并发症,甚少独立发生者。

症状:本病之主症为声音嘶哑、咳嗽、咯痰、喉头作痛或痒、咳嗽及咽下时更痛。痰中含有结核分枝杆菌,日益肌瘦,体温渐次上升,潮热,盗汗,日益衰弱而死。

疗法:以加强肺脏与喉头组织之细胞活力,旺盛血行,及增加免疫力为针治、灸治之目的。

取穴:天柱、身柱、督俞为主。每日或间日,用大之艾炷,各灸三至五壮。肺俞、天突、尺泽、太渊、足三里、三阴交。厥阴俞、廉泉、天鼎、鱼际、液门、丰隆、血海。

每日或间日轮换做中刺激之针治。

潮热加陶道、间使穴。宜在发热前1h针之。

盗汗加阴郄、后溪穴。宜在睡前针之,或在睡前以小艾炷灸阴郄穴三壮。食欲不振者,必须取脾俞、中脘、足三里针治助之。凡慢性久病,首先注意食欲。

护理:注意营养与休息,缓慢散步,兼以药物助治。

预后:初期针灸预后良好。二期病重,必助以适宜药剂,久治可效。后期多不良。

四、喉头癌

原因:病多发生于45岁以上之人,独发于喉。有时由其他脏器之癌肿恶质移行所致。

症状:本病之主症为喉头剧痛、呼吸及咽下有困难感、声音嘶哑、咯出暗赤色之痰状排泄物、全身衰弱、皮肤呈恶液质之青暗色泽。

本病非针灸治疗之适应证。

护理:注意营养,应由专科治疗。

预后:不良。

五、喉头肌麻痹(旧称喑、失音)

原因:本病为神经中枢之一部发生异常所致,或为该部神经末梢发生故障所致,其他为甲状腺肿、食管癌或药剂中毒所致。亦有为子宫病、肠寄生虫之反射所致者。

症状:本病以声音变调与呼吸困难为主症,以其喉头运动神经麻痕,声带失却开放运动之故。对于咀嚼咽下,并不发生障碍。略分析之:声门开张肌麻痹,则为吸气困难。甲状披裂肌麻痹,则为声音全失。横披裂麻痹,则为声音嘶嗄。如为下喉头神经麻痹,声带不能全运动,则为言语嗳嗳。上喉头神经麻痹,则为食物咽下时易溜入喉管内,发生呛咳。

疗法:本病之症状,虽因病灶略异,及原因不一,但在针灸治疗取穴上,少有为之区别。总以反射的刺激,激动其喉头神经,消除其麻痹为目的。

取穴:风池、水突、风门、廉泉、合谷、鱼际。天柱、天鼎、肩井、曲垣、肺俞、照海、行间。

每日或间日轮换做中刺激之针治,久针为宜。

护理:颈项部时予按摩,亦可用皮肤针照慢性喉炎所捶击之部位,日施1次。

预后:此病有效有不效。因癌肿所致者,多不良。

六、声门痉挛(旧称急痫之类)

原因:本病多发生于未满3岁之小儿,男孩较多。大都为胸腺肥大之继发病。每在小儿生齿期或断乳期中发生。

症状:本病之主症,每每突然发作,呼吸猝然停止、颜面呈现苍白色或青色、眼球转动、躯干出现强直性痉挛、四肢抽搐、人事不省。为时仅数秒钟,至多约两分钟,即复常态。有时为间歇性之发作,重者日发一二十次。将间歇时,喉中发出笛声二三次而醒。发作重者,在呼吸停止时,有发生心脏麻痹而死者,但为稀有之事。

疗法：用反射刺激，传达上、下喉头神经，以镇静为主要目的。

取穴：中脘、气海、足三里、少商、中冲、合谷、隐白、至阴。

在发作时，取上述穴位用强刺激针法。平时常用皮肤针或小艾炷灸。

在平时取胸椎两侧大杼至脾俞穴，下腿外侧之三里至丰隆穴一段，用皮肤针日捶 1 次，以强壮其身体。或日在身柱、肺俞、脾俞、天枢、足三里诸穴，用艾炷灸三壮，亦强壮之一法也。

护理：注意营养，多做日光浴，使吸入乳。

预后：瘦弱太甚，时常发作，每多不良。

七、声门水肿（旧称马脾风类）

原因：多为喉头病证之续发，或急性传染病之附近炎症而波及。丹毒、痘疮、伤寒、梅毒等患者易得此病。

症状：本病主症为喉头狭窄、吸气困难、吸气时发出嘶嘎之杂音，在吸气时锁骨上窝与胸部侧壁、心窝、腹壁等皆凹陷。

疗法：本病属呼吸器疾病中之急性病证，危险殊甚，必须有适当之药物急救，方能解除其危险性，非针灸术之适应证。

预后：用药物早治能效，迟则不治。

第十节　气管及支气管疾患

一、气管炎（旧称燥咳之类）

原因：由于感冒或麻疹所引起，或其他急性传染病之继发病。

症状：本病之主症为胸骨部内面感瘙痒，频频发生反射性之咳嗽，有时微有发热。小儿最易感染。

疗法：以旺盛全身之血行得有汗液为目的。

取穴：大杼、肺俞、天突、尺泽、外关、经渠、三阴交。日针 1 次，针后频饮热开水。

护理：除油腻食物，多饮热水，覆被出些微汗。

预后：良。

二、急性支气管炎（旧称重伤风、咳嗽）

原因：由于感冒或鼻炎、喉炎之波及所致。其他如吸入刺激性之臭气、尘埃、麻疹、回归热、伤寒、流行性感冒等引起。

症状：本病之主症为恶寒、发热、头痛、咳嗽频发，咳则震动胸骨下面作痛。初则咯痰少而黏稠，经过数日，咳出黄脓痰后，症状减轻，逐渐自愈。亦有全身倦怠，不欲饮食，呼吸频数等症状。有时体温上升，转成肺炎。

疗法：以消炎诱导发汗为目的。

取穴：头痛、恶寒、发热、咳嗽，针风池、身柱、风门、外关、经渠。头痛寒热解后，针风门或肺俞、尺泽、合谷、外关。咳甚而喉头有痒感者,加天突、三阴交。

日针 1 次,连针数日。重者需助以药物。

三、慢性支气管炎(旧称老咳)

原因:本病有由急性支气管炎迁延而致者,有由平素因烟酒之刺激而致者,有由时常受刺激性之气体影响,或由心脏病而引起之肺郁血而致者。总之,支气管久受某种刺激为本病之原因。

症状:本病之主症为咳嗽每在清晨或晚间为甚,白天较稀。咳时初则不畅,痰难咳出,经过若干次之咳逆,排出多量之黏稠泡沫痰,始感轻快而咳停。稍重者喉头有笛声,呼吸感有困难,重者往往在咳嗽时不能平卧,必须起坐。本病多发生于寒冷季节,或气候转变,季节更换时亦有之。在病名上,以咯痰少而稠黏者名干性支气管炎,以有多量之黏液痰排出者名单纯性支气管炎,有稀薄透明之浆液痰者名浆液性支气管炎,咯出之痰有腐败之臭气者名腐败性支气管炎。

疗法:本病名称有四,而症状则一。治疗以加强肺部组织细胞之功能,及促进血行,增加营养吸收,以达强壮肺组织为目的。

针法取穴:肺俞、天突、中脘、俞府、尺泽、足三里。风门、身柱、肩井、太渊、气海、丰隆。

每日交换做中刺激之针治,初针数次,颇著显效,或因过劳或气候变易,可能回复原状。比较用灸法为宜,以其持久性较长,往往在灸愈之后,能经二三年不发。若注意摄生,能不复发。

灸法取穴:身柱、肺俞、灵台、天突、膻中、脾俞、中脘、足三里、丰隆。

每日各灸小炷,如大者五或七壮。畏痛患者,可用念盈药艾灸条,能灸治二三个月以上,平日再注意摄生,可以持续数年不发,且少发生感冒病证。

护理:胸背部必须经常保暖,不食冷品,减少烟酒与刺激物等饮食。

预后:生命上无危险,久治乃有显效。

四、支气管扩张(旧称咳嗽、湿疾)

原因:本病多为慢性支气管炎、胸膜炎、肺炎、肺萎缩等病之续发者。老年患者为多。

症状:本病之主症为痰多易咯,每于清晨离床,先略有咳嗽,继即咯出多量之稀薄脓痰,间有夹杂臭气者,其痰若放置盂中,少顷则分成二层,有臭气者则为三层,上层为泡沫,中层为带黄绿色之浆液,下层则为颗粒状之脓块。而于呼吸困难、咳则胸痛、发热等等症状皆无。

疗法:以加强肺组织,旺盛血行与营养吸收为治疗目的。必须久治乃效。取穴:肺俞、督俞、脾俞、丰隆、中脘、气海、足三里。

每间 1 日针治 1 次,或每日用小艾炷各灸三至五壮,久灸较针效为强,亦可用念盈药艾灸条熏灸。

预后:做长久之灸治有良效。

五、支气管喘息(旧称喘急、气喘、喘促、哮喘)

原因:本病之真因,迄无定论,综合诸学者之说,可类别为四:一为遗传性,由父母遗传而致者;二为中枢性,由于呼吸中枢之病变,发生副交感神经之紧张,使小支气管发作收缩而致者;三为末梢性,由于支气管之黏膜急性肿胀,刺激副交感神经而起者;四为反射性,亦可称为神经性,每由吸入某种香气而触发,或由耳部疾患,心脏病,肾脏、子宫、卵巢等疾患之反射所致者。

总之,皆为副交感神经之紧张而发生。

症状:本病之主症,多数于夜间突然发作,白天随时亦有发生,发作时呼吸异常困难、肺体膨胀、胸部窘迫、喉头喘鸣、发出笛声及鼾声、颜面苍白或带青色,甚至手足冰冷、全身冷汗、脉搏频数,间有咳嗽咯出多量之白痰者。发作之持续时间不一,有一二小时者,有持续数日者,有日发者,有 1 个月数发、数月一发者,不一致。患者以 10～20 岁之人为多。

疗法:以反射与诱导,传达肺脏之副交感神经与交感神经,企图平衡与旺盛血行为目的。需持久疗治。

取穴:肺俞、督俞、天突、膻中、肩井、中脘、气海、列缺、足三里、三阴交。

每日针治 1 次,连续数日。发作停止 1 周之后,取肺俞、督俞、身柱、灵台、气海、足三里,每日用小艾炷各灸三至七壮。或用念盈药艾灸条熏灸,连续灸治二三个月,有持久不发之良效。

护理:避免过劳,背胸部保暖,饮食清淡,屏除烟酒等刺激性物品。

预后:做长时期之灸治有良效。

第十一节　肺脏疾患

一、支气管肺炎(旧称久热喘嗽)

原因:本病大都由流行性感冒、百日咳、麻疹等病证之续发,由于肺之小叶内潴留液性渗出物,妨碍空气与浊气之交换而致。一为肺炎双球菌由小支气管黏膜侵入肺泡而引起。多见于小儿及老人。

症状:本病之主症为突发弛张性之高热,体温 38 ℃～40 ℃,甚至更高,朝高夕低。脉搏频数,每分钟 140～170 次。呼吸次数增加而困难,鼻翼煽动,心窝陷没,神志有时昏糊或不安。时作咳嗽,咳痰为黏液脓性,有时呕吐或下泄。

疗法:本病之主要治疗,应由医家用消炎灭菌之药物诊治,针治则作为辅助,亦以消炎诱导为目的。

取穴:风池、大抒、身柱、肺俞、膈俞、曲池、合谷、足三里、内庭。其他如外关、后溪、丰隆、行间等穴亦可采用。

宜以 26 号针浅刺略捻即出,往往不多时间,体温降低,神志安定。每日伴同药物治疗,较单纯用药物治疗者效率提高,通常经过 1～2 周而渐愈。

护理:绝对使之安静。调节室内温度,不使空气过燥过冷。

预后:继发性或并发之病证,比较危险。凡有高热,皮肤青紫,鼻翼煽动,鼻色淡白者,多数不治。即热度已退,伴有泄泻,食欲不振,鼻翼煽动色青白者亦不治。

二、大叶性肺炎

原因:本病为感染肺炎双球菌而起。感冒与外伤,则为其诱因。在春末夏初患者为多。

症状:本病之主症,先有恶寒战栗,继即发生 39 ℃～41 ℃之高热,能持续 1 周以上。此外则呈脉搏增快、颜面潮红、舌有黄苔、头痛口渴、全身倦怠、干咳、胸部刺痛、呼吸困难等症,有时咳出血痰。

两三日后,咳出特有之锈色痰,为此病之特征。

疗法:本病之主要治疗,应由专医用药物诊治。针灸作为辅助,可使收效迅速。针法以刺激传达肺脏神经,冲动其组织与血行,企图消炎为目的。每日针治1次。视其病况而异其穴位。

头痛发热取穴:风池、风门、肺俞、曲池、外关、合谷、昆仑、内庭、行间。高热烦渴取穴:大椎、身柱、风门、肺俞、膈俞、曲池、外关、合谷、商阳、复溜、少冲、内庭、行间。

咳嗽胸痛取穴:尺泽、太渊、合谷、中脘、章门、足三里、阳陵、三阴交。

注意:针治,需视病况取穴,用26号针浅刺略捻即出。

预后:本病老人与幼儿患者,不良者多。如高热胸痛剧烈,脉搏140次/分以上,呼吸急促,鼻翼煽动,每多不良。

三、肺水肿(旧称马脾风)

原因:本病由肺炎、心脏病、肾病、脚气、皮肤病、脑病诸病证续发。肺循环发生郁血,肺组织中蓄积多量之浆液,妨碍肺体之张缩。

症状:本病之主症为猝然呼吸极度困难、鼻翼煽动、喉头气喘痰鸣、咯出稀薄痰液、呼气短缩、吸气延长、脉搏细数、面色青晦或紫暗。四五岁之小儿患者为多。

疗法:本病不适宜用针灸,应急速送专医治疗。

按《幼幼集成》书中所称马脾风,即为此症。用牛黄夺命散救治。昔年侍父亲诊病,屡以此急救,早治者皆效。

预后:初病即予以适当治疗,可能挽救。

四、肺气肿(旧称肺胀)

原因:常因支气管炎、喘息、咳嗽、百日咳或歌唱过度,使肺部之弹性减退,肺泡内之空气充满,出纳迟缓,肺泡愈形膨大,造成肺气肿。老年患者为多。

症状:呼吸异常困难,稍稍动作,更感呼吸促迫。胸部、肋间、心窝、锁骨上窝皆平坦无凹陷之形,犹如酒樽,为本病之特征。全身皮肤苍白,频频咳嗽,咯出黏稠之泡沫痰。

疗法:促进肺组织之新陈代谢,以使呼吸功能之回复为目的。需持久治疗。

取穴:肺俞、心俞、魄户、尺泽、中脘、足三里、三阴交。风门、督俞、膏肓、曲泽、气海、丰隆、太渊穴。

每日或间日做中刺激之针治。

或取肺俞、魄户、督俞、膏肓、肾俞、阳关,每日用小艾炷各灸五至七壮,持续数月。

护理:禁止劳动过度与长谈、演讲、歌唱等,戒除烟酒与刺激性食物。胸背部保暖,注意寒冷刺激。

预后:生命上不致危险,完全根治则难。

参 考 文 献

[1] 李佩文,崔慧娟.实用中西医结合肿瘤内科学[M].北京:中国中医药出版社,2007.

[2] 韩明向,李泽庚.现代中医呼吸病学[M].北京:人民卫生出版社,2005.

[3] 徐三文,尹国良,夏腊梅.中医治疗风湿病[M].北京:科学技术文献出版社,2008.

[4] 王晓华,郑颖.现代简明中医中药[M].南京:江苏科学技术出版社,2005.

[5] 许芝银.甲状腺疾病中医治疗[M].南京:江苏科学技术出版社,2002.

[6] 杭爱武.内分泌代谢科顽症金方[M].北京:科学技术文献出版社,2007.

[7] 李泽庚,张国梁.消化肝胆病中医临床精要[M].合肥:安徽科学技术出版社,2009.

[8] 黄振翘.实用中医血液病学[M].上海:上海科学技术出版社,2005.

[9] 屈松柏,李家庚.实用中医心血管病学[M].北京:科学技术文献出版社,1993.

[10] 沈丕安.风湿病中医诊治手册[M].北京:人民卫生出版社,2009.

[11] 史大卓.中医内科辨病治疗学[M].北京:科学技术文献出版社,1995.

[12] 张登本.中医神经精神病学[M].北京:中国医药科技出版社,2000.

[13] 杨文明,蔡永亮.神经系统疾病中医临床精要[M].合肥:安徽科学技术出版社,2009.

[14] 李乾构,周学文,单兆伟.实用中医消化病学[M].北京:人民卫生出版社,2004.

[15] 危北海.中西医结合消化病学[M].北京:人民卫生出版社,2004.

[16] 余曙光.实验针灸学[M].上海:上海科学技术出版社,2009.